长三角医院建设与运维论坛系列丛书

［第三辑］

疫情下的考验：

医院应急设施建设

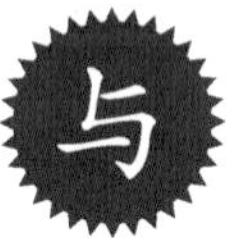

后勤保障案例精选

主编　魏建军　朱　根　张　威　董辉军

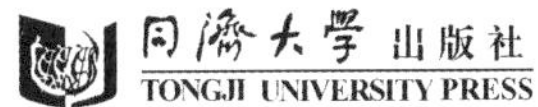

同济大学出版社
TONGJI UNIVERSITY PRESS

内容提要

2020年，新冠肺炎疫情在全球蔓延，一场疫情狙击战也在中华大地骤然打响。在这一特殊时期，医院医护人员战斗在第一线，后勤人员则迅速肩负起疫情后勤保障的使命，各尽所能，为临床一线医护人员保驾护航，成为医院有序开展医治工作的坚强后盾。

本书精选了长三角各大医院及相关单位在抗疫过程中如何有序策划、统一调配、全力保障医院安全卫生运行的相关案例。全书案例丰富，表述通俗易懂，可供相关从业人员学习和借鉴。

图书在版编目(CIP)数据

疫情下的考验：医院应急设施建设与后勤保障案例精选 / 魏建军等主编. —上海：同济大学出版社，2020.9

（长三角医院建设与运维论坛系列丛书 / 魏建军主编. 第三辑）

ISBN 978-7-5608-9484-3

Ⅰ. ①疫…　Ⅱ. ①魏…　Ⅲ. ①医院—突发事件—卫生管理—案例—中国②医院—突发事件—后勤保障—案例—中国　Ⅳ. ①R197.32

中国版本图书馆CIP数据核字(2020)第180186号

疫情下的考验：医院应急设施建设与后勤保障案例精选

主编　魏建军　朱　根　张　威　董辉军

责任编辑　姚烨铭　**责任校对**　徐春莲　**封面设计**　钱如潺

出版发行　同济大学出版社　www.tongjipress.com.cn

（地址：上海市四平路1239号　邮编：200092　电话：021-65985622）

经　　销　全国各地新华书店

排　　版　南京文脉图文设计制作有限公司

印　　刷　深圳市国际彩印有限公司

开　　本　787 mm×1092 mm　1/16

印　　张　30.5

字　　数　761 000

版　　次　2020年9月第1版　2020年9月第1次印刷

书　　号　ISBN 978-7-5608-9484-3

定　　价　198.00元

本书编委会
BOOK EDITORIAL BOARD

主　编　魏建军　朱　根　张　威　董辉军

编委会（按姓氏笔画排序）

王　岚　朱永松　朱敏生　任　凯　刘巽全　许云松
吴璐璐　邱宏宇　余　雷　张朝阳　陈昌贵　林锡德
林福禧　周　珏　周良贵　项海青　赵海鹏　姚　蓁
盛文翔

编写组（按姓氏笔画排序）

丁　飚　王　平　王　宜　王　琼　王　楠　王乃信
王功益　王成军　王伟明　王伟航　王丽利　王来禅
王国海　王金玉　王翔宇　毛炳飞　方赛峰　付金宏
玄方甲　邢益火　戎文立　吕　诚　朱　涛　朱小洁
朱晓雯　任　祺　任俊申　刘燕敏　江　明　许　翔
孙　杰　孙小志　寿红艳　严　犇　苏红青　杨文曙
杨永梅　杨其刚　吴　荣　吴　瀚　吴平乐　吴立毅
吴秀梅　吴泽兵　时申振　何厚红　余　升　汪新民
沈宇杨　沈晋明　张旭亮　张苏徽　陆晓琼　陈　加
陈　梅　陈　敏　陈　瓒　陈冲平　陈昌峰　林福熙
罗　莉　罗　涛　季如宁　竺　炯　金广予　周　全
周冬冬　周应羽　周海强　郑晓波　赵建明　赵培元
赵毅峰　贲能富　胡　波　胡　峻　郦敏浩　施裕新
宣君芳　费永秀　姚文杰　袁　宏　顾向东　顾晓磊
倪正颖　徐　瑶　殷一栋　殷昉佶　殷巍巍　翁恬毅
郭明月　唐月霞　黄　萌　黄　铭　黄　巍　黄晓花
戚　鑫　常　征　崔　勇　梁文明　董宇欣　董金飞
喻　雯　傅敏俊　焦　昆　焦道垒　曾兆波　靳建平
雷永珍　虞　涛　解怡博　蔡兆斌　蔡海滨　樊　菲
戴金华　魏　全　魏　芳

序

FOREWORD

进入21世纪以来，我国时有发生非常规的突发事件，“非典”、汶川地震、新冠肺炎疫情等发生，给公共治理体系和医疗卫生系统带来了极大的考验，由此暴露出诸多短板，尤其是医疗资源的供给和应急反应能力亟待加强。2020年年初的新冠肺炎疫情可以说是中华人民共和国成立以来最大的一次疫情考验，影响程度之大，史上罕见。根据“非典”期间北京小汤山医院的设计经验，武汉火神山医院、雷神山医院、方舱医院及临时发热门诊隔离站等以极短的时间建成并投入使用，体现了中国速度。随后，全国各地也建设了类似的应急医疗等医疗设施，对抗击疫情起到了积极作用。

2020年2月14日，习近平总书记在中央全面深化改革委员会第五次会议上发表重要讲话。他强调，确保人民群众生命安全和身体健康，是我们党治国理政的一项重大任务。既要立足当前，科学精准打赢疫情防控阻击战，更要放眼长远，总结经验、吸取教训，针对这次疫情暴露出来的短板和不足，抓紧补短板、堵漏洞、强弱项，该坚持的坚持，该完善的完善，该建立的建立，该落实的落实，完善重大疫情防控体系机制，健全国家公共卫生应急管理体系。随后，各地按照习总书记的重要指示，结合实际情况制订重要响应文件。上海市在2020年4月8日发布了《关于完善重大疫情防控体制机制　健全公共卫生应急管理体系的若干意见》中提道：围绕织密、织牢城市公共卫生安全防控网络，要建设五大防控体系。特别是要建设定位明确、“平战”结合的应急医疗救治体系，重点是形成由市级定点医院和医疗机构、区级医院和区域性医疗中心、社区卫生服务中心等构成的应急医疗救治体系。江苏省卫健委印发《发热门诊建设标准（试行）》（苏卫医政〔2020〕21号）及《感染性疾病科病房建设标准（试行）》（苏卫医政〔2020〕21号），对医院发热门诊和病房的建设工作有着直接明确的要求和指导意义。浙江省在省疫情防控工作会上指出，进一步加强新冠病毒核酸检测能力建设，增强与常态化疫情防控相适应的医疗服务能力，加强新冠肺炎定点医院、后备医院建设。规定二级及以上综合医院、中医医院、中西医结合医院和儿童医院等，一律在相对独立区域规范设置发热门诊和留观室；鼓励有条件的其他医院和乡镇卫生院（社区卫生服务中心）设置发热门诊和留观室。安徽省在印发的《关于进一步强化疫情防控工作的通知》中指出，各级各类医疗机构要密切关注发热门诊，进一步规范预检分诊流程，强化隔离留观病房管理，做好医护人员防护。4月10日，国务院应对新型冠状肺炎疫情联防联控机制综合组发布《关于

进一步巩固成果 提高医疗机构新冠肺炎防控和救治能力的通知》，指出各地要支持医疗机构加强发热门诊建设。发热门诊要设置在医疗机构内相对独立的区域，通风良好、有醒目标识、有独立卫生间，通道和分区设置应符合要求，要配备专用设备设施，最大程度地保证检查、治疗在发热门诊内完成，进一步巩固来之不易的防控成果。

本书以案例的形式向广大读者展现在新冠肺炎疫情考验下，医院基建后勤人员是如何做好防疫物资的有力保障、院内的安全感控、医疗废物的有效处置，深入思考和探索在应急突发时期医院功能的分派、人员流线的排布以及临时医疗用房的建设，等等。系统总结了在抗疫期间，为应对疫情暴发，建设应急医疗机构、紧急扩增医疗资源的经验和做法，从应急医疗角度为公共卫生体系构建提供参考，可供医院管理者、医院后勤方面专业人士以及感兴趣的读者参考和借鉴，同时也为全球各地区持续防控新冠肺炎疫情提供重要借鉴。本书的出版获得上海建工五建集团有限公司的支持，特在此表示感谢。

由于编辑任务繁重、编纂时间仓促，经多轮校对审核，也难免存有疏漏或欠妥之处，恳请读者批评指正，也期盼业界专家不吝赐教，以助我们将来编撰出更加完善、更加精彩的书籍。希望本书的出版能对新冠肺炎疫情防控和应急医疗机构的建设有所助益。

本书编委会

2020 年 9 月

目录

CONTENTS

建设设计篇

后勤保障篇

建设设计篇

疫情下医院特殊分诊区的实践与思考

——上海市第十人民医院

在新冠肺炎疫情防控阻击战中，大型综合三甲医院是“新冠疑似患者”筛查和诊断的主力军，为控制疫情传播、决胜战“疫”大考提供了强有力的支撑。但在实际的防疫工作开展过程中，大部分综合医院无论是房屋布局流程抑或设施设备配置，均无法满足“新冠”传染病防治所需的医院感染诊治要求，因此需实施应急改造，以满足抗击疫情的需要。相比于既有建筑改造所面临的难度大、工期长、费用高等缺点，通过采用“以集装箱为基本单元”搭设户外临时应急设施的方式，则能以最快的速度、最少的投资建成既符合医院感染（本书以下均简称院感）管理要求又兼顾临床需求的应急防控用房，从而为医院抗疫工作的顺利开展奠定了坚实的硬件支撑。

一、项目背景

上海市第十人民医院（以下简称十院）在新冠肺炎疑似病例的筛查和诊断过程中，经常会出现生命垂危急需抢救或有其他专科诊治需求的疑似病例（下称“合并症患者”）。但因缺乏合理的接诊流程和规范的救治空间，此类病患普遍无法得到及时有效的救治，需在排除“新冠疑似”后才能进入急诊抢救室或病房接受后续治疗，从而贻误最佳抢救时间。

为应对此类情况，提供医护人员及患者紧急抢救和分诊所需的规范化物理空间，十院基建处根据上级部门颁发的最新疫情防控指南，结合医院最新制订的新冠肺炎疫情应急诊疗流程，秉持“三个有利于”，即有利于疫情防控、有利于医务人员保护、有利于后保服务能级提升的工作理念，与医务、临床等部门共同商讨、科学论证、合理选址，迅速制定了户外临时应急设施的改造方案，并作为合并症患者的特殊分诊区使用，从而有效地满足此类患者的就医需求（图 1）。

特殊分诊区主要适用于急危重症患者合并以下情况中的一项或几项：①流行病学史；②呼吸道症状；③发热。具体可由急诊预检指定人员快速引导病患至该区域进行必要的生命支持和抢救，同时等待核

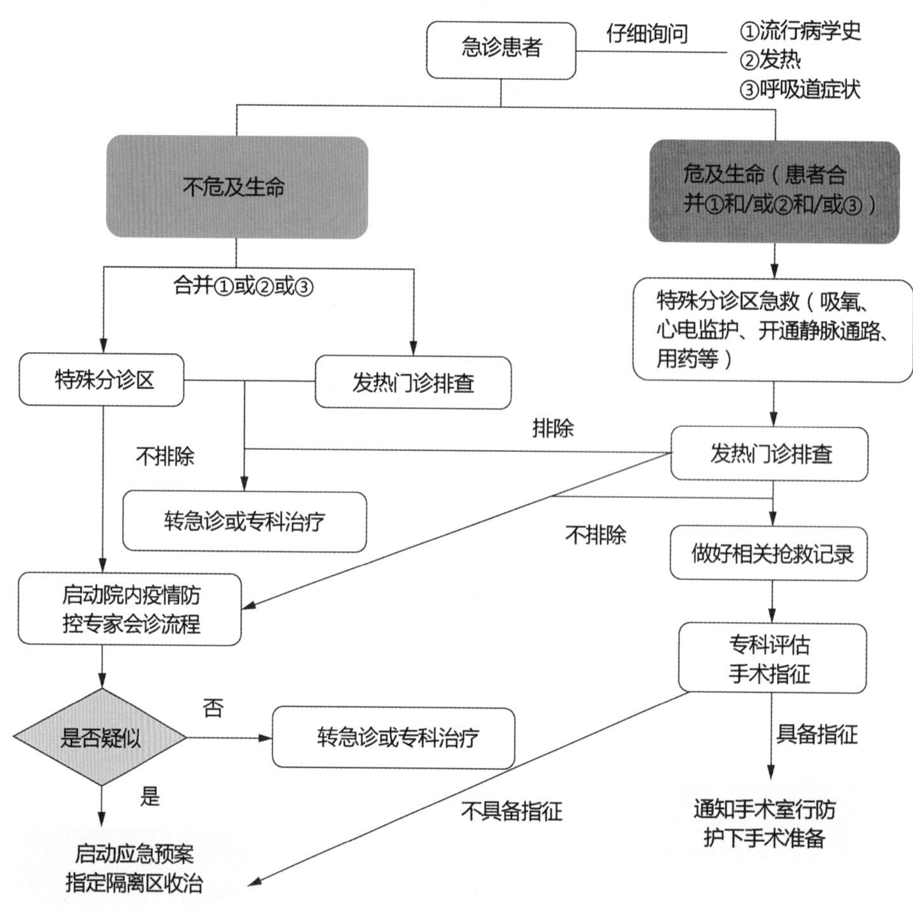

图 1　合并症患者应急处理流程

酸检测结果对新冠肺炎进行筛查。因该区域按负压隔离病房标准建设,可有效防止医护人员在对疑似病例进行抢救和会诊过程中被感染。

二、项目实施

1. 建设原则

本特殊分诊区属于医院疫情防控用房应急改造的一部分,具体策划应从“院感控制”和“工程建设”两个层面,集基建、院感、医务和临床等部门以及相关行业专家之合力,做全、做深改造方案的论证工作,具体建设原则如下:

(1) 改造方案应遵循“因地制宜”“统筹谋划”、兼顾“效率与质量”的原则。

(2) 改造宜采用装配式建筑技术,采用拼装式工业化成品(如集装箱),以减少现场作业、节约建设时间。

(3) 需合理进行功能分区，流线做到医患分流、洁污分流，满足“三区两通道”的院感要求（污染区、半污染区、清洁区、医务人员通道、患者通道），避免交叉感染。

(4) 用于疑似病例观察的隔离病房应为“单人单间”，宜设置负压系统，且选址应设置于医院主导风向的下风向，避免空气传播对其他区域产生污染或传染。

(5) 应考虑疑似病例抢救的突发情况，配备相应的设施设备。

(6) 应急防控用房应具备扩展性，可根据疫情的变化随时调整。

2. 选址规划

医院对特殊分诊区的定位是兼备疑似病例的隔离、抢救和会诊功能，其选址不仅要相对独立避免交叉感染，还需有利于120急救车、相关专科医师的迅速到达。通过多方案综合比选，最终拟定贴建于发热门诊东侧，使用集装箱快速搭建特殊分诊区(图2)。选址理由如下：

(1) 在户外独立设置，降低交叉感染风险。

(2) 位处发热门诊、门诊、急诊三栋建筑中心点，便于防疫工作的开展和互相支援。

(3) 沿院内主干道设置，便于病患的接送和转运。

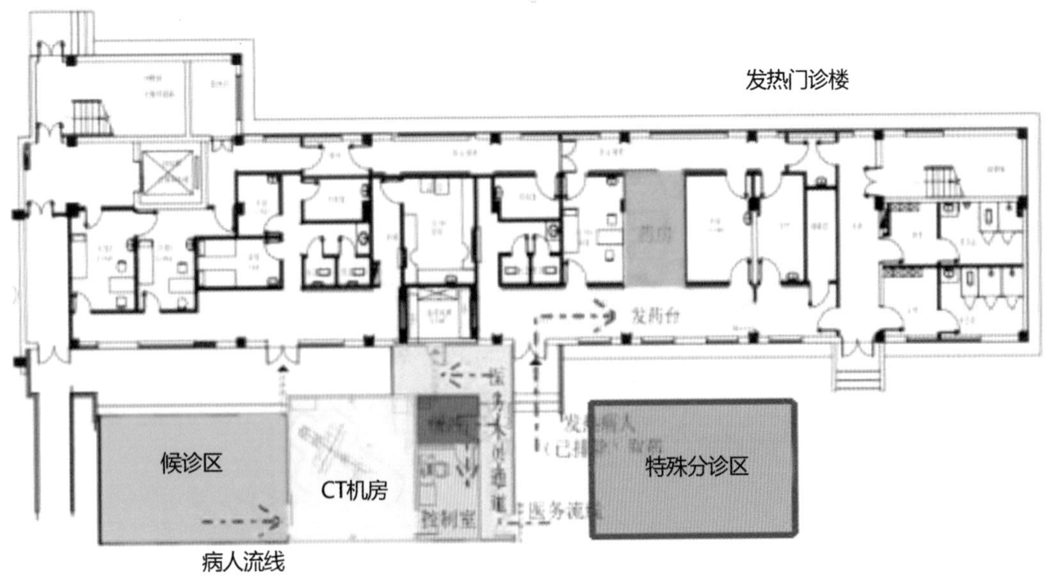

图2　特殊分诊区选址位置示意图

3. 平面方案设计

特殊分诊区的平面布局设计主要依据：①常规隔离病房设置要求；②武汉雷神山隔离

病房平面布局范例(三个标准集装箱,两侧为双人隔离病房,中间为合用缓冲间及卫生间,详见图 3);③“疑似病例单人单间”的一般建设原则和特殊分诊区患者不超 2 小时的应急诊疗流程要求。综合各方面因素和要求,我们对平面方案进行了多次优化和调整,最终确定十院特殊分诊区平面布局如图 4 所示。

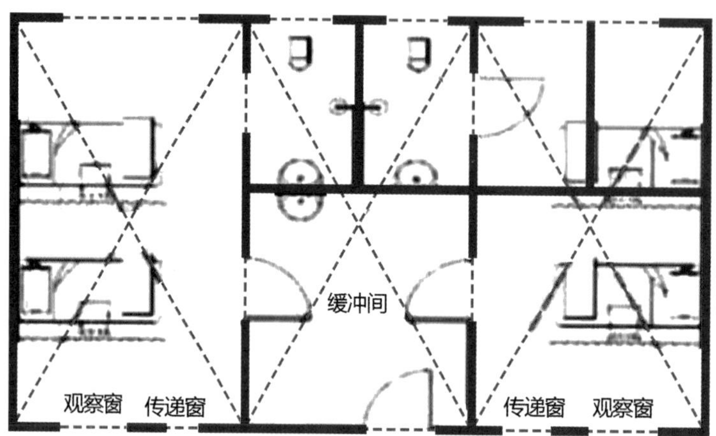

图 3　武汉雷神山隔离病房单元平面图

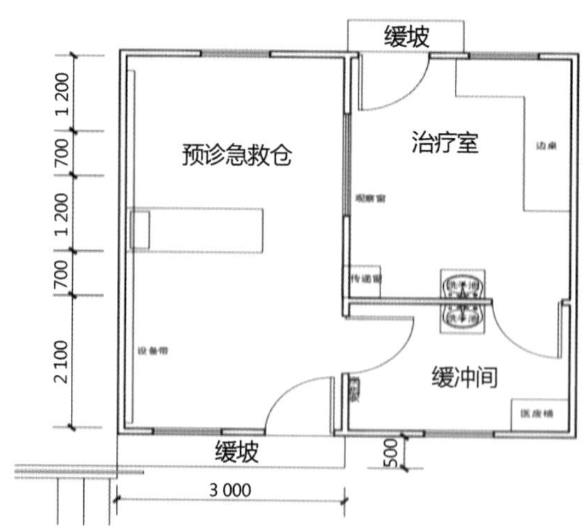

图 4　特殊分诊区平面方案

特殊分诊区由单人单间隔离病房、治疗室及缓冲间组合成一个救治单元,其中治疗室为洁净区,缓冲间为半污染区,隔离病房为污染区,病患通道与医务人员通道分开设置,符合三区两通道要求。在平面布局设计中,还充分考虑了独立空调、传递窗、医用气体、紫外线灯、呼叫对讲、远程视频、门禁、房间照度等必需功能的配置,满足隔离、抢救、会诊等临床需求。

4. 负压系统设计

特殊分诊区的核心就是其负压系统。卫生部2009年发布的《医院隔离技术规范》(WS/T 311—2009)中将负压隔离病房定义为:通过特殊通风装置,使病区(病房)的空气按照由清洁区向污染区流动,使病区(病房)内的压力低于室外压力。负压病区(房)排出的空气需经处理,确保对环境无害。根据此规范要求,在预检急救舱平面方案基本定型后,秉持"三个有利于"的工作理念,基建处与相关行业专家共同对负压系统设计方案进行科学严谨的论证,参照标准负压隔离病房的规范要求,为特殊分诊区设计了应急负压系统,使医务人员工作时身处有利风向段,从而营造出安全的工作环境。同时,室内污染空气经高效过滤装置处理后高空排放,避免因直排而产生交叉感染的风险。

1) 压力梯度设计

根据《新型冠状病毒感染的肺炎传染病应急医疗设施设计标准》(T/CECS 661—2020)中对空气流向、压力梯度及监测形式等要求。

(1) 压力梯度设计:隔离病房(污染区)−20帕,缓冲间(半污染区)−15帕,治疗室(洁净区)−10帕,每个功能区设计压差不小于5帕负压差,气流方向由治疗室流向缓冲间,缓冲间流向隔离病房,控制空气由清洁区域向污染区域单向流动,并使整个特殊分诊区压力低于周边相邻相通区域,以防污染空气向外扩散引起交叉感染(图5)。

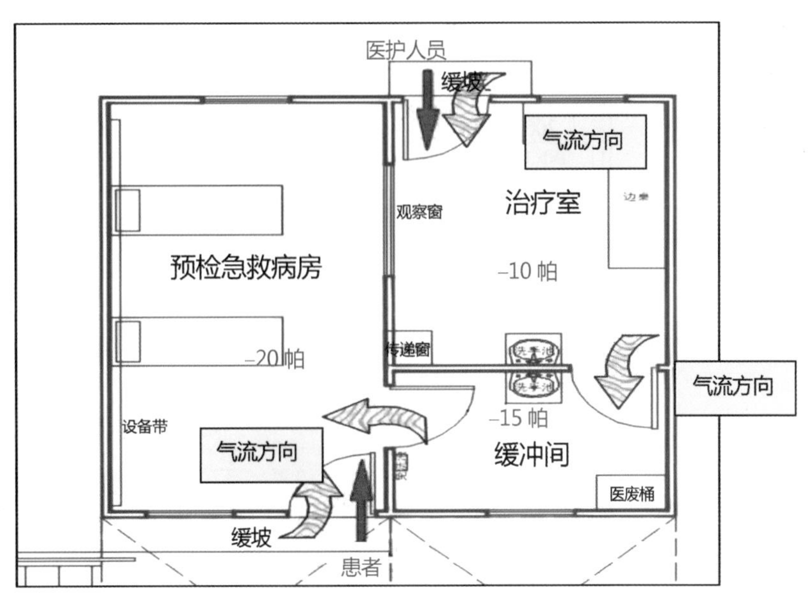

图5 预检急救舱压力梯度图

(2) 房间压力监测:本次负压监测采用直读式压力表,共计4处,分别监测室外对隔离病房压差、缓冲间对隔离病房压差、治疗室对缓冲间压差和室外对治疗室压差。通过多点实时检测,及时反馈负压系统的运行状态。

(3) 压力波动预防:相邻房间的房门开关,可能会引起短暂的气流混乱状态,但由于相邻房间有一定的压力差存在,开关门的过程气流仍是从“清洁”流向“污染”的,可以满足目前的应急使用,但应制订相应制度,避免房门长时间打开和没必要的频繁开启。

(4) 缓冲间房门互锁:根据《医院负压隔离病房环境控制要求》(GB/T 35428—2017),缓冲间的门应具备互锁功能并有应急解锁功能,且缓冲间污染区侧的互锁门关闭一分钟后才允许开启清洁区侧的互锁门,以保证各区域内的空气不会随着多扇门开启的瞬间流窜到多个区域,尤其是保证污染空气不会流经缓冲间到清洁区而造成污染。但由于疫情期间材料匮乏,工期有限,门的互锁功能暂时未能实现,实际中则通过制定使用手册对门的日常操作进行规范管理。

2) 屏障系统设计

依据《新型冠状病毒感染的肺炎传染病应急医疗设施设计标准》(T/CECS 661—2020)中对送排风的过滤形式和风口设置要求:特殊分诊区采用顶部侧上送风(规范要求顶部送风,考虑户外临建的防水处理,优化为顶部侧上送风形式),下侧排风口高于地面100毫米。新风系统为初、中效过滤,排风为高效过滤后高空排。同时,为避免排风设备故障时,负压系统失效导致污染空气泄漏至室外,本次设计排风设备为一用一备,双电源供电,确保房间内负压系统24小时正常运作。如图6、图7所示。

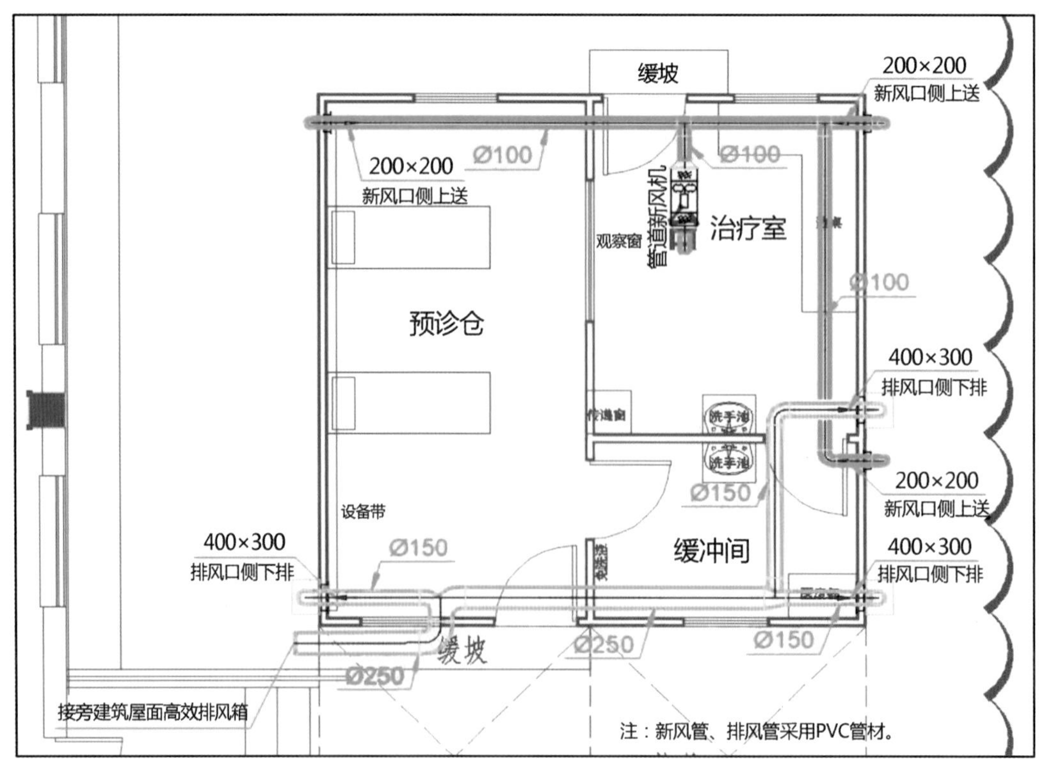

图6 特殊分诊区管道平面图

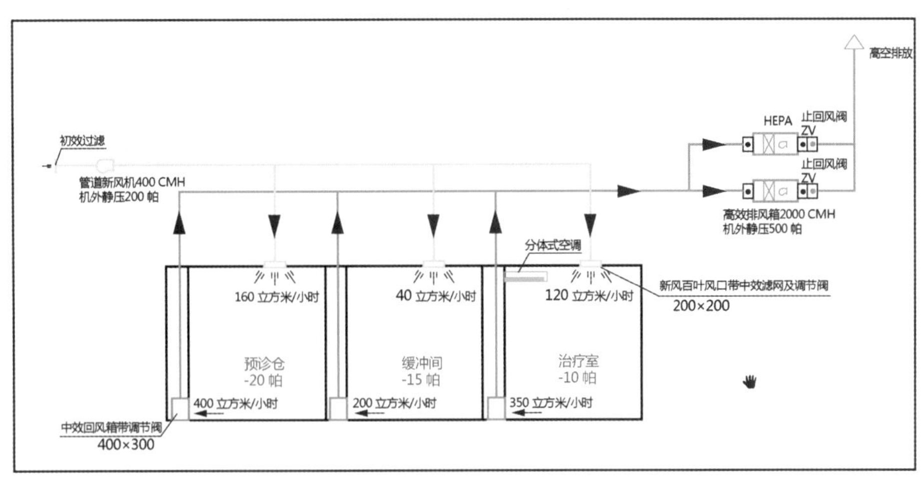

图 7　特殊分诊区屏障系统图

5. 建设过程

面对临床一线希望特殊分诊区尽快投入使用的迫切需求，基建处抗住压力，稳妥有序地推进人、材、机等要素的协调落实，从 2 月 7 日集装箱进场拼装改造，历经六天的连续奋战，最终于 2 月 12 日下午 5 点全部竣工，并顺利交付临床（图 8～图 12）。

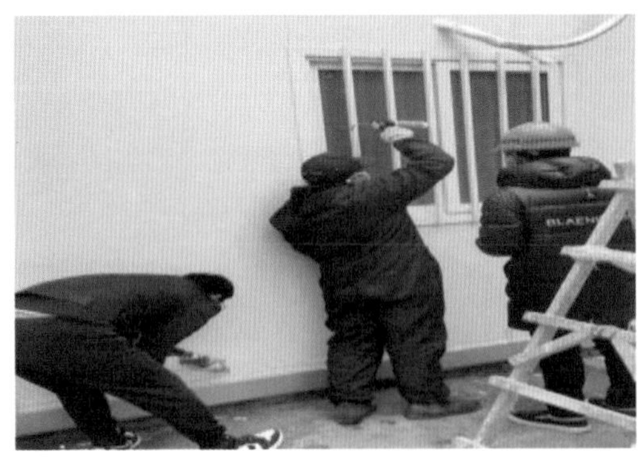
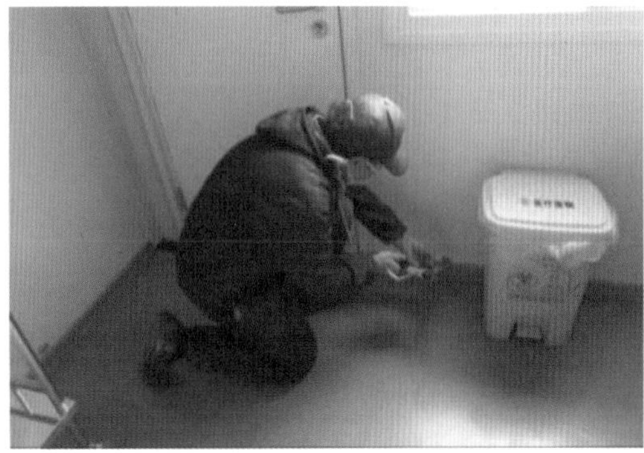

图 8　完成集装箱吊装，对箱体四周密封性能进行打胶完善（2 月 7 日早 7 点）

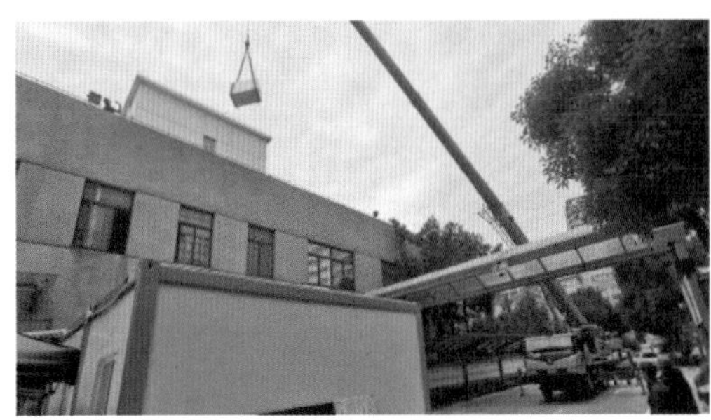
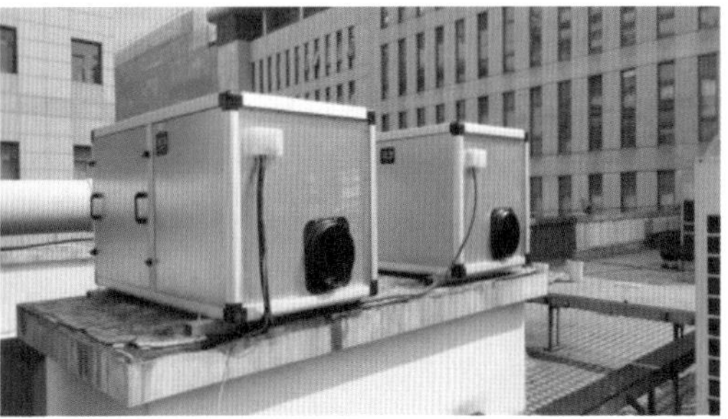

图 9　负压设备进场，立即吊装就位（2 月 8 日下午 2 点）

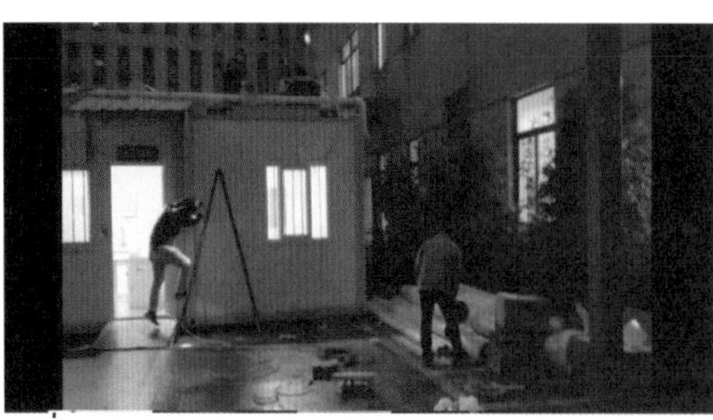
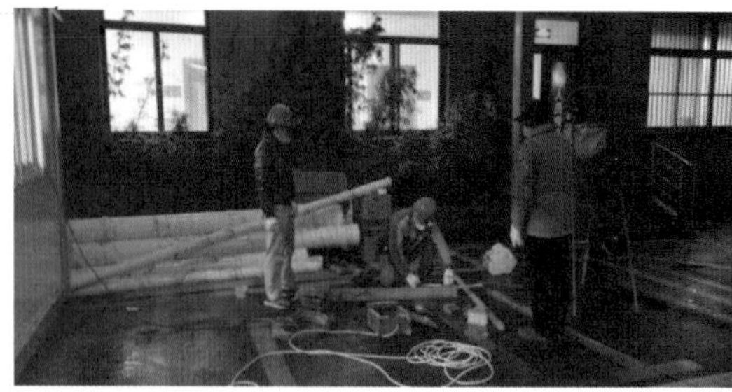

图 10　所有安装材料到场,夜间赶工安装(2 月 8 日下午 6 点)

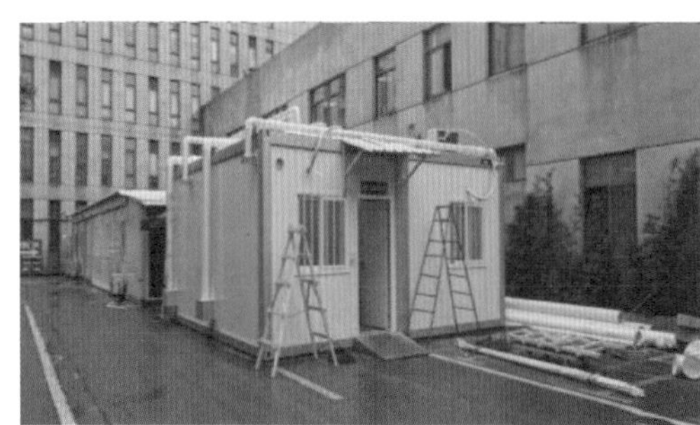
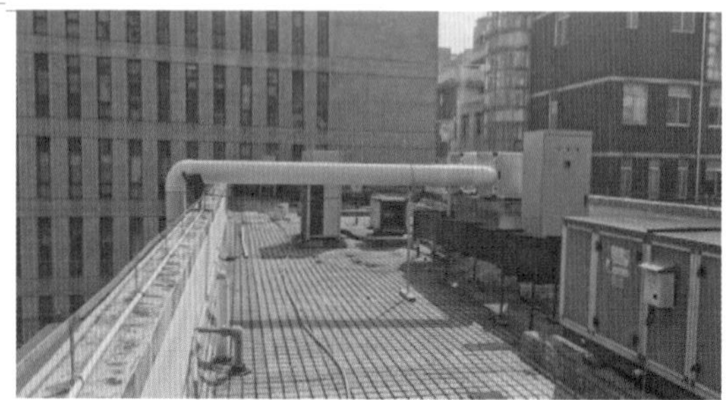

图 11　雏形已现,总管与设备对接(2 月 10 日上午 10 点)

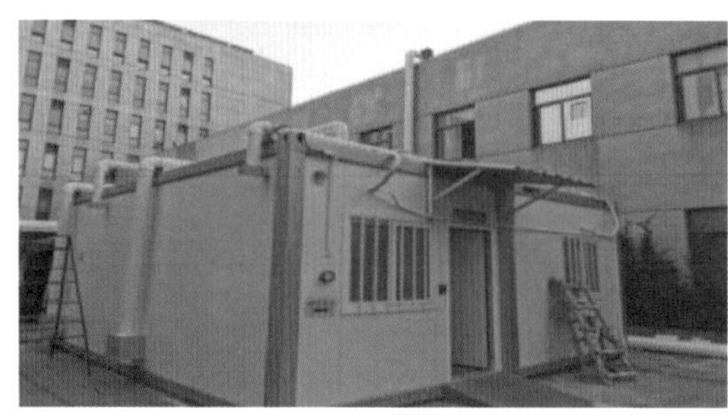
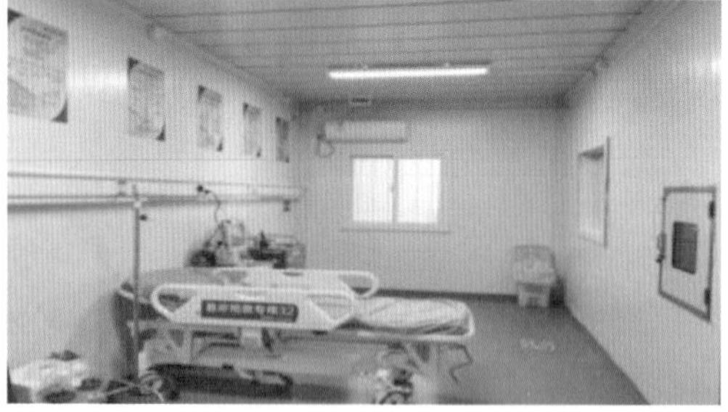

图 12　施工并调试完成,与使用及维保部门交验(2 月 12 日下午 5 点)

特殊分诊区采用集装箱拼装改建,其内设置负压系统,因临建自身密封性能的欠缺和地处室外地理位置的特殊,施工过程中主要注重以下几点:

(1) 整个建设过程中,最重要的是保障负压系统的有效性,即对临建设施密封性的完善,所有穿墙管线全部加设套管并硅胶密封,所有窗必须密闭且边框需要采用密封胶密封处理,最终以烟雾法检测,需无明显泄漏方为合格。

(2) 应将医患之间防止交叉感染放在首位,优先保"质",即保证治疗室、缓冲间、隔离病房之间压力梯度关系正确;其次保"量",即压差关系的数值要基本符合规范要求。

(3) 因房间面积有限、配置设备较多,下侧排风口安装时注意避开设备或家具摆放位置,避免被遮挡后影响负压系统的压力梯度稳定性。

（4）在集装箱上方另行安装瓦楞板屋顶，防止箱体密封性差导致雨天漏水。

（5）因集装箱箱体与路面有一定高差，考虑到抢救病人病床的无障碍通行需要，在隔离病房出入口处设置了缓坡，并对集装箱既有门洞做了扩大处理。

6. 日常维护要点

（1）定期对房间内排风口表面进行消毒，建议消毒频次为每日 1 次。

（2）高效过滤器可根据设置于过滤器两端的压力表来判断是否需要更换，若阻力已经达到 400 帕以上时，则进行更换。中效过滤器采用定期更换（更换前采用可靠的消毒方式消毒），一般需要依据系统使用时间的长短来判断更换，疫情期间则每月更换一次。

（3）专业维保人员定期检查风机运行情况、压力情况，建议频次为每日 2 次。

（4）排风机为常开模式，需定期切换主备风机轮换使用，建议频次为每周 1 次。

（5）编制操作手册（日常操作，应急操作），并对所有人员进行岗前培训。

三、总结与思考

1. 建设成效

特殊分诊区的建成和投入使用，不仅有效满足了合并症患者抢救和会诊的就医需求，还给医务人员营造出一个安全的工作环境，从而在硬件设施层面加强了对一线战“疫”人员的关心与保护。自特殊分诊区启用以来，共接收有发热、老慢支、呼衰肺部感染、宫颈癌、高血压、急性胰腺炎、骨折、房颤及风心病等上百例合并症患者，有效支撑了临床一线战“疫”工作的顺利开展，提供了坚实的硬件防控保障，并且在现今常态化疫情防控工作中，特殊分诊区依旧发挥着重要作用。

2. 不足与思考

特殊分诊区的快速和高效投用获得了院内临床科室的一致肯定与赞扬，但因其处于室外，且受疫情期间材料设备供给限制、施工工期限制、场地面积限制，虽经验证流程符合院感要求、负压系统基本符合设计及使用需求，但仍存在一些改进和提升的空间，且其中部分内容已在项目实施过程中予以考虑。

（1）特殊分诊区位于室外，如污染区和洁净区能各自增设一个对外缓冲区（约 2.5 平方米），与室外完全隔离，可减少开关门时的压力波动和污染空气外泄风险。而实际情况因场地有限，无法实现此最优布局，我们在建设过程中则通过略微调大室内外压差（污染区对外约 −40 帕，洁净区对外约 −20 帕）和严格的日常使用管理来满足使用需求。

（2）因建设时间为春节，部分材料设备匮乏，排风系统暂为定频全负荷运转，其变频功能、定风量、变风量阀和压差报警等尚未启用。在施工过程中，通过合理的设计规划，后期仅变频功能需停机进入房间内部调整外，其他功能调整升级均可在系统运行状态下于室外实施。

(3) 若合并症病患停留时间过长，则还需在污染区内考虑设置卫生间，卫生间与污染区房间压力梯度一般也设置为5帕，气流方向为房间流向卫生间。十院特殊分诊区经与医务部门沟通，从此类病人的病况和救治时间两个方面综合考虑，设置了移动便携式坐便器予以备用。

(4) 排风机和送风机应考虑过滤器终阻力时还能保住房间的负压要求及风量要求，即风机选型时机外余压至少不小于500帕，可在过滤器基本堵塞状态下仍保障房间内合理负压梯度和房间内外负压差最小值(−5帕)，在极端状况下确保污染的空气不外泄。而本次采购的风机设备因处于疫情期间，供应紧缺，经多方努力寻获的机器机外余压较小，虽可满足日常使用，但在过滤器严重堵塞时会影响风机效率，因此需加强日常巡检并加设高效过滤器压差报警装置。

(5) 房间空调是按房间面积选用各自独立的挂壁式空调，未能充分考虑负压系统运行时，换气次数明显高于普通房间所带来的影响，在夏、冬季极端天气情况下，可能会明显感觉空调制冷或制热能力不足。

(6) 因特殊分诊区内未设置卫生间，仅缓冲间及治疗室内设置医务人员使用的洗手台盆，根据沪卫监督〔2020〕2号文《关于加强本市新型冠状病毒肺炎疫情期间医疗污水和城镇污水监管工作的通知》要求，此类污水可就近排放至院区污水管网后，在医院污水处理站集中消毒处理。本特殊分诊区因受场地限制，未能设置污水预处理池，就近排入院污水井后，由污水处理站集中进行消毒处理。如具备条件，则应设置预处理池，且每日定时在池内投放消毒粉剂，使得上述污水得到处理后再排入院污水井，则更为合理。

十院特殊分诊区集负压隔离病房和急诊抢救功能于一体，结合其近5个月的运行情况可知，它不仅在战“疫”阶段体现了安全和高效，在疫情常态化防控阶段更是发挥了不可替代的作用。虽然目前发热门诊标准化建设未对特殊分诊区做出明确规定，但对于大型综合性医院而言，特殊分诊区应作为标准配置列入今后的发热门诊建设要求中。

（撰稿：朱永松　严犇　郦敏浩　任祺）

紧急情况下发热门诊的扩建和改建纪实

——上海交通大学附属第九人民医院

一、背景

自 2019 年 12 月新型冠状病毒(2019-nCoV)被发现开始,疫情迅速地蔓延开来,截至北京时间 2020 年 7 月 29 日 23 时 36 分,全球新冠肺炎确诊病例累计达到 16 558 289 例,累计死亡 656 093 例。2020 年年初,随着新冠病毒感染人数的增加,一时各大医院床位爆满,病人"一床难求"。此时,雷神山和火神山等传染病医院的迅速建设、各方舱医院的改建与各大医院发热门诊的改扩建优化了我国医疗资源的载体,使得疫情形势得到了有效控制。

大型综合三甲医院发热门诊是抗击疫情的前沿阵地和基础。2003 年国家经历 SARS,全国范围内的二级以上综合性医院建设发热门诊,为阻断发热病人与其他病人在流程上的交叉,确保发热门诊区域有相对独立的应急救治体系,从源头上控制了发热病人(呼吸道症状病人)不出诊疗区,做到"五不出"(挂号、配药、化验、注射、收费不出门)。然而,2019 新发传染病新冠病毒肺炎的确诊与治疗流程具有以下特征:影像诊断主要依赖胸部 CT;确诊需要核酸检测,大量疑似病人需要独立的隔离观察病房等待核酸检测结果,单间隔离病房需求量巨大;疑似病人在确诊前,一旦病情恶化或有其他并发症,需要有负压手术室和负压监护病房进行处置。因此,在发热诊疗区域内扩大检查诊治范围,在发热门诊原有"五不出门"设置的基础上,应增加 CT 检查室、核酸检测等需求,扩容隔离观察病房满足 NCP 疑似病人留院观察,重新调整布局与流程,建立筛查与诊治一体化的管理机制和硬件设施。

上海交通大学附属第九人民医院,是位于市区中心位置的三甲医院,医院有着所有市区大型医院共有的缺陷,院区面积紧张,建筑空间缺乏弹性。为了有效、及时应对新冠肺炎疫情,根据市相关部门要求,经多次论证决定在现急诊大楼北侧利用场区停车位独立设区,紧急临时搭建发热门诊。医院保障处需不断细化建设规划方案,在赶工期的同时既要保证医院救治条件，又要尽量方便医护人员工作需要，确保医护人员零感染，为打赢疫情防控阻击战打下坚实基础。

二、老院区临时发热门诊建设

由于疫情暴发正值春节期间，又受疫情影响，项目建设属于紧急状况下的临时紧急工作，根据医院党委会决议，要求加快工程实施，保证工程质量，尽早启用隔离病房。我院发热门诊及急诊门厅于 1 月 26 日开始建设，2 月底前建成并投入运行，目前运行状况良好。如图 1、图 2 所示。

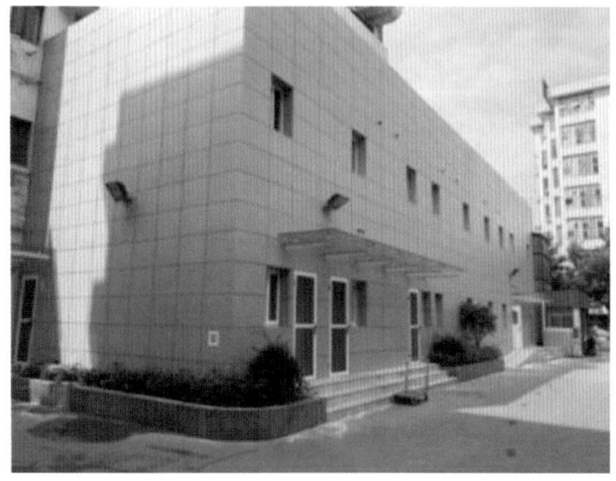

图 1　发热门诊医护入口

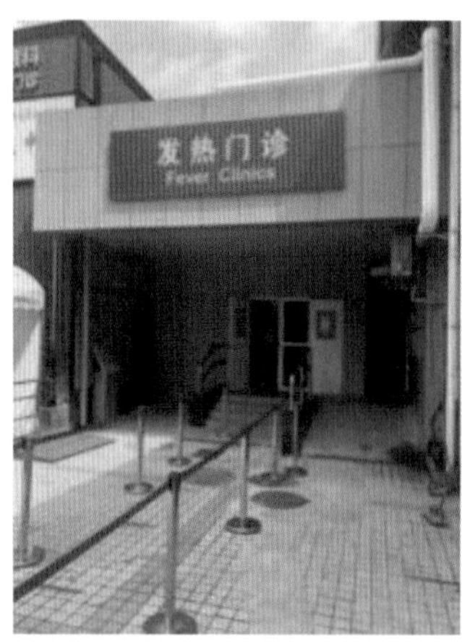

图 2　发热门诊患者入口

1. 建设依据

（1）通过因地制宜的规划选址，临时搭建满足新发传染病诊治需求的发热门诊，满足新冠肺炎疫情发热门诊标准要求的六不出门（挂号、收费、化验、放射检查、治疗、配药都在该区域完成），切断人与人之间的交叉感染途径。

（2）根据《上海市发热门诊基本设置标准》“市级医院发热门诊≥10 张，预留 20 张可拓展床位应对疫情期间防控救治”的要求，增加相应数量的单间留观病房。

（3）在有限的用地范围内，平面功能遵循三区划分（即污染区、半污染区、洁净区）布局原则，以最大程度避免患者之间的交叉感染并保护一线抗疫医护人员的安全。

（4）建筑宜采用钢结构形式，以节约建设时间，减少现场施工作业，避免对来院就诊的其他患者带来不便。

2. 选址规划

由于发热门诊兼备疑似病例留观、抢救和会诊的多重功能，选址需有利于救护车的到达、有利于并发症患者的及时救治、相关医护人员的迅速到达、有利于防疫工作的互相支援和需处于院区下风向等。经综合考虑，将于医院急诊大楼北侧户外临时搭建发热门诊（图 3）。

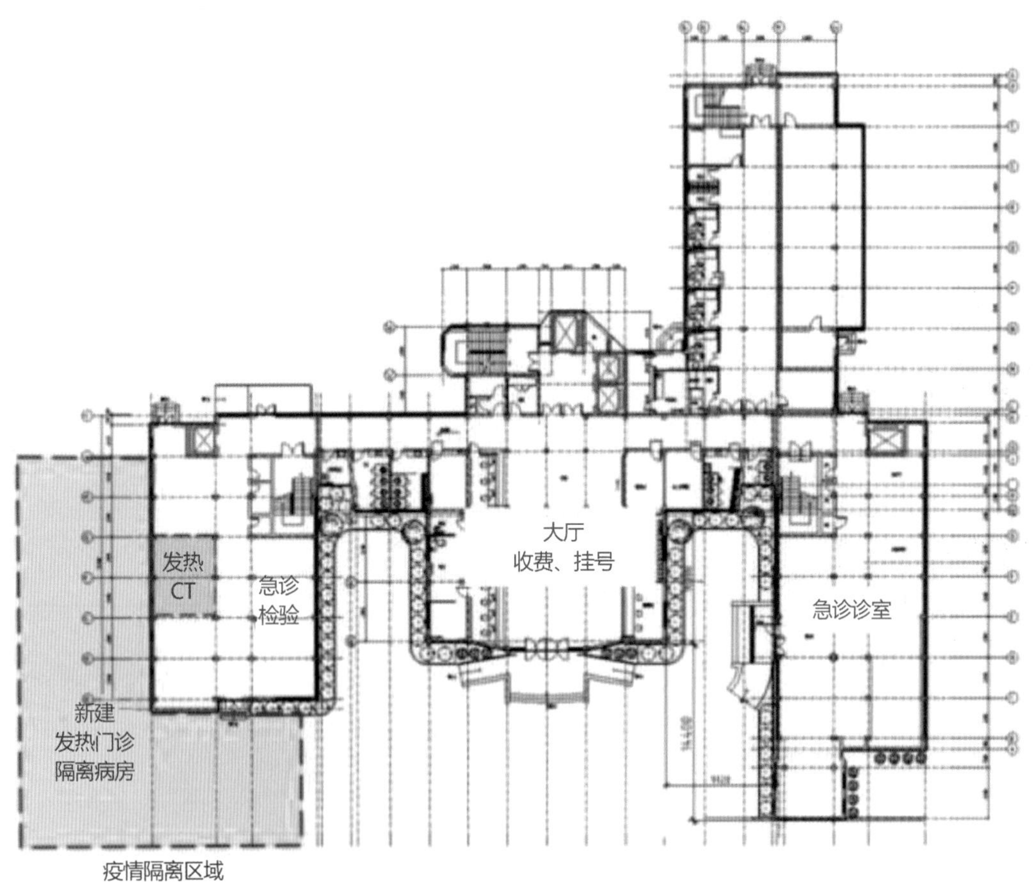

图 3　发热门诊、隔离病房选址位置示意图

发热门诊楼占地面积 256.2 平方米，建筑面积 456.3 平方米，为 2 层钢结构形式，建筑高度 9.5 米，一层为发热门诊，二层为隔离病房。工程完成后新增发热门诊 3 间，隔离病房 6 间及挂号收费、检验、药房等其他配套用房。同时，在紧邻发热门诊急诊大楼内，新增屏蔽用房，并与发热门诊区域建立单独通道，用于发热门诊的 CT 检查。

3. 平面方案设计

针对本次新型肺炎医疗流程与各功能空间尺度，我们进行了多次探讨和优化，研究并借鉴全国各地优秀传染病医院案例,在有限的用地条件下,满足“三区两通道”的设置要求,病患通道与医护通道分开设置,单独预留出入口。医护工作人员由清洁区与污染区病房过道间仅设置一个半污染缓冲区,相较其他由病房与缓冲间组合而成的诊疗单元节约面积。本方案隔离留观病房的数量依据疫情防控需要和发热门诊诊疗量确定。留观病房设计遵守“疑似病例单人单间”的原则,并独立设置卫生间,满足有效防止疾病传播隔离要求(图 4)。

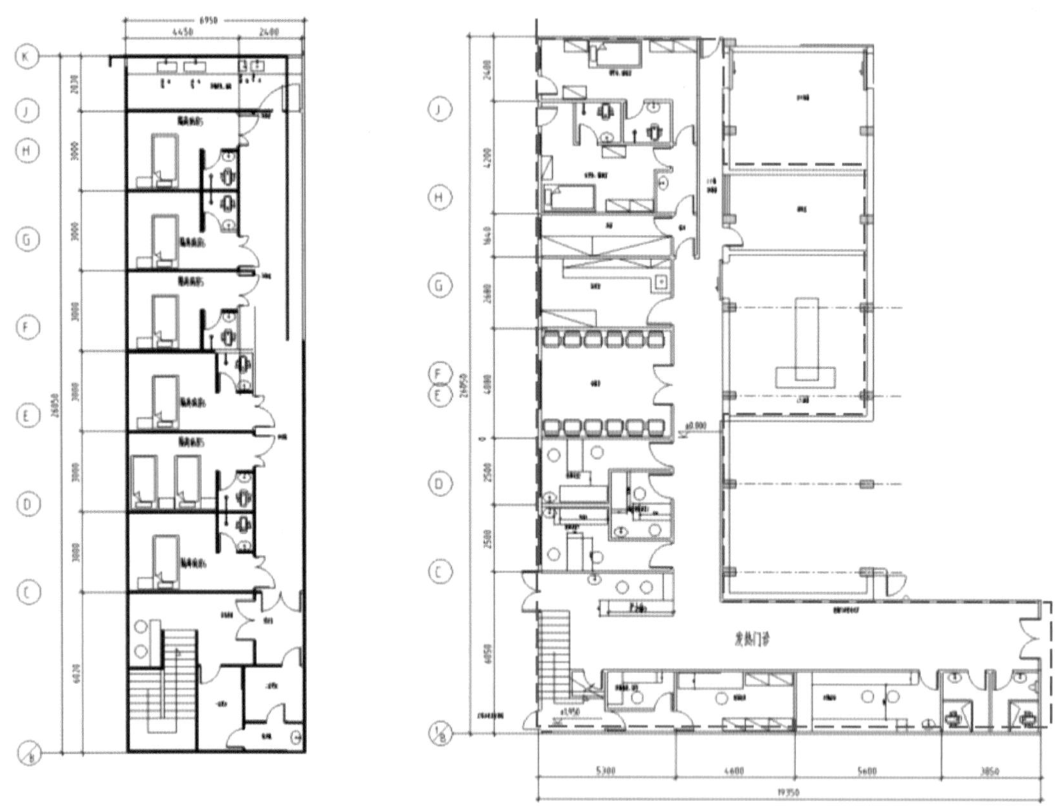

图 4　发热门诊、隔离病房平面图(首层平面图右,二层平面图左)

4. 室内环境设计

发热门诊室内环境色彩整体以温馨的暖白色系为主,家具则以木色、米色为主,削弱医院给人的冰冷感觉,力求让患者淡化“医院”符号,给患者带来战胜疾病的信心(图 5、图 6)。

室内环境中,集成带的使用,点位与灯光、装饰面层的融合形成设备末端有机整合的体现,使其成为室内装修语言的一部分。

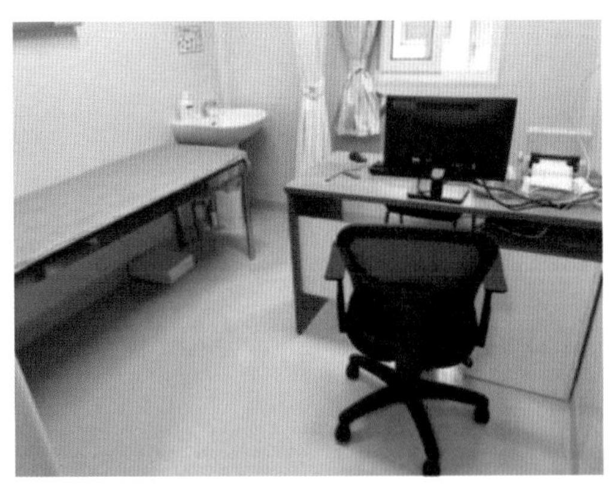

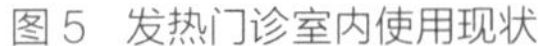

图 5　发热门诊室内使用现状

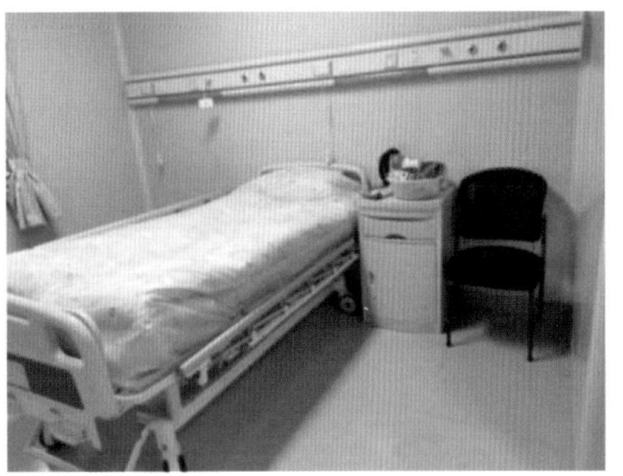

图 6　留观病房室内使用现状

5. 疫情后再利用

采取“平战”结合措施将新建发热门诊的效用发挥到最大：疫情期间按平时发热门诊独立运行，在传染病非流行季节，可加强收治各类非传染性的感染病，疑难危重感染性疾病，提升医疗业务量。一旦出现传染病流行，立即投入疫情的防治。

6. 不足与思考

1）“三区两通道”改造措施

由于上海交通大学第九人民医院老院区建设年代较为久远，建筑空间的弹性较弱，各部分功能留有的发展余地较少，此次临时搭建发热门诊用地条件较为局促，虽然满足三区分离（污染区、半污染区、洁净区）的要求，但并未实现两通道（医护通道、病患通道）的分设要求（图 7、图 8）。在今后的改建工作中，考虑在病房与诊室北侧加建一条通道作为医护通道，东侧增加一部医护专用楼梯，原有共用通道则仅作为病患通道使用。并在新院区发热门诊规划设计中，严格遵循“三区两通道”设计原则。

2）负压系统改造措施

本次临时搭建发热门诊因建设时间紧急，设备采购困难等原因，未能按标准实施负压系统设计，只是根据实际需要，对每间房间安装了分体式空调，对部分医护用房和洁净区域增设了新风送风。但在日后发热门诊改造与新建工作中，均应考虑并完善负压系统设计。

国家规范要求，负压隔离病房与相邻房间的压差值均为 －5 帕，《传染病医院建筑设计规范》（GB 50849—2014）中非呼吸道病房、呼吸道病房虽然没有提出具体的压差控制值，但均要求排风量大于新风量 150 立方米/小时，在一般情况下形成的压差值也在 －5 帕左右。本方案参照标准负压隔离病房的规范要求，为负压诊室、负压病房设计了应急负压系统，洁

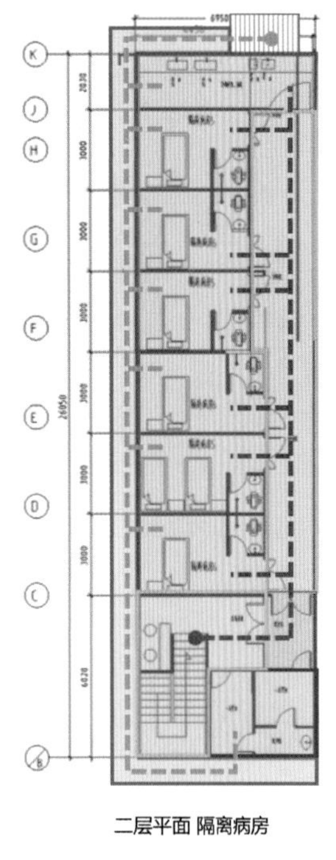

图 7　改造后发热门诊平面图

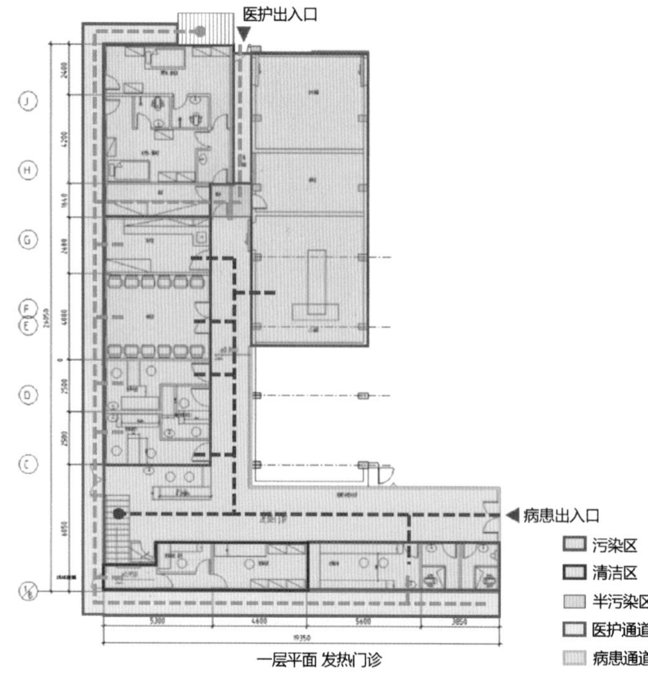

图 8　改造后留观病房平面图

净区比缓冲区高不小于 5 帕，缓冲区比污染区高不小于 5 帕，控制气流由清洁区向污染区域单向流动。

对于负压隔离病房，需要使得清洁的气流首先经过医护人员，送风口布置医护人员滞留的区域，回（排）风口位于送风口相对的床头下侧。《负压隔离病房建设配置基本要求》（DB 11/663—2009）推荐的风口布置、气流组织方式可以有效地实现这一控制原则。本方案在平疫转换空调系统的设计中，考虑采用上送回（排）的气流组织形成。

三、对未来院区发热门诊建设的规划

上海交通大学第九人民医院目前正在筹划新院区的建设，在新院区设计规划阶段，需将发热门诊与感染科进行一体化规划建设，充分考虑并推敲发热门诊的位置、规模、布局和配置等因素，将医院应急体系的硬件设施做到“平战”结合。

1. 总体规划

急诊急救与发热门诊共区域设计，其间预留一条单向车行道，便于急救车到达。急诊与综合楼门诊和发热门诊间通过连廊相连，便于相关医护人员的迅速到达，便于急诊、门诊、发热门诊之间医疗资源及时共享。

2. 平面方案设计

发热门诊拟考虑 2 层建筑，底层为门诊科室和医技科室，并设 8 张留观床位；二层为预留空间，预留 22 张留观床位。门诊内设 CT 1 台、X 线机 1 台。发热门诊分为呼吸道感染与肠道感染，分别满足挂号、收费、化验、放射检查、治疗、配药六不出门标准。

在发热门诊的流线设计上，严格按照三区划分原则，分别设清洁区、半清洁区和污染区，保证洁污分开、传染区和非传染区分开，医生患者流线分开。二层留观病房的设计采用标准模块，即两侧为双人隔离病房，中间为合用缓冲间及独立卫生间。如图 9、图 10 所示。

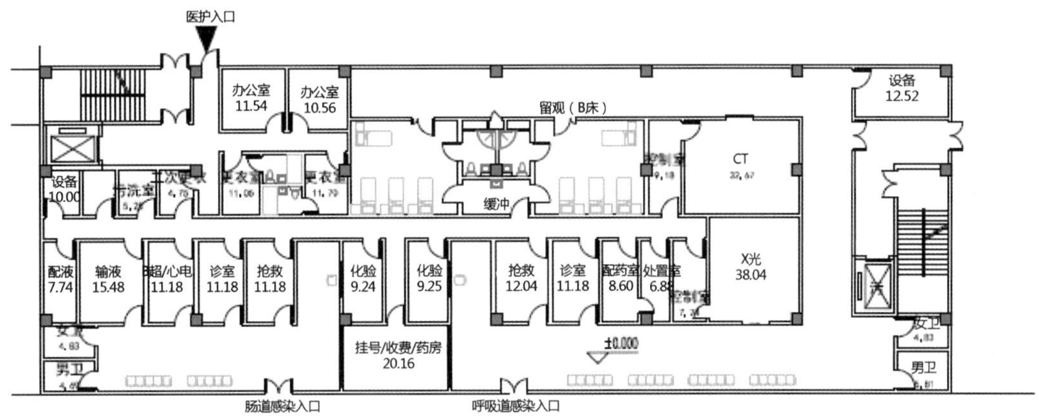

图 9　发热门诊一层平面图

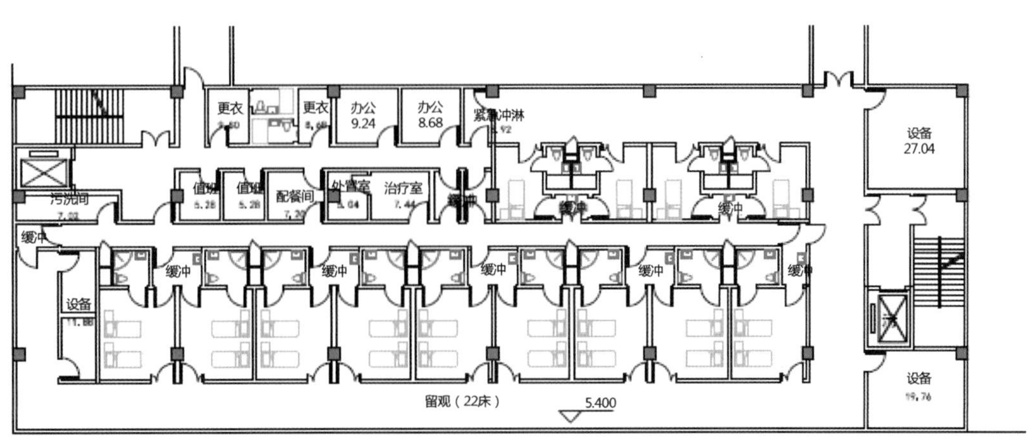

图 10　发热门诊二层平面图

精细化的医疗流线达到医疗工艺的高标准，从而提高患者的就诊效率与医护人员的工作效率；近景化的景观设计让患者切身感受到大自然，从而给予治疗过程以心理上的帮助。

3. 负压系统设计

发热门诊采用独立的全新风直流式空调系统,换气次数为12次/小时;新风机组选用带两级过滤的组合式医用空气处理器,新风经处理后送入各个门诊室内。气流组织为上送下排的方式,气流方向依此从清洁区—缓冲区—半污染区流至污染区,并保证污染区为负压。

独立新风变风量系统在全新风直流模式下,只有经过空调机组的新风需要再热处理,且空调机组送风参数较新风机组高,减少了一定再热损失,具有一定的节能意义。

4. 未来展望

此次新冠肺炎疫情是中华人民共和国成立以来,在我国发生的传播速度最快、感染范围最广、防控难度最大的一次重大突发公共卫生事件。各大医院均将新型冠状病毒肺炎疫情防控工作作为头等要事,坚决果断、全面周密、系统贯彻一级响应各项规范,依法、科学、规范和有序开展各项防控工作。得益于此,我国疫情的传播在短时间内得到了有效控制。各个传染病医院与发热门诊的迅速建设,不仅在战"疫"阶段体现了安全和高效,在疫情常态化防控阶段更是发挥了不可替代的作用。

如今,我们还未真正战胜疫情,各地新建医疗服务设施的设计均应借鉴抗疫期间建设的成功案例,充分、全面地规划现有功能模块的同时,应维持空间发展的弹性,前瞻性地考虑到医院未来的发展。

(撰稿:崔勇　汪新民　周全)

智慧防疫建设研究、实践与展望

——上海市同济医院

一、背景

2020年初，新冠肺炎肆虐全国，医院作为疫情防控的最前线，承担着极高的防控压力。防疫初期，上海各级医院均采取措施紧急应对。随着疫情的常态化，各医院也迅速完善了公共卫生防疫设施。特别是在2020年4月，上海市颁布《关于完善重大疫情防控体制机制健全公共卫生应急管理体系的若干意见》后，各医院在政府各级部门领导下，开展了发热门诊及隔离留观病房的标准化建设。

在此次疫情中，上海市同济医院（以下简称同济医院）也结合课题研究，通过功能定位分析、问题发现剖析、方案论证比选等方法，分阶段分步骤有序开展了抗疫工作。本文将对同济医院防疫建设的研究、实践进行总结，并对后疫情时期的防疫研究和规划进行展望。

二、问题研究

1. 存在问题分析

抗疫初期，通过对同济医院及其他多家市级医院发热等感染诊疗区域的基本建设条件、设备设施、疫情中的业务量、感染病区域工作人员情况等的调研发现：几乎各市级医院的发热等感染诊疗区域都面临着建筑空间不足、功能设置不全、流程欠合理、医疗装备不全、智能化设施设备缺乏、可拓展场地不足及不同功能空间转换困难等共性问题。具体如发热门诊总面积及诊室面积不达标，无区域专用CT、发热门诊及隔离留观病房未按“三区两通道”设置、隔离留观病房无卫生间、空气气流无组织、防疫物资消耗大、不同诊区转换难和现代物流及机器人使用不足等。

2. 功能定位

为合理建设发热门诊等感染诊疗中心，首先应明确医院在城市医疗防疫体系中的定位。本次疫情中，各城市医疗防疫体系布局展现出“化整为零”“平战”结合“分级响应”的布局特点。体系总体由定点传染病医院、各级（市、区）诊疗中心、社区服务中心和快速临时医院等构成。而综合医院的发热门诊等感染诊疗中心的定位及作用是：“平时”设有发热门诊、肠道门诊、肝炎门诊、感染科等常见感（传）染病门诊。在某种疫情暴发时，即“战时”，可发挥布点均衡、学科综合的优势，分散承担某主要流行传染病等公共卫生事件发生时病人的确诊、疑似病人隔离以及向传染病定点医院转送病人等职能。

3. 解决思路

在平时，医院如果也按照疫情发生时的情况来设置所有功能，会导致资源的浪费，因此应按照医院的科室特点进行系统性防疫功能空间规划，做到“平战”结合；另外，此次疫情的暴发反映出防疫物资消耗大、医护人员劳动强度大、传染暴露时间长、信息沟通不便利和管理手段不先进等问题，可通过“智能化”系统则能得到解决。由此可通过建筑空间转化技术和智能化技术的应用，来打造适应未来需要的高适应性的“平战”结合型智慧化公共卫生（应急）诊疗中心来应对。

在建筑空间的“平战”转换方面，可基于对不同传染病的传染特性及平时和疫情暴发时空间需求的不同特点研究，秉承弹性设计的理念，依靠先进信息技术及现代装备，来设计组合灵活的建筑空间、高适应性的“平战”结合型公共卫生（应急）诊疗中心。为保证“平战”转换，应当在平时建立并健全应对突发公共卫生事件时的应急腾空机制和流程。在智能化技术方面，可基于对疾控新标准的研究，在诊疗中心内部，通过新技术应用（5G、物联网、物流技术和机器人等），实现智慧医疗、智慧管理和智慧服务，形成智慧化的诊疗中心，来控制院感、保护医患安全、减少防疫物资消耗和提高精准管理水平。

三、防疫建设实践

疫情初期，通过梳理，发现同济医院基础设施的主要问题包括：院区整体出入口及交通流线不满足防疫要求；发热门诊及隔离留观病房区域面积不足，功能不全，布局流程不合理；智能化技术设施匮乏等。针对这些问题，同济医院通过对现有感染病门诊进行快速改造和营建，并征用其他医疗空间的方法，迅速有效地缓解了矛盾。

1. 总体布局调整

同济医院占地约 46.7 亩，位于上海市区新村路与志丹路交界处东北角。医院在两条城市干道共设有 6 个出入口。出入口分散，同时交通流线混杂，不利于疫情防控。

改造思路：重新规划出入口和交通流线，并利用智慧化技术提高疫情防控的精准性和安全性。设置病患及家属进出同济医院专用通道；设置医护人员进出同济医院专用通道；发热门诊设置独立出入口；车辆实行唯一入口和出口；同济医院出入口及主要医疗楼宇门口设置测温点；主要医疗楼宇分设医护人员和病患出入口；固定发热门诊病人就诊流线；固定发热门诊医护人员活动流线（图1、图2）。

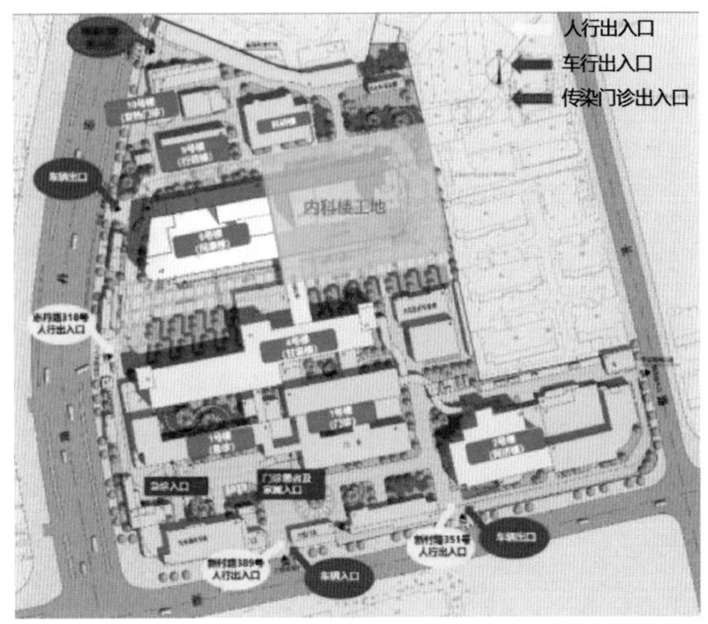

图1　原院区出入口

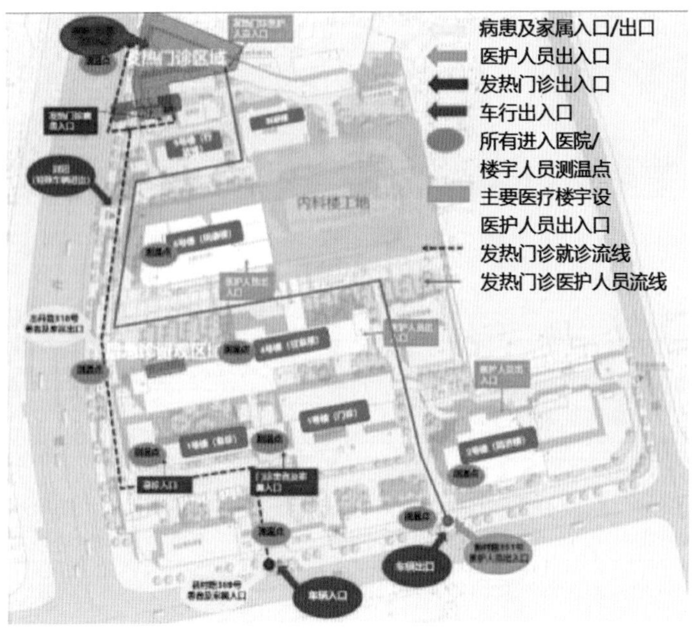

图2　改造后院区出入口及流线

采取的智能化技术包括：应用红外热成像采集设备，通过红外热成像技术实现非接触式测温，测温精度±0.3℃，并将温度体征信息上传管理端，提升核验效率并可快速部署。人证核验登记系统，可实现出入同济医院人员信息实时登记和采集，便于后续跟踪管控。安保人员配置智能实时巡检手持终端获取异常情况报警。

2. 同济医院传染科（发热门诊）改造

同济医院传染病门诊区域位于院区西北角，有单独出入口，由发热门诊、肠道门诊及肝炎门诊三栋独立建筑组成，建筑面积共约910平方米。存在的主要问题有：隔离留观病房数量不足，诊疗区和医护人员生活工作区为上下层，缺少发热门诊专用CT机房，传统运营模式容易增加感染几率等。

发热门诊及发热留观病房改造思路：疫情期间，传染科门诊全部征用为发热门诊及隔离留观病房。同时利用标准化3米×6米集装箱在传染科区域的空地上快速营造，以增加隔离留观病房及医护人员生活工作区，并通过空间功能置换，物理分隔出医护人员生活区（清洁区）及诊疗区域（污染区）（图3）。迅速改建出发热门诊专用CT机房，做到“六不出门”。空间布局增量详见表1所示。

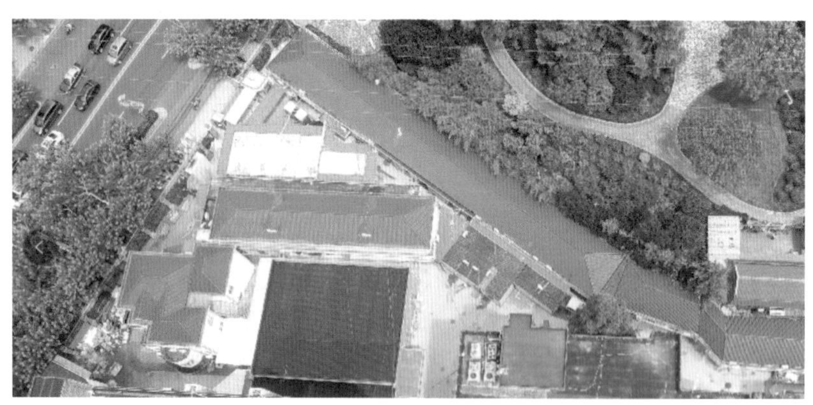

图3 改建后发热门诊区域鸟瞰图

表1 发热门诊空间布局

空间布局调整			
时期	总建筑面积	诊室	床位数
平时	910平方米 （其中发热225平方米，肝炎312平方米，肠道373平方米）	6间 （每个病种2间诊室）	2间留观室
疫情时期	1 072平方米（全部转换为发热门诊及发热隔离留观病房） （新增9个3米×6米集装箱）	2间 （仅为发热门诊诊室）	21间单床留观室 （包括2间抢救室）

采取创新技术来辅助运维管理，包括智能监控、身份识别技术、BIM 等。由于同济医院发热门诊区域平面布局较为复杂，且隔离病房相对分散，因此除了常规出入口管理外，还增设了电子围栏系统，通过佩戴智能手环，当患者离开指定隔离观察区域时，护士站及门卫自动报警，以防止隔离者出走（图 4）。

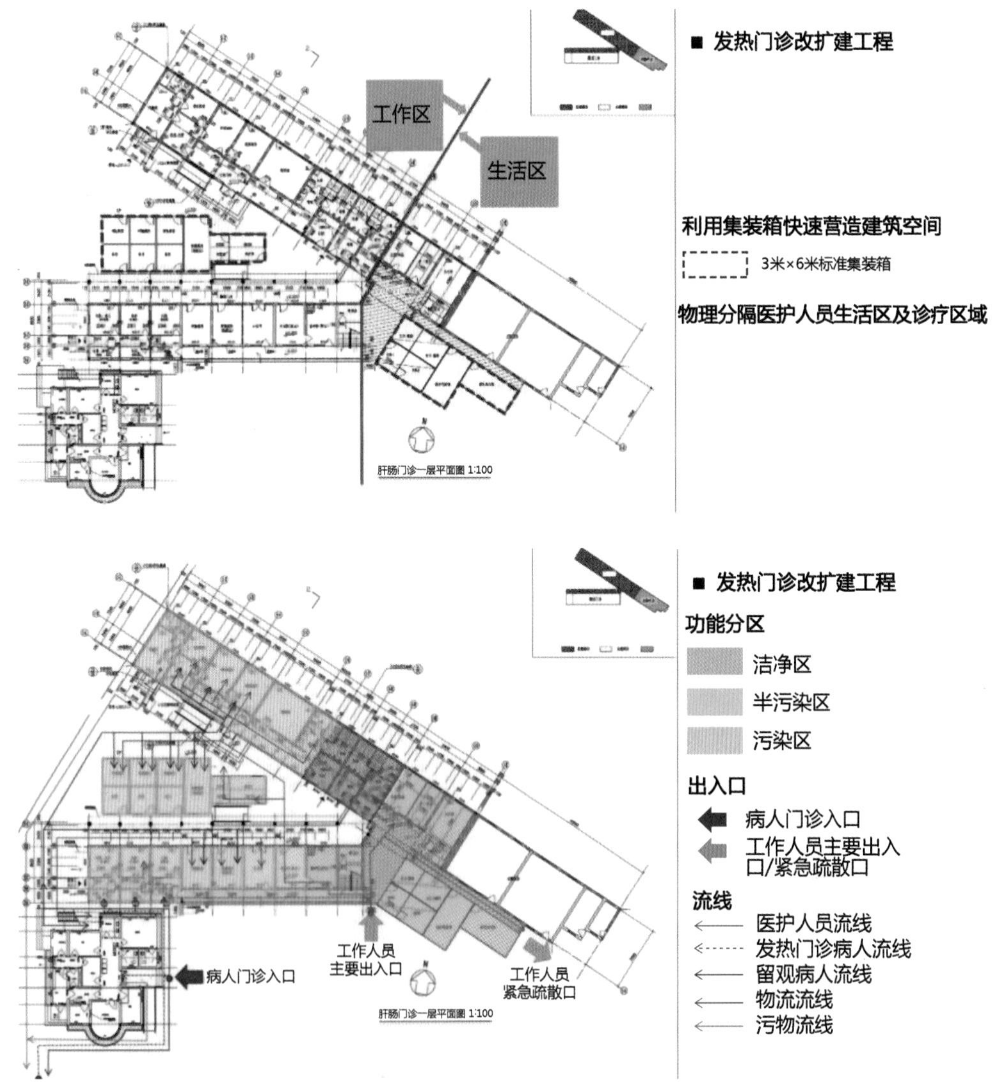

图 4　发热门诊改扩建后功能分区及流线示意图

3. 征用同济医院其他区域作为隔离留观病房

因同济医院传染科门诊空间有限，隔离留观病房数量不能满足要求，因此选用原急诊科病房作为备用发热隔离留观病房，其位于院内某医疗大楼首层西北角，建筑面积约 670 平方米。但原留观病房为 8 人间，且没有独立出入口。

后急诊发热留观病房改造思路如下。

1）分区设置

严格做到“三区两通道”。利用装配式墙板,快速对原大病房进行分隔,划分出清洁区(医生办公区域)、半污染区(处置室、治疗室、病房走道)及污染区(病房)。利用此区域南边露天走廊作为污物和病人通道,从西侧进入单人留观病房。东侧出入口作为洁净通道及医护人员出入口(图5)。

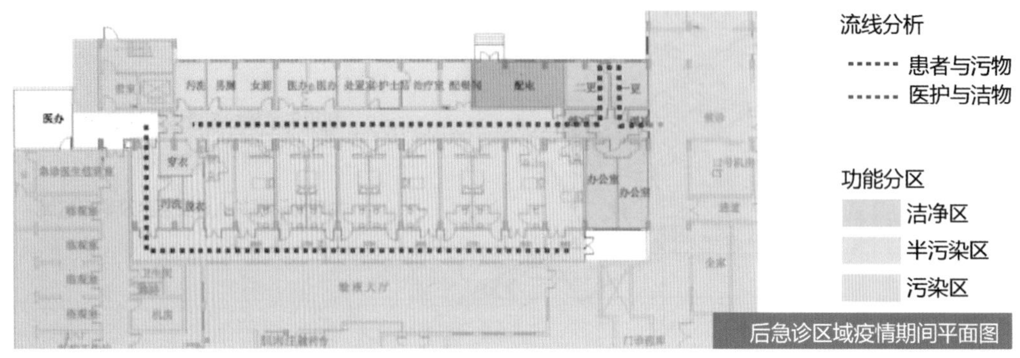

图5　后急诊区域疫情时期功能分区及流线分析图

2）装配式内装系统

大空间病房的分割采用装配式一体化墙板,板材为成品,具有易拼装及拆卸、施工周期短、噪声小等优点。其安装方式为地槽搭建完成后,采用定位插接方式将墙板逐一组立,对原空间结构破坏小。结构安装完毕后采用密封胶密封,以确保墙板接缝处的气密性。

单人隔离留观病房的卫生间采用一体化成品卫生间。其地面、墙面、吊顶、洁具及管线等在工厂集成设计加工完毕。运至现场后,只需快速拼装并和原预留的上下水接通即可使用。

装配式内装系统便于安装和拆卸及储藏收纳,是“平战”结合型空间转换的优选方式。图6、图7为“平战”和疫情时期不同的空间组合。

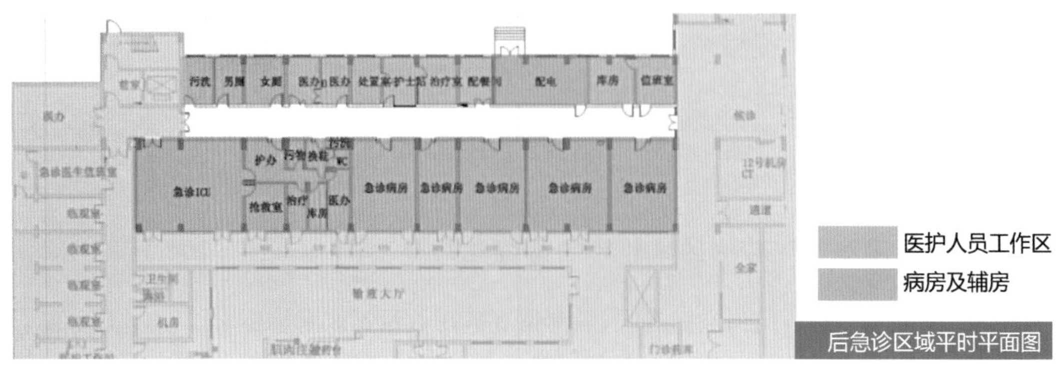

图6　后急诊区域平时平面图

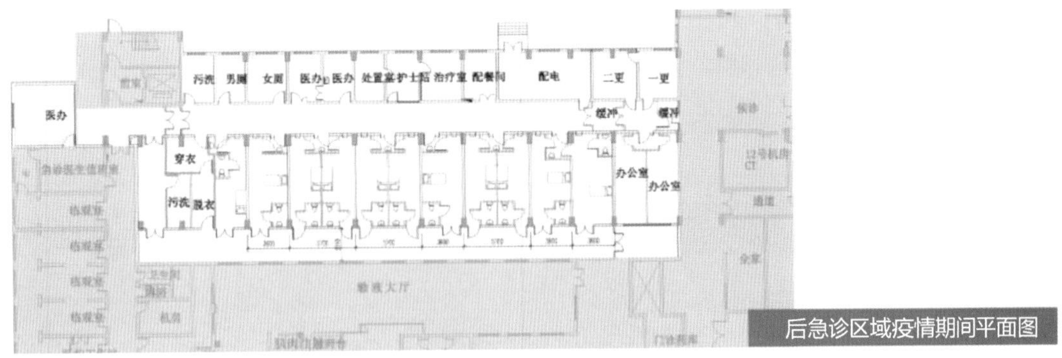

图 7　后急诊区域疫情时期平面图(红色为装配式区域)

3）空气流通及消毒

隔离留观病区的清洁区、半污染区和污染区分别设置通风系统，组织气流方向从清洁区至潜在污染区再至污染区。不同污染等级房间有不小于 5 帕的梯度压差。有压差的区域，在可视范围内设置微压差计，以便随时观察。

4）智能化设施应用

从医疗智能化、医疗环境安全管理和安防监控管理三方面着手，进行智慧化设施设置。包括优化护理呼叫系统、增设输液报警系统及远程会诊系统、在隔离留观区域使用运送机器人运输病人的药品及餐食(图 8)、使用消毒机器人对该区域进行定期消毒、升级出入口控制及视频监控系统、使用 BIM 技术辅助运维管理等。

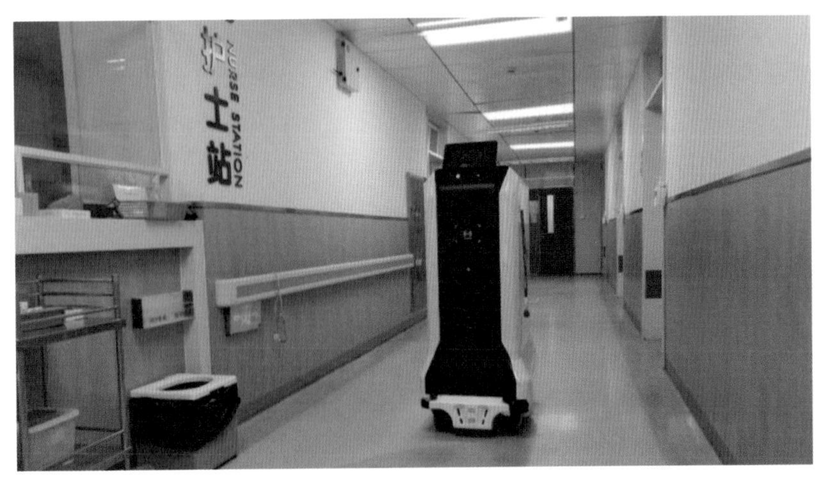

图 8　后急诊区域送餐机器人

4. 核酸检测采样点及 PCR 实验室设置

根据《关于进一步做好疫情期间新冠病毒检测有关工作的通知》(联防联控机制综发

〔2020〕152号）要求，同济医院在发热门诊和普通门急诊区域分别设置核酸检测采样点，并对检验科实验室进行改造，建设了具有独立开展新型冠状病毒核酸检测的能力的BSL-2实验室。

四、防疫规划展望——智慧型公共卫生应急诊疗中心项目规划

在及时缓解防疫设施不足的同时，同济医院着眼长远，联合同济大学和上海申康医院发展中心，结合同济大学无人科学中心战略课题，对高适应的"平战"结合型智慧化公共卫生应急诊疗中心（简称"智慧公卫诊疗中心"）进行了规划设计。

1. 规划设计目标

基于对不同传染病的传染特性及平时和疫情暴发时空间需求的不同特点以及疾控新标准的研究，依靠先进信息技术（5G、物联网、物流技术和机器人等）及现代装备，规划设计出具有高适应性的、建筑空间组合转换灵活、"平战"结合型智慧化公共卫生（应急）诊疗中心。

2. 设计原则

（1）独立设置。设在医院独立的区域，有独立的出入口。患者的活动全部集中在诊疗中心区域内部完成。

（2）"平战"结合。"平时"承担医院感染病诊疗中心等日常功能。"战时"承担某主要流行传染病、灾难性事故或特定公共卫生事件处置职能。

（3）统筹设计。同类型的功能空间尽量聚集布置，按照模数进行标准化单元设计，应急时迅速将相应功能单元转换为所需应急功能。

（4）BIM技术应用。利用建筑信息模型（BIM）技术辅助设计、施工和运维管理，实现基于BIM的全生命周期智慧化管理。

（5）信息化技术应用。除常规信息化建设外，从提高效率、提高安全性、减少传染暴露等方面，结合新技术手段，应用建筑智能化系统、医疗智能化系统和先进医学装备等技术措施，打造符合医疗流程、"平战"结合型高适应性智慧诊疗空间，以加强应对突发公共卫生事件和灾难性事故的能力。

3. 项目规划方案

1）"平战"结合设计思路

同济医院诊疗中心拟选址在原传染门诊区域。该区域相对独立，且有单独出入口。平时作为医院感染科（包括发热门诊、肠道门诊、肝炎门诊、感染及急诊科病房等），战时可根

据需求，转化为单病种诊疗空间。

建筑的设计以隔离病房3米×6米的模数为标准单元，对各功能单元进行模式化设计，并配置卫生间。疫情时期，可将其他功能单元快速转换为单人隔离病房以满足病房扩容的需求。同类型的功能空间，如值班室、办公室、输液室等尽量聚集布置，便于应急时功能统筹规划并转换。采用建筑信息模型技术（BIM）模拟项目建设全流程，涵盖工艺设计阶段、设计阶段、施工阶段、项目竣工和运维阶段。并将“BIM+数字孪生”模式应用于设计和施工模拟，打造参数化信息和精细化的项目管理和运维。尤其是各专业集成优化分析、医疗工艺流程分析、精益施工分析、“平战”转换分析、空气气流分析、运维模型构建以及基于BIM的智慧运营管理等。如图9、图10所示。

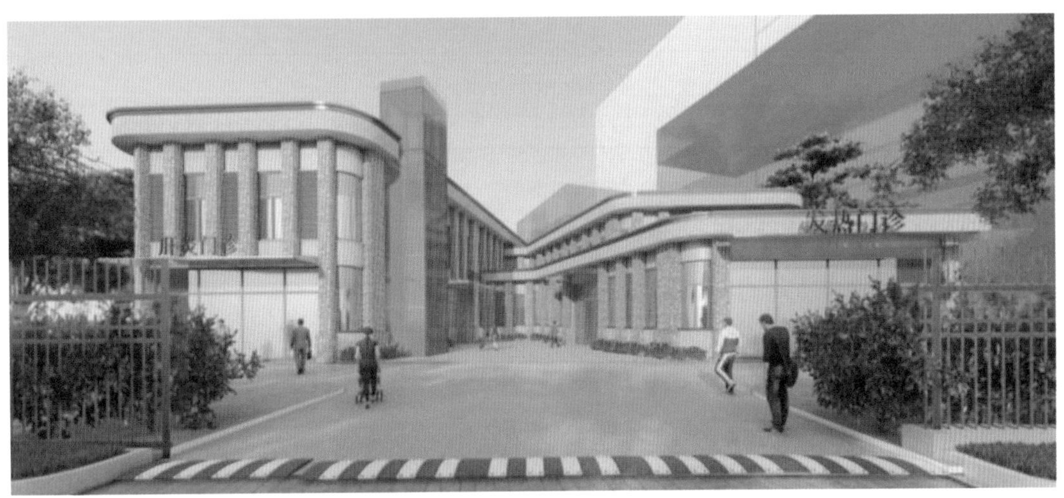

图9　智慧型公共卫生（应急）诊疗中心效果图

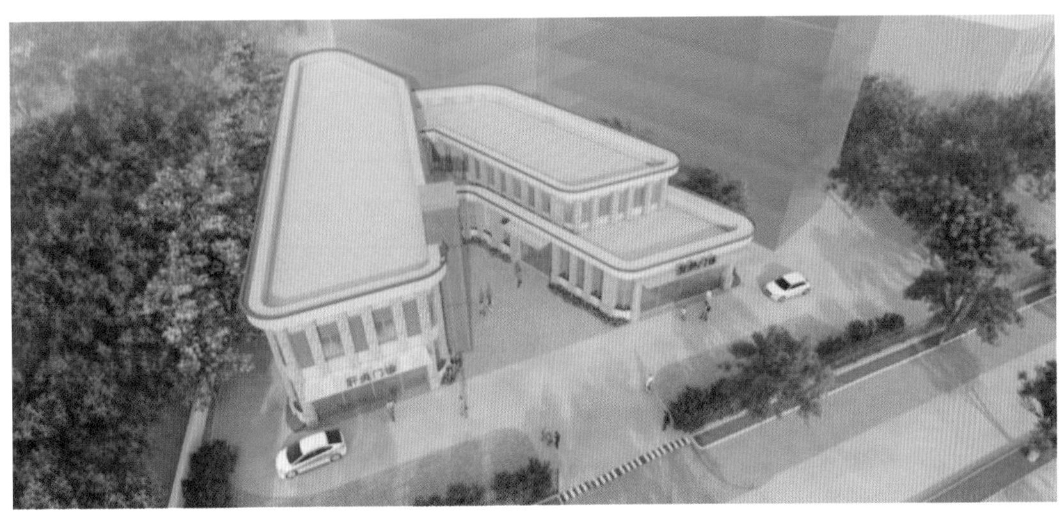

图10　智慧型公共卫生（应急）诊疗中心效果图

2）功能布局

利用模数空间功能置换可操作性性强的特征,在不同阶段可组成不同功能布局以应对需求(表 2、图 11)。

表 2 “平战”结合功能布局

时期		功能	总建筑面积	诊室	留观病房
平时		发热、肝炎、肠道	1 639 平方米	发热:2 间; 肝炎:2 间; 肠道:2 间	发热:10 间单人隔离留观病房; 肝炎:1 间 3 人留观病房; 肠道:1 间 3 人留观病房
疫情时期	不搭建,仅内部功能转换	发热门诊	1 639 平方米	疫区:2 间; 非疫区:2 间	发热:15 间单人隔离留观病房
	搭建临时建筑	发热门诊	2 698 平方米	疫区:2 间; 非疫区:2 间	发热:31 间单人隔离留观病房

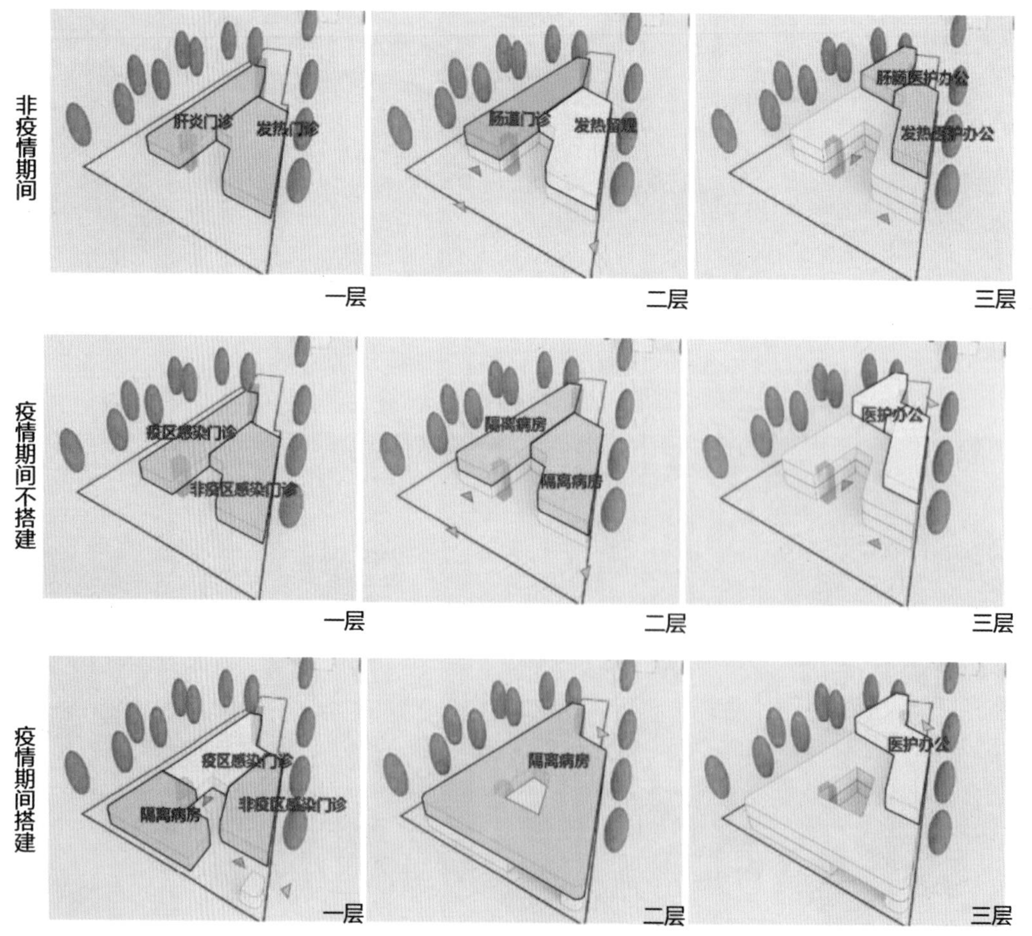

图 11 平时及疫情时期功能分析图

3）信息化、智慧化方案建设设想

除常规信息化建设外，在信息化和智慧化方面需要加强以下方面的建设，详见表3所示。

表3　公共卫生应急诊疗中心信息化智慧化建设方向

作用	建设方向
联防联控	加强信息联动互通，对外应接受统一指挥，跨层级联防联控，远程诊治合作、共享院前急救送诊信息
安全管理	加强安全防控、提高预警能力，设置安全管理智能化系统
智能服务	减少在传染区域的暴露以及防疫物资的消耗，在诊疗区域内部建设医疗辅助智能化系统
远程技术	减少人员聚集，加强院内远程会诊及视频会议系统、远程探视系统以及预约诊疗和互联网医院的建设
环境监控	减少院感和传染源扩散，加强院内卫生环境质量控制，加强空气处理、污水处理及医废处理监控溯源管理系统建设
BIM辅助运维	发热门诊应有与之对应的建筑信息模型，BIM宜与运维控制系统相结合，实现三维可视化运行监控

公共卫生应急诊疗中心智慧化系统建设具体内容详见表4、图12所示。

表4　公共卫生应急诊疗中心智慧化系统建设分项展开表

序号	类别	名称	作用
1	医疗智能化	护理呼应系统	病房患者与护士的可视化对讲以及报警求助
2		输液报警系统	用于患者输液的监测及报警
3		远程会诊及视频会议系统	用于发热门诊远程会诊及远程视频会议
4		远程探视系统	用于隔离患者的家属远程探视
5		ICU监控管理系统	护士在护士站或值班室远程视频查看患者
6		无人接诊检验系统	无人化接诊、无人化检验
7	环境安全管理	负压及空气质量监控系统	各分区的压力监测、空气质量监测、空调设备监控
8		自动体温检测报警系统	红外摄像体温检测报警
9		智能消毒系统	消毒机器人、智能紫外线消毒等
10		智能物流系统	物流机器人、箱式物流等
11		医废管理系统	医疗废弃物的智能收集与管理
12		污水处理监控系统	污水处理设备和排放指标实时监测
13		服务机器人	各类医疗辅助服务机器人（图12）

（续表）

序号	类别	名称	作用
14	安防监控管理	视频监控系统	发热门诊的视频监控管理
15		出入口控制系统	发热门诊的门禁控制与管理
16		入侵报警系统	发热门诊入侵报警管理
17		患者隔离监测系统	隔离患者的定位管理，应在指定区域内活动
18		人员身份识别系统	患者身份自动识别系统
19		应急响应指挥系统	院内安全管理综合应急指挥系统

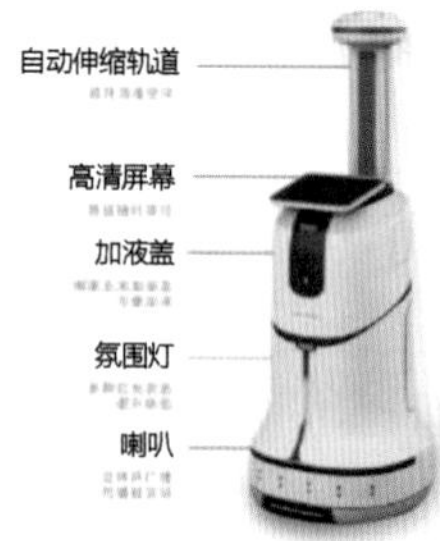

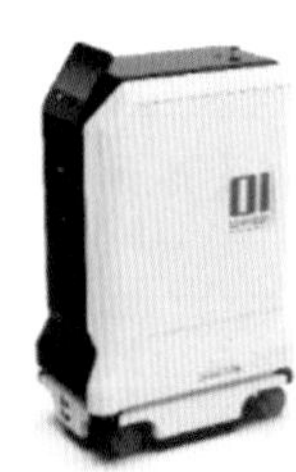
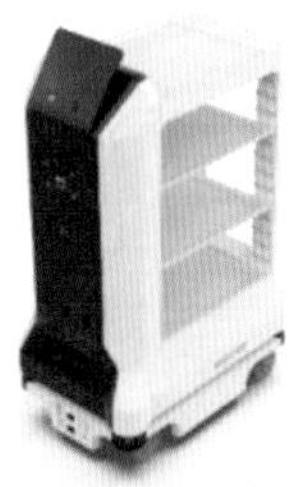
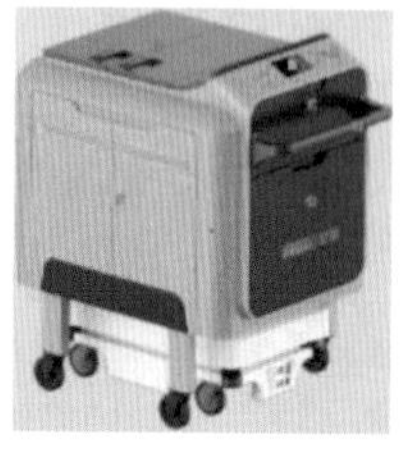
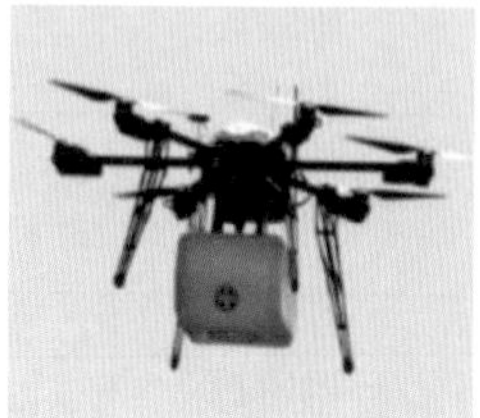

图 12　各类医疗辅助服务机器人

通过智慧化无人系统在发热门诊的应用，可带来如下效益，详见表 5 所示。

表 5　智慧化无人系统在发热门诊应用的效益

效益	作用
减少交叉感染几率	可减少医护人员进入污染区的时间，从而减少人员之间的交叉感染几率
提高配送效率	医用搬运机器人可以全天候独立全自动工作，将配送时间缩短，减少医护和病人等待时间
降低医护人员劳动强度	减少用户用于机械枯燥的物质运送时间，提高医护人员满意度
降低物资及人员成本	降低防疫物质消耗、时间成本及对护工的需求，节约专业人员成本
准确及时可追溯	创建院内配送的标准流程，全程可管控、可溯源，避免物品运输过程中的遗失
实现精准管理	提高医院整体运营管理水平和整体运行效益，加速医院后勤智慧化进程

五、结语

新冠肺炎疫情给同济医院提出了全新命题，推动了智慧医院，特别是智慧型公共卫生应急诊疗中心建设的进程。我们需要深入思考未来综合医院中公共卫生应急诊疗中心定位、建设需求、管理模式以及规划的实现路径,使医院能在既有基础上实现突破,以适应新的发展趋势,最终以安全、高效、强韧性和以人为本为目标来建设未来的医院,以此来有力支撑上海市提升应对重大疫情和公共安全卫生事件的能力,完善重大疫情防控体制机制,健全公共卫生应急管理体系。

(撰稿:赵海鹏　沈宇杨)

「新冠」疫情防控对医院建设的启示

——上海市中医医院

2020年冬春交替之际，对大多数人尤其是从事医疗卫生事业的同道们来说，可谓意义非凡，而笔者和笔者的许多同事更是一起度过了人生第一个全程无休的春节长假。除夕前一天晚上，上海市中医医院的领导班子以包饺子的形式与发热门诊的医护人员一起吃了年夜饭，就在那天晚上，我们医院准确及时地抓住了第一例确诊病例。除夕之夜，我们没有像以往那样与家人围坐在电视机前，而是随着除岁的钟声将三名护士小姐妹送上了前往武汉金银潭医院的征程。两个多月的紧张忙碌中，有过慷慨激昂，有过焦虑不安；有过忘我奔忙，有过困惑迷茫，可谓五味杂陈。随着疫情渐渐趋于平稳，大家更多地陷入了反思，我们在思考，如果再遭遇疫情或某类大型公共卫生突发事件，怎么才能变得更加从容、应对更加有效。

一、改变医院的设计方式，使得医院的功能更具弹性

1. 调整传统的医疗功能分区设置的思路

以往在设计规范方面有"就近安排"的原则，即根据设计功能的联系频度表，联系度越高的建筑距离越接近。比如手术中心、病理科、输血科、中心供应室及ICU等因尽量就近布置，而一些看似联系较少的科室（如内科科室与手术室、医疗与科研教学部门）则安排较远。但这一切随着医学模式的演变都在悄然发生变化，比如内外科之间的融合，导致了内科科室也提出了对无菌手术空间的需求，又如精准医学的模式要求科研实验功能必须与医疗功能无缝连接。笔者根据此次应对疫情过程中的实际使用情况，尤其是针对发热门诊的扩容问题，认为对传统的分区设计原则必须要有一些相应的调整。

以往设计发热门诊时，基于"五不出门"考虑，其流线设计、设施配备讲究独立性，因此在与其他分区的连接上，发热门诊是非常孤立的。当发生重大疫情或卫生事件时，对一些不影响医院整体功能的区域会做局部暂时休克处理，而这些区域的功能最适宜调整成隔离病房，如：

体检中心、Ⅰ期病房等。但由于设计上先天未做考虑(距离过远、或有阻断),造成了应急改造时发现难度很大,不适合应急应变的要求,还有一点很关键,就是发热门诊现在与急诊之间的联系度也应重新定位。建议有关部门专家加强研究,尽快形成规范标准,以指导实施调整。

2. 对感染门诊的概念应重新定位

1) 目前发热门诊建设存在的问题

自2003年的SARS发生后,几乎所有的二三级医疗机构均根据要求设立了发热门诊,仅这次上海市对外开放的发热门诊就有110家。但由于缺乏系统性研究和建设导向性偏差等,造成目前已经建设的发热门诊普遍存在以下问题:

(1) 硬件设施简陋,为建而建。相当一部分发热门诊仅为符合医院建设及等级评审要求而建,大多数为简易用房,工作环境差,设施及人员配备的水平也不高。

(2) 客观上发热门诊仅在为数不多的疫情发生时较短时期启用,而肠道门诊则更为清闲,由于传统设计在整体考虑方面不周全,造成了平时大量空间、设备及人员的闲置,因此医院不可能做出太多的投入,应对疫情的过程中,则暴露出功能与空间规模上的欠缺。根据上级有关要求,上海市的110家发热门诊要求每家最低不得少于10间隔离病房,而符合此项要求的并不多,大多数都是通过应急造成实现的,而且改造后流线也不尽合理。

2) 今后感染门诊建设的总体思路

(1) 应当充分贯彻"平战"结合的理念,提出公共卫生应急中心的建设概念。整合发热、肠道、肝科等感染性疾病的综合治疗场所来设置;也可以根据不同医院的特色,结合体检中心、Ⅰ期病房、感染专科病房等场所来设置。这既是感染门诊的生存之道也是发展之道。

上海市中医医院在"十四五"规划中考虑了应急中心项目,感染门诊依托肝病中心而建,设置20间病房,平时常态保留2间负压隔离病房,其余18间做肝病中心(共54张床位),既提高了硬件使用效率,又带动了整个学科的建设。

(2) 合理设置应急中心内部不同的门诊功能及平面布局。感染门诊之下的各个子功能,在设计时既要考虑平时的相互独立使用,又考虑应急状态下的相互融合。在某类疫情(事件)时,只要做简单分割或开合即可实现扩容。

(3) 配齐配强感染门诊功能。一方面要严格执行"五不出门"的基本要求,在检查检验的设施上配全配齐。此次新冠肺炎的CT影像成为最可靠的诊断依据之一,因此今后发热门诊的CT将成为标配;另一方面要充分发挥这些设备设施的效益。在发热门诊CT机房设计时,设置内外两道病人入口,疫情期间,病人从内部入口进入,不出发热门诊;在平时夜间,可开启外门,作为急诊CT使用。

3）进一步提升急诊的应急能力

表面上看,这次抗击疫情的主战场是发热门诊,这里提出提升急诊应急能力的理由为:一是急诊仍然是接待急症病人的第一窗口,起到有效分流的作用;二是此次疫情的病原是冠状病毒,而造成疫情或大型公共卫生事件的原因千差万别,但急诊的作用均不可小视。基于这两方面考虑,对急诊整体应急能力的提升也应与时俱进。

（1）充分运用信息技术,实现急救中心院前、院中的信息一体化,提高反应能力。目前上海市市级医院正在申报互联网医院资质,其中很关键的一条就是院前急救体系的建立,这对有效分流、及时救治、全程追溯都会大有裨益。

（2）急诊的设计应当作弹性考虑。出于经济性考虑,急诊及发热门诊的设计不会考虑过大的常态规模,但要预留可变性。如在设计上海市第一人民医院急诊中心时,利用急救大厅周边墙壁每隔 3 米设置一组医用气体等抢救设备的接口,必要时可以迅速扩充急救能力。在 2015 年外滩踩踏事件抢救中,整个大厅都变成了抢救室。这个可变性设计理念已被广泛接纳。

（3）急诊内部分区应进一步明确细化。随着社会整体节奏加快、人口老年化等,急诊中心的建设越发受到重视,逐步发展成整合胸痛、脑卒中、急救创伤等带有亚学科功能的多中心集合体。但对任何一种疫情均不能一个学科包打天下,建议加强急诊的分中心建设,并与发热门诊(应急中心)实现联动,以强化应对不同公共卫生事件的能力。

4）强化对医院内各级出入口的管理

在此次疫情管控中,对各类人流的管理是最重要的手段,这一点毋庸置疑,但要思考的是如何将一些好的做法常态化,如何实现从“平时”到“战时”的快速转变,如何消除或减轻实现临时措施带来的负面效应。

（1）固定一些常态化措施

根据有关部门的要求,多数医院目前在出入口管理上采用如下一些措施:一是在医院主出入口固化设置多功能摄像、门禁、测温的设备,根据需要开放不同的功能,既满足对特殊时期流调及测温方面的要求,又与医院现有的人脸识别、医警联动等设施相匹配,提高了医院日常应急反应能力。二是在发热门诊分出入口设置二次人脸识别,在医院其他重点关口上设置流调及测温的管理。实现了常态下的拾遗补阙。

（2）消除封闭式管理中出现的安全隐患

鉴于在疫情暴发中对探视、陪护会进行控制管理,病区局部区域会实施封闭式管理,在此过程中发现原有的一些消防通道,有些单位实行了简单的加锁封闭管理,以实现人流的单向流动,存在比较大的隐患。建议一定要采取门禁与消防联动的应急管理模式,实现防疫与消防安全管理的共同要求。可邀请一些从事医院安全管理的公司对医院的流线设置、门锁(门禁)、消防报警和防盗(防走失)等问题做出整体诊断,兼顾流线管制、消防安全、使用安全等综合要求。

二、消除硬件短板，提高医疗建筑的安全储备

1. 建立统一的医院应急指挥中心

通过建立在医院内部统一的应急指挥中心，可实现医院在应急状态下人财物的统一调配，并融入智慧城市体系与院外的上级有关部门以及城市区域医疗应急网络及时沟通联动，已成为大势所趋。目前上海市许多医院建立了急诊指挥中心，把医院的设施如呼叫、电话等管理整合起来，并利用5G技术导入了移动急救中心的理念。建议在今后的医院建设与改造中，要为楼宇智能化平台、应急指挥平台、医疗治疗指挥中心的设置预留充分的空间，整合相应部门，发挥综合效应。

2. 调整优化医院关键部位特殊部位的风系统与水系统

以往在进行暖通设计时，为了便于建设与管理，往往尽可能减少系统数量的设置，但在实际使用中发现：过分统一的风系统不能满足越来越复杂的个性化要求，比如隔离要求、防止感染的要求、智能新风的要求，等等。建议加强对不同使用环境的风系统设计要求的研究，如隔离病房的负压及独立性要求、中央空调的防集中性感染要求、生化实验室的空气质量动态控制要求和特殊科室（如呼吸科）的智能化新风要求。水系统方面要做到保供（主要是与生命保障系统有关的方面，如血透用水）、分质（净水、超纯水）、处置（达标排放与单独处置）。

3. 优化重点学科的房屋分类

以往在设计医疗用房时，一般会遵循集约化、标准化两条原则，一方面精打细算，不考虑规模冗余；另一方面在不同楼层、不同区域采取标准化设计，如习惯性把病房层称为标准层正源于此。但这几年随着对学科细分和进一步发展，越来越讲究差异化。如在门诊区域设机动空间，在病区范围内，根据学科特点，可分别设置重点观察病房、负压病房、特殊治疗用房等，提高特殊情况下的应对能力。在新院设计中，在呼吸科、肿瘤科，结合满足人文关怀需求，设置了临终关怀病房，在特殊情况下也可作为隔离区域使用。此外，门急诊的应急手术室宜考虑为正负压转换手术室，而ICU、CCU等重症监护区域也应配备一定数量的单间，并设置独立的风系统。

三、改善流程,减少人员聚集

1. 实现功能区域的细分

在门诊及病房等区域,医患流线严格分开,这是院内感染有效的管控措施。门诊区域除了患者通道与医护通道要分开外,还要设置患者1次、2次甚至3次候诊空间,通过信息化系统有效分流人群。对病区应设置单独的医护办公及生活区域,与医疗区完全分开,对病区建议实现封闭管理,通过门禁、可视对讲与外界沟通,实行限时探视,并控制亲属陪护。有效设置挂号收费取药的窗口布局,采取多点、分层的形式,避免人流过度集中于某一点。

2. 加强信息化建设

鼓励以预约、远程会诊等形式,有效组织病人的就诊时间。优化挂号、收费、取药等整个就诊流程,通过多点服务,鼓励无现金支付等方式,最大程度减少患者在医院的滞留。推行自主挂号、自主打印报告、自动发药等装置,尽可能缩短非直接医疗行为占用时间。

四、关于发热门诊设计的几点思考

发热门诊诞生于抗击非典的那场战役,此后作为隶属于门诊办公室或感染科的一个子部门长期存在,其生存状态一直堪忧,绝大多数医院发热门诊只有简易建筑,无固定人员,偶逢H_1N_1、H_7N_9等流感疫情时激活一次。但近年来新型传染病不断出现,其作用逐步显现,特别是在此次新冠肺炎疫情应对中,更是发挥了决定性作用。综合判断,未来以发热门诊为核心的医疗应急中心建设将成为医院建设的重要部分。

1. 目前发热门诊的现状及存在的主要问题

目前发热门诊的流程设置如图1所示。

这一流程的缺点为:

1) 时效性差

由于设置了发热病人的转诊制度,病人在普通门急诊首诊时,诊疗数据采集不及时、不全面,且在信息孤岛效应的作用下,病人数据的获取及时性滞后。

2) 感控风险大

由于病人是随机就诊,缺少充分的流行性疾病情况调查信息,风险评估不足,相关的院

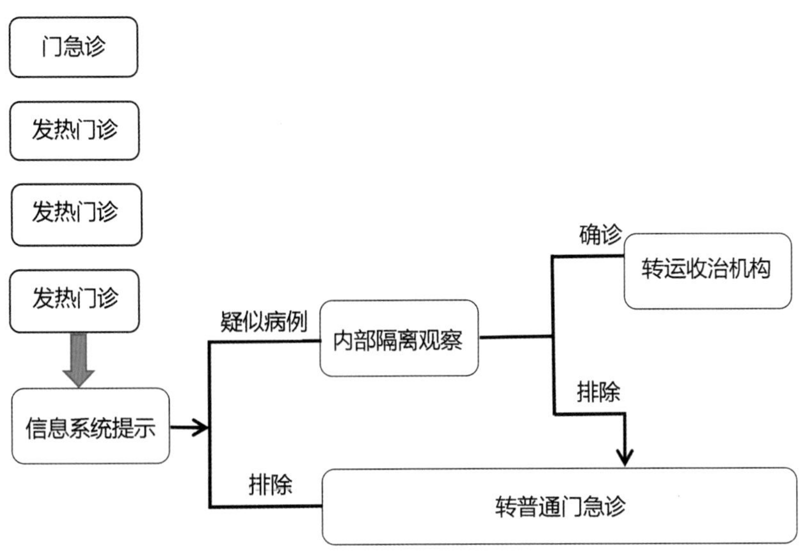

图 1　发热门诊流程图

内外感染控制的预警机制没有到位。

3）感控盲点多

由于病人在进入发热门诊前，处于自由行动状态，且无大数据支撑，难以掌握其行踪，有时甚至会出现病人出走无法追回的现象。

2. 总体解决方案

以信息系统为依托，借助 5G 技术，建立院内急性传染性疾病的预警防控系统。共分为三个层面：

第一层面是以动态图形采集、测试、检查检验数据为内容的信息采集系统，实现即时采集、实时监测。

第二层面是基于院内外高度联动的大数据与院内临床智能诊疗平台相结合的数据分析及预警系统。

第三层面是以优化诊疗系统流程和减少交叉感染的非人工接触式的智能无人诊疗系统。

3. 具体做法

1）综合测温装置

对目前采取的各类测温装置，我们认为由于产品对使用环境的要求过于苛刻，缺乏相应修正，造成包括耳温仪、额温计以及早期的红外测温等在内大多数测温装置的准确性及反应度均不足。建议：一是测试数据常态化；二是选择反应及时、自动校正的设备；三是合理测试设备并实现多点同时控制、异常报警;四是与人脸识别功能相结合,并且导入医院及政府的大数据中心。

2）物流系统

在这次疫情中,上海及武汉的一些收治机构不同程度地运用了机器人物流系统,其主要的类别如下(图2)。

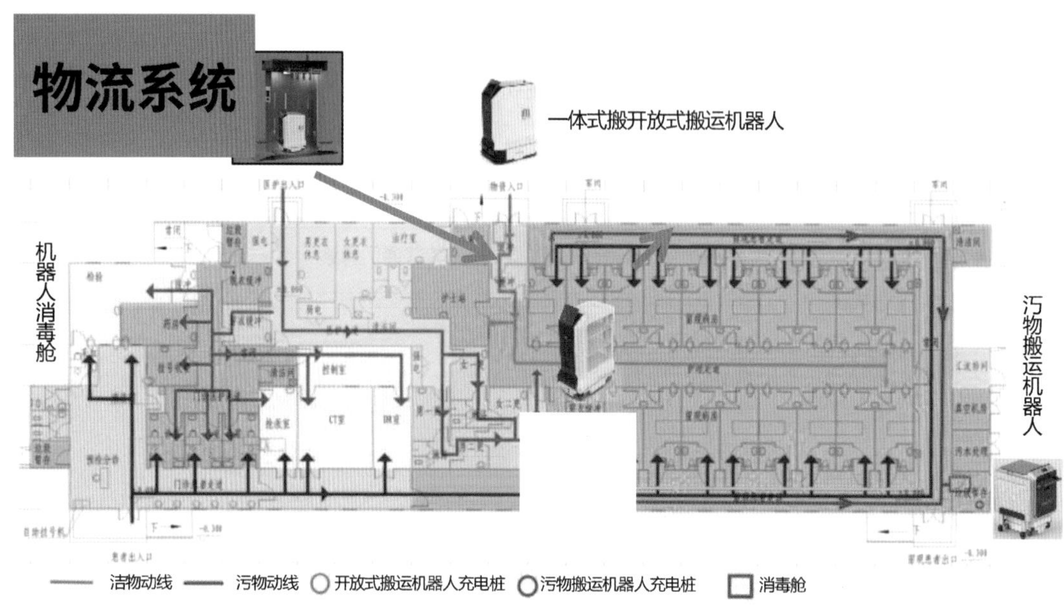

图2　隔离病房物流系统点位图

(1）一体式搬运机器人

这种机器人采取封闭舱体,可在全院范围内运送,特点是自动定位,自行消毒。

(2）开放式搬运机器人

实行开放式柜体,主要用于发热门诊污染区内的药品、器械、餐食的运送,减少医患之间的直接接触。

(3）污物搬运机器人

采取分体式,由污物储存箱和搬运机器人两部分构成,由于法规性要求,这种机器人的配置甚至高于上述两类,内部设置了刷卡投放、实时信息查询、重量控制、动态物资信息表和自动消毒等功能模块。

(4）机器人消毒舱

主要设置于物资入口处的缓冲区内,为机器人体表进行智能消毒。机器人物流系统在制造成本、人力成本剪刀叉交化作用下,其运用前程会越加广阔,目前建议大家在医院建设的通道设置、信息系统方面加以预留。

3）污水（气）处理

发热门诊的污水须经独立的罐（池）体进行预处理后进入医院统一的污水处理系统处理，达标后排入城市管网。建议在预处理阶段加装在线检测装置，以实时对其处理效果的动态监控。发热门诊的废气主要源于污水和负压病房，应设置一体化装置进行收集及集中处理。

4）无接触式诊疗装置

一是集导诊、支付、身份识别、用药指导和取药为一体的智慧药房装置，在减少感染、便民利民、节约成本、提高效率方面，均可发挥作用。

二是智能护理的系统。充分利用各种信息终端，实现远程信息采集、交互，借助移动护理、闭环管理系统、智能可视化系统，形成诊疗指令，进而运用医护机器人、首诊一体化机，减轻护理行为强度。

五、结语

全面结合此次疫情防控中的工作体会，对医院的下一步建设管理的总体把握，笔者提出两个观点。

1. 医院建设需要的是更换思路，而不是换方法

目前发热门诊、隔离病房仍是医院建设的标准规范，均没有因为疫情出现发生较大变化，尽管期间国家及地方出台了许多政策文件、标准，但很大程度上还是在引用式强调现有的技术规定、标准，方法未变，需要的是思路，即如何创造性地严格执行规范标准。

在医院建设过程中始终贯彻"平战"结合理念，积极探索医疗功能分区设置的思路，建设过程中提前考虑不同科室的需求，充分运用BIM等技术，在建设前做好三级流程的调研，调研各科室之间的联系频度，重新定位发热门诊与急诊之间的联系度。做好布局规划，做好将体检中心、Ⅰ期病房等区域调整成隔离病房的改造预案。发热门诊建设除了考虑应急状态下的使用功能外，还需兼顾其日常常状态下的科室发展。

2. 再也不能头痛医头了

随着城市化水平的提高，生活工作节奏加快，流动复杂性加剧，人口老龄化、各类功能体系规模化复杂化，一些新型传染病、大型公共卫生事件的发生风险不断加大，SARS、H_1N_1、N_7N_9 及新冠等疫情击碎了我们的侥幸思想。我们应该从发热门诊的建设扩展到感染门诊、公共卫生事件应急中心、区域性应急联动机制，通过整体建设，共同提高我国国家的整体应急应变能力。

要以公共卫生应急中心的概念来进行建设。整合发热、肠道、肝科等感染性疾病的综合治疗场所来进行设置。同时对急诊整体应急能力的提升也刻不容缓。应当加强急诊的分中心建设,并与发热门诊(应急中心)实现联动。在某类疫情(事件)发生时,仅做简单分割或开合即可实现扩容,以强化应对不同公共卫生事件的能力。

(撰稿:顾向东)

面对疫情临时基建项目应急建设的思考

——上海中医药大学医学院附属曙光医院

突发公共卫生事件是指发生突然，可能对全社会及公众造成严重损害的重大传染病疫情、群体性不明原因疾病、重大食物和职业中毒以及其他严重影响公众健康的事件。湖北省武汉市卫生健康委员会1月11通报在2019年12月8日发生首例不明原因的肺炎病例，其中12月31日首次通报确诊27例病例中多与华南海鲜城相关；1月9日，病原体确诊为新型冠状病毒；1月15日中国疾控中心升级至一级应急响应（最高级别）；1月21日国家卫生健康委员会将新型肺炎纳入法定传染病乙类管理，甲类传染病的预防、控制措施，同日武汉宣布对进出武汉的人员进行管控；1月22日湖北省启动突发公共卫生事件二级应急响应；1月23日武汉宣布“封城”；1月25日全国各省、自治区、直辖市发布重大突发公共卫生一级响应。在党中央、国务院的领导下，中共上海市委、市政府采取积极有力的防控措施，在全市各行各业和全市市民的参与配合下，确保了这座城的有序运转和2 400万上海人民的安全，同时我们医疗机构也肩负起抗疫战争中最重要的责任。

一、基建的应急响应

1. 基建的初步改造

2019年12月，面对这突发而常规的流感，给上海中医药大学附属曙光医院（以下简称曙光医院）当时的发热门诊增加了不少压力，病区中患者拥挤，候诊与补液病人掺杂在一起，就诊量明显较往年有所提升。同时，院领导在日常巡视、深入发热门诊看到就诊状况时，要求基建处做好应对措施，紧急调整急诊区域的流程，扩大补液和候诊区，做好不同区域的分隔工作（图1）。当时基建处、院内感染科（本书以下均简称院感科）、医务处和护理部等各部门现场办公，紧急调整，征用了相邻区域的诊室和治疗室进行改建，以满足甲乙流感患者的补液和就诊需求，做好病人的分区工作。2020年1月20日国家卫健委确认了上海首例输入型新冠病毒感染确诊病例，1月21日一早院领导就组织各部门进行了院内巡视办公，在急诊预检处和发热门诊区域，周华院长提出要做好应对新冠肺炎的防控管理工作;22日上午,周华院长作出重要指示,请基建处、护理部、院感科和医务处做好紧急应对,针对新冠肺炎的病毒,做好曙光医院的传染病防治隔离措施,并要求尽快调整发热门诊位置和流程,紧急征用东院东南侧的2号楼3楼作为临时发热门诊,作为独立且隔离的诊疗区使用,以应对新冠肺炎疫情(图2)。在当时临近过年的情况下,基建处协同院感科、护理部、医务处等部门,紧急踏勘现场,绘制图纸、制订改建方案。首先满足隔离门诊的基本流程,落实三区划分和应急隔离病房的设置;基建处当时是面临着工人离沪、材料供应不足的难题,院感科和护理部则紧急开展相关人员的专题培训,并制作标识,制定管理制度;经多方各部门的配合和协作,利用现有环境于25日完成了隔离门诊和简易留观病房的初步建设,并做好了院内的指示标牌。26日将原发热门诊搬至2号楼,开始接诊发热病人,避免发热病人与急诊病人的交叉感染。

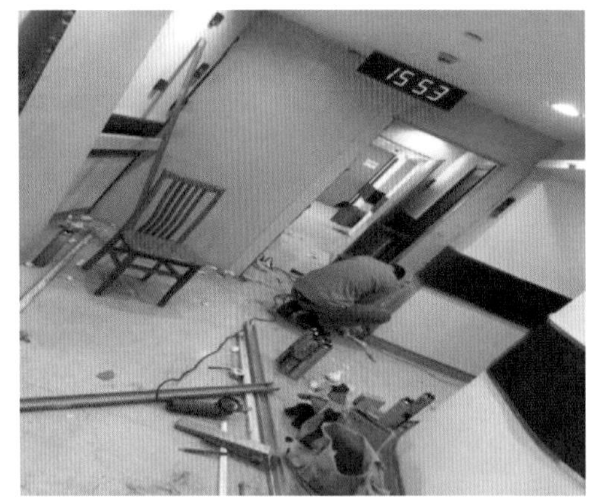

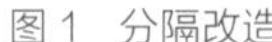
图1 分隔改造

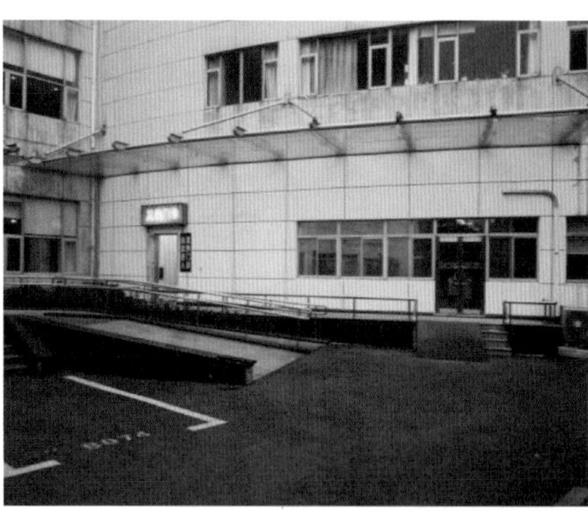

图2 临时发热门诊

2. 临时发热门诊区域选择和布局划分

在当时疫情发展迅速的情况下,曙光医院的临时发热门诊选址相对独立,与普通门诊及病房分割开来,避免由于公用通道造成交叉感染。根据实际情况,将发热门诊移至2号楼3楼,同时张贴“发热门诊”“隔离病区”等明显标示,加强预检引导,确保发热门诊的隔离功能。再根据发热门诊现有硬件条件,将其划分为污染区、半污染区、清洁区和工作人员通道和病患通道。发热门诊区域内通风良好,每间病房都配备相应的消毒

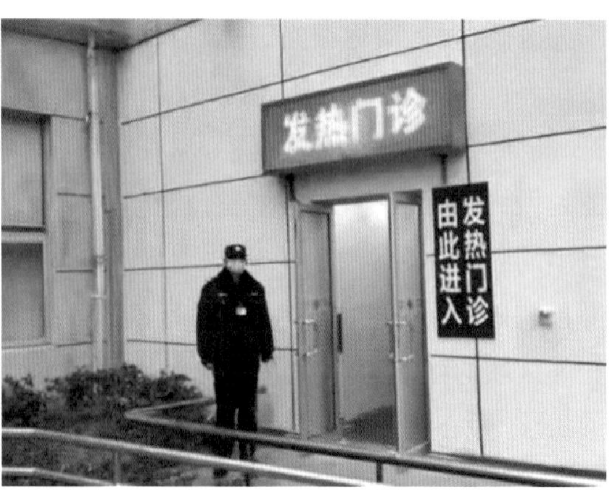

图3 相对独立的发热门诊区域

设备和措施，以降低各个区域之间的交叉感染情况。“三区两通道”的改动布局既符合新冠病毒的感控要求，又合理规划，控制预算。发热门诊的科学规划不但降低了医务人员感染的风险，又保障了高效的诊疗工作。

3. 基建的持续响应

1 月 23 日武汉“封城”之后，曙光医院启动了应急响应措施，在做好院内管控的同时，积极投入人员和物资到临床一线管理过程中；在 26 日发热门诊开诊之后，基建处又陆续接到院感科和发热门诊的通知，持续调整隔离区的位置，增加留观病房，以解决不断增加的患者和医疗需要。同时对临近的 CT 机房进行了改造，设立专用通道，对患者和医护的人员进行双通道分离。做好医院医疗区域中发热病人就诊的区域和原门急诊区域的相对独立。

4. 基建的配套完善

在完成了临时发热门诊的不断改建的工作后，基建处又配合院感科完成了其配套的临时医废站的搭设、医护缓冲区的调整。疫情期间医院业务是有序调整，采取了预约就诊，所以抗击疫情从入口开始，考虑到我院的实际情况，做好入口第一线的管控尤为重要。根据医院整体抗疫的部署，在 3 个入口处设置了 3 个集装箱作为人员进出的初筛测温点(图 4)，并配合保卫处对进出口进行临时隔断封闭，做好车辆的测温配合工作。同时在各大楼的入口处，设置了第二道测温点，进行第二次的筛选，以应对疫情期间对就诊病人的体温监测，全力保障疫情期间医院业务的正常开展。

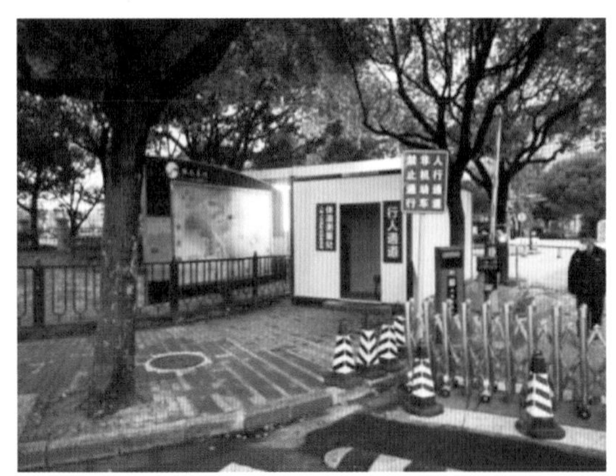

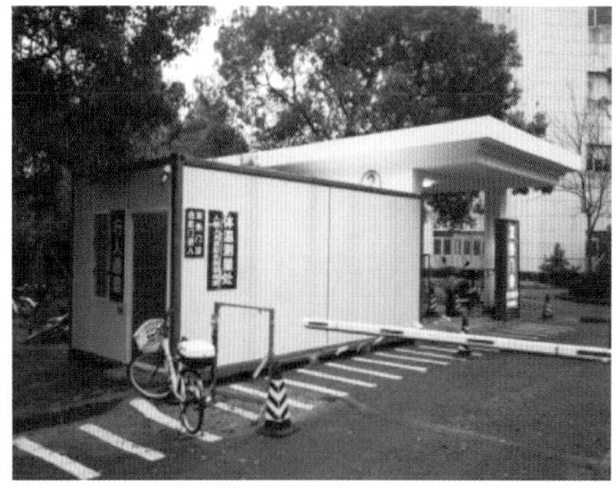

图 4　入口首测温通道

5. 持续完善核酸检测点

后期为有效降低疫情扩散风险，进一步落细落实“外防输入、内防反弹”的防控措施，做

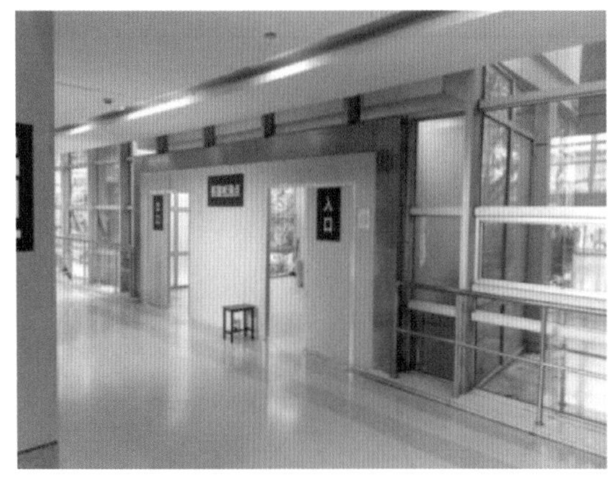

图 5　核酸检测点

好核酸检测工作，在院内合理设置核酸检测点。首先，核酸检测点设置在独立于主楼外的独立室外空间，避免与门诊就诊病人交叉感染，同时也能保证检测点的空气流通，并将采样点划分为缓冲区、等候区和采集区等不同区域，且通过“硬隔离”方式有效引导采样人群进入不同区域（图 5）。其次，合理设置通行路线。设置现场行进路线指示标识，实行进出人员单向循环，设置安全距离隔离线，保证医护人员防护安全。最后，合理规划检测通道。采样点开设专用通道，有效减少采样人员等待时间。严格落实好日常消毒消杀和各项防护措施。核酸检测点、流调点的建设，是医院根据疫情的不断发展和医疗防疫要求的提高，不断完善现有诊疗区的设置要求，我们也通过不断的学习和不断的调整，来应对不断变化和提升的隔离标准，最终保障了我院在疫情期间的正常业务开展和防控的工作。

6. 知识培训

新冠肺炎疫情的高传染性和宣传中的致病性对非医学专业的人员来说就是恐惧，特别是在发热门诊施工的工人和管理人员，如何做好安抚和宣传工作也是基建处的重点工作。对于在发热门诊区域施工的人员，我们请院感和护理来进行相关知识培训，不仅仅是防护服的穿戴和消毒隔离培训，还有相关的医疗知识的培训，降低工人对疫情病毒的恐惧感，同时也要求施工管理单位做好疫情期间的防疫配合工作；医院提供的物资也能极大地缓解工人的焦虑情绪，全方位地强化了大家的安全意识。

二、后疫情的思考

1. 基建的“平战”结合

新冠肺炎疫情的传染性是超过“非典”病毒的，在医院的建设体系中，传染专区的建设是有所欠缺的。曙光医院东院于 2004 年投入使用，原设计中有肠道门诊、发热门诊，但针对本次疫情的防控要求，发热门诊的流程已不完善，不能很好地应对新冠肺炎病毒。在本次应急中，通过现有 2 号楼 3 层的楼面的应急建设，度过了最难的一个半月，顺利承担了曙光医院东院在浦东新区的重点防控医疗任务。正因为本次疫情中所暴露的不足，在东院发热门诊临时项目的建设时，我们吸取了之前的经验，建设一幢两层建筑作为临时发热门诊，来符合最新标准的要求，在医疗流程、诊疗流程和三通道流程上均达标，并且做到《上海市发热门诊基本设置标准》中“市级医院发热门诊留观床位≥10张，预留20张可拓展床位应对疫情期间防控救治”的要求，在临时发热门诊中设置10张床位、在临近的2号楼三楼预留20张床位，一旦传染病流行，立即可投入疫情防治工作中，更好地担负起曙光医院的防疫重担。正是临时发热门诊的建设和布局，能有效解决曙光医院原传染病的医疗流程不符疫情发展医疗需求的现状，同时在本次的建设中，在建设时结合医院实际来进行设计规划，避免了疫情结束后难以处置类似医疗建筑的困难。

2. 新基建设施的应用

在曙光医院东院临时发热门诊建设期间，医院引进了联影的方舱CT(图6)来满足现发热门诊病人流线的问题。方舱CT的实际应用，开拓了我们的视野，最主要是缩短了应急建设的时间，也是未来建设规划的一个可选项。在临时发热门诊建设规划时，医务部门又提出了新增P2级实验室的要求，以增强我院核酸自检的能力，项目建设中未予考虑，但在接收到信息后，我们进行了积极对接，并最终考虑实施方舱P2级实验室的方案。方舱式的应用是新理念在医院项目上的推广，也给我们医院基建的方案多了一种选择，更符合“平战”结合的需求。同时类似于方舱核酸检测仓、方舱实验室等类似装配式成品的运用，给予医院在建设时有更多选择。另外，紧急情况的集装箱施工运用，也能减少建设的时间、缩短工期，使医院可尽快投入到疫情防控之中。

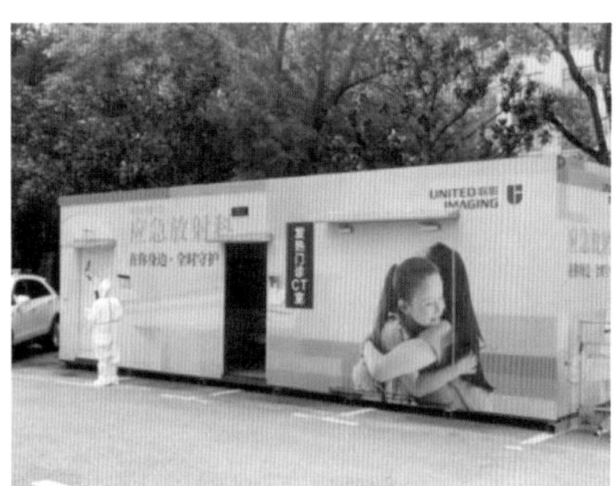

图6　方舱CT

三、结语

突发公共卫生事件是根据政府启动应急响应等级，医院后勤保障应急系统同步立即响应和运作，以保障医院医疗安全、人员安全和业务安全。多部门的联动合作效用在本次疫情期间体现得尤为明显，物资储备不仅仅是医疗物资、后勤物资，还有基建物资和人员调配等。本次发热门诊的调整、临时发热门诊的建设等，其实核心就是流程设计和流程建设，“三区”的建设确保了不发生院内感染，“二通道”建设同样是规避医疗流程和医患通道的交叉。随着时间的推移和医疗流程的发展，已经不断的深化和调整了不同的诊疗流程和医疗流线，对我们医院的建设管理者提出了更高的要求。在本次疫情期间所显现的薄弱环节，我们要逐步完善体系,在运营中建设,在建设中学习,在学习中总结,将医疗规范融入基本建设中,建设方案做到"平战"结合,才能更好地应对突发事件,保证医院的正常运转,进一步守护好人民群众的健康。常态化的管理和应急时的保障,都是我们在应对本次突发事件中表现的成果,也希望在医院建设中更好地应用本次的收获,更加优化我们的各类医疗流程,建设时考虑好建设区和周边临近区的整体规划,确保解决医院在应对各类难题时井然有序。

(撰稿:竺炯　胡波　胡峻)

上海模式下的重大疫情救治基地的应急建设

——上海市公共卫生临床中心

上海市公共卫生临床中心（以下简称“公卫中心”）是一所具百年历史的三级甲等医院，又名复旦大学附属公共卫生临床中心、复旦大学附属中山医院南院，是始建于1914年的“华人隔离医院”。2003年因为突如其来的“SARS”，引起了政府部门对传染病医院建设的重视，2004年作为市府“一号工程”迁址发展，医院本部位于上海市金山区，用地面积333 414平方米，建筑面积115 304平方米，核定床位660张，是一个集治疗、研究、培训为一体的高标准的公共卫生临床中心（图1）。按照传染病医院的设计标准，公卫中心分了三个区：安全区、限制区和隔离区。为了做到“平战”结合，在隔离区里面，分了两个组团，一个收治呼吸道烈性传染病，如SARS和本次的新冠肺炎，一个收治非烈性传染病，如肝炎、肠道类传染病等。这两个组团之间保有一定距离，防止相互感染。同时，每一个组团250张床位分成了4栋楼。这样一来，在非疫情暴发时期，同样是呼吸道传染病，可以把不同种类的呼吸道疾病的病人分别安置在不同的楼栋里，防止相互传染。2004年设计上海公共卫生临床中心的时候，病房大楼A区就是负压隔离病房，2019年至2020年又对A区年久失修的负压病房进行了整修，可提供327张负压床位应对突如其来的疫情。而公卫中心运营到现在，这些年没有一个医护人员被感染，说明整个流程非常科学且运营高效。

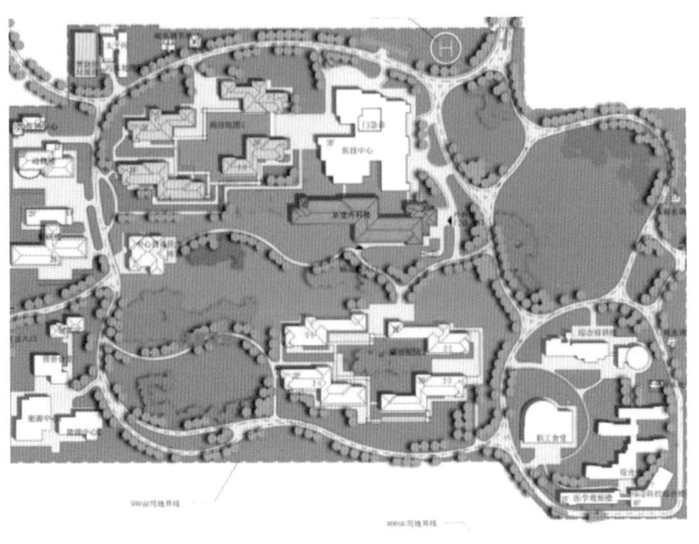

图1　规划平面图

2004年公卫中心建设时,上海的决策者从城市角度出发,在公卫中心500亩用地范围内预留了战备空间,备有一块空地(可临时建设600张床位的病房,预埋了水电接口)作为景观草坪(图2),当发生突发灾难性事件时,可以临时搭建类似于应急战备医疗用房扩展床位,现在看来当时的决策十分具有前瞻性。

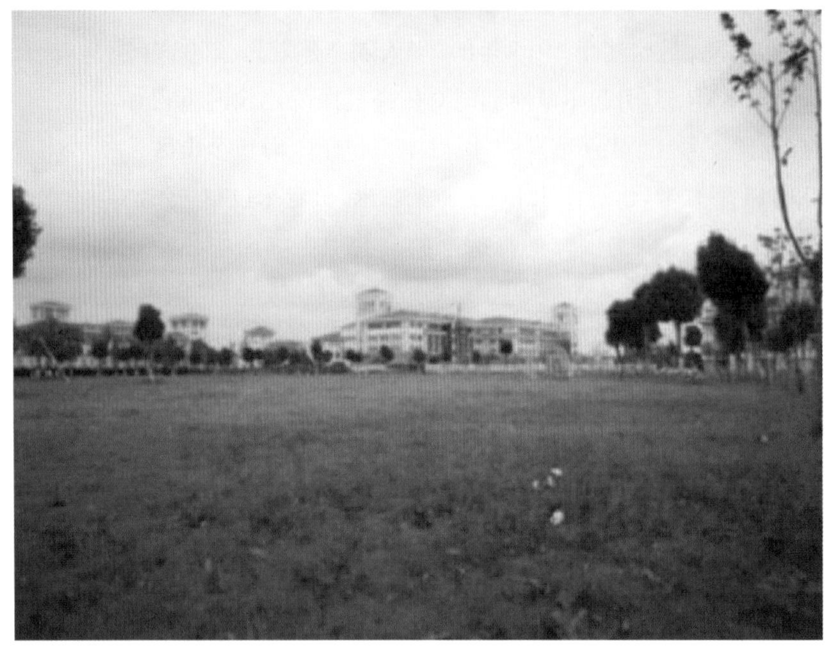

图2 景观草坪

一、应急医疗用房项目建设背景

2020年春节前夕,新冠肺炎在全国各地陆续暴发,1月24日(农历大年夜)上海确诊病例新冠肺炎已达33人,市政府立即启动重大突发公共卫生事件一级响应机制。上海常住人口达3 428.14万人,抗疫压力很大,采取"集中患者、集中专家、集中资源、集中救治"的原则,集全市优势医疗资源,始终坚持科学组织、科学防控、科学救治。上海市公共卫生临床中心作为市级传染病医院,是上海新冠肺炎定点集中收治医院,是全中国负压病房集中数量最多的医院。短短几天,上海市确诊人数不断攀升,在这种背景下,市领导决定根据医学专家预测,满150例就在上海市公共卫生临床中心启动应急救治临时医疗用房建设,依靠公卫中心发挥好最后一道防线的作用,建立城市安全的堡垒。

二、应急医疗用房项目建设医疗流线的规划

应急救治临时医疗用房工程建筑面积 9 710 平方米，占地 5 628 平方米，选址在上海市公共卫生临床中心西南部预留空地，为二层钢结构板房建筑，包含 200 床位的负压病房，设有 5 栋单体建筑。项目定位确定是临时建筑、应急用，建设宗旨是一次规划，按需实施；一期建设 200 床位，按负压病房要求建设。项目于 2 月 2 日开工，2 月 23 日竣工。

开工前对于医院方面最重要的在于应急用房医疗流线的确认，提供设计全面的信息参考。传染病医院流线分两类：一类为大流线，即污染区和洁净区划分，病人流线和医护流线分开等；一类是小流线，即医护人员进入病区穿防护服的流线；病人就医、观察、住院流线；医护人员出病区脱防护服流线以及物品运输、传递的流线等。因收治新冠肺炎患者的特殊性，所以设计病人流线时候是隔离的概念，病人进入病区后单间隔离治疗不得外出；医护人员应经过专用入口进入清洁区，清洁区到半污染区医护人员要经过二次穿戴流程，即首先在更衣室进行第一次更衣，更换内层手术衣然后进入二次更衣换上防护服，再通过缓冲区进入污染区的医务走道。医护人员通过定制的观察窗观察病人状态，如果需要进入病房，则需要通过医务走道与病人房间之间设置的缓冲过渡前室，进入病房后不能折返(图 3)。

医护人员就诊、检查完毕后要经过脱卸区(图 4)脱去防护用品，脱防护用品房间分为四区脱卸，面积要大，一区脱外层鞋套；二区脱面屏、外层手套，丢弃被污染的外层防护服；三区脱内层手套，内层鞋套；四区脱 N95 口罩、帽子，戴上外科口罩换拖鞋，再回更衣室沐浴、更衣，更衣区需设有紧急冲淋装置，这样确保不被传染病毒感染，保证工作人员安全(图 5)。医疗生活物品需要通过医务走道侧墙上的双层传递窗传递。

医护人员进病区的
门，进入后不能返
回，内门把手拆除
不要，可上锁部门
在外门

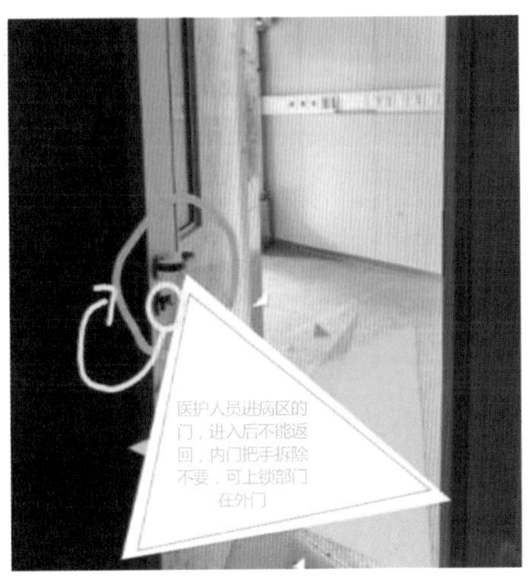

图 3　病区门

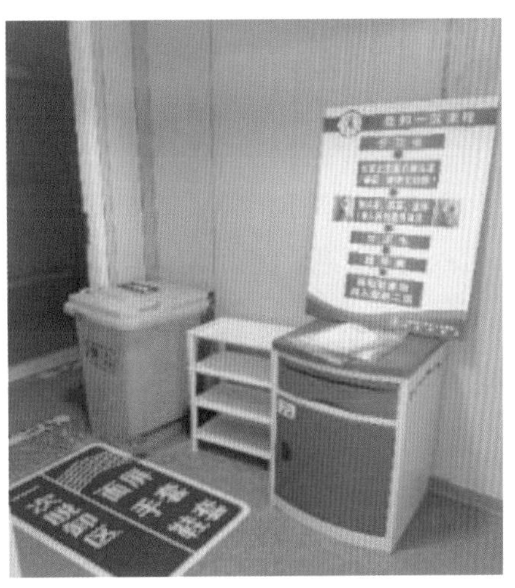

图 4　脱卸区

确认了医疗流线，应急用房在设计中将洁污流线、医患流线、货物和医废流线合理组织，避免交叉感染。由于项目工期的限制，本项目采用“集装箱”快速搭建的结构形式进行模块化的设计施工。建筑平面按照长 6 米、宽 3 米、高 2.8 米这个模数搭配组合，负压病房通过三个集装箱形成一个标准单元，两侧布置病房，中间为卫生间及缓冲系统。医患走道及医护工作区也按照集装箱模数进行空间布局(图 6)。

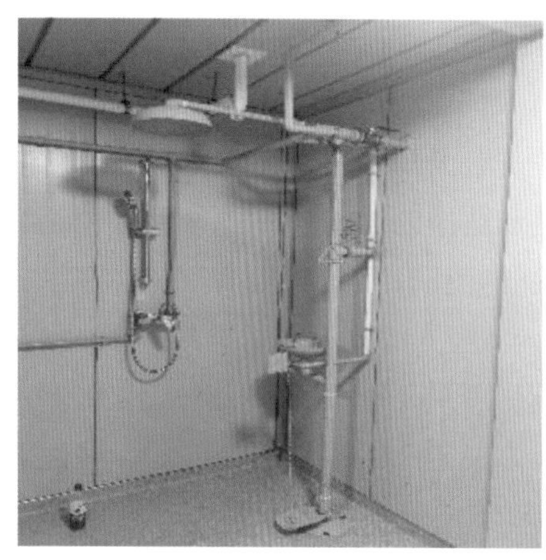

图 5　沐浴室

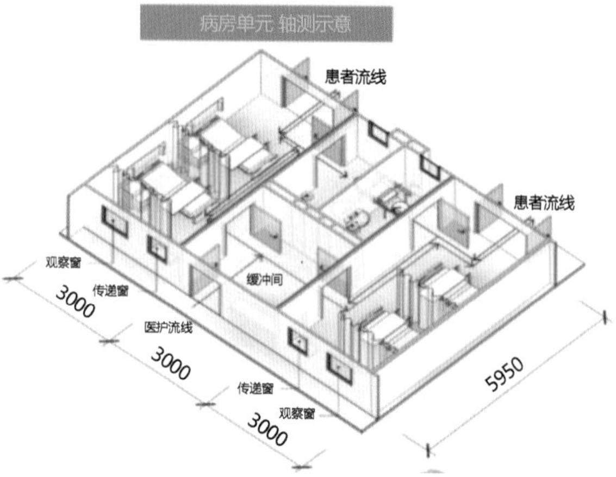

图 6　“集装箱”式应急用房

由于态势的紧急、疫情的影响，设计的材料必须是能立即供应上的，所以施工图阶段需组织从设计单位、施工单位直至材料供应商的紧密对接。

前期策划与规划工作往往需要医院管理者、医生、设计师、建筑师、设备厂家和感染控制者等多方人员共同努力完成。循序渐进地明确项目的定位、功能需求、具体建设方案及投资等重要内容，并以一定的成果文件指导后续工作。

三、应急医疗用房建设的经验与总结

本工程属于工期紧张的应急工程，而且施工要求高。作为要在确保原有医疗正常运营的状态下紧急施工的项目，不仅需要做好院内各项协调工作，还要兼顾医疗和施工的安全。自 2020 年 1 月 25 日正式接到市政府下达的应急医疗用房建设任务，至 2020 年 2 月 2 日开工，2020 年 2 月 23 日建成，从立项到竣工，仅用了 1 个月不到的时间，而正常情况下，负压病房改造项目从立项到建成至少需要 1～2 年时间。公卫中心作为建设主体离不开其他单位的鼎力配合，也从中得出一些经验可供分享交流。

1. 加强思想教育，统一认识

应急医疗用房项目管理的首要任务是让所有的参建单位都感受到项目建设的迫切性，从思想上高度重视，这样才能让整个项目的运转变得高效有序。在整个项目进行过程中，市、区各级领导到现场指导工作13次，市重大办就推进本项目召开了3次协调会议。本工程项建书编制仅用1天时间完成，按最快速度提交并通过了立项审批，临时规划许可证也是当天受理、当天办结，为顺利开工做好铺垫。

2. 完善制度梳理，加强廉政建设

为保证工程的顺利进行，参建单位成立联合领导和工作小组，成立现场项目推进领导小组、项目推进管理小组、项目采购造价组以及项目资料组等。制订了项目管理实施细则、项目每日例会推进制度、安全与文明施工管理细则、进度控制要求、质量控制要求与项目廉政建设条例。明确了工程管理的相关规定，包括组织架构、质量、安全、投控、采购及创“双优”的各项管理制度。

3. 确保进度，把控质量

领导小组总体指导，按计划每天督促、及时调整进度；建设方管理人员明确分工协作，各司其职；各参建单位分工明确，紧密合作，这样才能使得项目高效运作。从项目启动到项目竣工共召开推进会57次，各类专题会议39次，现场讨论会6次，编制每日工作进展简报22份，上报区建管委简报20份。

4. 重视专项技术的论证

基于应急医疗用房的特殊性，我们从设计技术方案、负压病房、污水处理方案环保方案、消防审核均邀请行业专家经过专项论证。在疫情发展对项目建设的时间要求，现有设备产品采购已完成的情况下，设计及施工单位针对本项目的设计措施考虑还是较为完善的。对于此类临时应急用房，在消防论证时就考虑消防的重点还是用电安全，把引起火灾的可能性降至最低。所以，二楼增加了紧急逃生通道，多了逃生滑梯(图7)。

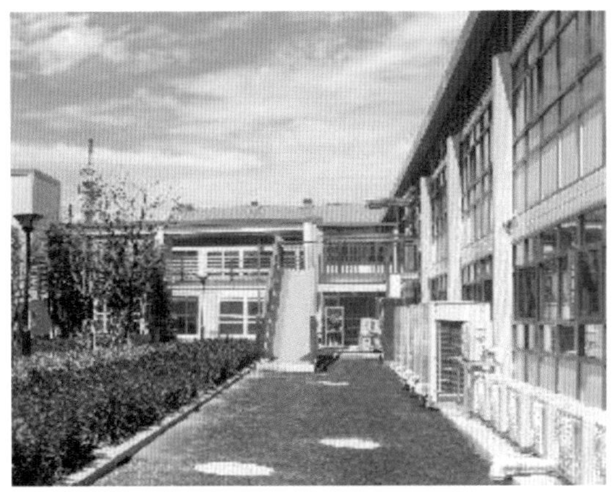

图7 紧急逃生通道

5. 优化设计工艺和施工流程

工艺上主要采用装配式施工，主体为轻

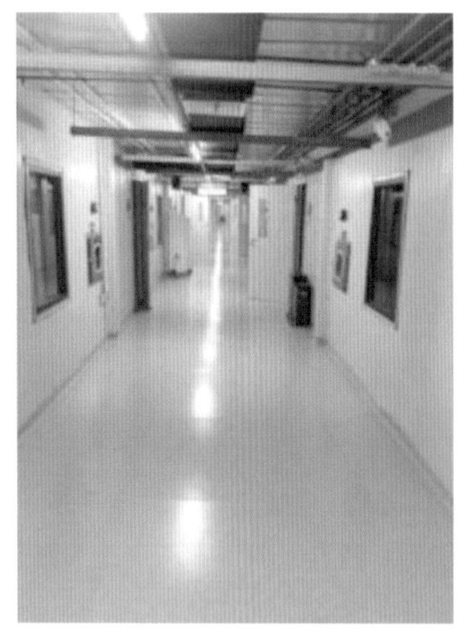

图 8　负压病房

钢结构搭建，病房则是用特殊型钢焊接而成的标准模箱式房。

本项目的一大亮点是打造了高标准的传染病负压病房，病房带有实时负压监测表显示负压值（图 8），应急病房的负压经测试也完全达到了收治新冠肺炎患者的标准。净化型排风机组配置初效、中效和高效过滤器并高空排风，有效阻隔新冠病毒逸出。在两个相邻相同的区域之间建立空气的梯度压差，使这一压差由防止污染一侧向污染一侧降低，实现压差隔离。

具体的各区域压差（相对外界而言）如下：

清洁区（0 帕）→缓冲间（－5 帕）→半清洁区（－5 帕）→缓冲间（－10 帕）→污染区隔离病房（－20 帕）→半污染区（－10 帕）。其中病房内的卫生间的压差控制在－25 帕左右。

为保证病房负压效果，设计尽量减少穿越分区及病房的管线，在穿越处均采用密封处理。

为防止交叉感染，排风经过高效过滤器过滤处理后高空排放。房间污水立管伸顶通气，并在伸顶处增设高效过滤网及紫外线消毒装置（图 9）。

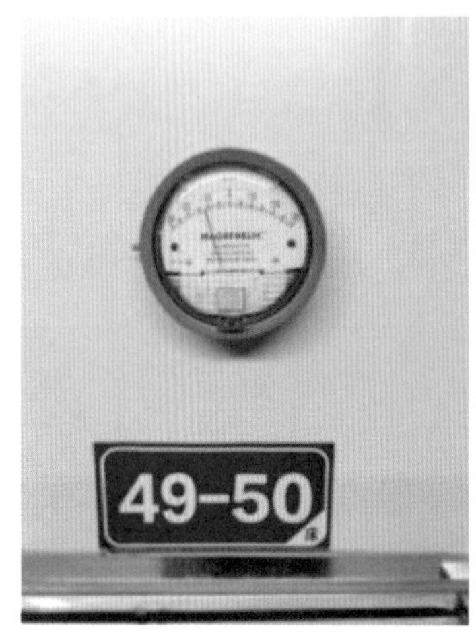

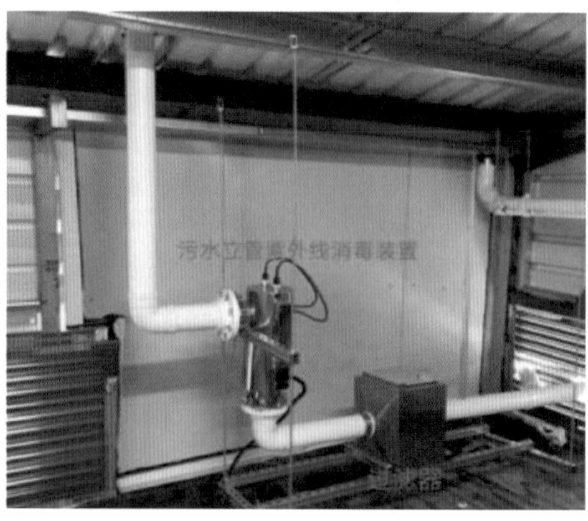

图 9　高效过滤网及紫外线消毒装置

洁污电梯与坡道相结合的设计，可以在电梯安装调试尚未完成之时即可开展二楼的家具设备的运输，在疫情期间遇到电梯故障时可利用坡道运输，考虑到了后续电梯维保的需求。

6. 处理好施工管理中的各项协调工作

装配式的临建工程在施工技术上难度并不大，最难在于全局化统筹，大量的人机材调度及场地等管理。一般项目与临建项目有差异，但共通的一点是，在其建设过程中，管理协调往往也是最难的问题。一个项目，大到土方、基础、总包、机电、市政和绿化，小到家具家电布局等几十家单位及各方资源整合，合理排布工程项目全周期中的各项工作、完成标准及穿插要求，协调各方诉求及矛盾，方能最终实现项目目标。

本项目电力配套，需要国家电网的几十名电力职工加班加点连续施工，在 2 月 15 日前完成两路 10 千伏供电线路迁改，4 台 630 千伏安箱式变压器落位工作，10 公里多的电缆铺设，殊不容易。

本项目排污配套，需要协调两个镇两个村，市政管网单位铺设院外段 459 米污水管道，布置 12 个检查井，为短期内完成应急项目做好市政配套。

7. 落实采购流程，加强资金管控

上海市公共卫生临床中心应急救治临时医疗用房项目，建设严格按照国家与中共上海市委、市政府落实疫情防控的规定和要求。项目相关工程、货物和服务采购工作根据《财政部办公厅关于疫情防控采购便利化的通知》（财办库〔2020〕23 号）的要求，以满足疫情防控工作需求为首要目标，建立“绿色通道”，从简、从快、从优的原则，确保采购时效的同时，提高采购资金的使用效益，保证采购质量，并严格按照制度管理规定落实采购流程。

8. 建筑智能化技术的运用

运用 BIM 技术优化了医疗流线（图 10），方案策划阶段即能明确后续效果。采用智能平台进行工地监管，随时调取录像进行查看；可利用设备深入一些人力所无法触及的位置进行风险预控，缩小管理盲区，做好舆情监控。

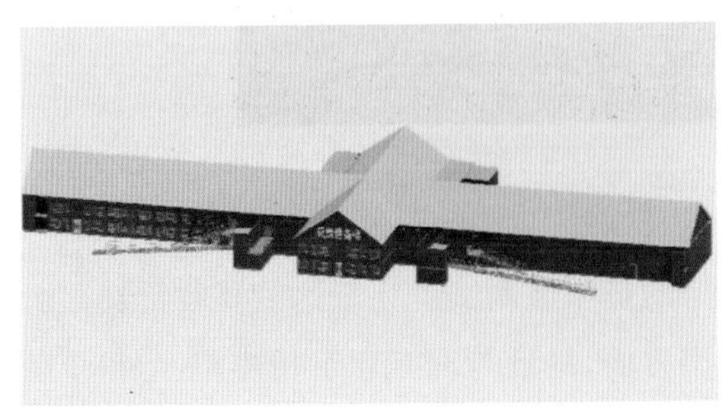
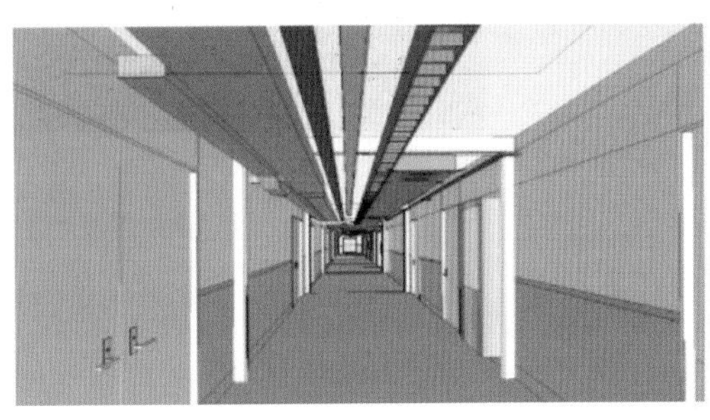

图 10　运用 BIM 技术优化医疗流线

9. 落实特殊时期防疫管理措施

本项目施工时正逢春节新冠肺炎疫情期间,防疫安全变得无比重要。首先医院方相比起其他参建单位肯定更熟悉疫情传播特性,明确建设过程中防疫管控要点,就必须承担起有效指导建设周期内防疫开展的工作,指导参建单位人员的防疫措施、施工区域隔离措施、封闭管理、门卫制度和体温检测。医院方邀请感控科针对施工人员组织了专项培训,提高他们的自我防范能力。坚持为每名参建人员提供口罩等防疫物资。项目土方和建筑垃圾的清运平时也许不是问题,但应急项目往往由于特殊性必须进行非常规处置。对施工渣土,业主方请卫健委指导如何消毒,然后落实相关措施后送外运,不仅确保了安全,还稳定了民心。本项目施工场地在上海市抗击疫情的"核心主战场"院区内,但从春节应急医疗用房项目开工直至竣工,每天平均 1 000 多人的施工场地未发生一例参建人员的感染现象。

10. 精益求精,完善品质

完成了周边树木栽种、草坪铺设、绿化小品等园林工程,工程开始的三天内移栽出了建设场地内各类苗木 201 棵,同步新栽乔灌木1 190棵,绿篱和地被植物 2 042 平方米,铺设草坪 12 500 平方米,提升了整体环境品质(图 11)。

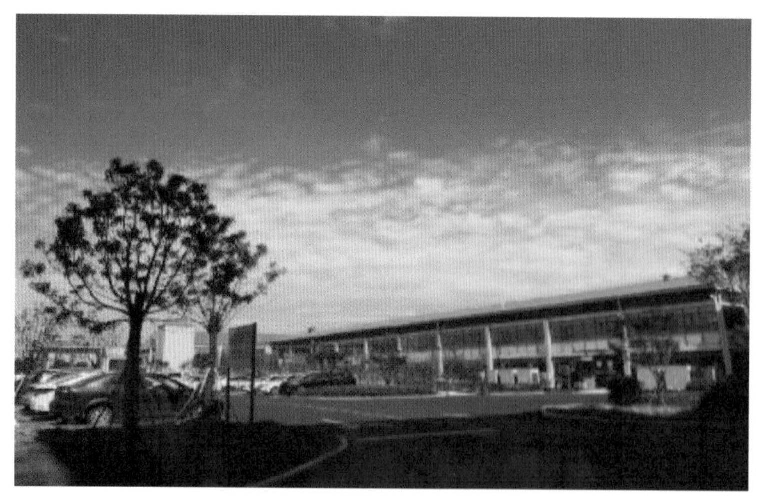

图 11 绿化环境

项目组始终高度重视项目工程质量,应急病房的负压经测试也完全达到了收治新冠肺炎患者的标准。在建筑风格上,从体量、色彩、造型方面,尽量与现有建筑相协调,与整个院区融为一体。在建设程序、施工质量等方面参照永久性建筑标准执行,真正做到"临建不临用"。图 12 为项目效果图实景。

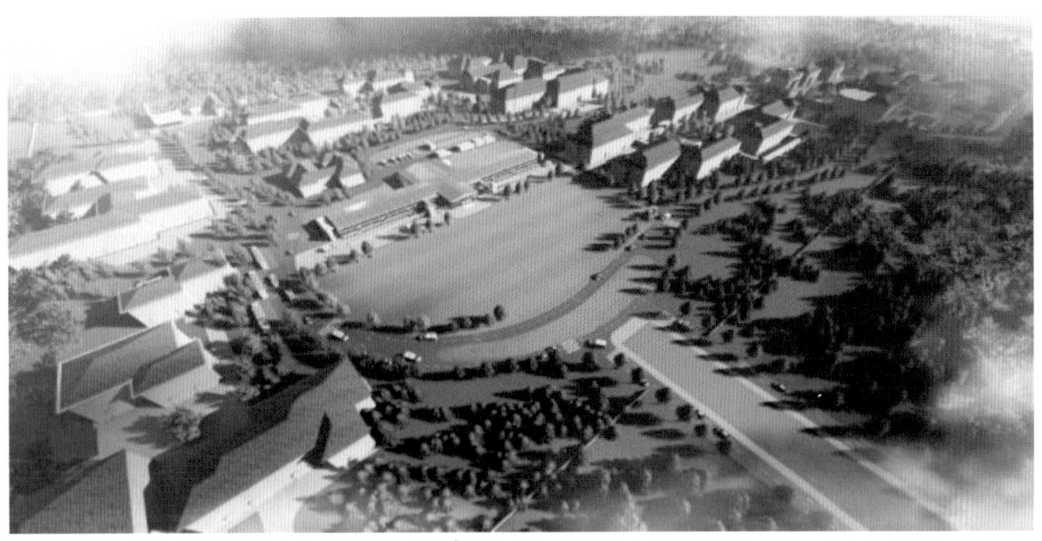

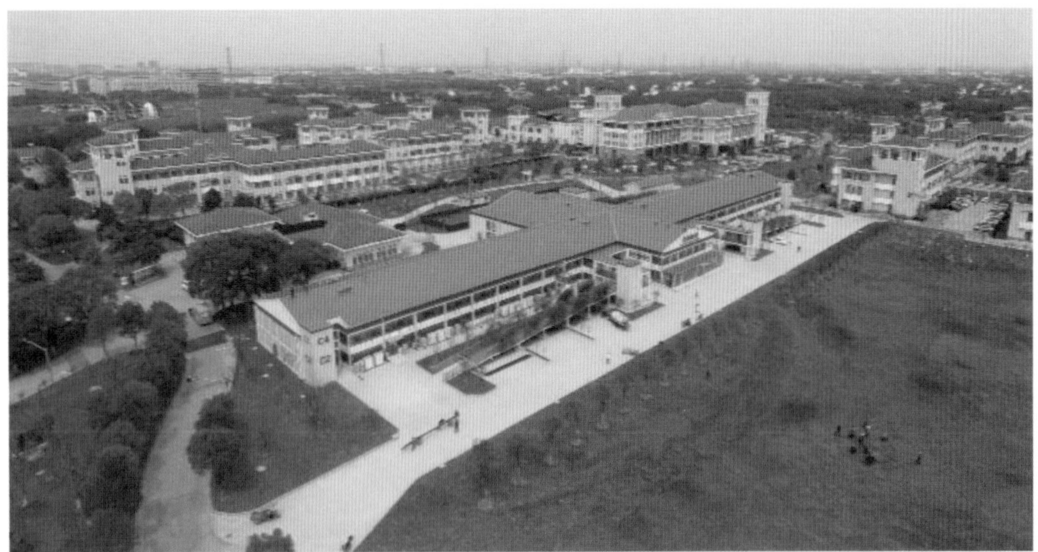

图 12　效果图实景

（撰稿：王丽利　施裕新）

应急发热门诊建设实践与思考

——上海市肺科医院

一、项目背景

2020年年初，新冠肺炎疫情的暴发严重影响我国民众的身体健康、经济发展和国家安全社会的稳定。反映出在面对重大疫情及突发事件之时，我国公共卫生体系建设还有诸多不足和改进之处。

鉴于此，为贯彻落实习近平总书记“把人民群众生命安全和身体健康放在第一位”的重要指示精神，打赢疫情防控阻击战，践行“不忘初心，牢记使命”的宗旨，按照中共上海市委、市政府为全面落实坚守公共卫生安全底线，保障人民生命安全和身体健康，以及上海市卫生健康委、市疾病控制中心关于发热门诊及相关留观床位配置等的要求，为提高上海市肺科医院应对突发公共卫生事件处置能力，经医院2月25日院长办公会议讨论通过，决定将医院现有的独栋建筑体检中心楼改建为“发热门诊”，以提高医院应急设施的建设质量，保障人民群众安全，尽快取得抗击疫情的胜利，同时满足杨浦区五角场地区防疫控制和医院储备的需求（图1）。

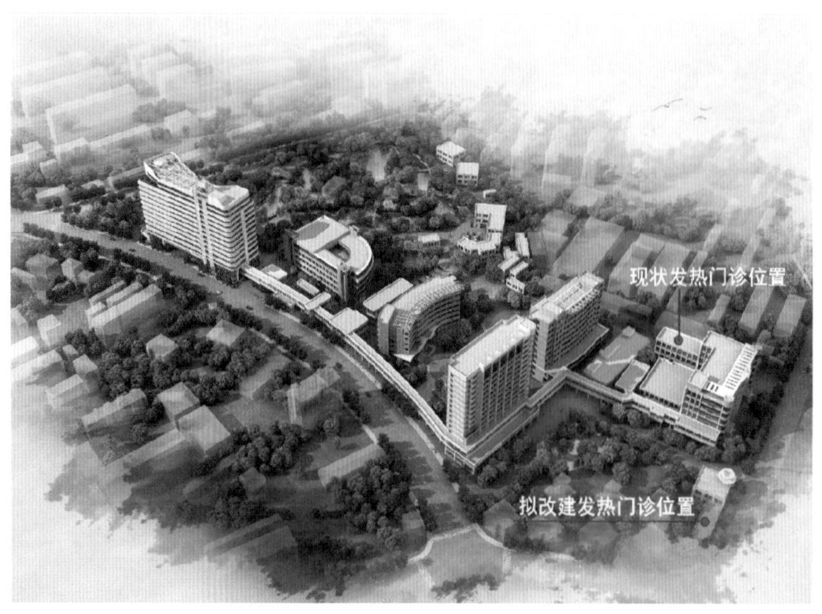

图1　发热门诊位于医院入口西侧

二、项目简介

1. 工程概况

一场突如其来的疫情让医务工作者义无反顾地冲向了防疫最前线。为进一步做好上海市新冠肺炎患者医疗救治工作，建立完善发热门诊长效管理机制，上海市卫生健康委员会颁发《关于加强本市发热门诊设置管理工作的通知》(沪卫医〔2020〕17 号)和《上海市发热门诊基本设置标准(试行)》，鼓励符合条件的社会医疗机构设置发热门诊、发热哨点诊室。上海市肺科医院在响应上海市号召和本着解决实际困难、完善医疗建设前提下，研究决定改造建设发热门诊。

本项目位于上海市肺科医院内(图 2)，在医院主入口处，相对独立，总建筑面积 991 平方米，总投资 1 174 万元，全部由市财政资金拨款，项目性质为疫情防控应急发热门诊修缮；地上共二层。在各有关部门的大力支持下，项目于 2020 年 3 月 13 日申康医院发展中心批复立项，5 月 8 日正式开工，7 月 17 日竣工验收，总历时 4 个月，工程难度及复杂性都是前所未有的。医院基建处在疫情防控的特殊情况下，克服了重重困难，多方协调，最终使项目完美收官。为守护人民的健康作出了积极的贡献。

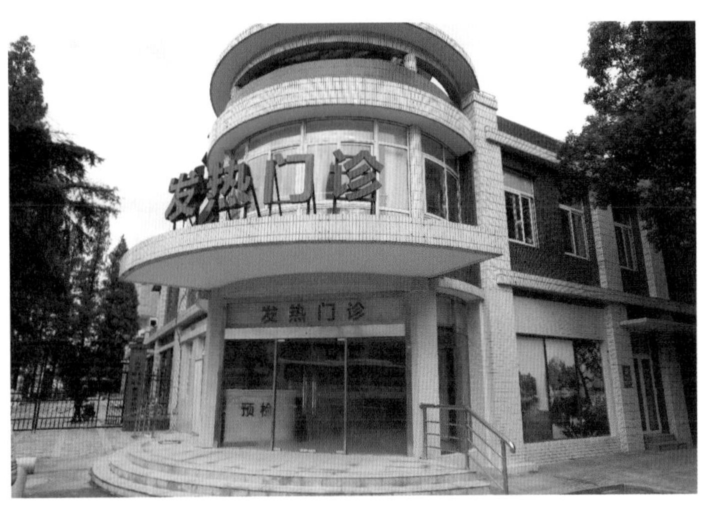

图 2　竣工发热门诊实景

2. 项目设计要点

1) 功能区域的设计

依据“医患分流，洁污分流”传染性疾病“三区两通道”的原则，保障发热门诊的功能设置“六不出门”,如图 3 和图 4 所示,挂号、检验、检查、取药、治疗和留观都在一个门诊大门内完成。修缮设计过程中,清晰划分区域:一层包括清洁区、半污染区和污染区,二层包括半污染区和污染区。具体设计内容如下。

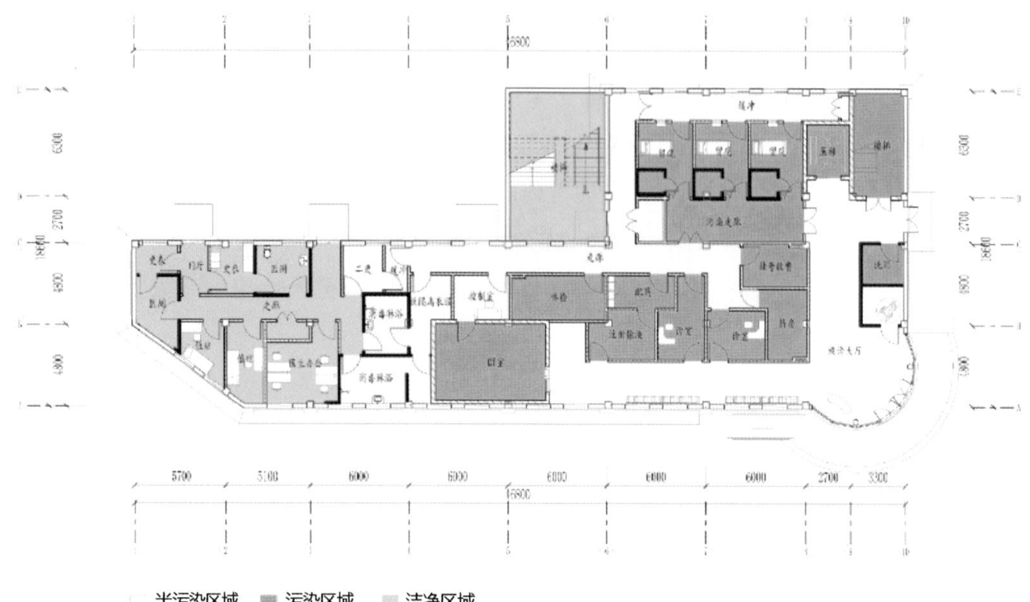

图 3　发热门诊一层平面图

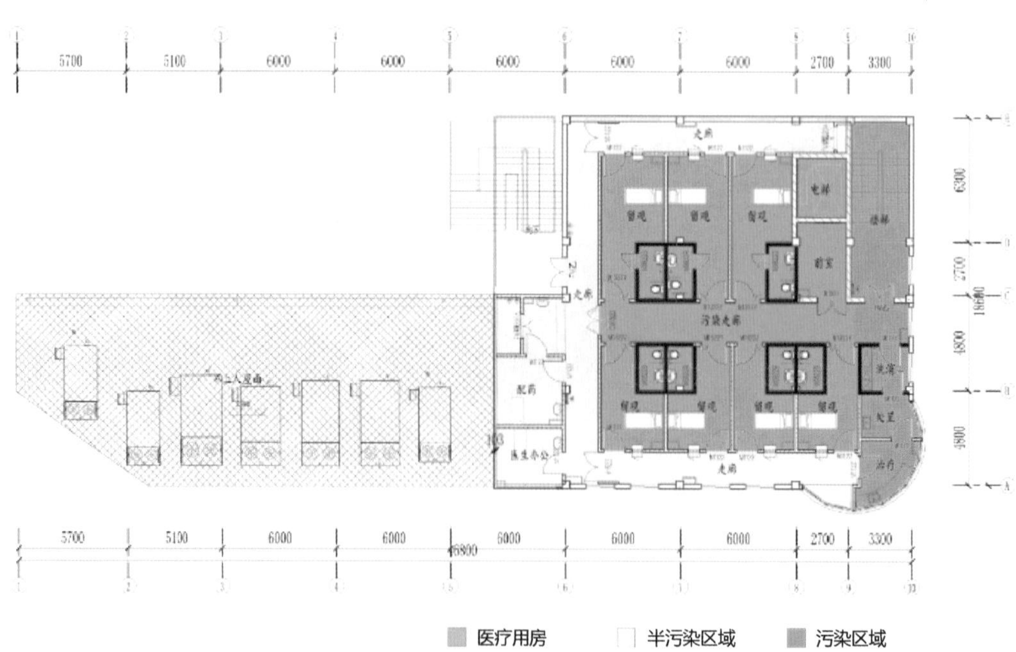

图 4　发热门诊二层平面图

（1）一层的清洁区包括：医护门厅、入门更衣室、医厕、医生办公室、主任室、值班室、二次更衣（穿隔离衣）室、返回更衣室，其中二次更衣室和返回更衣室为负压房间，负压值设计为－5帕。

（2）一层的污染区包括：病人入口大厅、准备室、诊室、检查室、护士站、治疗室、CT室、洗消室、缓冲室、挂号室、药房、注射室、输液室、厕所间和3间留观室等区域，污染区域房间皆为负压房间，其负压值为－5帕至－15帕。

（3）一层的半污染区主要包括：半污染走廊、缓冲室（走廊）、脱隔离衣室、沐浴消毒室。半污染区域房间皆为负压房间，其负压值为－5帕至－15帕。

（4）二层的半污染区主要包括：半污染走廊、医生办公室、配药室，皆为负压房间，负压值为－5帕至－15帕。

（5）二层的污染区包括：7间观察室、治疗室、处置室、洗消室、楼梯间和污染走廊，皆为负压房间。其中观察室、治疗室、处置室和洗消室负压值为－15帕，污染走廊负压值为－10帕，楼梯间负压值为－5帕。

2）医疗流线的设计

应急发热门诊的医疗流线设计，主要保证医护流线与病患流线不交叉，从而减少交叉感染事件发生的风险。如图5和图6所示，一层分别设计了医护入口大厅和病患入口大厅；二层分别设计了医护和病患使用的电梯，并且分别设置了医护走廊（半污染区）和病患走廊（污染区），有效地解决了医患分流问题，而且做到流线不交叉。

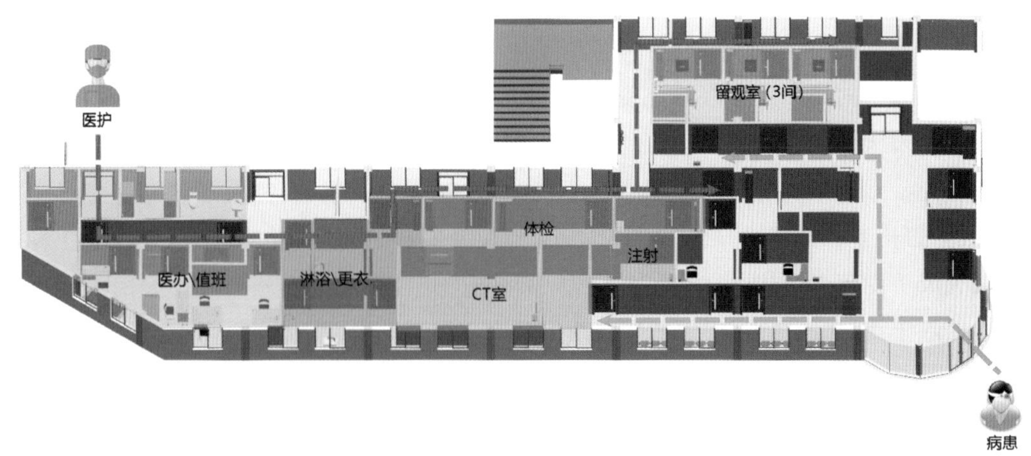

图5　发热门诊一层医疗流线图

3）项目建设进程

2020年3月15日，上海市卫生健康委员会颁发《关于加强本市发热门诊设置管理工作的通知》（沪卫医〔2020〕17号）和《上海市发热门诊基本设置标准（试行）》，鼓励建设发热门诊、发热哨点。

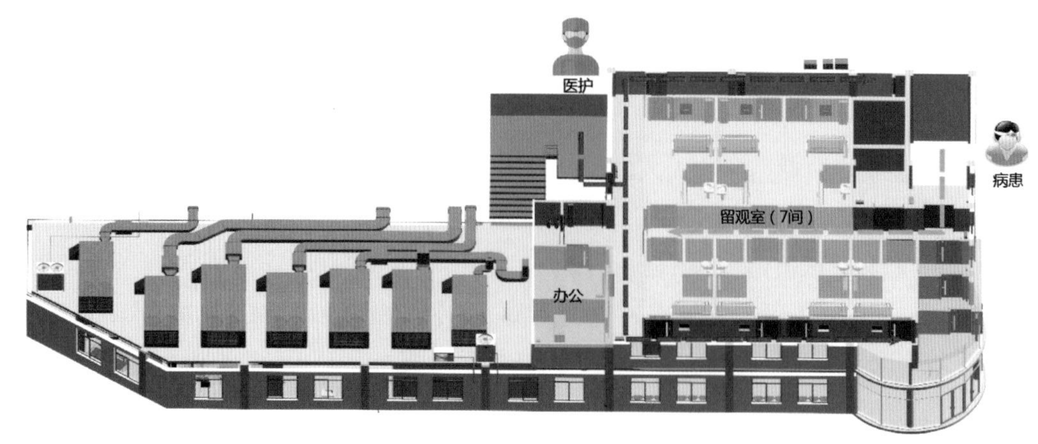

图6 发热门诊二层医疗流线图

2020 年 3 月 11 日,向上海申康医院发展中心上报发热门诊修缮项目的请示,3 月 13 日获得批复。

2020 年 5 月 8 日,获得施工许可证,正式开工,合同工期计划 120 天,在疫情防控的紧急情况下,7 月 17 日,工程竣工验收,实际工期仅用了 71 天。

三、项目管理实践

工程实施期间,正值本市新冠肺炎疫情防控关键时期,加上肺科医院的特殊定位,是上海新冠病人收治的第二定点医院。疫情防控也是重中之重,所以根据要求,进入工地现场的每个工人每天必须实名制登记,测量体温,戴好口罩,做好一日二测工作,定期检查防疫物资是否充足。由于疫情发展存在一定不确定性,时间节点紧迫,需及时调整进度计划安排,加强监督检查和管理,并且协调相关配套单位及时跟进,落实关键节点,要求对工期倒排限时完成工期节点,同时组织人力、物力,调整施工工序,进度实施过程中及时解决突发状况。排除干扰,加班加点,确保如期保质保量完成。

1. 保障医院运营不停诊

由于本工程位于上海市肺科医院内,周边有运营中的上海市肺科医院建(构)筑物及管线需要保护,因此本工程拆除、加固改建及装饰、机电安装施工、材料运输、现场环境保护、现场消防安全必须采取不停业改建措施,确保上海市肺科医院运营符合要求。

2. 各阶段交通组织及材料堆场运输

项目周边政民路交通繁忙,上海市肺科医院内道路狭窄,必须统筹考虑场地内外交通组织,机械设备材料进场等方案,交通组织难度较大。场地南侧空余区域,仅能用作材料堆场及垂直运输的场地有限(图 7)。

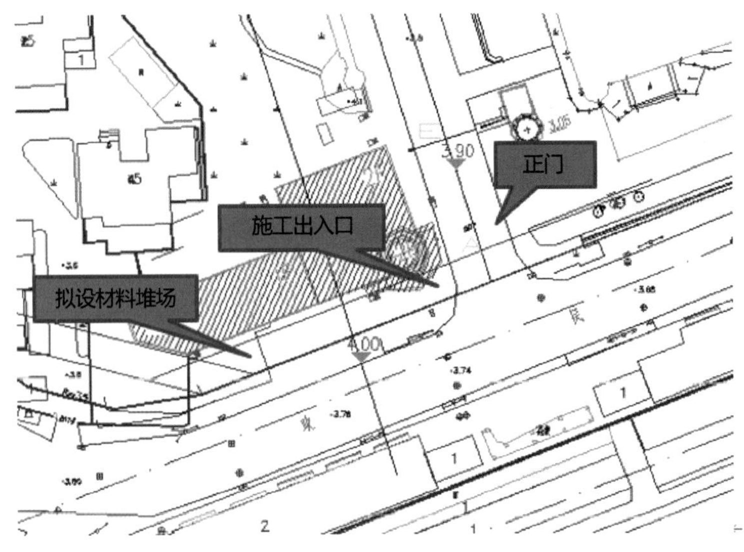

图 7　施工阶段交通及场地分布图

3. 在修缮工程中的成品保护

装饰装修工程中前后工序极多,后面工序若不对前道工序的成品进行保护,诸多返工和返修必将产生,浪费人力物力。

装饰工程施工中对已完工操作面的保护尤为重要,在确保自身施工质量,加强成品保护的同时,必须防止外来人员对产品的意外损坏,避免返修。为加强对已完工产品和原保留装饰面的成品保护,避免不必要的返修工作,项目安排专人负责对施工成品(产品)进行监控、保护。

由于发热门诊专用 CT 机的安装调试、辐射安全评价等都需一定时间,为保障发热门诊竣工后即可同步投入使用,专门制定 CT 室的施工方案,保证 CT 设备于 6 月 23 日提前进场安装调试,确保与发热门诊整体同步投入使用(图 8)。

4. 各专业交叉施工及设备联动调试措施

由于发热门诊的特殊性,涉及的专业很多,包括负压和自控系统、空调系统、给排水系统、强电及弱电系统等,而且除了监控系统,还包括远程会诊系统和视频会议系统,甚至各空调新风、排风的开启和关闭都有严格的顺序规定。故各系统的调试能否达到设计及使用要求,将直接影响整个建筑使用功能的有效发挥,直接关系整个项目的成败(图 9)。

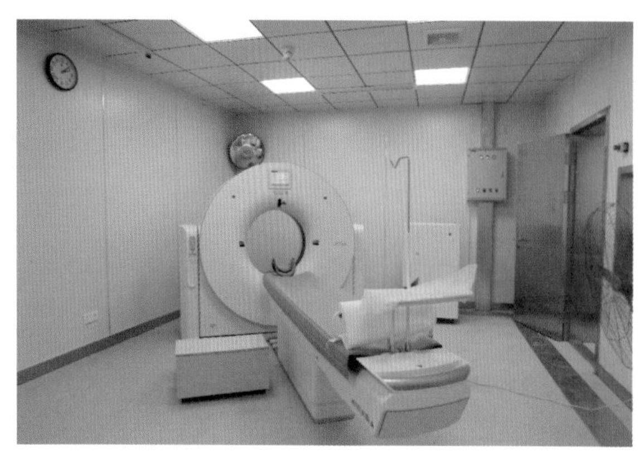

图 8　室内装修后进行 CT 设备安装

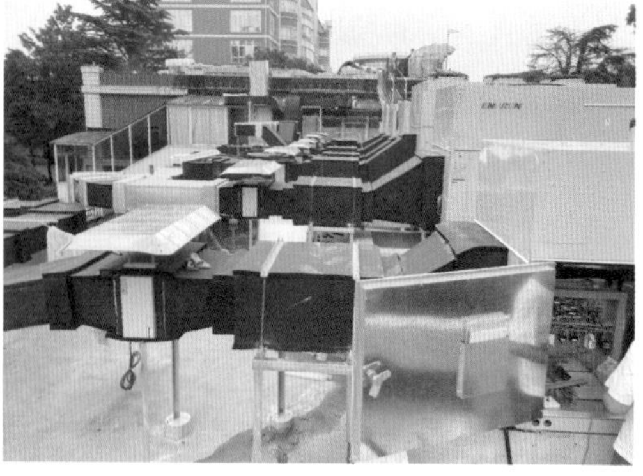

图 9　屋面设备仪器运行检查调试

1）各专业交叉施工

施工前组织各专业共同制定详细的施工进度计划，确定工作面的交接时间及误差调整方案，确定总体施工流程。施工时按照进度计划安排进行各专业交叉施工，并根据施工情况动态调整。

2）设备联动调试

组织有丰富经验的调试小组、配备先进的检测调试仪器负责调试工作。由调试技术组长对参加调试人员进行全面技术交底，熟悉系统流程。调试人员必须认真阅读产品说明书中关于安装、操作、调试、维护等内容。调试人员服从统一指挥，统一管理，严格执行规范要求、设计要求。

5. 运用 BIM 技术，精细化施工管理

发热门诊修缮相比传统的建造“时间紧、进度快”，传统的建造方法不能充分有效地利用施工间隙。利用 BIM 技术构建三维模型，将发热门诊的修缮施工过程实现虚拟建造（图 10）。

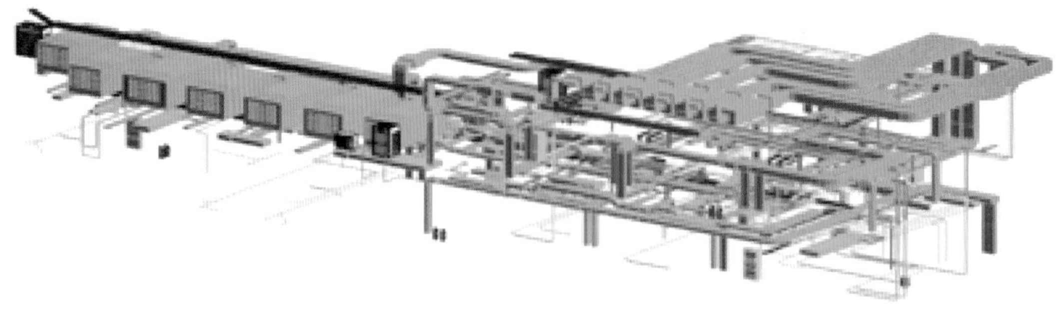

图 10　运用 BIM 技术，建立管线模型

项目涉及的管线交错复杂，多专业协同配合较高，根据修缮图纸建立建筑、结构模型，并复查校核，重构风管、水管、电力等各专业 MEP 模型，基于 BIM 进行管线综合和碰撞分析，保证在既有建筑结构的条件下各负压房间空调等机电系统的安装，并保证净空高度满足使用要求。

同时，应急发热门诊的医疗流线设计，需要保证医护流线与病患流线不交叉，从而减少交叉感染事件发生的风险（图 11、图 12）。BIM + 医疗工艺模拟，辅助确定各功能区域房间的位置确定，保证医疗工艺流线清晰、不交叉，有效实现感染控制。BIM 技术在项目的设计、施工过程进行“查、漏、补、缺”，施工进度得到有效的提高，并能优化管线设计布置，提高施工作业效率。

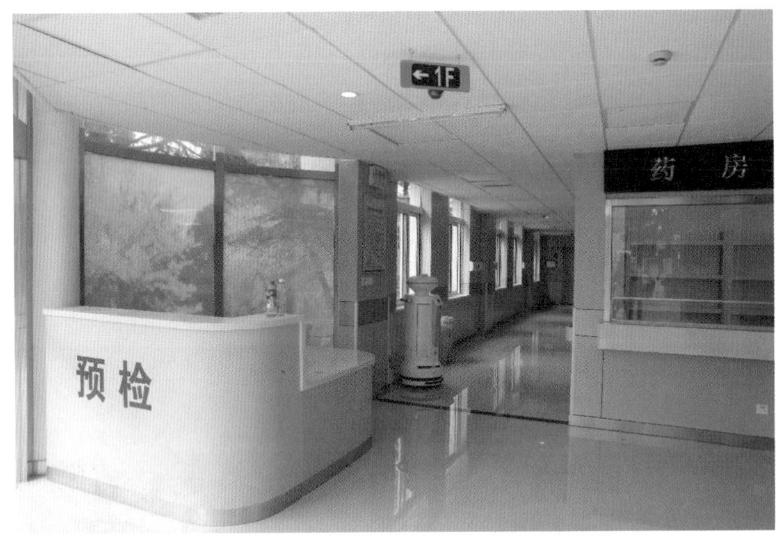

图 11　发热门诊入口大厅

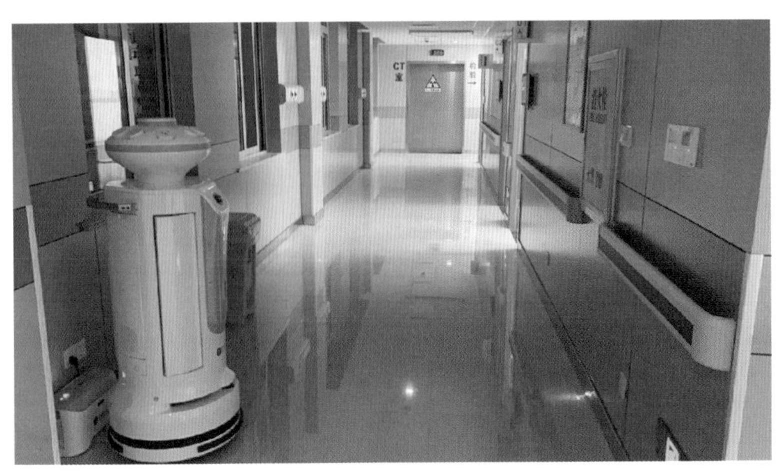

图 12　发热门诊一楼通道

四、相关配套工作

医院的正常运营是一个整体工程，牵一发而动全身，为了保障发热门诊的顺利施工及如期投入使用，还有很多“看不见”的配套工作须完成。

1. 医院整体布局调整

当医院党政领导班子作出将原“体检中心”楼改为“发热门诊”楼的决定的那一刻起，一场关于医院整体布局的调整就展开了。体检中心作为我院重要的一项医疗项目，虽然搬出原来的地方，但是相关的业务仍要顺利开展，因此，我院作出了一系列的基建规划调整：

（1）将高压氧舱空余房间进行改造，作为体检中心医务人员的临时办公室。

（2）对原 6 号楼尘肺中毒病房进行调整，腾出部分区域继续开展体检业务。

（3）安排施工队伍，加紧对东院区 A 栋楼以及 D 栋楼进行改造，改造后的 A 栋楼作为体检中心新址，D 栋楼局部作为体检中心医务人员的办公区域。

（4）临时过渡 2 个月后，体检中心于 6 月中旬顺利搬入新址（图 13）。

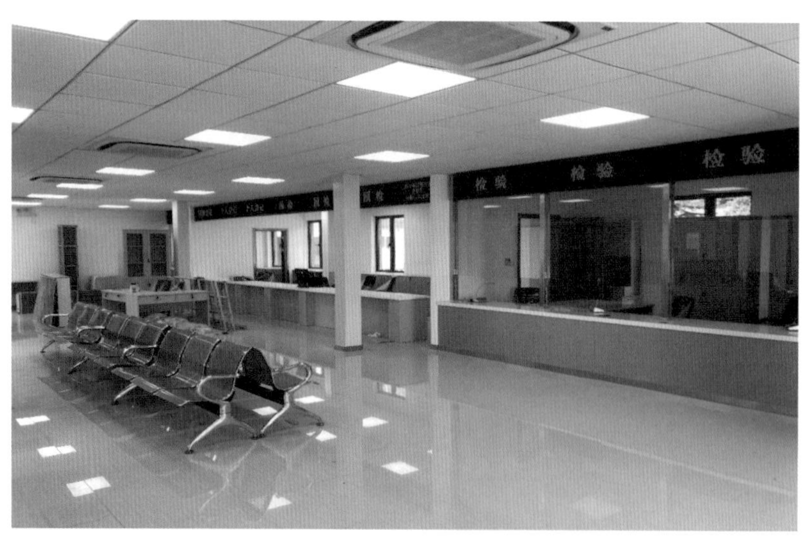

图 13　新体检中心照片

今天，新的发热门诊正式启用，老的发热门诊又开始考虑制订详细的装修方案。

2. 医院原发热门诊改造

我院现有发热门诊此前并未配备专用 CT 设备，患者需前往门诊二楼的 CT 机房接受检查，在流线上存在与其他普通患者、家属、医护人员交叉感染的风险。

为优化发热门诊患者就医流程和诊疗环境，保障医院真正实现发热患者“挂号、检验、检查、取药、治疗、留观”六大关键环节“不出门”，我院在新建发热门诊的同时，也对旧的发热门诊进行改造升级，搭设了发热诊区至CT机房的专用通道。具体实施方案：在我院发热门诊至结核门诊大厅搭设全封闭通道，将原有结核门诊电梯作为发热患者专用电梯，至二楼后采用物理隔断形式将结核门诊与专用通道完全分割，原结核门诊检验窗口搬至他处，作为发热患者的通道使用，原结核门诊CT机房仅为发热患者服务，结核门诊病人改至3号楼地下室做CT检查。同时在搭设通道的过程中注意无障碍坡道的建设；将缝隙处全部采用密封胶封死；并将专用通道内原有出风口、回风口堵死，避免空调气流的流通。真正做到发热患者进入诊区后实现“不出门”的闭环管理，确保“尽早筛查出可疑病人，杜绝一切交叉感染隐患，保护所有人安全”。如图14所示。

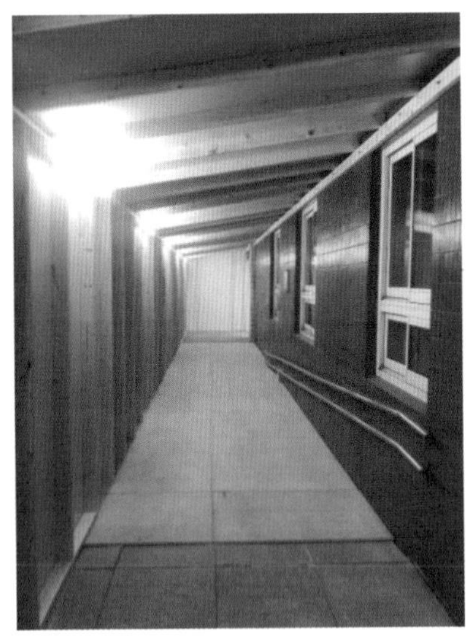

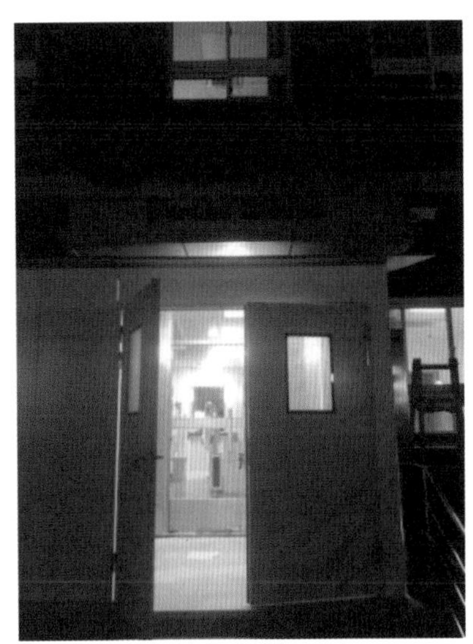

图14　原发热门诊通道改造

3. 发热门诊用电配套改造

发热门诊的用电量与原体检中心的用电量相差甚远，为保障发热门诊的用电需求，相应的用电也需配套改造。

具体实施方案：

从8#楼变电站低压开关敷设2根WDZA-YJY-1KV4＊185＋1×95平方毫米电缆，通过电缆桥架沿建筑物围墙或部分埋地敷设（过路处埋管敷设），至新建发热门诊PA配电箱（375千瓦）。

原体检中心电缆为1根YJY-1KV 4＊120＋1×70平方毫米低压电缆，由1#楼变电站引过来,配电箱总开关250安倍,换算成功率是125千瓦。该路电源在电缆井中做中间接头加长移位到新建发热门诊配电间,给新建发热门诊PB配电箱(124千瓦)使用。

4. 发热门诊下水配套改造

原体检中心污水为直排入市政污水官网,为满足新发热门诊排污的特殊性,污水必须经过消毒后进我院污水处理站,再排至市政污水,在发热门诊改造的同时,对发热门诊的排污管道同步改造:在发热门诊的北侧挖设化粪池、消毒池,并新排污水管接入我院污水官网。

具体实施方案:发热门诊化粪池采用成品玻璃钢化粪池21立方米(长4.2米×宽2.2米×高2.3米),考虑排水污染,新增专用钢筋混凝土消毒池1个(长3.5米×宽2米×高1.7米),因院内排水标高,新增2台提升切割排污泵(防止泵堵塞)、阀门井,增加镀锌DN100管道排至1#楼西侧污水井,再流入院内集中处理污水站,最后排至市政污水管网。如图15、图16所示。

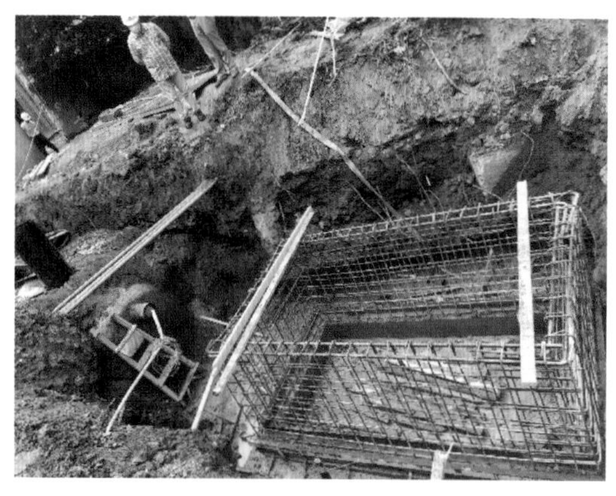

图15　化粪池、消毒池施工现场

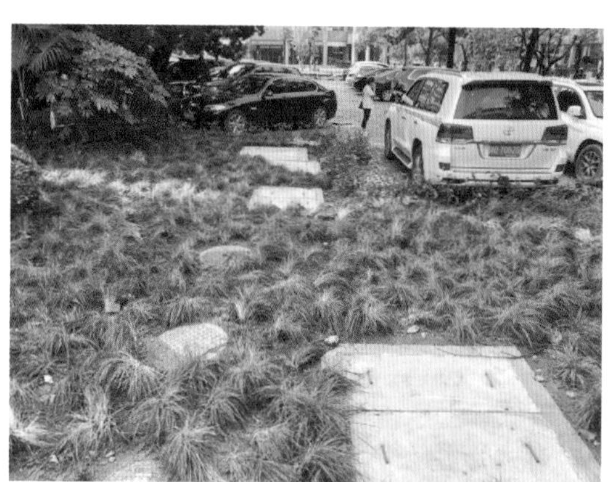

图16　化粪池、消毒池完成

5. 发热门诊氧气、吸引配套改造

由于原体检中心没有氧气、吸引配套,改为发热门诊后,氧气、吸引必须配套才能满足诊疗需求。经过多方案比选后,选择了更换门诊楼地下室的吸引泵的方案,氧气、吸引均从门诊楼引出。

具体实施方案:原系统使用水环式真空泵2台,型号2BV-2071,每台真空泵抽气速率108立方米/小时,总抽气速率216立方米/小时。改造后选用真空油旋片泵2台,型号RA020D,每台抽气速率200立方米/小时,总抽气速率400立方米/小时,另增加了2套进气精密细菌过滤器,排气高温消毒过滤器1套,且系统采用一用一备运行方式。如图17、图18所示。

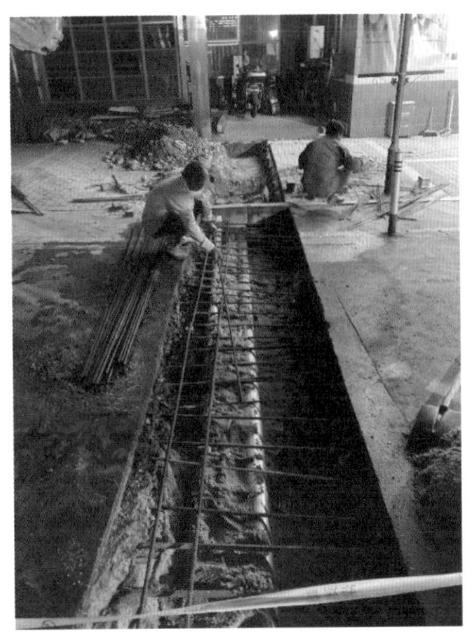

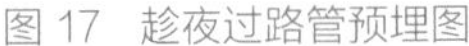

图 17　趁夜过路管预埋图

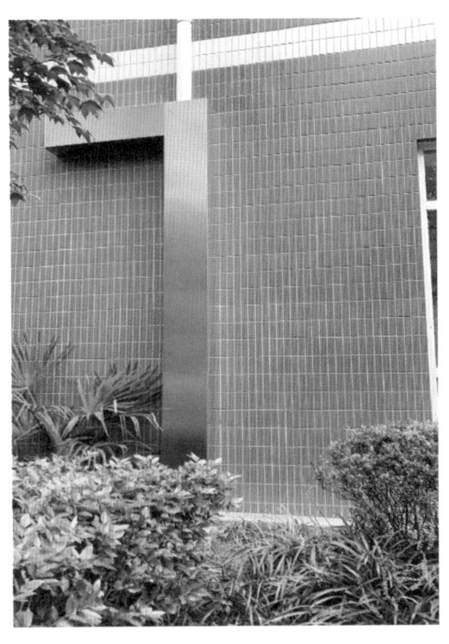

图 18　进门诊楼氧气吸引管

6. 发热门诊电梯配套改造

原体检中心为 2 层综合服务医疗建筑，不设无障碍垂直升降电梯。因新建门诊项目布局更改，新增无机房电梯 1 座，结构施工中采用专用设备切除楼板，不伤及结构本身。电梯圈梁为 2 米一道，中间又涉及原有梁，故一层中有 2 道圈梁及构造柱，均需人力作业，施工面积小，施工难度较大。垂直电梯的改造使得发热门诊在转运留观病人的流线上更加合理，目前电梯也已顺利通过相关部门验收。如图 19、图 20 所示。

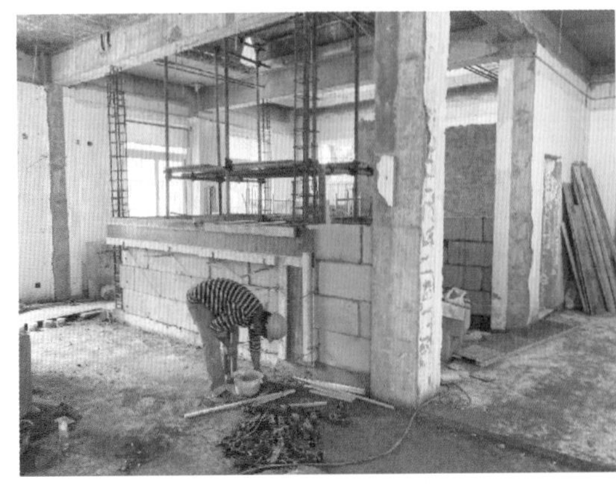

图 19　电梯施工过程

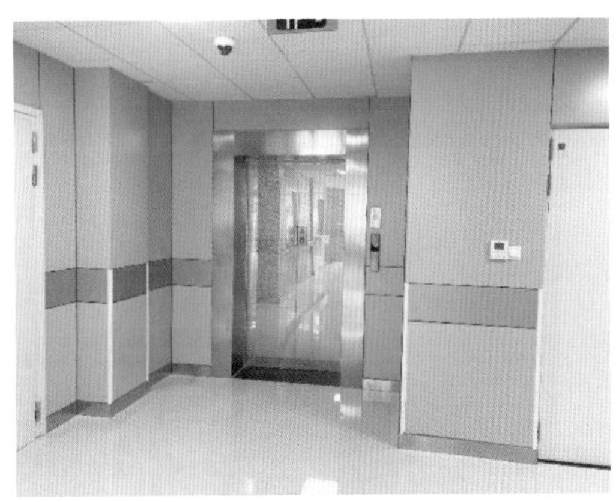

图 20　电梯施工完成

五、结语

发热门诊是呼吸道传染病患者发现和诊治的首道关口。为把好医疗救治第一关,进一步切断传染源,遏制疫情源头传播,其改造势在必行。原发热门诊建筑面积小,空间局促,且仅有一张留观床位,由于非独立建筑,气流组织等均无法符合相关要求。而改建后的发热门诊位于医院入口西侧,为独栋两层建筑,建筑面积也达到了 991 平方米,从地理位置上来说与普通门(急)诊及住院部相隔离,出入口也与普通门急诊分开,从而避免发热患者与其他患者相交叉。改建后的发热门诊完全根据"三区两通道"的设置要求,配备候诊区、诊室、治疗室、检验室、CT 室、药房、收费留观病房等,留观床位也从原先的 1 张扩大到 10 张。此次改建后,医院的发热门诊将真正做到"挂号、检验、检查、取药、治疗、留观"六大关键环节"不出门"的闭环管理。

发热门诊修缮项目建设完成后,将进一步提高医院的硬件水平,对突发疫情和重大卫生事件能更从容应对。可以为民众提供更好的医疗服务,进而提高居民的健康水平。

上海市肺科医院新改建的发热门诊已于 8 月 1 日正式投入使用。改建后的发热门诊将遵循"平战"结合的原则,在满足日常诊疗需求的同时,进一步落实当前疫情防控工作要求,提升保障公共安全系统和处置应急公共实践能力。

(撰稿:杨永梅　陈瓒)

警惕应急改建的负压隔离病房与发热门诊的潜在污染源

——同济大学机械与能源工程学院

一、《考察报告》的建议与指示

2020年2月29日发布的《中国—世界卫生组织新型冠状病毒肺炎(COVID-19)联合考察报告》(简称《考察报告》)明确:"新冠肺炎在无防护下通过飞沫和密切接触在感染者和被感染者之间发生传播。尚无新冠肺炎空气传播的报告,且根据现有证据,也不认为空气传播是主要传播方式。但在医疗机构中或可存在因医疗操作产生气溶胶而发生空气传播的可能。粪便排毒已在一些患者中得到证实,少数病例粪便中还发现了活病毒,但根据现有证据,粪-口传播似乎并不是新冠肺炎传播的主要传播方式,其在新冠肺炎病毒传播中的地位和作用仍待明确。"这一结论成为我国新冠病毒风险评估与室内环境控制的基点。

《考察报告》认为,发生新冠病毒院内感染的危险因素,不仅有患者对医务人员,而且也发生在医务人员之间、患者之间。除了负压隔离病房外,强调疑似病例应在常压单人间隔离,戴外科口罩(用于源头控制)。工作人员须戴帽子、护目镜、N95口罩、防护服及手套(一次性)。当疑似患者检测为阳性,可将检测结果阳性的病例安排在一个房间。并要求:"立即在所有医疗机构门急诊和发热门诊实施最为严格的防控措施,这些是新冠肺炎病例最有可能输入的区域。"

《考察报告》要求:"所有检测结果呈阳性的患者都被收治,包括轻症和无症状感染者被送往定点医院。""新建医院,启用储备床位和征用相应场所,确保应收尽收。"

《考察报告》对隔离点与发热门诊提出的指导性意见,要求所有检测结果呈阳性的患者应收尽收。

二、应急建造临时隔离病房与发热门诊

《考察报告》提出,"新型冠状病毒是一种新出现的病原体,传染性

强、传播速度快，在任何环境下都会对公共卫生问题及经济社会产生影响”。疫情初期，我们低估了新冠病毒的感染率，高估了其死亡率。新型冠状病毒正以惊人的速度蔓延，导致疫情暴发。为加强源头防控，必须尽快将新冠肺炎确诊、疑似、发热及密切接触者全部集中收治和隔离。定点医院的医疗资源已远远满足不了当时疫情需求，必须以更简便、更有效、更快速建造更多合适的不同类型的临时隔离空间。抢建火神山、雷神山隔离医院以收治重症、危重症患者；大量轻症病人收治在将会展中心、体育场馆等改造成大空间、多床位的方舱医院；征用酒店、招待所、学校等场所建立临时隔离点、隔离区，对疑似、发热、密切接触者等进行隔离与医学观察。

同时尽快改扩建现有医院门急诊、扩大医院的门急诊接诊与分诊区域，或新建独立的门急诊诊所（包括发热门诊），以加强门急诊接诊与分诊的能力。分诊区通常设在医院门急诊部入口，接待所有就诊的患者，风险最大，是新冠肺炎病例最有可能输入的区域，必须采取最为严格的控制措施。

这些无论是应急建造或改建的临时隔离点或负压隔离病房，还是发热门诊的室内环境控制措施，大多设置分体式空调＋新排风系统。这是最简便、最快速的建造方法。这些控制措施也许“简陋”不合规，但针对当前疫情还是“合适、合理”。应该说是我国采取的公共卫生的一项重大举措，一种创新的措施。可以在很短时间内，以最小的成本，解决大量轻症患者的收治问题。有效遏制了疫情扩散蔓延。

三、正确认识分体空调对隔离点与发热门诊控制作用

目前大量分体空调被用于上述的应急改造的临时负压病房与发热门诊中，对控制目前疫情蔓延起着重要作用。但是，这些分体空调在临时医疗设施长期运行中到底有没有问题？有没有可能成为污染源？既然许多专家怀疑在公共建筑内病毒会通过集中式空调回风引发不同房间之间的交叉污染，那么直接设置在负压隔离病房内分体空调的室内机是否更有可能在室内产生交叉污染？不能只考虑不同房间之间的交叉污染，也应关注室内的污染源对同一室内不同人员的交叉污染。

我国现有的标准和规范已经明确给出了负压隔离病房的完善方案，按照《传染病医院建筑设计规范》（GB 50849—2014）中第 7.4.1 条规定，“负压隔离病房宜采用全新风直流式空调系统。最小换气次数应为 12 次/小时”。并在第 7.4.2 条规定，“负压隔离病房的送风应经过粗效、中效、亚高效过滤器三级处理。排风应经过高效过滤器过滤处理后排放”。全新风直流式空调系统本意是将室内所有空气（包含所有病菌）排走，以阻止病菌在室内积累。《传染病医院建筑设计规范》（GB 50849—2014）中第 7.3.1 规定，“呼吸道传染病的门诊、医技用房及病房、发热门诊最小换气次数（新风量），应为 6 次/小时”。

目前，国家卫生健康委会同住房和城乡建设部编制印发了《新冠肺炎应急救治设施负压病区建筑技术导则（试行）》，还有中元国际工程有限公司等单位编制的《新型冠状病毒感染的肺炎传染病应急医疗设施设计标准》（T/CECS 661—2020），都要求“负压隔离病房应采用全新风直流式空调系统；其他区域在设有送排风的基础上宜采用热泵型分体空调机、风机盘管等各室独立空调形式”。

如何运行、管理这些设置在临时负压隔离病房的分体空调，特别是室内机？如何防控室内机避免成为潜在污染源？是目前值得研究的新课题。

首先分析分体空调的室内机的结构特性。分体空调的室内机内置贯流式风机，这类风机流量大压头小，只能配置阻力很低的粗效过滤网。室内机结构紧凑，直接挂在墙上，只能采用上送上回的气流方式。一般来说，室内机下面送风，在室内机的前面或顶部回风（图1）。不同于集中式空调系统的上送下回的气流组织有利于病患发生的飞沫加速沉降、缩短传播距离。而室内机的上送上回气流会使飞沫不易沉降，向上飘移，增加在室内的飘移距离与时间，不断促使飞沫液滴蒸发，飞沫粒径变小，病毒有可能穿过室内机内置的滤层，进入室内机。由于室内机没有良好的过滤，室内机不断循环室内空气不可能减少室内病毒数，对室内环境控制没有一点好处！

正如《考察报告》提出的“在医疗机构中或可存在因医疗操作产生气溶胶而发生空气传播的可能”。的确，在隔离病房内医护人员与病人近距离直接接触，尤其是切气管、插管、强制给氧和接呼吸机，直接发生病菌空气传播。这些病菌直接随气流进入室内机，使分体空调室内机有可能成为污染源，引发交叉污染的很大风险。

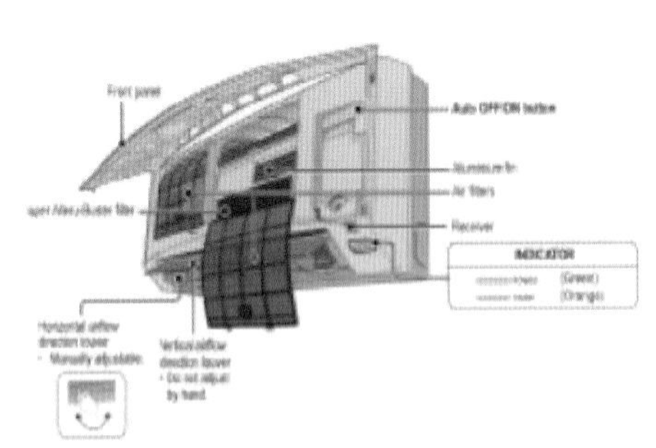

图 1　分体空调室内机的结构

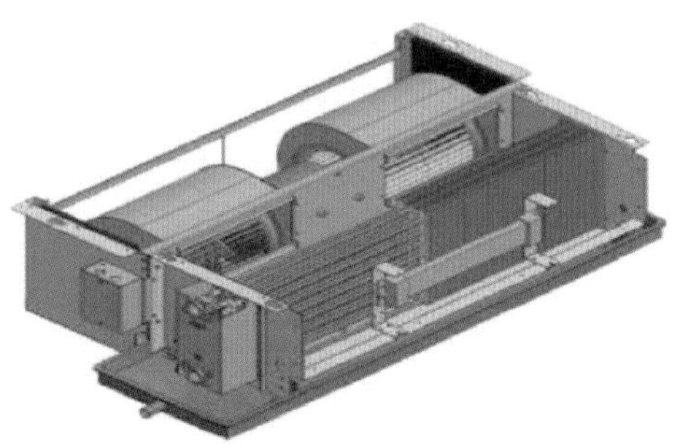

图 2　风机盘管机组的结构图

一般医疗科室内可以配置风机盘管机组作为末端机组，是因为风机盘管机组内置前向式离心风机（图 2），这类风机压头较大。现在高静压风机盘管机组的余压可达 100 帕，可以满足《综合医院建筑设计规范》（GB 51039—2014）第 7.1.11 条的规定：“集中式空调系统和风机盘管机组的回风口必须设初阻力小于 50 帕、微生物一次通过率不大于 10%和颗粒物一次计重通过率不大于 5%的过滤设备。”这在新建的医院内应用的实例不少。另外，在安装时可将风机盘管机组所连接回风箱设计大些,以增加回风过滤器的迎风面积,降低过滤器阻力,为配置更高效率过滤器创造条件。尽管如此,这样的高静压风机盘管机组设置在负压隔离病房内仍然是不符合要求的。

按照负压隔离病房管理要求,为控制发生交叉感染,负压隔离病房出院一位病患,在下一位病患收治前,要求室内清洁消毒、更换排风过滤器。这个排风过滤器的前提是完全可以阻挡病菌进入系统,病菌附着在过滤器上,这一措施被称为“一人一消毒更换”。由于负压隔离病房内设置的是分体空调室内机,其内置过滤器效率很低,更换过滤器变得毫无意义。那么对室内安装的分体空调室内机如何处理?为避免对下一位病患的交叉污染风险,唯一办法就是对空调室内机进行清洗消毒,但难度较大,通常需要专业清洗消毒人员实施,且效果较难保证,目前未见相应的感控管理要求。

作为新冠肺炎病例最有可能输入的区域——门急诊和发热门诊,理应实施最为严格的防控措施,但是目前仍然安装了大量的分体空调,且接诊、分诊的病患接二连三。即使发热门诊的留观病房,其病患的更换比负压病房要频繁得多,难以执行换一位病患实施一次室内清洁消毒和更换一次排风过滤器。

四、国外标准对改建负压隔离的要求与我们的对策

回顾国外标准对改建负压隔离的要求,美国供暖制冷与空调工程师协会标准《医疗设施的通风》(ASHRAE 170—2017)中第 7.2.1b 条规定:“空气传染隔离病房内的空气应全部直接排放到室外。例外:由标准病房改造为空气传染隔离病房,将室内出风直接排到室外的做法是不切实际的,只要出风首先通过 HEPA 过滤器即可在室内再循环。”明确只要气流在室内循环就必须经过 HEPA 过滤器过滤除菌!或者说,将室内所有病菌排走、阻止病菌在室内积聚,除了运用全新风直流式空调系统,也可采用 HEPA 过滤器循环过滤除菌。

退一步讲,用于负压隔离病房与发热门诊内的空调末端机组至少应该配置亚高效过滤器。而目前分体空调的室内机风压太小,难以胜任。如图 3、图 4 采用外置隔菌器(风机过滤器机组),使得进入室内机的气流无菌,避免分体空调室内机成为污染源。

如果认为“分体空调 + 新排风系统”的应急临时措施要想成为关键医疗科室的一项控制措施,只有带 HEPA 过滤器的分体空调对室内环境控制才有效。

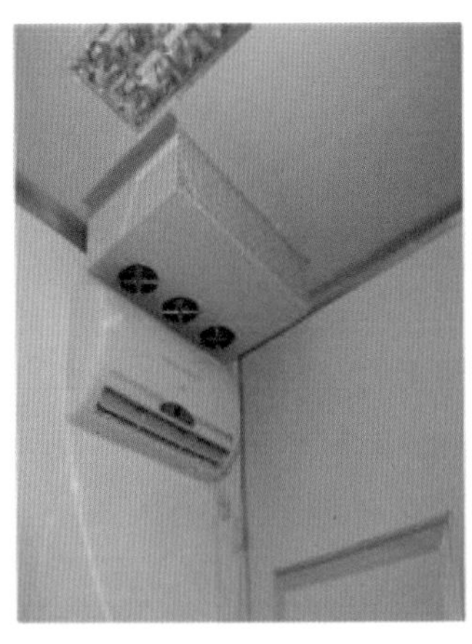

图 3　分体空调上部进风口隔菌器

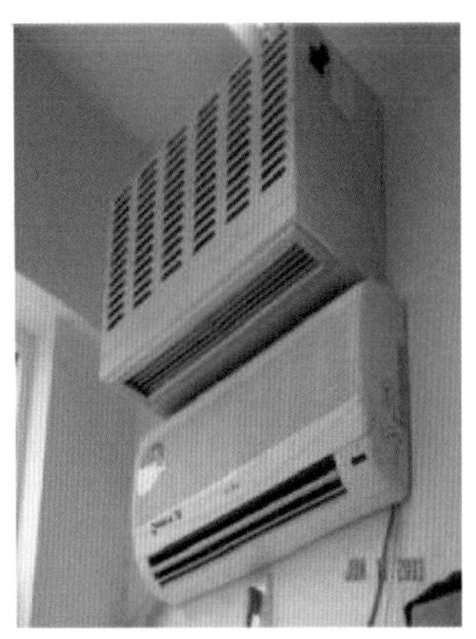

图 4　分体空调前面进风口隔菌器

五、结语

目前应急改建的临时负压隔离病房与发热门诊采用了大量的分体空调，由于室内收治了新冠肺炎的病患，不仅存在飞沫传播，而且在医疗过程中会出现空气传播，有可能使得分体空调的室内机成为污染源，必须要警惕其引起交叉感染的风险。

负压隔离病房与发热门诊毕竟与一般医疗科室不同，必须警惕安装在负压隔离病房与发热门诊的分体空调，分体空调除了提供室内一定的温湿度外，对室内污染控制没有益处。必须引起高度重视。为防止其室内机成为潜在污染源，必须尽快建立相应的感控措施，做好运行与管理规程，也可采用外置风机过滤器机组保证进入室内机的气流无菌。

发热门诊将作为常态长期设立。不仅改变了人们的就医习惯和就医方式，而且有利于对疫情防控，其社会效益远远大于经济效益。尽管“分体空调 + 新排风系统”方式用于关键医疗科室有许多不足，但也有其简便、有效的优越性。今后要作为改建关键医疗科室的一项合适措施，必须配置良好的过滤。除了热湿分控措施外，着手开发带 HEPA 过滤器的分体空调也是今后的一项研究课题。

（撰稿：沈晋明　刘燕敏）

「共克时艰　不辱使命」20天建成上海市公共卫生临床中心应急救治用房

——上海建工五建集团有限公司

2020年春节前夕，新冠肺炎疫情在全国各地陆续暴发，一场疫情防控阻击战在中华大地骤然打响，在首批上海援鄂医疗队赶赴武汉的第二天，上海建工五建集团的120余名干部职工也赶赴属于我们的“战场”。

为了确保上海市新冠集中医疗救治点——上海市公共卫生临床中心的病房储备和救治能力，作为公卫中心改扩建工程原施工单位，上海建工五建集团于今年1月25日（年初一）接到市政府拟建上海市公共卫生临床中心应急救治临时病房项目（以下简称“应急病房”）紧急建设任务，要求2月3日正式开始施工，20天完成由555个集装箱组成的200床可直接用于新冠救治的“国际一流标准”的负压病房建设。

上海市公共卫生临床中心应急临时病房楼项目为新建负压病房及配套建筑，总建筑面积9 710平方米。包含5个建筑单体，室外总体及绿化工程，其中1号楼为主体医疗综合楼，功能包含200床负压传染病房、医护工作区、医护宿舍及相关辅助功能，建筑面积9 390平方米，主要包含555套集装箱结构，7个钢楼梯、6台医用电梯；主要系统有：强电系统、给排水系统、消防系统、空调系统、负压系统、污水处理系统和医用气体7大系统。2～5号楼为配套辅房及各类机房，均采用钢结构。整个建筑设计使用年限为5～6年，施工工期21天。

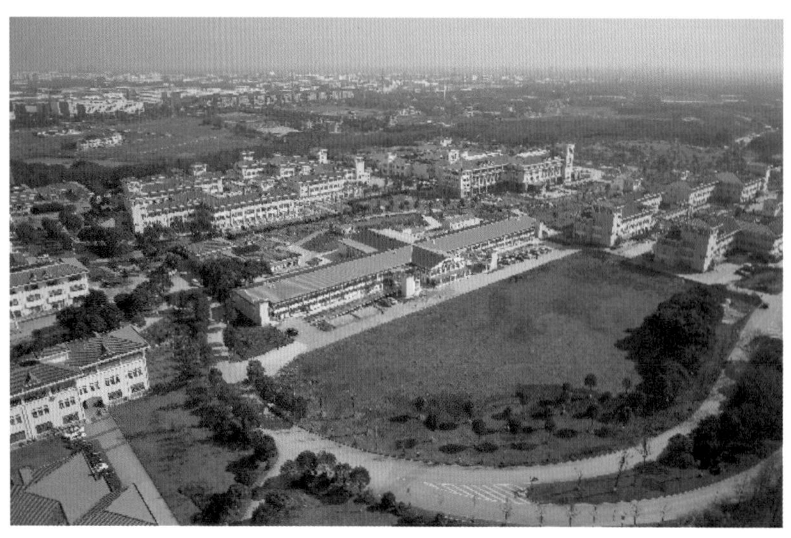

图1　应急临时病房楼

一、应急病房项目建设与实施

疫情就是命令,面对复杂的疫情形势,五建集团接到任务后立即组织召开专题动员布置会议,成立了项目指挥部,建立管理网络,1天组建了项目团队,党政领导班子、60余名党员、120余名管理人员立即到岗,快速加入战斗(图2)。建立项目临时党支部,划分党员责任区,确定了"决战20天完成应急病房建设"的任务目标,确保紧急工程建设如期、高效、优质完成建设任务。

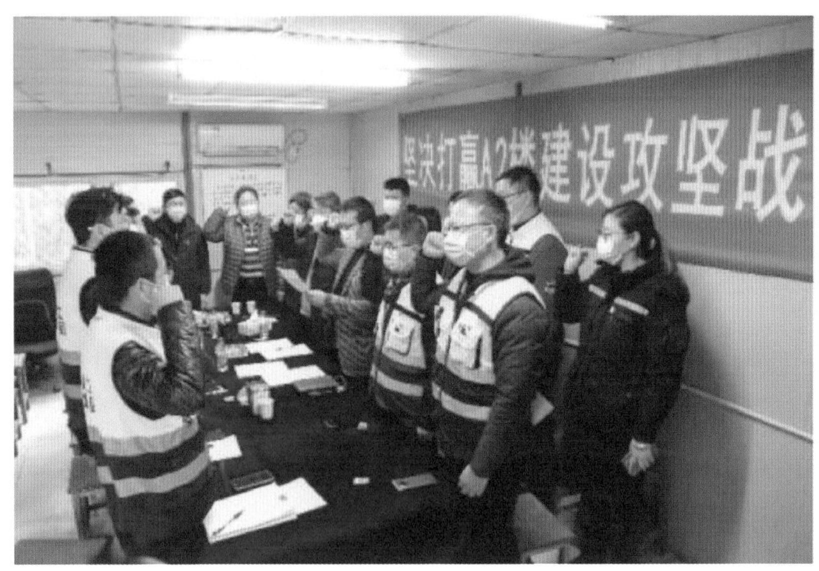

图2 专题动员会

1. 集聚技术合力优化方案,迅速完成图纸深化

由于项目建设时间紧急,设计时间仓促,且几乎没有可借鉴的经验,整个项目始终处于边设计、边深化、边施工、边修改的状态,给我们的施工方案的确定,以及材料的准备都带来很大的挑战。

为了解决技术问题,项目团队采用了几项措施:一是通过技术团队提前介入,共同参与结构设计验算和图纸深化,集中技术力量,保障了结构图(图3)的出图时间。二是由于"平战"结合的长期使用需要,所有的机电设备放置在屋顶设备层,每一个单元增加了1.8吨的重量,这是在国内同类建筑结构中首次。为了保证结构承载力,我们技术团队提出,大箱子改为2个小箱子的做法,大大增加了集装箱的承载力,对设计方案进行有力优化,并确保了结构安全。三是由于污水池维护设计没有明确方案,需要我们自行进行深化。我们技术团队与污水处理专业单位协作,拿到设计概念后当天就完成了维护设计的深化。一系列的举措,保证了项目的技术难题得以解决。

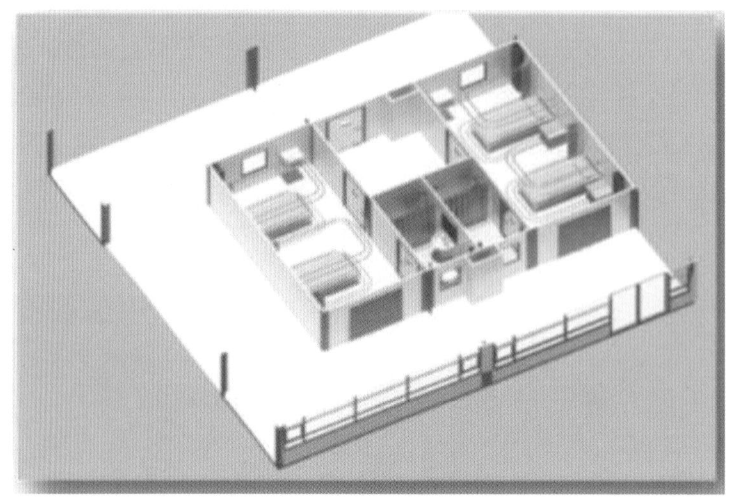

图3 结构设计图

2. 借助长三角一体化优势,克服资源组织困难

本项目于2020年2月3日,农历正月初十正式开工,此时正值建筑业传统假期,一般建筑工人要正月十五以后才陆续从外省市返沪。今年春节又碰到前所未有的新型冠状病毒疫情,为避免人员聚集,各地区严控人员出入、厂家停产。

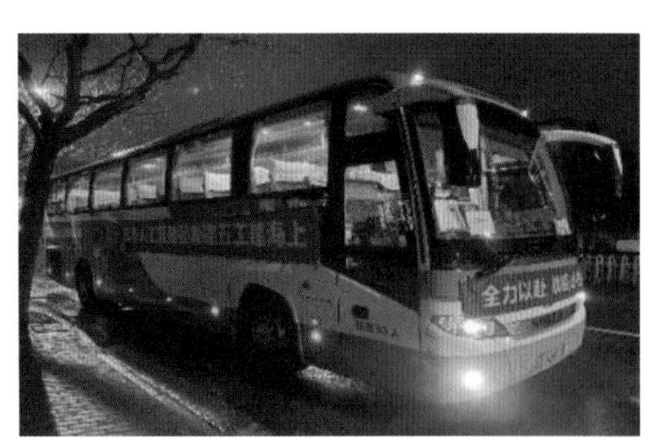

图4 派专车接回工人

本工程主材就是集装箱板材,虽然集团有很多的长期合作的分包商,但通过前期仔细排摸,活动房厂家材料不齐全,骨架、其他的板材、

辅材、配件需要另外5家配套的厂家生产。但是疫情期,这些厂家都无法复产,材料供应成了项目开工的一大难题。对此,我们通过市政府协调并借助长三角一体化平台沟通,五建集团主要领导赴吴江进行了相关审批手续的办理和厂家复工的协调工作,得到了吴江相关部门的审批同意,保证了材料厂家及时复产。

为了保障劳动力的及时到位,我们一方面联系了浦东(南汇)、崇明等本地的班组第一时间到现场投入施工;另一方面通过我们也主动与医院、市重大办沟通,开具了介绍信,派专车分数十批次接回总计600余名工人。除此之外，在劳动力紧张的情况，我们也动员了很多管理人员当中原来做过木工、电工、电焊工等的老同志，他们回到了十几二十年前做过的工人岗位，特别是我们的电工，全部是五建职工组成。

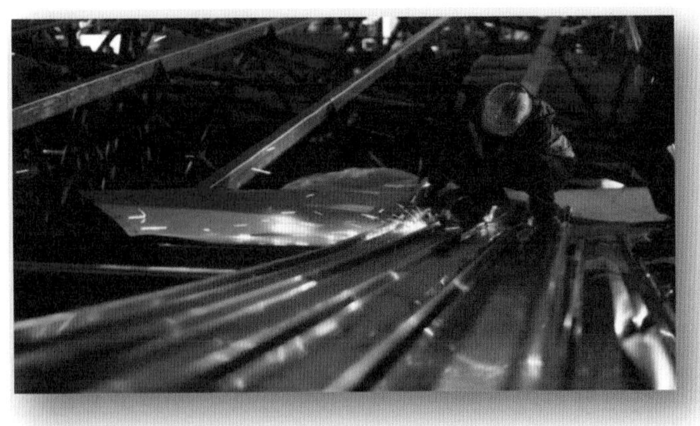

图5　第一时间投入现场施工

3. 用精细化工程管控，实现工程建设目标

由于工期紧张，需要我们进一步加强精细化管理，以建工集团全产业链优势为保障，在进度、安全、质量等各个方面确保万无一失，保证项目有力有序推进。

为了强化工程管控，我们一方面在进度推进中，以“倒排法”确定施工计划，将施工计划精确到每天、每小时，发现问题及时纠偏。为了进一步激励参建人员干劲，通过将主体结构划分为三个区域和班组，开展班组竞赛活动，加快了集装箱拼装与吊装速度；另一方面在安全管控中，在施工现场做到24小时全时段、全点位管理人员旁站监控，保证项目安全施工；在质量管理中，重点围绕负压核心功能的实现，通过样板房搭建的样板引路机制和样板房负压测试制度，保证工程质量和直接投入使用的功能要求，同时质量管理人员全覆盖监督和检查保证每个墙体、楼板、窗洞口等重要部位的密封处理达到要求。

4. 抓实防疫防控工作，保障防疫后勤管理

在疫情期间，本不提倡人员聚集，全国因人员聚集发生了多起传染事件。但本工程的高峰期要1 300人同时在场施工，这些人的工作、住宿、餐饮都不可避免地形成人员聚集。如何既不影响现场施工，又要保证不发生人员聚集形成传染事件，是考验我们的一道巨大难题。

为了抓实后勤防疫，我们一是制定了详细的防疫工作流程，对进场后大门保安、登记室进行两道测温、问询，并于当地派出所联系，同步进行人员进场登记，确保进场前的防疫工

作落到实处（图 6）。二是为确保施工期间防疫，项目部通过上级两级集团资源，采购了口罩近 10 000 只、电子温度计 20 把、消毒药片 200 盒、酒精 20 箱、酒精棉球 10 箱。一方面，项目疫情防控组 6 人轮班每天对班组工人早、晚两次对工人测温。聘请专业保安公司，两个岗点的保安分别于 1 号门、4 号门对工人、车辆进出医院大门进行全员测温，保障进入施工场地的工人体温正常、身体状态健康。三是每天安排 2 名保洁对生活区进行 2 次全方位的消毒，2 名保洁负责生活区的垃圾收集及废弃口罩分类收集，并由当地环卫部门每日两次进行回收处置。为减少每日饮食时的大流量人员密集，工地用餐全部由餐饮公司用一次性透明打包盒进行打包后，由班组长领取回宿舍进行食用。制作了 50 套宣传防疫宣传海报，加强防疫思想，保障防疫安全。在整个项目的建设过程中，未发生一例确诊或疑似新冠病例。

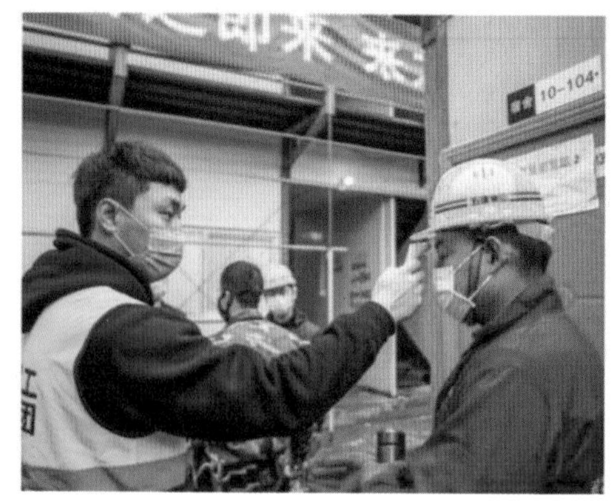

图 6　后勤防疫

在中共上海市委、市政府、市重大办、建工集团领导的大力支持下，参建单位迎难而上、破浪前行，近 1 300 名建设者几乎 24 小时不间断施工，最终 1 天完成土方开挖和垫层地坪施工，5 天完成样板房搭建及负压测试，10 天完成一层和两层集装箱房的吊装及拼装，20 天完成整体应急病房楼建设的施工速度，于 2 月 23 日圆满完成任务，为上海的防疫工作留出了空间与时间，筑牢了上海疫情防控的坚强堡垒（图 7）。

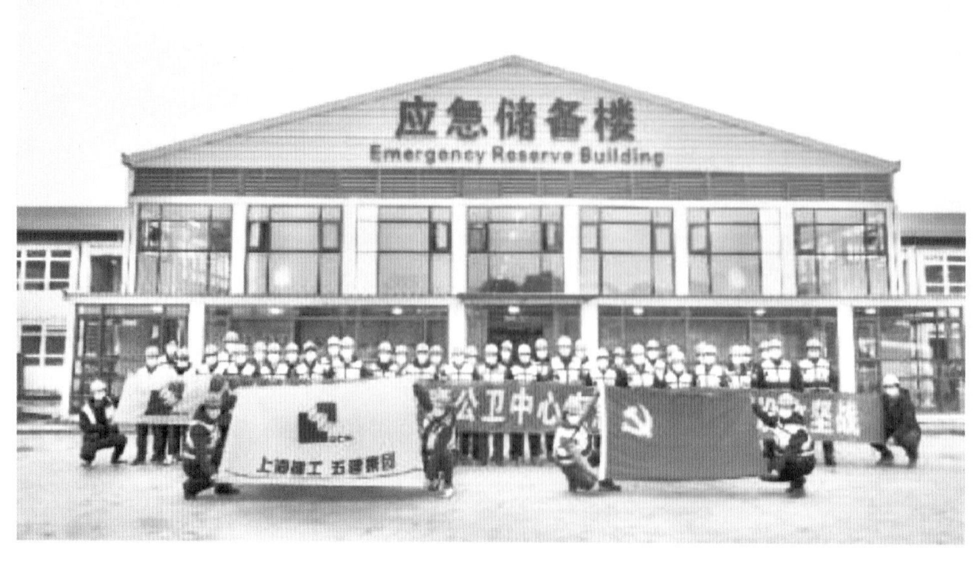

图 7　圆满完工

应急建成的背后是激动、是喜悦、是汗水，更是作为城市建设主力军的担当与自豪。随着应急病房的建成，上海的疫情形势也有所好转，但我们清醒地认识到，作为项目全生命周期的服务工作，还有更多运行维护、维保的任务等待着我们。因此，我们在项目竣工后第一时间成立了以党员为主的维保突击队，包含结构、水电、机电等各条线专业人员，随时待命，严阵以待！

二、经验与总结

经历了新冠肺炎疫情的考验，也让我们进一步认识到了应急临时医疗用房的重要性，应急临时医疗用房是及时响应国家和地方政府抗击疫情防控指令，贯彻习近平总书记始终把保护人民群众生命安全和身体健康放在第一位的指示精神，与时间赛跑、与病魔较量，落实抗击疫情防控应急措施，打赢抗击疫情的总体战、阻击战、保卫战的重要保障。上海建工五建集团在此次上海市公共卫生临床中心应急救治临时病房项目的建设中也得到众多的收获和经验。

1. 要建立统一的临时指挥部

通过完善组织架构、集中人才资源、建立沟通平台等举措，建立抗击疫情防控组织体系，实施现场"应急领导小组"统一指挥、统一协调、统一调度，执行现场"应急指挥部"工作部署，推动各专业小组密切联动，积极配合，实施快速反应、统筹兼顾、服从全局、科学决策和团结协同的体制机制，快速建成"临时医疗用房建设"项目，全面完成疫情防控的建设任务。

2. 要明确职责分工抓好工作落实

要建立以综合协调、技术协调、施工管理、工程设备、施工安全、后勤保障及运输协调等为主的专业小组开展管理工作。响应应急指挥部指令，负责建设工作的实施，并及时向指挥部汇报应急工作进展情况。

3. 要有成熟的全产业链联动

作为上海城市建设的主力军，在此次的建设中，成熟的产业链是我们上海建工五建集团圆满完成建设任务的基础。我们通过集团统一领导，在设计深化、技术方案、施工组织和主材供应等方面都有着相应的专业单位与专业人才做支撑。

4. 要有总承包总集成的经验

多年来的总承包、总集成管理模式也为我们培育了一大批优秀的分包商，他们在此次工程当中也一起投入了建设,招之即来、来之能战,为工程建设奠定了良好基础。

5. 要有卓越的工程师团队

在紧急施工中,由于始终处于边设计、边修改、边施工的状态,首先要有技术能力扎实的专业技术人员对图纸进行深化的同时进行施工方案的编制;其次,需要有各类施工、安全、质量、安全和装饰等专业人才进行全过程的管理,保证项目的推进。

6. 要有成熟的施工能力与实力

紧急项目建设时间紧迫,在施工过程中不得出现任何的偏差。我们通过“挂图作战”的方式,确定了应急项目的节点目标,每日统计各分项施工完成情况,与当日和总进度计划进行对比;投入最大的资源,用平行施工的方式,保证所有工作面同时施工,加快进度;用最稳妥的施工工艺,保证项目的负压等核心功能得以实现。

7. 要做好建筑的全生命周期服务

项目快速立项、设计、施工是紧急工程的基础,但后期的运行维保也是项目投入使用后是否能正常运行的关键一环。在此类应急病房项目建成后,必须要建立 24 小时待命的“维保工作小组”,能够快速响应并解决使用中发生的问题,为应急病房正常运行保驾护航,持续为项目做好全生命周期服务。

(撰稿:上海建工五建集团有限公司)

核酸检测 PCR 实验室暖通设计与思考

——华建集团华东都市建筑设计研究总院

2019 年 12 月新冠肺炎疫情爆发以来，全国医疗机构全力开展医疗救治工作，经过全国人民的共同努力，到目前为止，中国已从最初的大范围爆发到现在的局部零星事件，抗疫也由攻坚战转向了常态化。在抗疫的过程中，如何更快地检测出新冠病毒显得至关重要。目前主要的检测手段类型有两种：一类是核酸检测，另一类是抗体检测。核酸检测主要是在 PCR 实验室中进行的，如何确保在实验过程中保护医学研究和检验人员的健康、保护标本的完整性和环境安全，是非常重要的。笔者有幸参与了瑞金医院北院 PCR 实验楼应急项目的暖通设计，下面就核酸检测 PCR 实验室暖通设计谈一些观点供大家参考。

一、核酸检测 PCR 实验室

1. PCR 及 PCR 实验室平面布局

PCR 是生物学研究和实验的常规方法，也是生物学、临床医学等领域广泛应用的实验技术。PCR 实验是通过将病毒体内所含的基因进行扩增，即将微量的 DNA 大幅增加，以便测出一些病毒含量不高的感染者体内是否含有特定的病毒。

PCR 实验室布置主要分为传统四区、三区、二区等。传统四区是指试剂准备区、标本制备区、核酸扩增区、产物分析区（图 1）；三区是将核酸扩增区、产物分析区合二为一；二区为一体化自动分析 PCR 实验室，分为试剂准备区、自动检测区，即将传统四区的后三区合并为一区。PCR 实验室的各区可以组合式布置，也可分散布置；可以设置在独栋建筑内，也可以与其他功能共用建筑物。本文主要就传统四区组合式布置形式的暖通设计做相关讨论。

2. 核酸检测 PCR 实验室

《新型冠状病毒实验室生物安全指南（第二版）》（下文简称指南）中规定，2019-nCoV 病原体暂按照原微生物危害程度分类中第二类病原微生物进行管理，按指南要求，核酸检测 PCR 实验室应当在生物

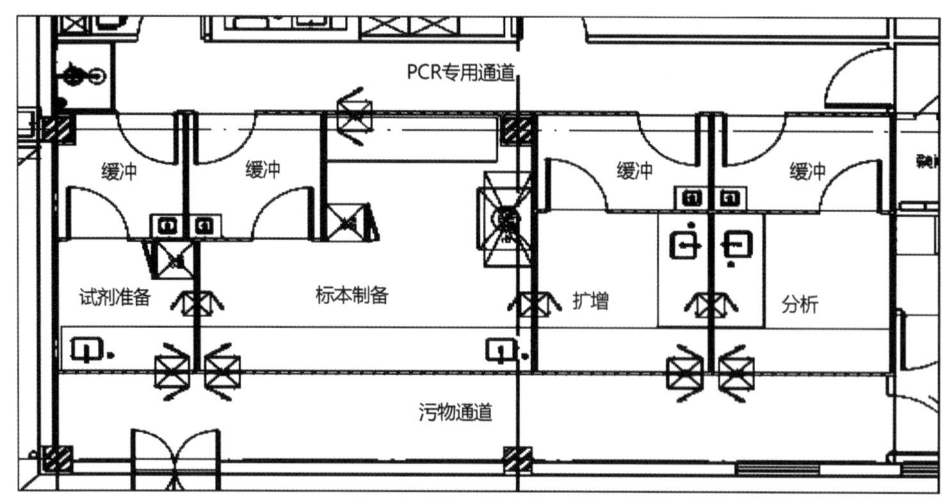

图1 传统四区PCR实验室布置图

安全二级实验室进行,同时采用生物安全三级实验室的个人防护。笔者了解到,目前医院建设的核酸检测实验室有普通P2、负压P2、加强型P2(P2+);按《综合医院"平疫结合"可转换病区建筑技术导则(试行)》国卫办规划函〔2020〕663号中要求,PCR疫情时宜按增强型二级生物安全实验室设计;本文主要讨论负压P2、P2+。

二、核酸检测PCR实验室空调通风系统

核酸检测PCR实验室的空调通风系统宜自成独立系统;通风空调方式的设置应根据实验室所处气候区域,操作对象的危害程度、平面布置、风险评估结果等情况经技术经济比较后确定,并应采取有效措施避免污染和交叉污染。通风空调方式的设置应有利于实验室消毒灭菌、自动控制系统的设置和节能运行。

1. 设计依据主要技术规范和标准

《生物安全实验室建筑设计规范》(GB 50346—2011)。

《医学生物安全二级实验室建筑技术标准》(T/CECS 662—2020)。

《实验室生物安全通用要求》(GB 19489—2008)。

《病原微生物实验室生物安全通用准则》(WS 233—2017)。

《临床基因扩增检验实验室管理暂行办法》卫医发〔2002〕10号。

《医疗机构临床基因扩增检验实验室管理办法》(卫办医政发〔2010〕194号)。

《医疗机构临床基因扩增检验实验室工作导则》。

《新型冠状病毒实验室生物安全指南(第二版)》(国卫办科教函〔2020〕70号)。

《新型冠状病毒肺炎应急救治设施设计导则(试行)》(国卫办规划函〔2020〕111 号)。

《新冠肺炎应急救治设施负压病区建筑技术导则(试行)》(国卫办规划函〔2020〕166 号)。

2. 负荷计算及冷热源

1) 负荷计算

核酸检测 PCR 实验室应进行热负荷计算和逐项逐时的冷负荷计算,计算时需注意部分房间有大功率设备,比如超净工作台、生物安全柜、医用低温保存箱和立式压力蒸汽灭菌锅等。

2) 冷热源

在现阶段及今后的一段时间内,核酸检测的需求非常大,实验室使用时间具有不确定性,疫情紧张时可能 24 小时都需要运行,因此建议设置独立的冷热源系统,有条件可考虑备用。冷热源可采用小型模块式风冷热泵机组、直膨式整体式新风机组、多联机和分体空调等多种形式。

3. 空调系统形式

核酸检测 PCR 实验室设计为 P2 + 型时,须采用全新风直流系统。实验室设计为负压 P2 型,条件许可时可采用全新风直流系统;也可采用新风机组 + 风机盘管、直膨式整体式新风机组 + 多联机系统、直膨式整体式新风机组 + 分体空调等;空调末端的具体形式需要根据实际情况分析后确定。

4. 压差设计

核酸检测 PCR 实验室应避免气流流向导致的污染和避免污染气流在实验室之间或与其他区域之间串通而造成交叉污染,空气流向必须严格遵循单一方向进行。实验室核心工作间相对于相邻区域最小负压不宜小于 - 10 帕,负压房间应在入口显著位置安装压力显示装置。

核酸检测 PCR 实验室压力示意如表 1 所示。

表 1　PCR 实验室压力示意表

试剂准备(常压或正压)	标本制备(－20 帕)	核酸扩增(－30 帕)	产物分析(－40 帕)
缓冲(常压)	缓冲(－10 帕)	缓冲(－20 帕)	缓冲(－30 帕)
PCR 专用通道(常压)			

5. 通风系统

核酸检测 PCR 实验室通风系统应按清洁区、半污染区、污染区独立设置。

1) 通风量计算

核酸检测 PCR 实验室通风系统包含新风系统、全面排风系统、生物安全柜局部排风及其补风系统。

局部排风及其补风系统根据设备的工艺需求设置,设计时局部排风与其补风风量平衡。

新风量需根据实验室的人员新风量、卫生要求、室内负荷计算风量(全新风直流系统)和最小新风换气次数等综合比较后取大值;在现行规范中,未对 P2 类生物安全实验室新风换气次数做出明确规定;对于负压 P2 型,建议新风最小换气次数不小于 8 次/小时;对于 P2+型,建议新风最小换气次数不小于 12 次/小时[参照《生物安全实验室建筑设计规范》(GB 50346—2011)中对于洁净度级别为 8 的实验室最小换气次数要求]。

实验室全面排风量应按照新风量及保持压差所需的渗透风量确定:实验室全面排风量=新风量+总渗入风量-总渗出风量。渗透风量的计算,可按照《洁净厂房设计规范》(GB 50073—2013)中的缝隙法进行计算。

2) 新风系统

考虑到核酸检测对环境温湿度的要求及工作人员的舒适性,新风需经新风机组冷热处理后方可送入室内。

(1) 新风

核酸检测 PCR 实验室新风系统应按清洁区、半污染区、污染区独立设置,但由于实验室区域面积小,总新风量小,从节能及运行的角度来说,建议半污染区、污染区合并送新风,各送风支管上需设电动密闭风阀。

(2) 局部排风的补风

标本制备区中生物安全柜所需排风量较大,需设置补风。一般有两种方式:一是设置与其对应的新风机组,新风机组与生物安全柜连锁启停;二是补风与整个实验区新风合用,新风机组变频,生物安全柜对应的补风管上设文丘里阀,文丘里阀根据生物安全柜的运行状态调节通过的风量。

核酸检测 PCR 实验区的新风总风量较小,如果生物安全柜的补风与其合用,生物安全柜的启停频繁,不利于系统的运行与实验区压力的稳定,建议分别设置。

3) 排风系统

(1) 全面排风

试剂准备间可只送不排,若有排风应独立设置;标本准备间排风系统应独立设置;核酸扩增区、产物分析区排风可分别设置,也可合并排风;主实验室内必须设置室内排风口,不得只利用生物安全柜作为房间的排风出口。排风机应与新风机连锁,排风先于新风机开启,后于新风机关闭。

(2) 局部排风

生物安全柜的局部排风应独立设置，当多台生物安全柜排风合用风机时，应采用变风量排风系统，其补风系统也应变风量运行。

4) 空气处理

负压P2型实验室的新风机组需设初、中效过滤器；P2+型实验室的新风机组需设初、中效过滤器，送风口宜设高效过滤器。鉴于新冠按照第二类病原微生物进行管理，排风应进行无害化处理，排风机入口处设置初、中、高效过滤器。末端空调回风口必须设初阻力小于50帕、微生物一次通过率不大于10%和颗粒物一次计重通过率不大于5%的过滤设备。

5) 新排风口位置及距离

新风取风口应设在室外空气较清洁的地点，且高于室外地面2.5米以上，应采取有效的防雨措施，安装防鼠、防昆虫、防挡绒毛等的保护网，且易于拆装。

排风排出口与新风系统取风口的水平距离不应小于20米，当水平距离不足20米时，排风口应高出进风口，并不宜小于6米。排风口高于屋面不小于3米，风口设锥形风帽高空排放。

6. 气流组织

采用机械通风系统的实验室防护区内送风口和排风口的布置应符合定向气流的原则，减少房间内的涡流和气流死角。排风口应设在室内被污染风险最高的区域，其前方不应有障碍。风口布置应避免对生物安全柜等设备的窗口气流流向产生干扰，送风口不应设置在生物安全柜的操作面、实验活动位置的上方附近，一般把房间的排风口布置在生物安全柜同一侧。

理论及实验研究结果均表明，上送下排气流组织对污染物的控制远优于上送上排气流组织形式，因此在进行实验室防护区气流组织设计时仍应优先采用上送下排方式，当不具备条件时可采用上送上排。通常，核酸检测PCR实验室面积较小，而实验室操作台、实验仪器占据了较多空间，若采用上送下排方式时，需要前期同建筑专业、工艺专业协商好安装位置。在安装过程中，不得采用回风夹墙代替支管，必须全部是实体风管。

7. 其他设计关注点

(1) 考虑到房间气密性、设计与施工的偏差等不确定因素的影响，通风计算及设备选型时，建议附加余量。

(2) 生物安全柜通常内置有高效过滤器，与其匹配的排风机选型应考虑其阻力。

(3) 新风系统、高效排风系统所用的风机应选用风压变化较大时风量变化较小的类型。

(4) 新风机组、排风机均采用变频控制，送、排风支管上均设置定风量阀，以应对工况的改变，保证房间压差。

(5) 所有的送风支管上安装电动密闭阀，停机时自动关闭，防止因特殊情况使房间之间通过风管产生交叉污染;所有排风支管上均安装电动密闭阀,便于房间进行清洗和消毒。

(6) 空调冷凝水集中收集,并采用间接排水的方式排入污水排水系统,进入室外消毒池统一处理。

(7) PCR 实验区有压力控制要求,隔墙(往往为洁净成品板)一定要到顶,设备专业穿墙管洞、隔墙缝隙、窗缝一定要密封好。

三、案例分析

1. 项目概况

新冠病毒突发,瑞金医院北院作为收治发热病人的定点留观医院,设计并建造核酸检测 PCR 实验楼。该项目共一层,高度 6.37 米,为钢结构,计容总建筑面积约 147 平方米。根据院方要求,本项目 PCR 实验室为负压 P2 型。

2. 实验室分区及房间静压示意图(图 2)

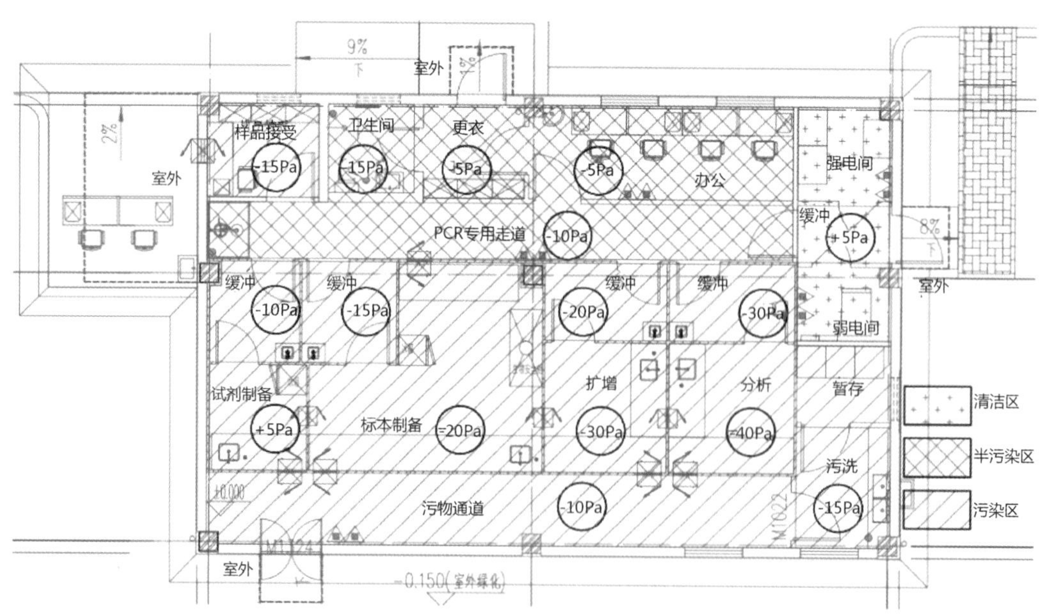

图 2　实验室分区及房间静压示意图

3. 空调与通风系统

本项目清洁区新风换气次数 3 次/小时,半污染区新风换气次数 6 次/小时,污染区新风换气次数按 8 次/小时(污物通道、污洗、暂存靠外墙,通过外门外窗渗透风量基本满足新风需求)，污染区、半污染区合用新风机组。全面排风量按照新风量及保持压差所需的渗透风量确定。生物安全柜的局部排风独立设置，单独选用一台新风机组作为其补风。

空调系统采用直膨式整体式新风机组+分体空调的形式。选用了一台风量2 300立方米/小时、机外余压500帕的新风机组为污染区、半污染区提供新风，机组配初、中效过滤器；选用了一台风量1 000立方米/小时、机外余压120帕的送风机(未做冷热处理)为清洁区的缓冲间送风，避免因强弱电间排风导致PCR专用走道气流流向缓冲间，保持此缓冲间5帕的正压；选用了一台风量1 500立方米/小时、机外余压500帕的新风机组为生物安全柜排风补风，机组配初、中效过滤器。

选用了一台风量800立方米/小时、机外余压450帕的排风机组为标本制备排风，机组配初、中、高效过滤器；选用了一台风量1 200立方米/小时、机外余压450帕的排风机组为扩增、分析排风，机组配初、中、高效过滤器；选用了一台风量1 500立方米/小时，机外余压1 100帕(本项目生物安全柜进压要求大于600帕)的排风机组为生物安全柜局部排风，机组配高效过滤器；卫生间、样品接受、强弱电间、污洗暂存与污物通道、办公室与更衣室均分别设置独立的排风系统。

新风机组采用变频控制，所有送风管上设置有电动密闭阀、定风量阀，风口布置时注意了避免对窗口气流流向产生干扰。新风风管及空调末端布置如图3所示。

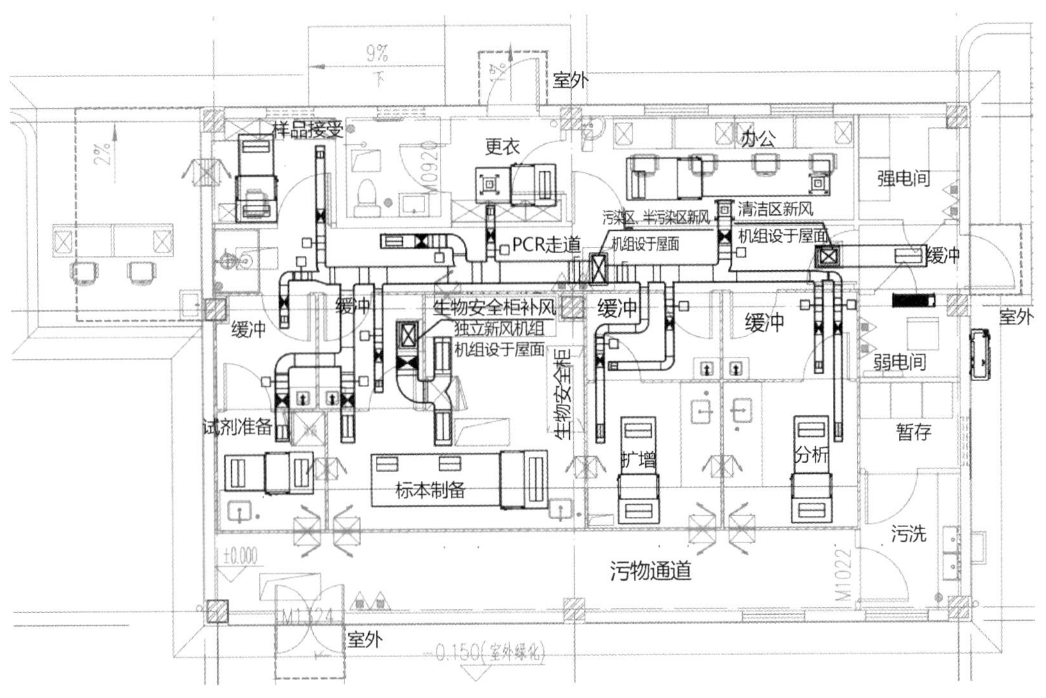

图3 实验室新风风管及空调末端布置图

标本制备间排风独立设置,排风机变频控制,采用下排的方式,排风管上设置有电动密闭阀、定风量阀,生物安全柜单独排风。排风风管布置如图 4 所示。

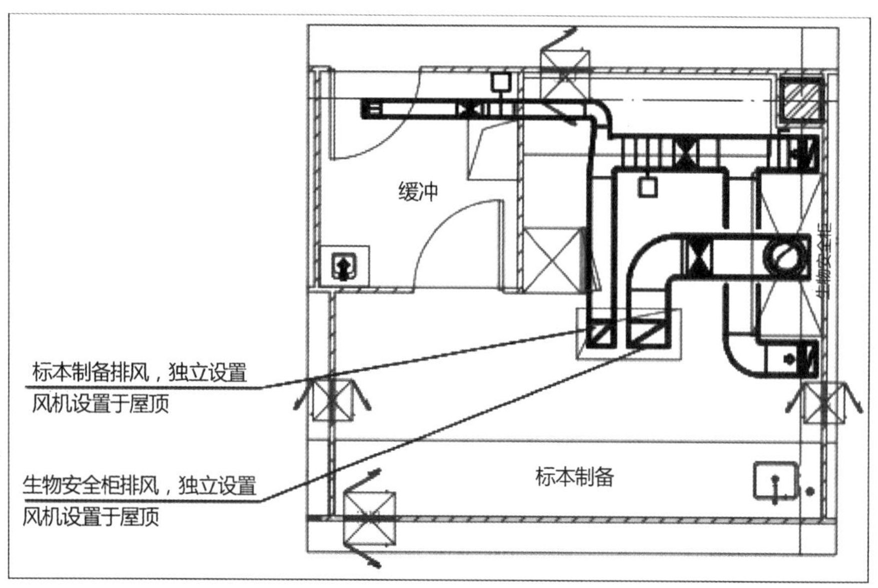

图 4　标本制备间排风风管布置图

核酸扩增区、产物分析区合并排风,排风机变频控制,排风采用下排的方式,排风管上设置有电动密闭阀、定风量阀。排风风管布置如图 5 所示。

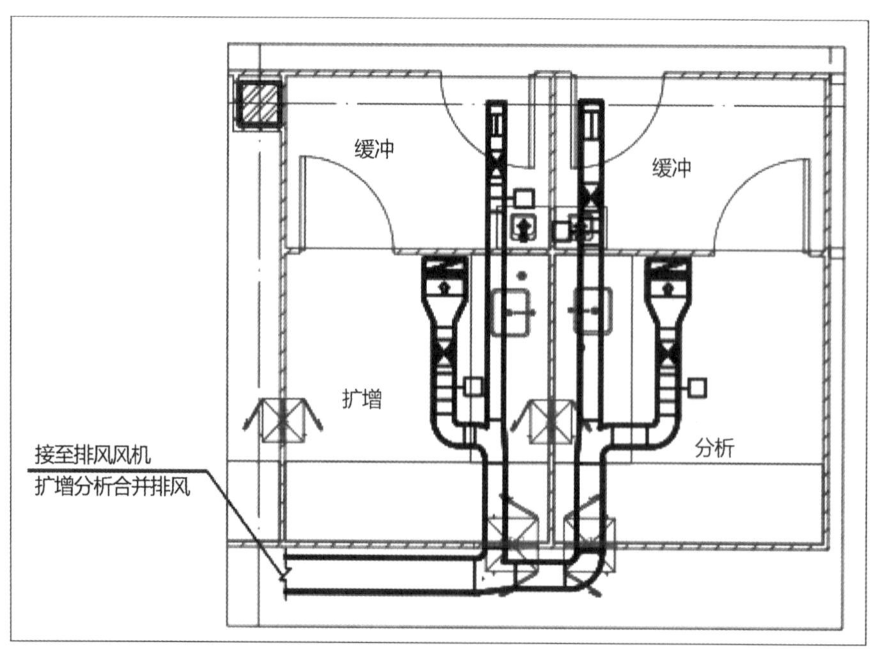

图 5　扩增分析排风风管布置图

4. 竣工及运行

经过院方、设计、施工等各方共同努力，该项目按时竣工。投入使用后，核心工作区的温湿度、压力梯度、气流流向均满足核酸检测 PCR 实验室运行要求。

四、结语

(1) 严格执行国家相关规范。

(2) 严格控制各实验房间压力梯度，防止污染样本、保证实验人员的健康。

(3) 合理设计实验室气流组织，避免对实验产生干扰，有利于污染空气的排出。

(4) 核心工作区排风要进行无害处理。

(5) 要采取可靠、严密的技术措施，保证房间围护结构的气密性。

（撰稿：罗涛）

上海市公共卫生临床中心应急救治临时医疗用房项目简介及设计小结

——同济大学建筑设计研究院(集团)有限公司

上海市公共卫生临床中心本部作为2004年市政府一号工程,是为应对非典而快速建成的三级甲等医院。全院占地503亩,建筑面积115 304.51平方米,肩负着保障上海乃至长三角公共卫生安全的重要职责。为了应对新型冠状病毒感染的肺炎,2020年1月29日,市政府确定紧急建设上海市公共卫生临床中心应急救治临时医疗用房项目。2月2日正式开工,2月23日完成工程建设,2月26日调试完成交付使用。

本项目按照"一次规划、分步实施"的原则,总体规划600床规模,一期实施200床,总建筑面积约9 710平方米。主体建筑地上二层,主要功能为四个传染病病区,以双床间为主,单人间为辅。此外,还设置了医护工作区、休息区、宿舍区及污水处理、医疗气体等设备用房。如图1、图2所示。

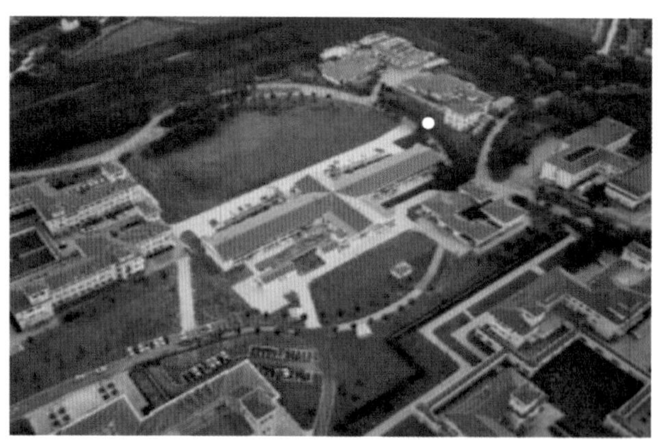

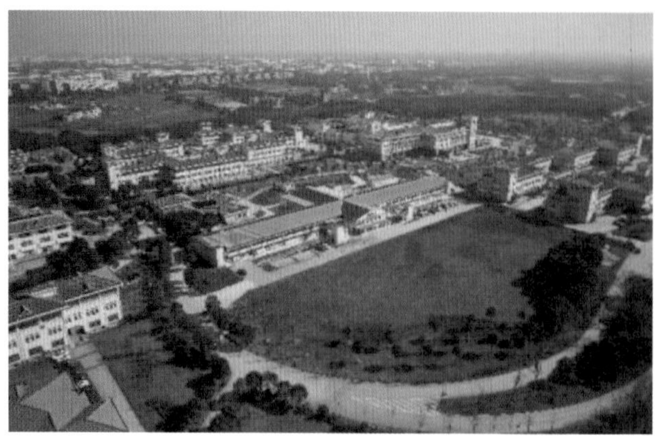

图1 现场鸟瞰图

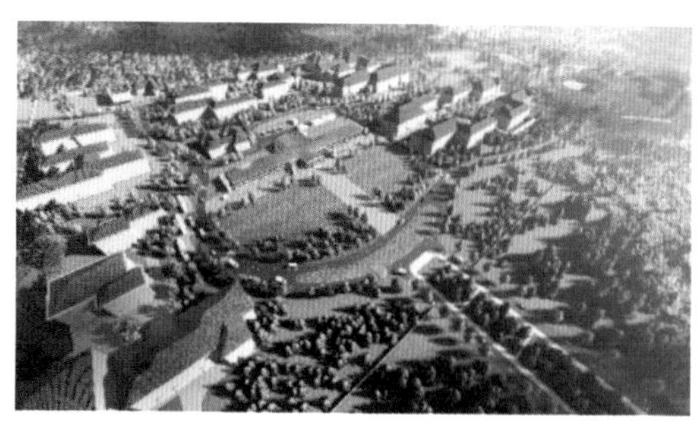
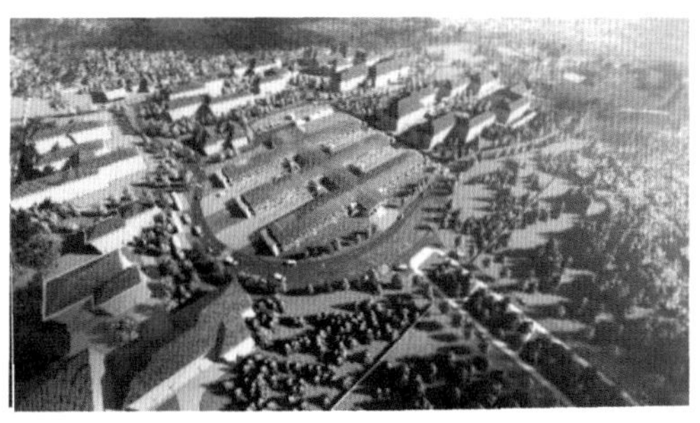

图2　项目效果图

由于本次疫情为呼吸类传染病，所以病房按照最高等级的负压病房进行设计。在平面布局上，按照“三区两通道”的原则设计，即“污染区—半污染区—清洁区”“医护通道—病患通道”，在空间上完全隔离，通过更衣或缓冲有效区分，流程设计紧凑高效，确保医护人员的工作安全(图3)。在流线组织上，充分利用基地空间，同时又与原有院区紧密结合，将洁污流线、医患流线、货物和医废流线合理组织，避免交叉感染。

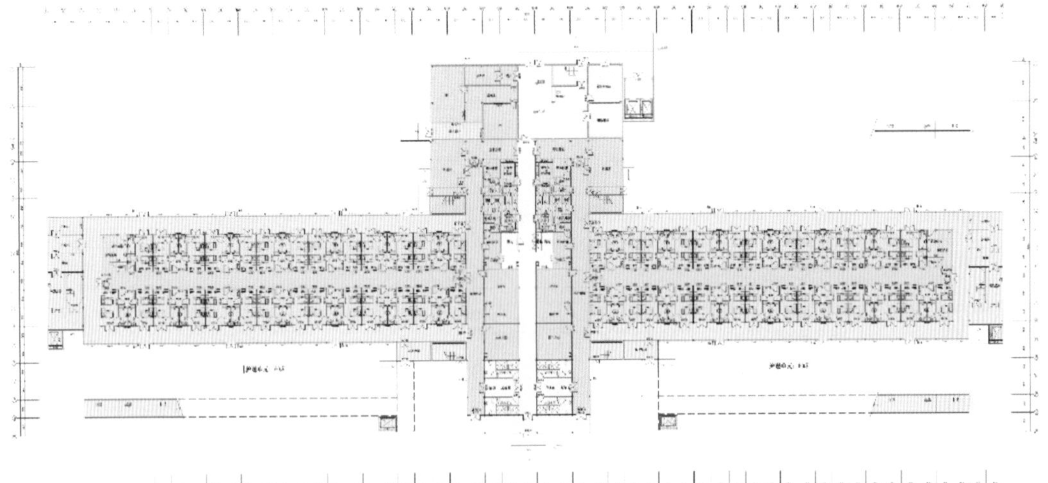

图3　“三区两通道”设计

此外，每个病区设置独立的医护办公室、休息室，内设独立卫生间、淋浴间和直饮机，还集中设置了医护隔离宿舍，充分保障医护的工作和休息环境。

本项目立足于新型冠状病毒感染的肺炎的应急救治，同时要考虑今后能较长时间使用，项目时间紧、标准高，参建各团队群策群力，在确保按时建成项目的同时，精心设计、精心施工、精心管理，力求体现上海水平、上海质量。我们在以下各方面进行了充分的探索。

一、快速建造的模块化设计

上海市公共卫生临床中心应急救治临时医疗项目中,主体部分采用了集装箱式结构,这类模块化结构具有标准化设计、工厂化生产、安装快速和可回收利用等优点。同时,由于采用了数百个集装箱连接整合,形成了稳定的结构体系,辅助以部分斜向支撑构建,可以较好地抵御台风、地震的自然灾害,具有较好的结构安全性。

单元由顶框组件、底框组件、角柱和若干块可互换的墙板组成,采用模块化设计理念和生产技术,把一个病房模块化成标准的零部件,到现场组装或吊装落位即可;箱体之间的连接采用角件相互连接的构造,其节点连接保证有可靠的抗剪、抗压与抗拔承载力;箱体的现场连接构造有施拧、施焊的作业空间与便于调整的安装定位措施。

集装箱式结构简单、安全,采用天然地基,对基础要求低,具有现场安装快捷、移动搬迁便利、周转次数多和使用寿命长等特点,且拆装无损耗,无建筑垃圾。结构内部本身填充的矿棉保温材料和框架结构本身可循环使用。

本项目采用3米×6米模数集装箱体进行组合,构建出负压病房、卫生间、缓冲间、护士站、医生办公室、医护休息室和走道等功能模块。二层卫生间模块顶部放置负压风机,其下方箱体结构增加钢柱;走道外立面为条形外窗,结合窗框设置钢框柱予以加强;在主要设备、桥架架设处结合墙体均采取了结构加强措施,已达到安全耐久的要求。

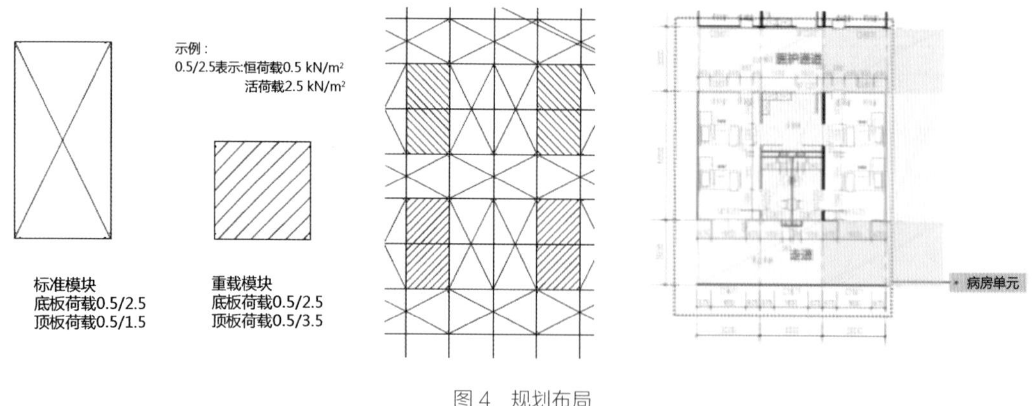

图4　规划布局

规划布局同样采用模块化理念,以适应疫情的发展需要进行建设。项目以50个床位为基本单位,并配备医护护理空间形成一个护理单元。每4个护理单元形成一个组团,每个组团设置医护宿舍休息区。总体规划按3个组团共600床设计,目前完工的是200床的一期组团。总体管网、污水处理、雨水回收、供电线路及开关站容量等涉及城市市政衔接和总体配套方面均按600床位一次性建设到位，变压器、柴油发电机组、空调机组、负压风机组和新风机组等可以按组团独立设置的设备设施则按200床分期实施，以达到经济效益与应急建造高速度之间的最佳平衡。

二、核心技术体系：气流组织与负压系统设计

为确保达到较长使用时间的建设标准，重点关注病房负压系统的建设，采取分步封堵、层层落实围护结构的密闭效果，达到规范和使用要求。

门窗采用实验室专用门窗或用于普通外墙的门窗，传递窗采用机械式密闭传递窗，以保证房间的气密性；地漏采用带过滤网无水封多通道地漏并加水封的设计，洗手盆排水及空调冷凝水排水用于给水封补水，确保水封不会干涸；进入病房的缓冲区设置医用凝胶消毒代替水斗，减少开洞，降低污染可能性。

建筑气流组织形成从清洁区至半污染区至污染区有序的压力梯度。房间气流组织防止送、排风短路，送风口位置使清洁空气首先流过房间中医务人员可能的工作区域，然后流过传染源进入排风口。同时满足温度舒适性要求。室内全新风换气次数12次，排风量大于新风量，换气次数为15次。每间病房送排风支管均设置定风量阀，以确保房间准确风量。风机采用变频风机可以恒定风量。如图5所示。

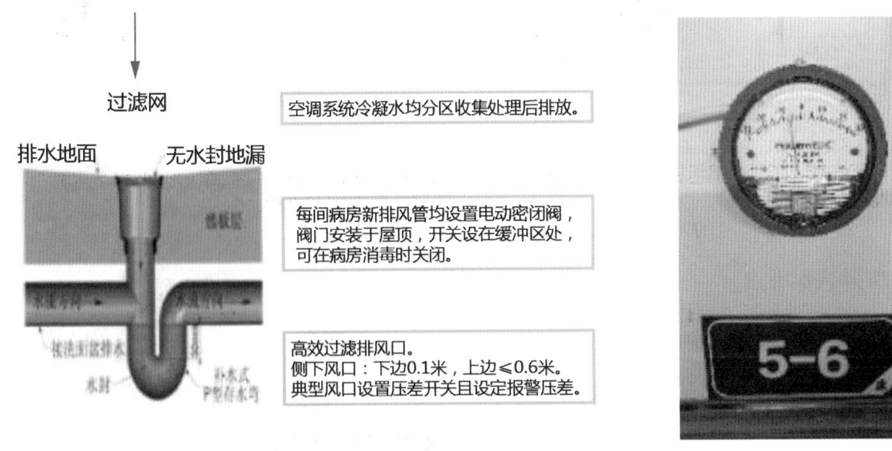

图5 气流组织

在施工方面，室内地面铺设PVC卷材、顶板拼缝加刷防水涂料，室内阴角采用L形金属盖板、板缝以硅胶密闭，墙板以硅胶密闭；门窗框与墙体之间以硅胶填缝，外面再采用金属盖板，板缝以硅胶密闭；管道与墙体之间以硅胶填缝密闭等，最终室内压力实测数据达到了设计预期的效果。

三、环境保护与排放处理

北京小汤山医院病房间距为12米,传染病医院的病房理想间距最好在20米以上,考虑到各期病房之间设有运输坡道,最终规划设计各期病房楼间距为24米,保证了理想的防护间距。同时,对于项目中产生的废气、污水以及雨水都采取了技术处理,达到环境保护的相关要求。

新风经直膨式新风机组初、中、高效三级过滤后送入病房。排风经过高效过滤器过滤处理后高空排放。新风口远离排风口。医用真空系统排气口经杀菌消毒后高空排放,远离医用空气进气口、门窗等;房间污水立管伸顶通气,并在伸顶处增设高效过滤网及紫外线消毒装置,确保有害气体不进入大气中;污水池产生的废气采用紫外线+活性炭吸附的方式去除,如图6所示。

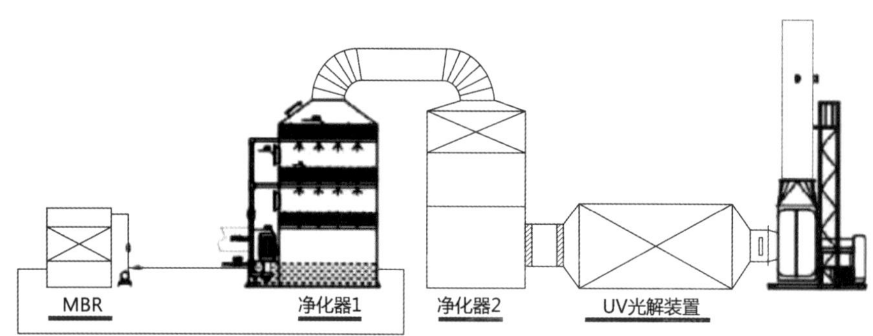

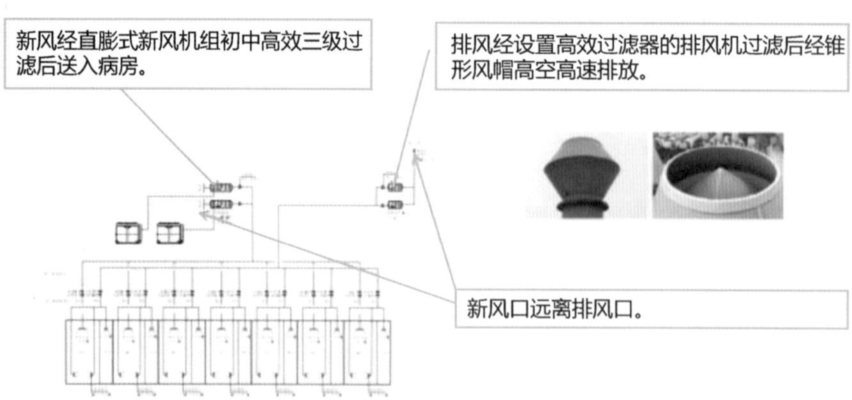

图6 新风系统示意图

基础及地坪采用250毫米厚防渗混凝土，并以防水涂料加强抗渗漏效果；雨水收集至全院统一的管网经处理达标后向市政管网排放；污水经密闭的室外管网收集，并经污水处理站预消毒外加二级生化处理、深度膜处理再消毒的工艺处理，达标后向市政管网排放。

固体废物由医院专用焚烧炉统一焚烧。

四、设计模式的创新：因地制宜的全程设计

上海市公共卫生中心应急救治临时医疗用房项目紧密依托现有医技检查、负压手术室、后勤保障等设施，形成功能的互补，但同时需要在极短的时间内理清医院原有的水、电、气、通信等配套设施的容量冗余和院区内多次改造后的管网线路情况，并尽可能地减少对医院现有道路系统、绿化树木的破坏。设计团队实地反复踏勘，将存档图纸资料与现场状况进行比对，同时与医院各使用部门和政府各主管部门反复沟通，确保了方案设计的落地性。考虑到工期的限制及施工采购运输条件的极大困难，设计院与集装箱生产厂家、设备采购安装单位同步进行紧密的技术配合，确保了设计的可实施性。

在项目建设过程中设计团队常驻现场，不断根据实际情况修改设计，使项目施工得以快速推进；与此同时，不断进行自我优化，充分利用各项社会资源进行设备快速采购加工，为医护和病患提供更好的工作、治疗环境。虽然本项目是应急临时工程，但参建各方群策群力、精益求精，以更高的标准要求自我，充分体现项目建设的上海水平和上海质量。这种现场设计的工作模式是重大应急工程建设成功的一项关键保障措施。

五、和谐人性化的建筑空间环境设计

完善的医疗流线达到医疗工艺的高标准，应急项目的医疗流线设计与医院现有传染病房采用同样的标准，以保证最佳的治疗效率和安全性。洁污电梯与坡道相结合的设计，可以在电梯安装调试尚未完成之时即可开展二楼的医院开办及使用，确保了交付工期。在疫情期间，遇到电梯故障时可利用坡道运输，大大减少了电梯维保的压力。整洁的外观形象与医院现有建筑和谐相融，良好的室内采光和优美的外部环境提高了病患的生活环境条件，有利于病患提升自身免疫力，为加快治愈提供了最佳的外部保障。

建筑中最大化地考虑了医护人员的休息场所，在洁净区设有10间共80床的宿舍区、4间医护休息室兼淋浴区；在半污染区设4处护士站及4处医生办公室。如图7所示。

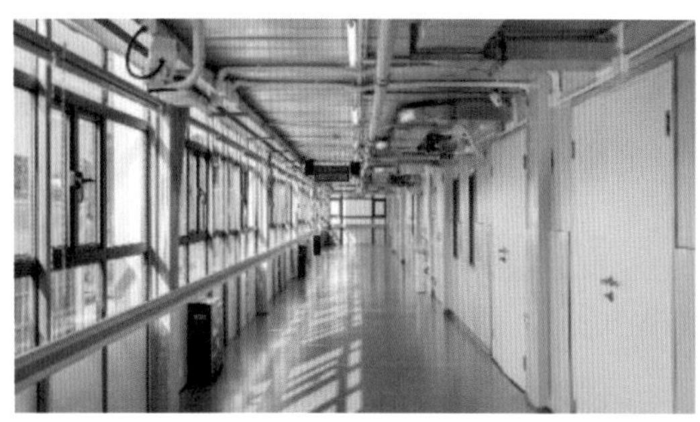
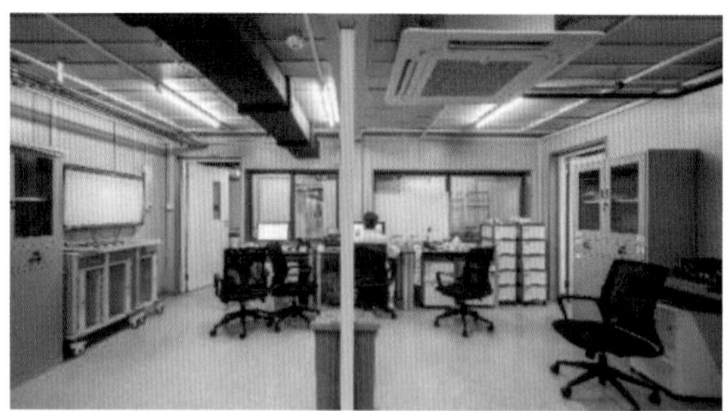

图 7　人性化的建筑空间环境

六、应急病房的疫后再利用

对比国内外本次疫情期间建设的同类临时应急用房，本项目在医疗工艺、医疗流线、人性化设计、环境保护、模块化建设以及使用寿命等方面均采用了更高的标准，探索了一条应急临时传染病医院建筑设计之路。

在疫情过后，通过加强消防设施、完善使用效果等措施，本项目可以较长时间进行战备和使用。在新的具有国际先进水平的国家应急医学中心项目建成之前，保证上海市公共卫生中心全院具有超过 500 床负压隔离病房的收治能力，确保上海在全国应急救治领域的领先地位。

七、结语

为了应对本次疫情，全国各地集中力量建设了多个类似的应急救治临时医疗用房，由于时间紧、任务重，不具备完全按照国家设计规范来实施的条件，同时缺乏应急项目设计和实施指引，各地的建设标准不尽相同。通过本项目的实践，我们也进行了反思。模数化的钢结构板房建造方式是确保本项目短时间内完工的最佳选择，但受限于标准箱体的净高及围护板材的材质，在敷设管线、设备设施安装、防水处理和气密性封堵等实施过程中遇到了大量实际问题。如果能将水、电、医疗气体等大量的设施设备管线整合在板墙内部，将房间的门窗与墙体整体加工现场组装，做成真正的装配式建筑，那将大大提高项目的施工质量，缩减施工周期。

目前，国外疫情还相当严重，国内疫情管控将会常态化。我们急需国家相关主管部门总结各地经验，出台相关建设标准和设计规范。同时，能鼓励相关生产企业进行产品研发，做到未雨绸缪。此外，各地新建的公共卫生中心都可以借鉴上海的成功经验，在院区内部预留好适宜的场地和能源保障系统，为未来应对大规模突发事件做好应急储备。各大综合医院的传染门诊和隔离病房建设应该得到充分的重视，形成区域内完整的传染病诊断和诊治网络。

（撰稿：戚鑫）

应对突发疫情背景下传染疾病医疗病区的设计思考和探索

——上海建筑设计研究院有限公司

进入2020年以来，新冠病毒已席卷全球，深刻影响了各国的社会、经济等方方面面。中国从最初的对暴发地武汉攻坚灭疫到现在的常态化抗疫；上海作为一线国际都市、经济重区，也承受了巨大压力；同时在这半年多的时间里，设计行业作为战疫军的后方成员，积极投入抗疫的战斗中。在经过这段特殊经历后，我们进行了初步的回顾和思考，供大家讨论。

一、对相关政策法规的设计解读

(1) 在2020年4月8日发布的《中共上海市委、上海市人民政府关于完善重大疫情防控体制机制健全公共卫生应急管理体系的若干意见》(以下简称《若干意见》)，是根据习近平总书记重要指示、结合上海实际情况制定的重要文件。其中明确指出了上海应对公共卫生事件的规划目标："到2025年，重大疫情和突发公共卫生事件的应对能力达到国际一流水准，成为全球公共卫生最安全城市之一。"这意味着，工作将从指挥、监控、预警、防控、救治和社会治理体系等全方位角度展开，建设条线上要保证各条线能够得到与基建相关内容的全力保障，使各条线的工作能够顺利开展推进；另外，建设条线更需要提高效率和质量，使基建保障更高效和高质，更好地服务于公共卫生事件的应对工作。

(2) 在《若干意见》中提到：建设五大体系。特别是要建设定位明确、"平战"结合的应急医疗救治体系，重点是形成由市级定点医院和医疗机构、区级医院和区域性医疗中心、社区卫生服务中心等构成的应急医疗救治体系。针对这样完整的医疗救治体系，设计行业应首先理解不同医院或中心的医疗作用和工作目标，理清不同项目的功能需求，明确不同项目的设计目标。

(3) 2020年3月17日，上海市卫健委发布沪卫医〔2020〕17号文件《关于加强本市发热门诊设置管理工作的通知》，并推出《上海市发热门诊基本设置标准(试行)》。在此文件精神要求下，上海申康医院发展中心(以下简称申康中心)推进市级医院的发热门诊建设工作，到

7月份,共有7家市级医院上报发热门诊病房的改扩建项目;并将推出《市级医院发热门诊标准化建设指导意见》。这两份文件,是对发热门诊病房的建设工作有着直接的明确要求和指导意义,设计团队应深入学习和理解文件精神,结合项目实际情况,将文件要求落实到设计中。

(4) 2003年发布的沪卫规建〔2003〕89号《上海市医疗机构传染病专用门诊设置的基本卫生要求》,是在2003年SARS疫情后,针对传染病诊疗医院建设的一个重要文件。在今日来看,正是当年的建设要求形成了目前的传染疾病诊治布局,使今日面对突发新疫情,各级医院有着基本的传染疾病门诊和病房可以应对。在此基础上,按照新要求和其他实际条件进行改扩建,使诊疗条件可以进一步提升和规范。从设计角度,应梳理医院现有情况,找出差距,尽可能地优化布局并改善水暖电条件,提高建筑使用效率。

二、对上海医疗机构的了解认知

SARS疫情过后,全国已经近十八年没有发生大的公共卫生事件,基于事件发生的不可知性及日常诊疗需求的低下,传染科室的发展在全国范围是较慢的。SARS以后上海比较典型的市级医院相关科室情况,除公共卫生中心(2004年,500床)外,华山医院感染楼是在2010年启用,总面积9千余平方米(三病区68床);中山医院2004年成立感染病科,2015年8月开设独立的感染病科住院病房(33床);第一人民医院在2011年在原传染病门诊基础上整合成立了感染性疾病科;等等。

可以看到,各市级医院在SARS疫情后根据相关要求逐渐建立或加强了传染科室的诊疗工作。2020年年初以来,因诊疗需求的极大增加和卫健委及申康中心的相关要求,目前市级医院及相关专科医院的传染科都在规划或开始改扩建,诊断能力、救治能力得到较大提高。各区的传染病医院和各类综合医院的传染科室也开始将相关工作提上议事日程。

三、传染病医疗建筑的主要建设模式

对传染病诊疗区改扩建需求的大幅增加,是设计施工行业的极大机遇和挑战。一方面,任务多、需求明确;另一方面,时间紧、要求高、难度大。在2020年春节期间,上海调配力量完成了多个临时医疗用房项目,如上海公共卫生中心(图1、图2)、上海第六人民医院临港院区等。在设计思路上,医疗用房的建设主要可以考虑以下几种方式。

(1) 新建医疗用房。可以完全按照要求落实医疗布局和功能,新建建筑整体质量好,服务时间长。如2003年SARS疫情时期,上海集全市力量在一年内完成公共卫生中心项

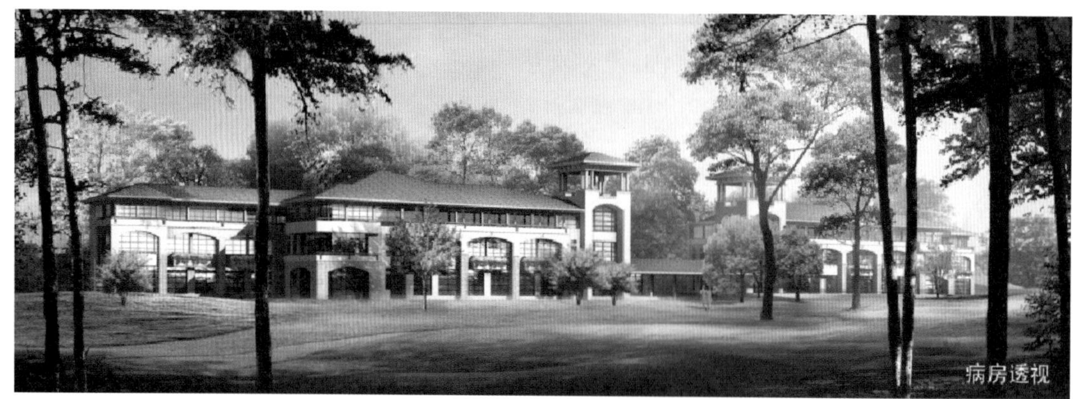

图 1　上海公共卫生中心效果图

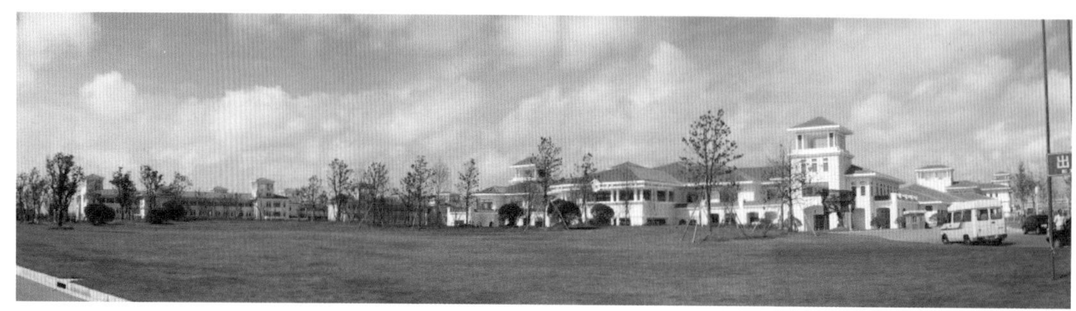

图 2　上海公共卫生中心实景照

目，至今仍然作为中心总部在使用，并在这次 2020 疫情中发挥重要作用。这种方式适用于诊疗大布局的应对，通过对整体医院或新楼的新建，以提升城市或区域的整体的诊疗能力。

（2）在现有的医院中将已有的普通门诊或病房按照传染病医院的要求设置“三区两通道”，将其改造为可供传染病医患人员居住的病房，避免交叉感染。利用已有的建筑条件进行改建，投资少，速度快，是解决急迫问题的较好选择，但要考虑改造区域水暖电系统的相对独立，不能影响医院全区的系统安全；同时，基于改造占用了医院既有的面积，医院现有的医疗功能是否受到影响需要进行评估；最后，当疫情过去以后该部分如何使用，即“平战”结合问题需要首先论证清楚。

在近期即将推出的《市级医院发热门诊标准化建设指导意见》中，重点考虑了“平战”结合如何解决的问题。在平时的每传染病种设置不少于 2 间（一用一备）门诊诊室，疫情期间可全部转换为某单传染病种门诊诊室或病房。这样的考虑兼顾了平时使用及战时集中高效应对，是非常好的方式；中国建筑标准设计研究院出版的《应急发热门诊设计示例（一）》中的布局案例很清晰地表达了各种功能区域的相互关系（图 3）。

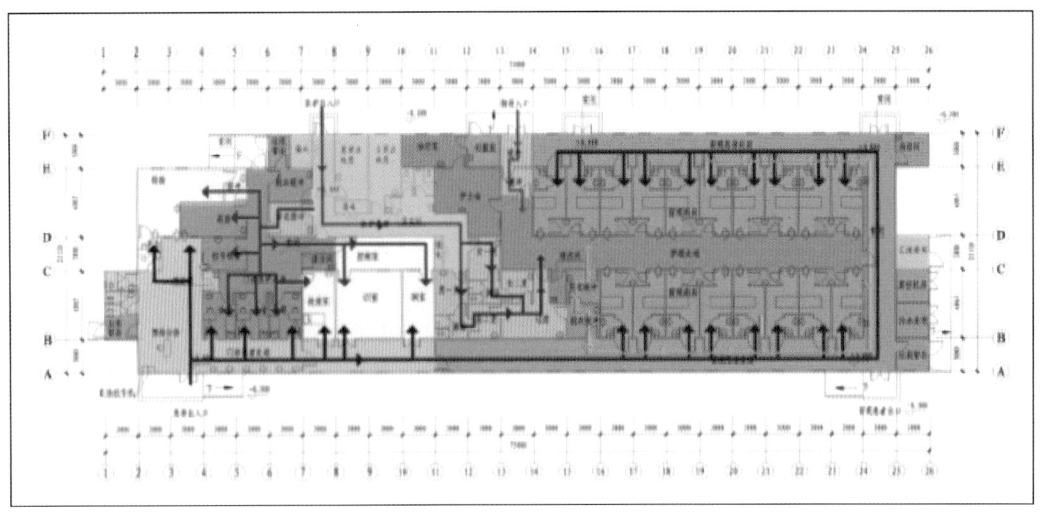

图 3　布局案例：摘自《应急发热门诊设计示例（一）》

（3）在合适空地位置应用轻钢骨架与复合板、或集装箱来快速完成方舱医院的建设，适用于战时时间极度紧张情况下需要第一时间完成传染病区建设，按照流程要求做出通道，防止清洁区、半污染区和污染区的交叉感染。使用高效、快速，但建筑寿命短，机电配套系统都是临时的。2003 年北京小汤山医院即采用这种方式，在任务完成后医院关闭（图 4）。

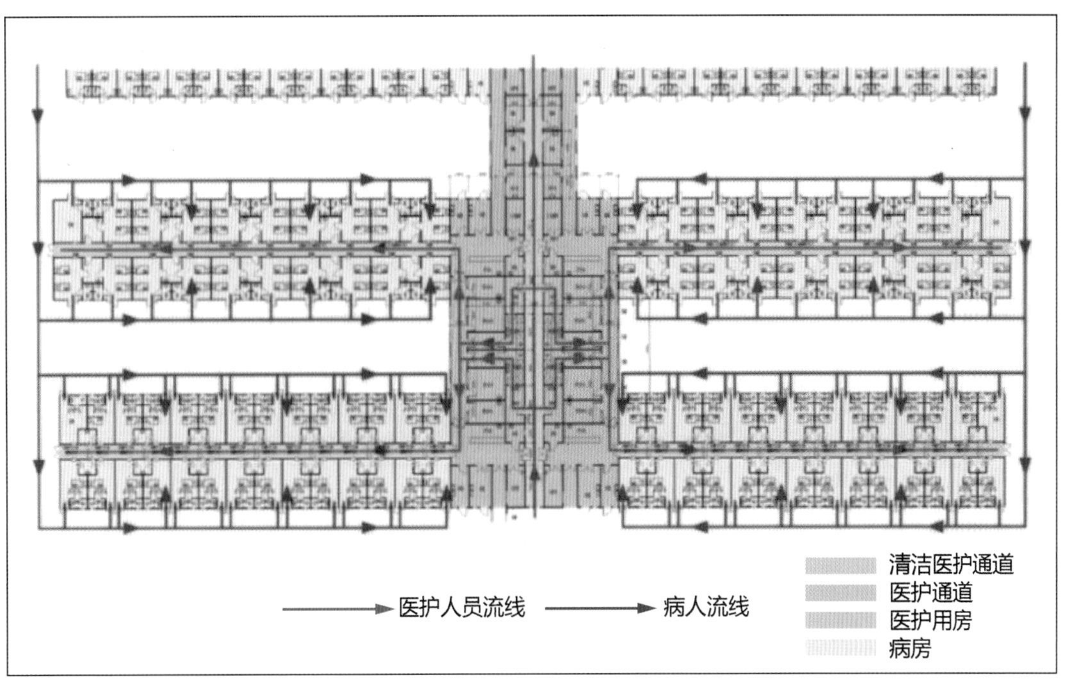

图 4　小汤山医院病房区平面图（中元国际提供）

基于科技的持续发展,现在的建筑技术与2003年相比已有很大进步,现在我们可以选用更好的材料和结构形式来建设。如17年前小汤山医院采用的基本上是轻钢骨架与复合板,而武汉火神山医院采用集装箱式箱体活动板房进行模块化拼接,板房形成标准单元,接地处都采用架空的方式,在火神山医院开工的第四天就开始进行安装(图5)。火神山医院项目采用的集装箱,因下部有下部钢框架使得无障碍受到阻碍,现场做了特殊的构件以解决推行问题。

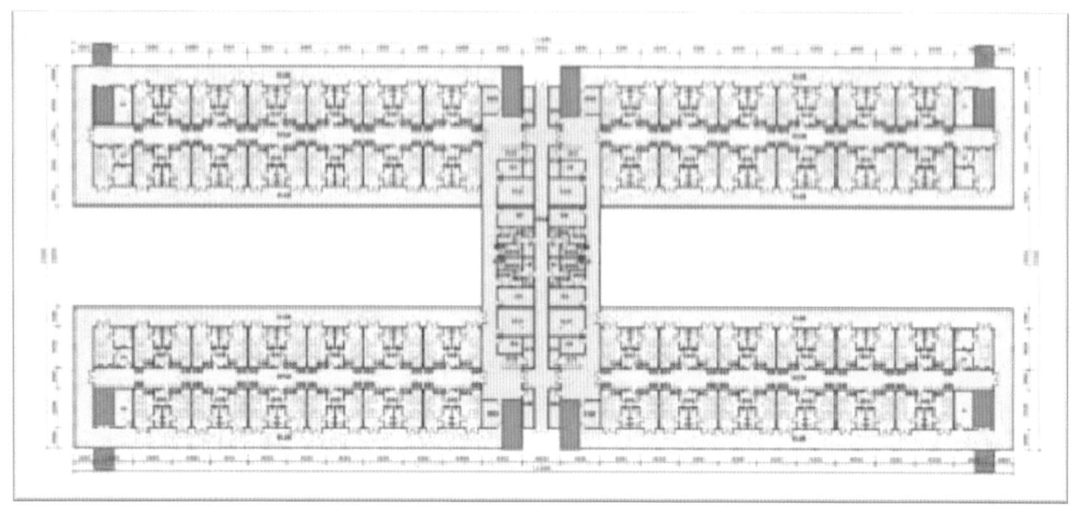

图5 火神山护理单元平面图(武汉中信设计院提供)

雷神山项目与火神山项目不同的地方是火神山医院建于荒地,雷神山医院建于停车场上,停车场旁边的既有建筑已经落成,并为雷神山医院的运行提供了一定的保障功能。从这些情况来看,雷神山医院基建条件好于火神山医院。

2020年的上海公共卫生中心临时医疗用房项目、上海第六人民医院临港院区的临时医疗用房项目,都采用了集装箱式箱体活动板房建造模式。在战时紧急情况下采用交叉作业,多项工序并行,尽可能缩短工期。集装箱的使用减少了主体结构的搭建。

四、对传染病医疗建筑的设计思考及案例分享

为应对今年的突发疫情,设计团队历经多个项目的实际历练,积累下一些经验,引发一些思考,做出一些总结。

从功能布局考虑,传染病医疗建筑最重要的是保证医疗流程的不交叉,避免院内感染的可能性。在医院感染管理中,将和传染病相关的科室区域划分为洁净区、半污染区和污染区。洁净区为未被病原微生物污染的区域,半污染区是指有可能被病原微生物污染的区

域，污染区为被病原微生物污染的区域或病人直接接触的区域。设计中“三区两通道”应得到落实，医护人员进出的隔离条件、通风系统的改造问题、污水的排放治理问题等都需要在总体布局中明确。

传染病医院基本流程图如图 6 所示。

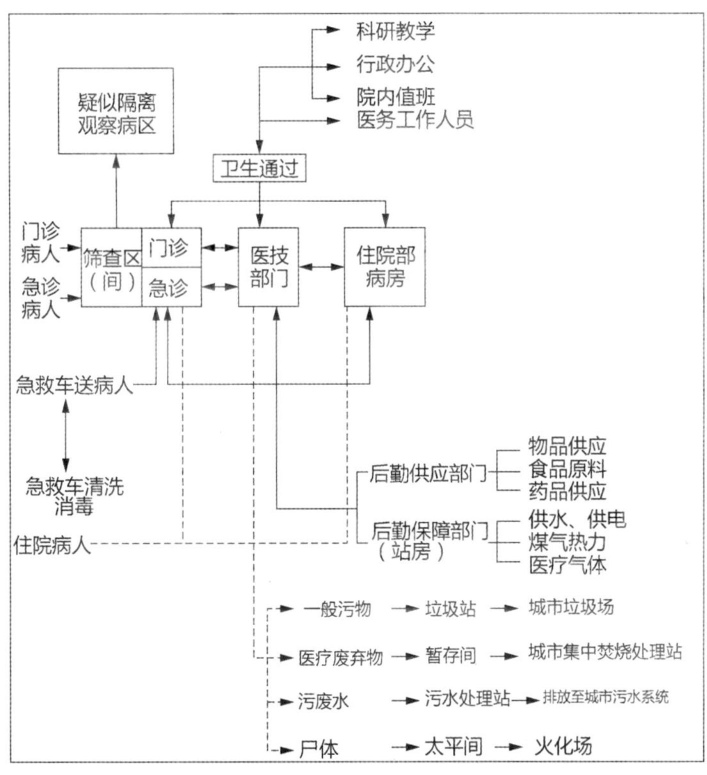

图 6　传染病医院基本流程图（来源：《传染病医院建筑设计规范 GB 50849—2014》）

2020 年 2 月上海市建筑建材业市场管理总站发布的由上海建筑设计研究院主编的《上海市医疗建筑应对新型冠状病毒感染期的应急技术措施指南》（以下简称《指南》），针对疫情中诊疗建筑的机电系统提出了应对措施和相关建议，各类不同的系统在疫情防控期间的运行，最根本的是都需要遵守安全的首要原则。需要关注的是，《指南》中明确，对于独立的新风和排风系统，应确保在使用期间不间断运行。实际上在建筑平时使用中，新风系统也是必需的，但往往基于节电省钱的目的而关闭。特别指出这一条，正是基于为了确保疫情期间的运行安全。希望通过这段特殊的时期，能够使大家广泛认识到保持空气清洁的重要性，在日常生活工作中引起足够的重视，由此进一步减少各类经空气及飞沫传播的传染病案例。

五、案例分析

1. 仁济医院南院扩建发热门诊规划方案

仁济医院南院位于闵行区,在十二五期间启动并于2012年12月正式启用。整体院区布局完整,用地紧凑,如果在现有状态下想新建一栋完整的传染病房楼,可能性非常小。幸好在原有门诊建筑东侧,已设有传染门诊,包含发热、肝炎、肠道三个诊区,为本次疫情诊疗空间达标有了最基本的条件。但由于现状面积过于狭小,必须另想办法。恰巧在此传染诊区东侧有一小块停车位置,规划方案就确定在不破坏整体院区交通环路前提下,紧贴原建筑扩建发热门诊病房楼,即图7中的蓝色体块示意位置。

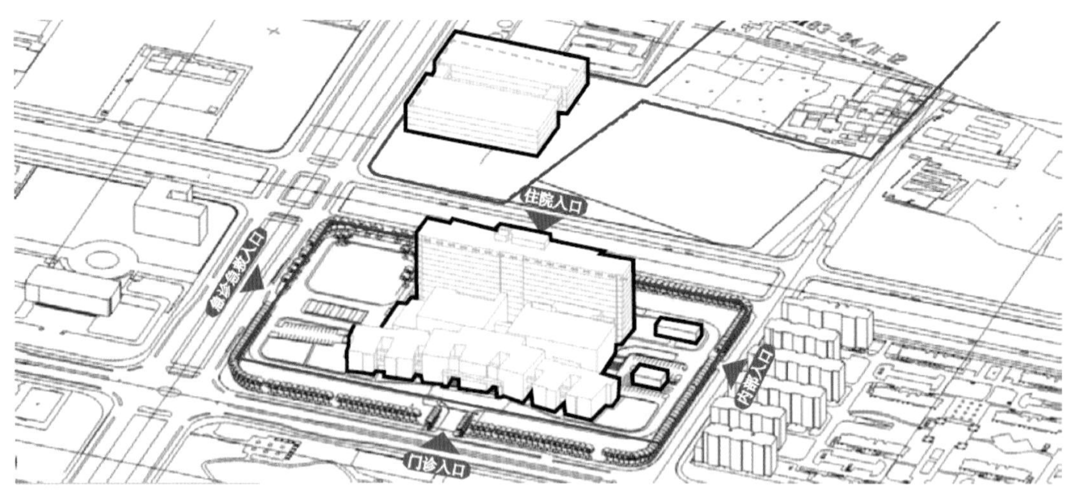

图7 仁济医院南院扩建发热门诊规划方案示意图

2. 上海市胸科医院(以下简称胸科医院)发热门诊病房楼(非典型案例分析)

胸科医院位于淮海西路黄金地段,用地仅39亩,目前容积率已经接近2.8,是市中心典型的高密度市级三甲专科医院。由于现状总体已经努力挖掘用地潜力,几乎找不到一块完整的区域用来建设。同时胸科医院作为胸部疾病的专科医院,平时并没有设置各类传染病门诊,因此此次按要求设置发热门诊,必须是新设。经过反复梳理,终于确定在门诊东南侧绿地内贴邻门诊楼建造发热门诊楼,但占地面积仅200余平方米。通过这仅200平方米的占地面积与原有门诊楼一起统一布局,初步形成独立发热门诊区域的设计方案。图8中蓝色区域为发热门诊示意位置。

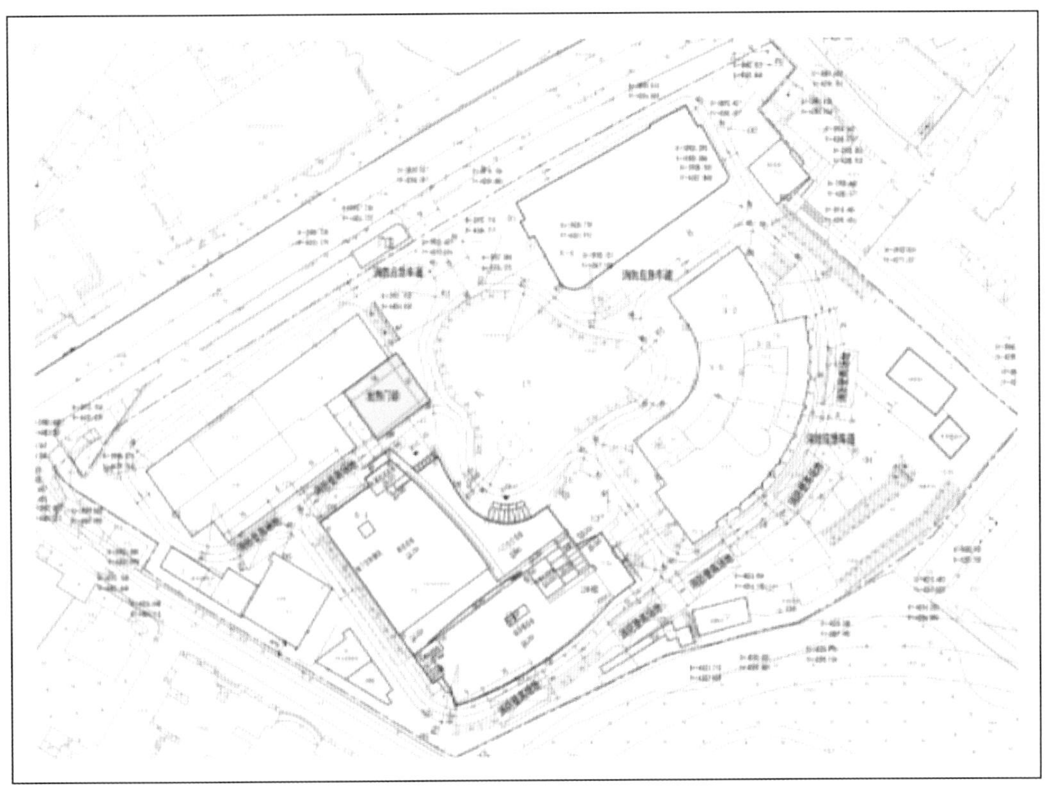

图 8　胸科医院发热门诊规划方案示意图

在抗疫常态化的情况下，做好充分的预案是十分必要的；而设计工作就是保障工作的一部分预案内容。真心希望疫情早日可控、可防，真心希望设计能对战役工作有切实的帮助。

（撰稿：倪正颖）

抗疫背景下医疗用房建设思考

——江苏省人民医院

新冠病毒席卷全球，给世界人民带来了极大的灾难，深刻影响了经济与民生。在中国，从 2020 年 1 月 24 日到 3 月 8 日，全国共有 346 支医疗队、4.26 万人驰援武汉和湖北，以一省包一市的方式，对湖北省进行对口支持，其中江苏派出了 2 800 多名医护人员。江苏省人民医院作为地区龙头医院，多批次援鄂共计 280 余人，还实施国际援助，如援委内瑞拉等。

一、疫考下的建设模式

新冠肺炎疫情背景下，选择何种模式进行快速、高效地建设医疗用房成为决策者要考虑的重要内容。

1. 永久性新建

永久性新建的优点是，可以根据当前的建设要求，完全实现建筑的平面布局和各项系统的功能，一些新技术的应用使得建筑本身得以优化。作为永久性新建建筑，其整体质量较好，布局合理，设计寿命长。如 2015 年建设的南京市公共卫生医疗中心项目(图 1)，一直作为

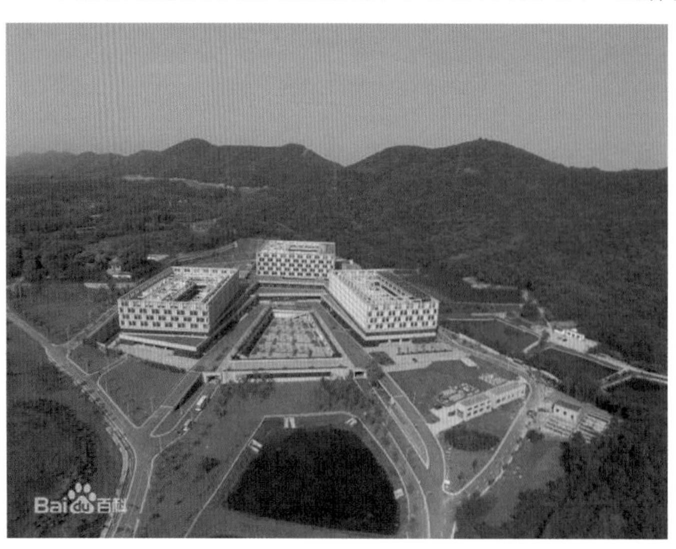

图 1　南京市公共卫生医疗中心(图片来源：网络)

南京市特殊传染病的集中收治中心，并在今年的新冠肺炎疫情中，作为南京地区新冠患者集中收治中心，为防疫抗疫发挥重要作用。

2. 快速化新建

快速化新建项目，兼顾了新建建筑完全实现建筑平面布局和各项系统功能的优点，更突出的是，其采用标准化、快速化建设模块，材料可批量制作、施工难度下降，极大地缩短了建设工期。快速化建设以轻钢龙骨、复合板材和集装箱式等材料较为常见，一方面此类材料较为常见，在接到紧急指令时能够及时收集物资，另一方面也契合了标准化、模块化的要求，从而实现建设快速化。如“火神山”“雷神山”医院的建设。此类建筑寿命不会太长，以应急使用要求为第一位。

为响应国家疫情防控需要，南京市启动了市公共卫生医疗中心应急工程（图 2），自 2020 年 2 月 1 日开工，2 月 13 正式完工。应急工程总面积超过 6 000 平方米，包括 72 间隔离病房、32 间医护用房和配套设施设备用房等。该工程采用标准化集装箱进场及安装，极大缩短了建设工期，为工程早日投入使用、实现新冠患者收治，赢得了宝贵时间。

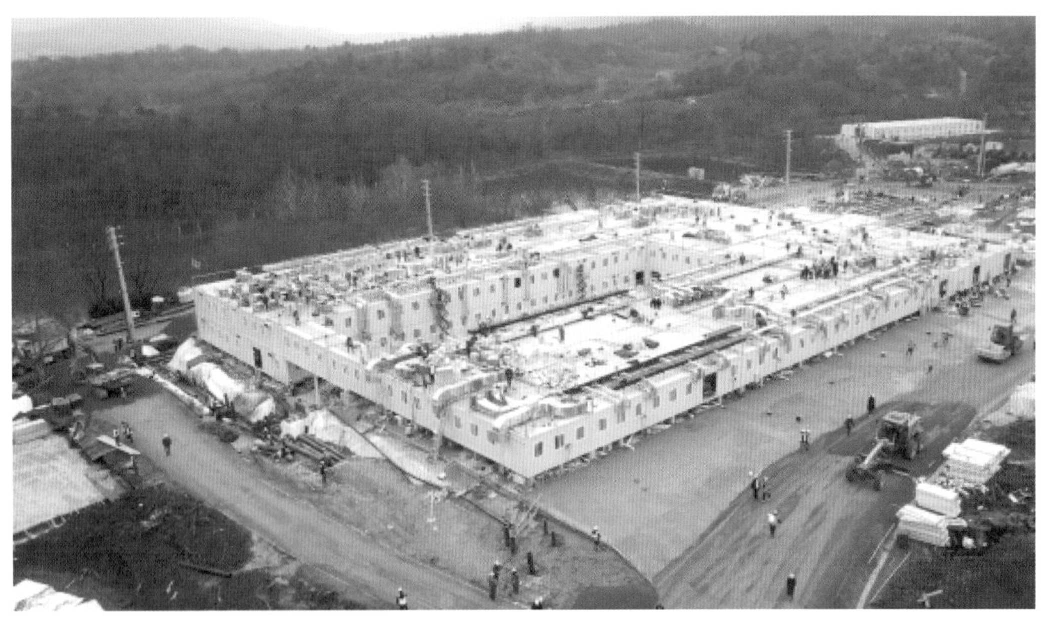

图 2　南京市公共卫生医疗中心应急工程（图片来源：网络）

3. 既有建筑改建

通过对原有建筑进行改造是实现快速应急的另一种模式。改建工程一般选择与建设要求相匹配、建筑平面布局相似的区域，进行应急快速化改造，如普通病房改造为应急隔离病房。建设上依托原有建筑各系统,具有投资少、速度快的优点,但同时也存在一些缺点,如机电系统,尤其是空调和通风系统,与建筑整体系统密不可分,在进行应急快速化改造时需加以注意,避免感染控制不当。

二、建设标准解析

2003 年"非典"肆虐,为加大传染性非典型肺炎疫情控制力度,进一步加强医疗机构发热门(急)诊管理,减少医疗机构内的交叉感染,卫生部于 2003 年 5 月 21 日组织制定了《医疗机构发热门(急)诊设置指导原则(试行)》(以下简称《指导原则》)。《指导原则》就发热门(急)诊的选址、平面布局、医疗流程、医疗防护操作等,作出了原则性指导。在建筑的建设方面,《指导原则》提出了"发热门(急)诊应当设在医疗机构内独立的区域,与普通门(急)诊相隔离,避免发热病人与其他病人相交叉;通风良好""发热门(急)诊应当分设候诊区、诊室、治疗室、检验室、放射检查室等,放射检查室可配备移动式 X 线机。有独立卫生间,发热门(急)诊应定时消毒"。

随着国家对传染性疾病防治力度的继续扩大和深入研究,医疗行业不断地自我更新与发展,到 2014 年已陆续编制和更新了一大批建设规范,如《传染病医院建筑设计规范》(GB 50849—2014)、《综合医院建设设计规范》(GB 51039—2014)等。它们主要涉及传染病医院医疗流程、选址与总平面、建筑设计、给排水、污水处理、消防、暖通、电气和医用气体等,涵盖了工程建设的各个方面,指导了医院传染性疾病救治场所的设置和建设。如 2015 年建成的南京市公共卫生中心(俗称南京"小汤山"),是当时中国最大的传染病医院单体,总建筑面积达到 11 万平方米,设置床位约 900 张,集中收治消化道与呼吸道、接触性与非接触、暴发性等病种。在新冠肺炎疫情期间,更是作为南京地区的集中收治中心。南京"小汤山"的建设对于科学构筑和优化江苏公共卫生体系具有十分重要的作用,同时对于进一步加强江苏卫生医疗的科学研究、学习和培训,提高诊疗技术和经验的交流水平等具有重大的现实意义。

2020 年 4 月 30 日,江苏省卫健委印发《发热门诊建设标准(试行)》(苏卫医政〔2020〕21 号)(下称《建设标准》)及《感染性疾病科病房建设标准(试行)》(苏卫医政〔2020〕21 号),对医院发热门诊和病房的建设工作有着直接的明确要求和指导意义(图 3)。2020 年新的行业标准《综合医院感染性疾病门诊设计指南》(第一版)(下称《设计指南》),集合了全国医疗行业专家进行编制,对感染性疾病的门诊和病房建设提供了技术指导。

《建设标准》进一步明确和强化了"三区两通道"的设置,对各项医疗用房的设置和通风提出了详尽的要求。《设计指南》还指出,呼吸道感染性疾病门诊应采用全新风直流式空调系统,清洁区、半污染区、污染区新风应按区域分别独立设置。

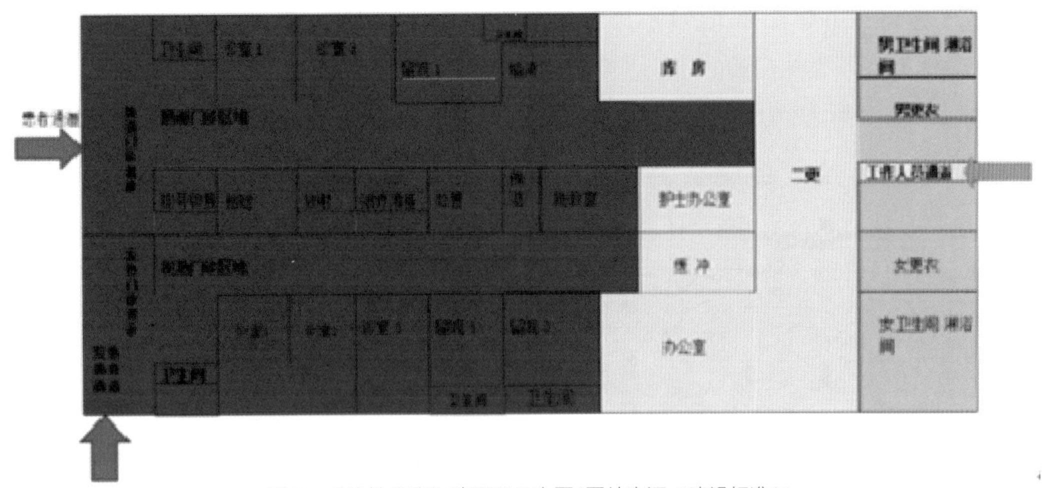

图 3 感染性疾病门诊平面示意图(图片来源:《建设标准》)

正是不断深入学习和理解文件精神,结合医院建设项目实际情况,江苏省人民医院领导班子牵头相关职能部门,及时讨论、制定出一系列疫情防控措施,并对基建项目进行科学有效的调整,有序推进疫情常态化精准防控。

三、建设实践

1. 一号楼感染科出新改造工程

1) 项目概况

本工程位于江苏省人民医院一号楼原急诊、部分门诊区域,建筑上 1～20 轴线范围内,涵盖 1～3 层,总建筑面积约 6 500 平方米。一层主要功能为发热门诊、肠道门诊、肝炎门诊、医护办公和感染科实验室;二层主要功能为感染科病房、ICU;三层主要功能为感染科病房、检验科实验室。共有 90 张普通床位、11 张 ICU 床位,共计 101 张床位。

工程自 2019 年 6 月 1 日开工,主要承担原 9 号感染楼的使用功能。设计在 2019 年完成,结合了当时科室需求与相关规范。实际上由于 2003 年 SARS 以来并未发生较大疫情,致使感染用房,尤其是发热门诊处境尴尬,以应付检查为主。建筑面积不断压缩,房间配置、医疗设备配置不足。新冠肺炎的暴发,使全国医疗行业重新重视感染性疾病门诊的建设,我们的发热门诊尽管已经基本完工,但仍然严格按照新的建设标准进行拆除、重新施工。

2) 建筑布局的优化

面对新冠肺炎疫情的冲击,国家有关部门不断出台指导意见,使行业意识到"三区两通道”的重要性。2020 年 2 月,院领导组织了院感控部门、感染科、放射科、设备处及基建处等相关部门,深入讨论了发热门诊的建筑平面布局,对原有的医护更衣区进行优化,增加了缓冲空间和冲洗、淋浴室等,使流程更加合理,更加人性化,整体上实现了“三区两通道”的要求(图 4)。

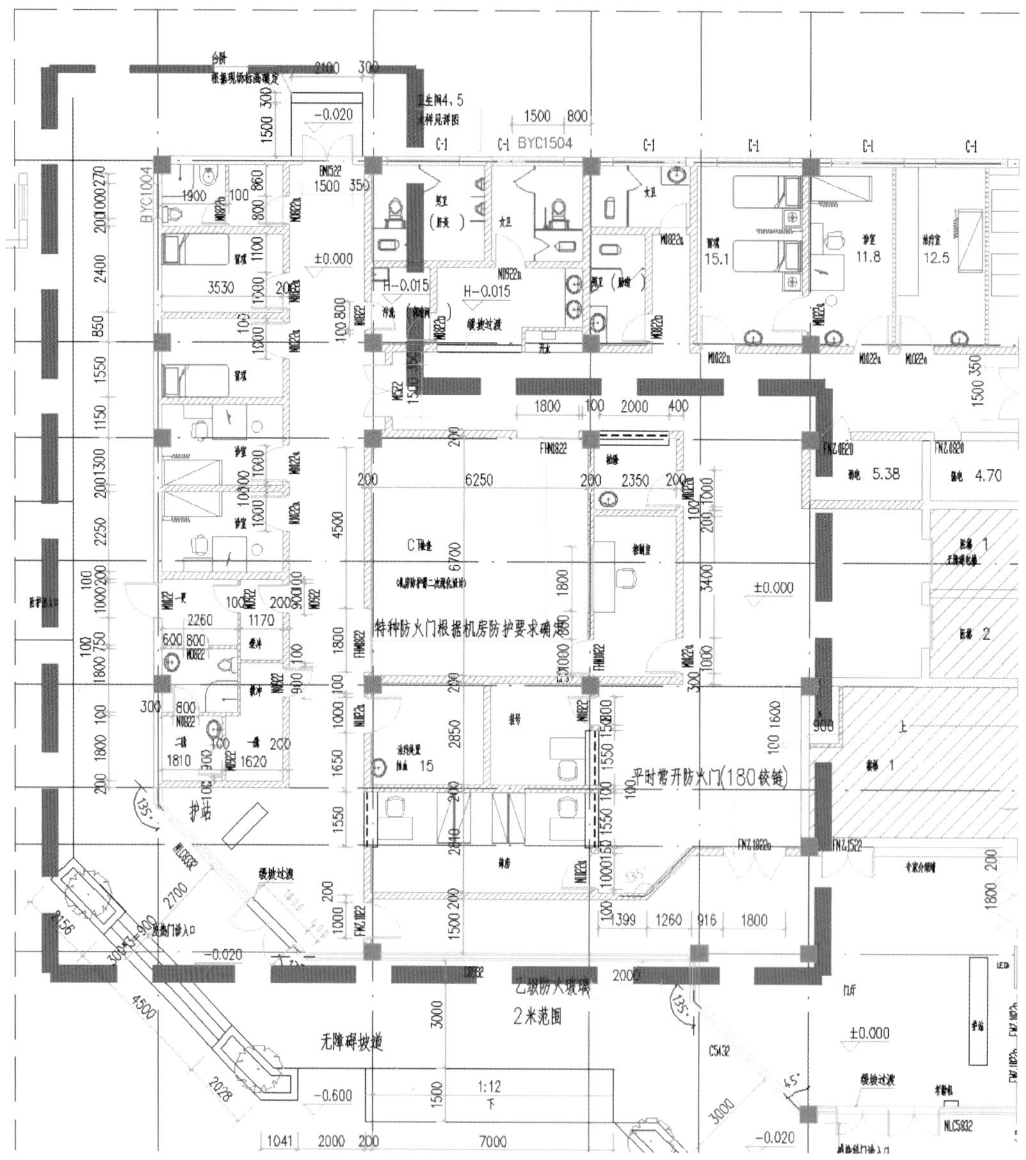

图 4　一层发热门诊平面布局(图片来源:工程施工图)

综观发热门诊、感染门诊的布局,发热门诊建筑面积过小,房间拥挤,净面积不满足要求。我们结合医护出入口、感染门诊的房间配置,将发热门诊的医护办公休息与感染门诊合并,将发热门诊的污洗间与肠道门诊的污洗间合并(重大突发公共卫生事件时,肠道门诊借用相邻房间作污洗间,优先保证发热门诊),使其能满足使用需求。

感染门诊、发热门诊均设有相互独立的出入口，我们将其与室外洁污流线、城市道路相结合，在广州路主干道路一侧设立整个感染区域的出入口，并配有急救通道和急救车位。

3）暖通系统的调整

根据江苏省卫健委印发的《建设标准》和行业《设计指南》，我们对发热门诊区域的暖通系统进行优化调整。原设计中，发热门诊新风系统与感染门诊合用一台新风机组，在区域界限处设阀门，可单独进行关断控制；原空调系统为集中式供暖，末端为 16 台风机盘管；排风系统原设计已独立设置。

我们根据上述文件，将发热门诊的新风系统独立设置，与其他区域的新风系统隔离开来；将集中式空调系统调整为发热门诊专用的空调机组，房间支管增设电动阀，可单独关断，对单一房间、区域进行消毒处理，控制灵活，有效避免消毒处理的二次污染；对排风口位置进行优化，结合新风口，构成“上送下排”布局，形成较好的气流组织，有利于室内空气质量控制。整个暖通专业的调整，使发热门诊的气流控制更加合理，且与其他区域互不干涉，强化了感染管理和控制，避免交叉感染。

4）医疗设备增加

发热门诊原设计中只预留了 DR 库房，供 DR 设备充电、存放。根据新冠肺炎疫情下科室的需求，医院决定将原 DR 库房改为了 CT 室。同时双侧开门，平时可供肠道门诊、肝炎门诊的患者使用，发热门诊启动时只供发热门诊病人使用。

5）智能化的升级

发热门诊原设计采用人工挂号，考虑到人工接触较多，潜在感染危害较大。结合感控部门、医务部门的意见和建议，我们将人工窗口取消，在患者入口处设置自助挂号缴费设备和排队叫号系统，使患者既可现场自行操作，也可网络预约挂号，减少了人人接触、人物接触，有效提高感染控制的效果。

2. 12 号楼二层平台新冠检测综合服务中心项目

根据国家对新冠肺炎疫情常态化防控、精准防控的要求，结合省卫健委的防控精神，院领导组织感控部门、医务处、护理部、应急办等相关部门，制定了疫情期间住院患者及陪护人员的准入标准：只有经过血常规、C-反应蛋白、新冠病毒核酸检测和胸部 CT 平扫四项筛查后，患者才能办理住院手续、陪护人员才允许床边陪护。为更好地服务广大人民群众就医，医院决定在 12 号楼新门诊大楼的二层平台紧急建设新冠检测综合服务中心，向需求人群提供挂号、采集、预约等功能，专区专用，避免新冠检测需求人群与门诊普通患者混流，避免交叉感染。

中心共 1 层，建筑高度 4.85 米，建筑面积约 400 平方米。结构形式为钢结构，设计使用年限 50 年，设防烈度 7 度。该工程为新建永久性工程，同时兼顾建设快速化，采用了钢结构形式，工厂预制、现场安装，操作方便、简易快捷，避免影响门诊正常开诊。且为钢结构大空间，在疫情结束后，可稍加分隔形成新的空间布局，以便灵活他用，实现“平战”结合。

四、结语

1. 建设“平战”结合医院

“平战”结合是指,具有易于转换的公共设施、医疗布局、基础设施和救治设备等,并建有一批“预备役”救治团队、专家联合诊治团队和一套组织协调、协同管理的体制机制。因为平时状态下,设置过多的传染病医院,并配齐人员和设备,显然是供过于求,不仅加重国家和社会负担,也容易造成资源浪费。因此国家近来强调建设“平战”结合医院。

建设“平战”结合医院,应从城市宏观疾控全局出发,选择在城市合适位置建设“平战”结合医院。平时兼收传染病人和普通病人,对周边社区居民开放;疫情暴发时,可按烈性传染病收治要求运行,整个院区可全封闭管理投入使用。

由于该种医院在建设之初已有明确建筑功能定位,和“预备役”救治团队、专家团队等应急协调组织管理机制,在疫情暴发时,其可以在极短的时间内完成建筑功能转换、紧急“预备役”人才资源的调动,可最大限度地利用医院的全部医疗资源。而受益于“预想”性建筑设计,院内感染管理控制能够最大限度地强化,完善隔离体系。这充分体现“集中患者、集中专家、集中资源、集中救治”的“四集中”原则。

另有观点指出,“平战”结合医院可规划出应急用地,平时作为花园或地面停车场使用,在疫情暴发时利用箱式房和活动板房等,快速拼装成临时医疗用房。此方案的一大弊端是,疫情暴发时还需要一定时间去完成建设,且还面临物资调运集中等不确定因素,因而在经济压力不大的情况下不建议采取。

2. 建筑设计标准化

后疫情时代,“抗疫”主力一线是“平战”结合医院等集中型收治诊疗中心,但是各大医院仍然肩负着预检预诊的重大使命,甚至在必要时承担一部分救治工作。这就对医院医疗建筑提出了一定感染管理和控制的要求。因而后疫情时代,医疗建筑的新建、改扩建,应充分考虑设计标准化、模块化。

建筑平面上,可考虑留有“三区两通道”的潜在布局,在紧急用作“抗疫”时,可通过简单的拆装(装配式构件等)来实现感染控制。暖通、给排水等专业可依据建筑平面上所形成的区块进行设计,在关键节点处增加关断阀门、转换管道及其阀门等,实现区块独立,整体协同,强化感染管理和控制。

(撰稿:梁文明)

南京鼓楼医院江北国际医院「平战」结合可行性探究

——南京鼓楼医院

2019 年岁末，新冠肺炎疫情的暴发，使得各级医疗机构都面临着严峻的考验。传染病专科医院可作为抗击疫情、收治病人的一线阵地。然而，全国三万多家医院中只有 167 家传染病专科医院，当面对突发大规模传染病时，无法满足收治需求。而普通综合性医院，无论从硬件条件还是医疗流程都达不到相关标准，存在感控风险。因此，“平战”结合的建设思路应运而生，将有限的资源进行高效整合和调配，可以在特殊时期快速响应，积极应对。从定点收治医院建设角度，其动线设计、洁污分区、压力梯度设计、保护医护安全均是全新的课题。今后的综合性医院该如何设计，怎样才能在最短的时间内拿出强有力的应对手段？本文通过南京鼓楼医院江北国际医院快速改造成新型冠状病毒定点收治医院预演案例给出了答案。

一、南京鼓楼医院江北国际医院快速改造成新冠肺炎定点收治医院预演案例

1. 设计原则

1）必要性

为了应对疫情，在特殊时期充分调集医疗资源，满足病患收治需求，目前有三种策略。

（1）扩充传染病医院数量或扩建感染科、传染病楼

根据市场调查表明，近年我国的传染病医院数量基本维持稳定不变，部分传染病医院处于难于生存的状态，这主要是由于传染病的暴发往往呈季节性与阶段性的特点。传染病医院床位数设置过少，满足不了诊治需要；床位数多，则平时空置率高，造成医疗资源的浪费。

（2）新建临时性应急收治场所

以火神山、雷神山医院为代表性的装配式医院在本次疫情中发挥了重要作用，然而，通过临时抢建的应急工程需要在短时间内调集大量人力、物力，付出巨大的社会成本。疫情过后，无论功能定位还是建筑耐久性都不适合作为常备医疗机构。因此，这种模式并非常态化。

(3) 建设具备“平战”结合功能的综合性医院

综合性医院在医疗设施中占比较大、收治能力强、应急管理体系相对成熟。如果医院在建设规划阶段就针对性进行防疫设计,预留应急集中救治的条件,平时作为医院正常业务用房,公共卫生突发事件暴发时,能按照应急响应级别,启动相应病区收治各类重症和感染性患者,达到“平疫”结合、“平战”结合,将为抗疫斗争取更大的主动权。

南京鼓楼医院江北国际医院快速改造的思路是基于第三种模式,具备必要性。

2) 可行性

根据突发公共卫生事件特点,结合医院建筑软硬件配套条件,通常“平战”转换分为三种模式:

(1) 医院闲置或预留空地新建应急收治用房。

(2) 医院整体性改造为传染病专科医院。

(3) 医院局部改造使其具备传染病诊疗和病人收治条件。

基于南京鼓楼医院江北国际医院的实际情况,我们此次所做的方案预演是对局部改造的模式。关于新冠肺炎患者隔离病区设置及感控基本要求,在《新型冠状病毒肺炎应急救治设施设计导则》中,已经对建筑设施布局、气流组织、医疗工艺系统等方面均作了明确规范。南京鼓楼医院江北国际医院作为一座综合性医院,已开放区域配套有急诊、ICU、手术室以及 4 层标准病区单元,功能设置齐全。从院区平面布局和垂直交通动线来看,具备三区两通道(污染区、半污染区、清洁区、缓冲带、患者通道及员工通道)的条件,病人就诊流线、病人住院流线、医护流线和污物流线可以相互独立。利用原有空调及新风系统,可通过技术改造建立不同区域的有序压力流向,实现多级缓冲,满足气流组织条件。其他各专业均可在不改变原系统的情况下加以改进。此次提出的快速改造方案具备可实施性。

3) 可逆性

最终确定实施的建筑设计方案是根据专业的医疗建筑设计要求,结合医院现有布局,方案整体设计遵循安全高效、灵活可逆的原则,疫情发生时可迅速转换,疫情结束后可快速恢复。平面设计遵循“三区两通道”的格局来进行,通过物理分隔、增加配套设备等手段对医护、病人按照“三区”即洁净区、半污染区、污染区进行分区管理。建筑设计不改变原结构,暖通、电气、给排水等专业设计不改变原系统。

2. 推演案例展示

1) 项目概况

南京鼓楼医院江北国际医院位于南京市江北新区浦珠中路 359 号,是南京市江北新区首家三甲医院。项目分两期建设,规划总建筑面积 40 万平方米,床位 1 800 张。一期建筑面积为 16.7 万平方米,设计总床位 660 余张,包含 A、B 两栋楼及裙房。2014 年开始建设，2019 年正式投入运营。此次针对 A 楼进行改造设计。改造区域包括现有医院 1 层（包含急诊、联合诊区、住院大厅和 EICU）、3 层 ICU 区域，以及 7～10 层病房，如图 1 所示。

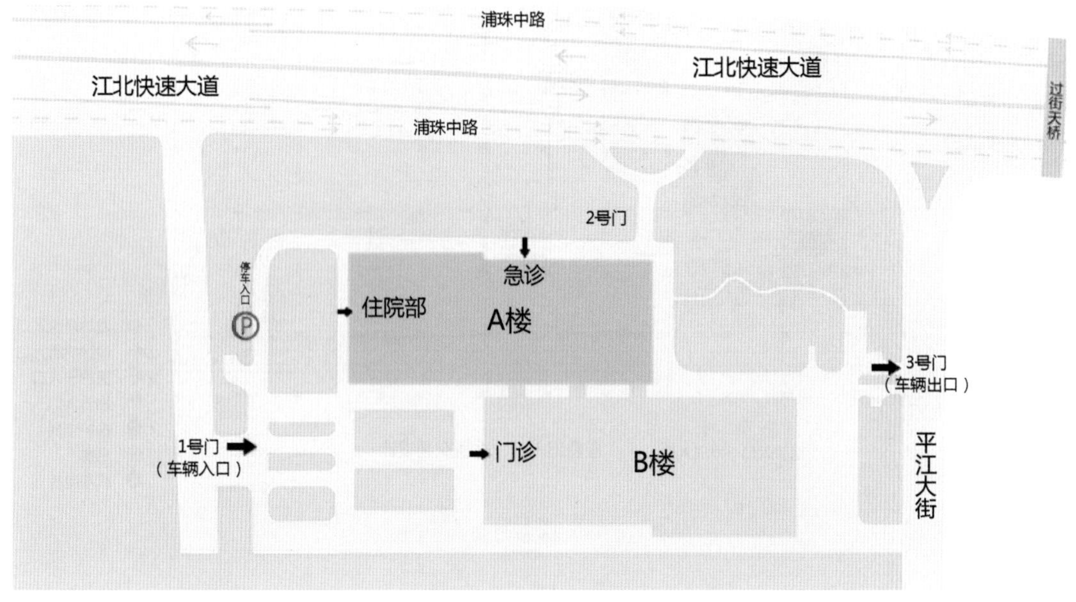

图 1　医院总平面图

2）医患动线及垂直交通

医护入口位于门诊西南侧，①号电梯为医护电梯，③号电梯为病患电梯。病患使用区域位于门诊北侧，西北侧为发热门诊入口，东北侧为确诊病例入口，使医护与传染病患的流线从入口位置就保持分离状态。②号电梯为污梯，每层污物集中收集以后，从②号污梯运送至地下夹层，再集中运出。总体来说就是在满足消防设计要求的前提下做到医患分离、洁污分离，且两种状态的患者之间也有分离，如图 2 所示。

3）医护动线设计

（1）方案一——每层三区的设计模式

医护进入动线：医护人员由南侧通过医护专用通道进入医护专用电梯①，由医护专用电梯①进入主楼各层清洁区，清洁区设医护人员用专用卫生间，更衣淋浴。在清洁区完成更衣工作，通过缓冲区进入潜在污染区，潜在污染区设护士站、处置治疗室、医生办公、护士办公及清洁间等。再由潜在污染区通过两个缓冲区进入病区。

医护撤离动线：医护人员完成工作后在通过两道缓冲区进入半污染区，在半污染区再次通过缓冲后进行脱防护服、手套、帽子、风淋、更衣，再通过缓冲区进入专用卫生间，二次更衣淋浴，彻底清洁后，进入医护专用电梯①由一层医护专用通道撤离。

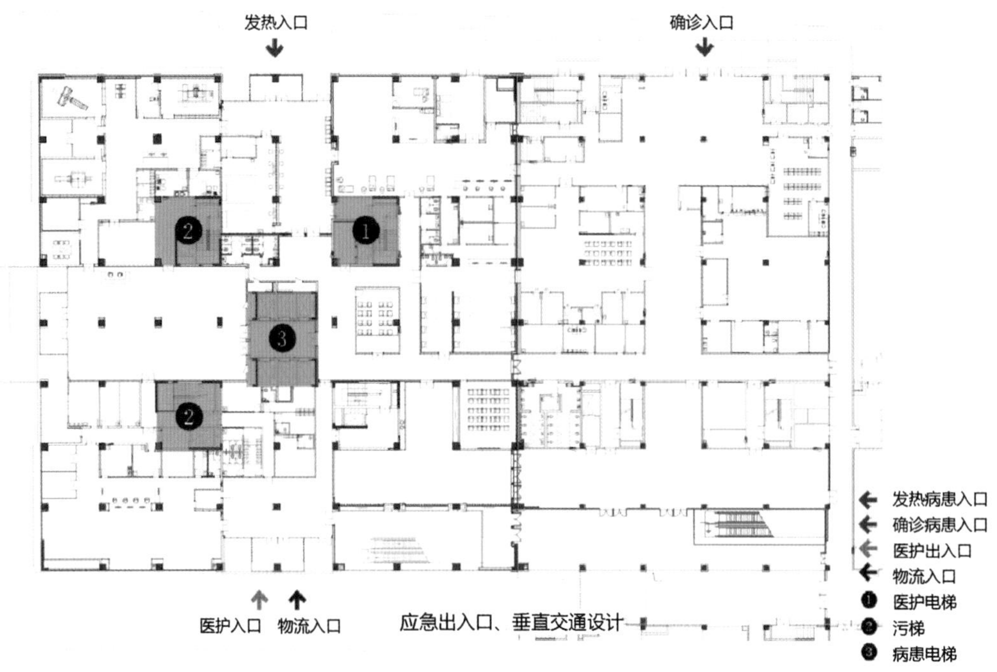

图 2　医患动线及垂直交通平面图

进入发热门诊的医护人员,经由同样流程进入与撤离,如图 3 所示。

(2) 方案二——每层两区、整栋三区的设计模式

创新点:为了主楼医护人员更加安全,在主楼仅设置污染区与半污染区,在首层设置集中清洁区。

医护进入动线:医护人员在首层集中进行更衣,通过缓冲区进入医护专用①号电梯,此方案的医护专用①号电梯被定性为半污染区。由医护专用电梯①进入各楼层,再次通过缓冲区,进入治疗室、医生办公、护士办公等,再由两道缓冲区进入病区。

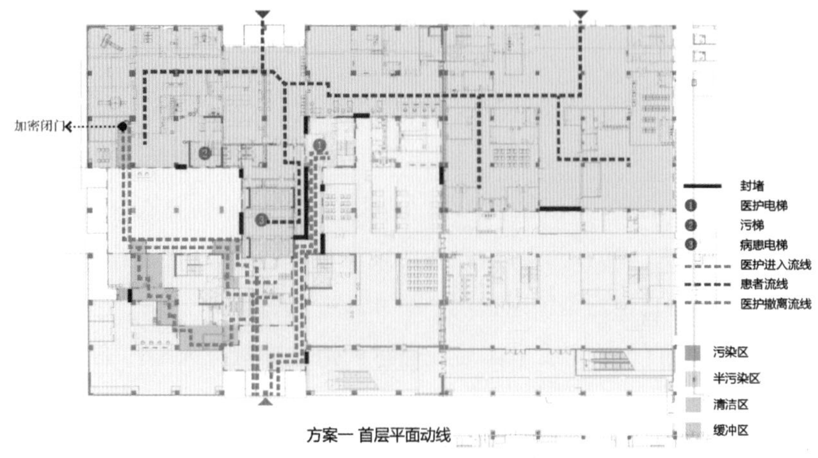

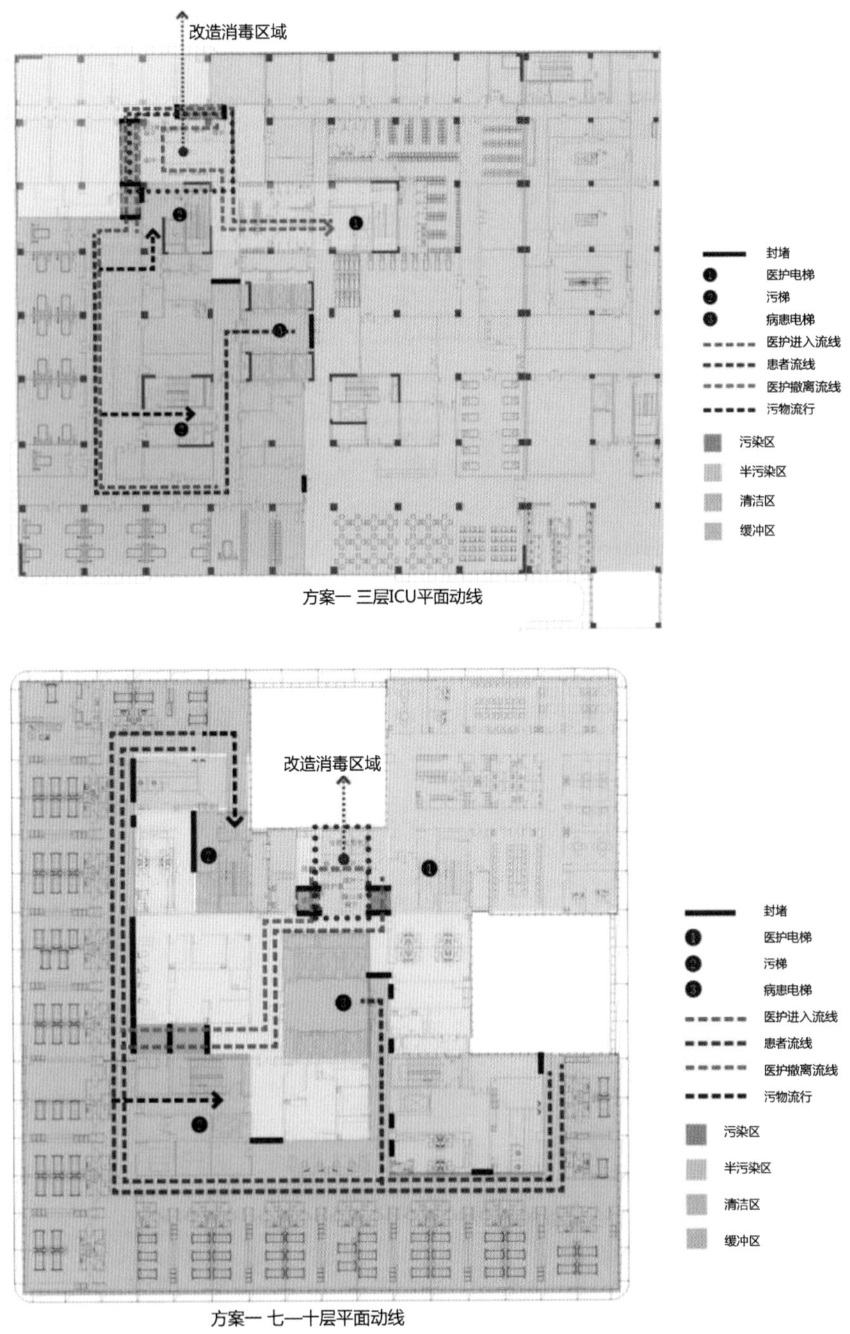

图3 每层三区设计模式

医护撤离动线：医护人员完成工作后由两道缓冲区进入半污染区，由①号电梯到达首层，经过缓冲，进行脱防护服、脱口罩帽子，消毒、淋浴后离开大楼。

这种设计的优点在于避免医护人员进出半污染过程中的病毒感染，如图4所示。

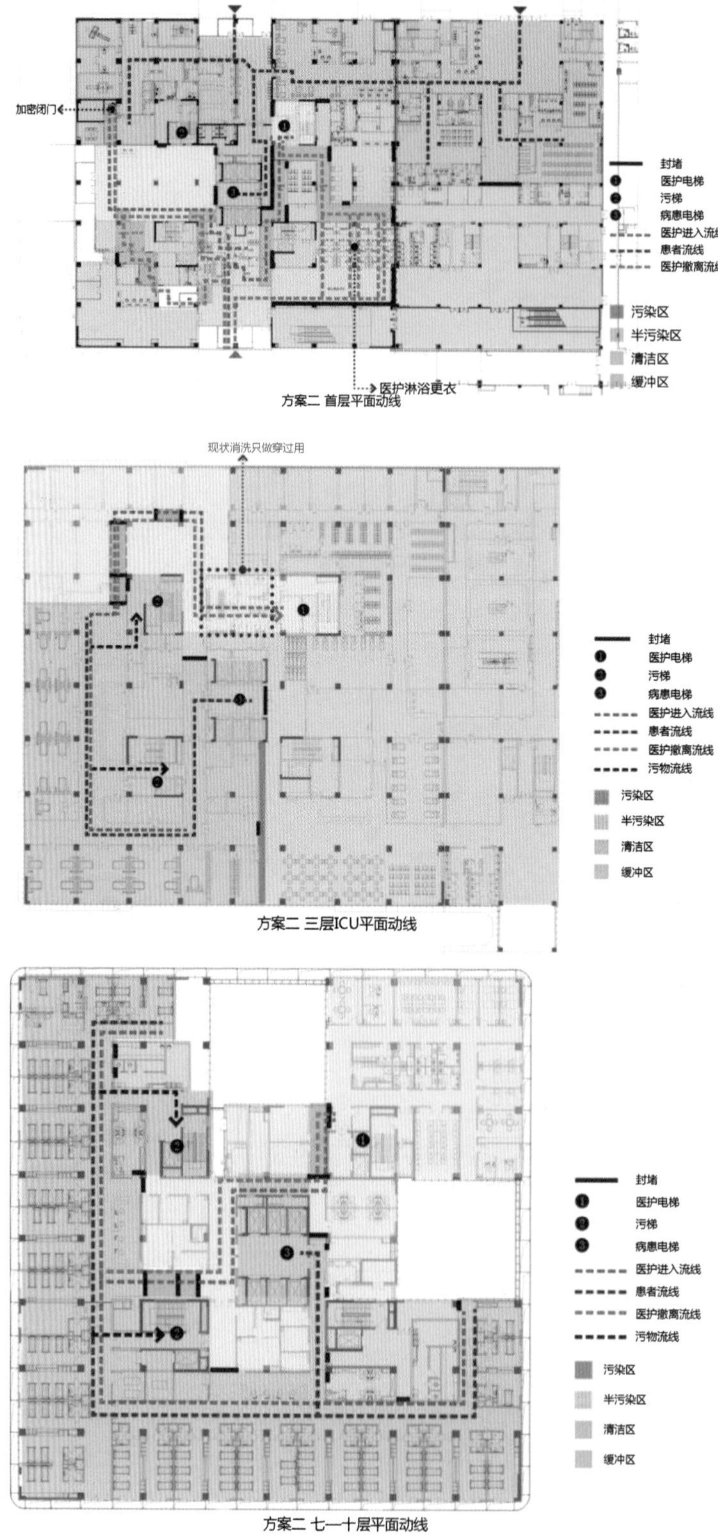

图4　每层两区、整栋三区的设计模式

4）病房改造情况介绍

（1）负压梯级的增强设计

为了更好保护医护安全，此次尝试通过增加缓冲的方式，增加压力梯度。保证病房为最低负压，控制传染源不外泄。从污染区到半污染区增加两道隔断、做2个缓冲区，半污染区到洁净区增加一道隔断，特别是撤离路线，更是增加了"迷道"，即脱防护服—消毒（脱手套、帽子）—缓冲—更衣—缓冲二—淋浴—更衣—安全撤离的流线。

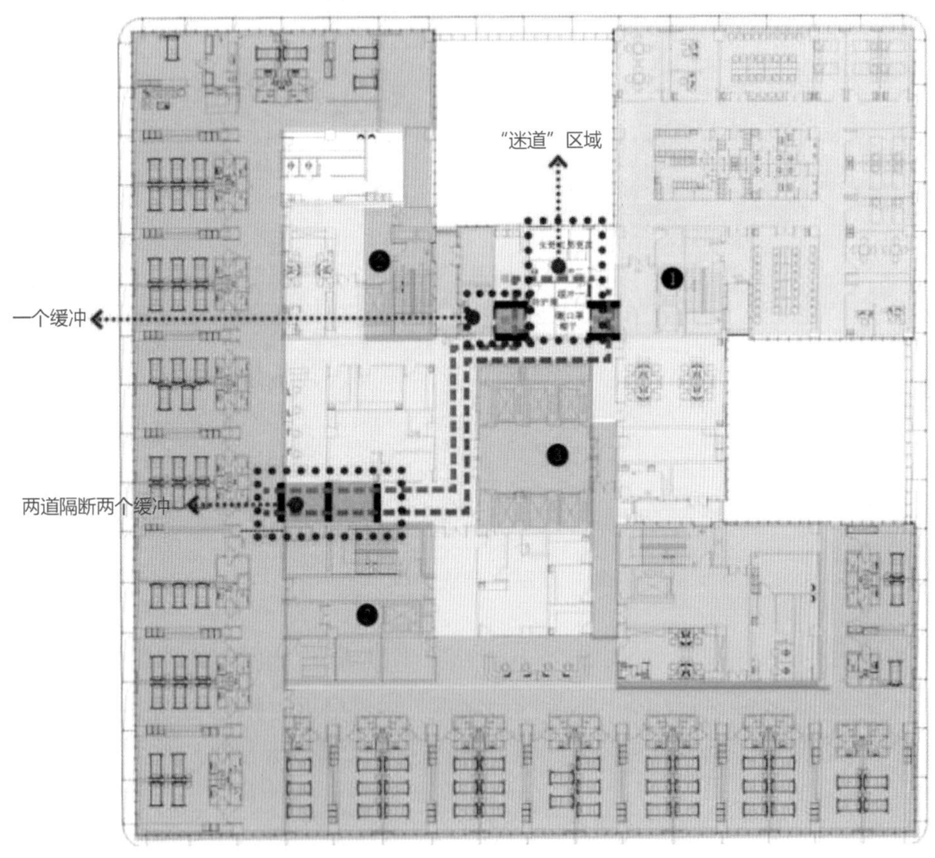

图5 负压梯级增强设计模式

（2）增设密闭门与封堵

在缓冲区设置密闭门，在污染区—半污染区、半污染区—清洁区设置封堵。

5）空调及通风改造思路

（1）空调及通风系统概况

院区中央空调设计以竖向分层、横向按防火分区为原则，根据空间使用功能，采用两管制风机盘管加独立新风系统，按照分散式空调设计原则进行暖通系统设计。系统末端采用干式风机盘管和吊顶式空气处理机。新风系统采用热泵式溶液新风机组，该系统采用热泵

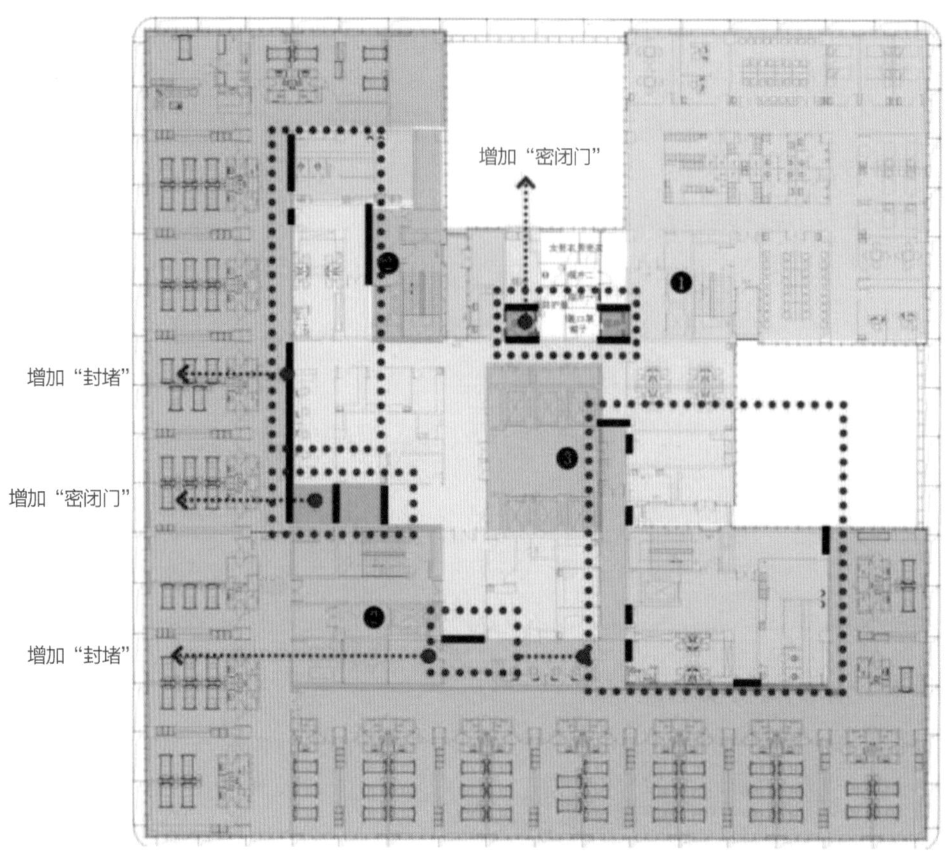

图6 增设密闭门与封堵示意图

式调湿方式,将回风热量进行回收后,参与新风的热湿调节,从而达到除湿控温,提高舒适度。病房卫生间、急诊公共卫生间、配餐间均设置了排风扇进行机械排风,所有室内的回风汇至裙楼及主楼顶的新风机组进行热回收,由室外排风管排出。

(2) 设计规范

卫健委的《公共场所集中空调通风系统卫生规范》(WS 394—2012)的5.6条明确提出,当空气传播性疾病暴发流行时,符合下列条件之一的集中空调系统方可继续运行:①采用全新风方式运行的;②装有空气净化消毒装置,并保证该装置有效运行的;③风机盘管加新风的空调系统,能确保各房间独立通风的。

(3) 具体改造思路(表1)

表1 改造思路

区域	改造思路
清洁区	利用原有新风系统,对于不在该清洁区内的新风管道可以临时封堵,尽量保证清洁区送新风;将新风入口及新风机内的初效过滤网清洗干净,确保新风入口远离污染源;切断原有回风通道,停止回风机,打开送风机组和加热系统,维持清洁区正压。室内风机盘管可以打开使用

（续表）

区域	改造思路
半污染区	鉴于原有新风支管与各房间相连的特点，故利用该新风系统作为该区的负压排风；排风总管上增设中、高效过滤器，选用高静压风机作为排风机，排风口与新风吸入口保持水平不小于 20 米或高差 6 米（排风在上）的安全距离。维持该区微负压。室内风机盘管可以运行
污染区	利用病房厕所排风系统高空排放，核算排风机压头，如果条件允许则可在总管上增设中、高效过滤器。如风机压头不够，则应另选高静压风机排风。病房走道利用原有回风道集中排风，排风总管上增设中、高效过滤器，选用高静压风机作为排风机。室内风机盘管可以运行。医技区、发热门诊排风负压系统也可以参照半污染区新风系统作适当改造，单独成系统，维持负压运行。该区风机盘管也可以使用

（4）辅助方案

脱防护服间、缓冲间、消毒间及更衣间可以选用落地式可移动式空气净化机（带杀菌静电除尘负氧离子功能），或采用其他物理方法杀菌消毒。其他房间可以选用回风口式或移动式产品进行空气过滤杀菌处理，半污染区、污染区走道、房间以及医技房间都可以使用。

鉴于原有系统管路偏小，可适当减少风机运行台数。当多层合用一个系统时，在每层水平总管上设置电动密闭阀，根据实际使用楼层确定开启排风机台数。

排风系统调试时尽量把污染区的负压调到比半污染区低。空气流向原则：清洁区→半污染区→污染区，压力梯度：清洁区 +5 帕，半污染区 −5 帕，污染区 −15 帕。

6）其他医疗工艺系统改造思路

（1）给排水系统

室内管路做分流改造，室外新增污水排水管，确保污染区与半污染区的卫生器具和装置的污废水与排水通气系统均独立设置；在原医院化粪池前新增消毒池，对污水做预处理；污染区通气管在屋面合并后统一设置高效过滤器或可靠的消毒措施后排放。

（2）电气系统

利用原有电源、配电系统，自备应急电源，非应急用负荷均在应急时切除；病人收治区域合理增配灭菌消毒灯具。

（3）医用气体系统

通过对负压吸引进气设计除菌过滤器，主泵选用干式无油无水真空泵，真空泵设计高温杀毒回路，真空排气消毒灭菌装置达到无菌无污染排放。

（4）智能化系统

结合功能转换后的医疗流程，对不同分区之间设置门禁，同时应兼具消防应急疏散功能；利用原有建筑设备监控系统，增设 DDC 或扩展模块，实时监测转换区域内的环境参数，对空调及通风系统进行联动控制；在隔离区域内配备院远程会诊系统及便捷的对讲系统，便于医患之间沟通。

7）经验与思考

（1）新建大型综合性医院应充分考虑规范化建设感染门诊或感染病房，选址要合理，应设置独立出入口，便于在疫情出现时将此区域与其他医疗区域有效隔离。硬件配套上要满足相关规范要求，平面布局和医疗流线可控，预留应急拓展的弹性空间，平时可以划出富余部分空间用于其他功用，疫情期间也可以应对最大就诊病人流量负荷。

（2）将三区两通道的原则植入整个医院的设计理念中，功能布局、平面流线、垂直交通要统筹考虑，缺一不可。医患、洁污流线要有效分隔，而同一区域的各个功能单元要尽可能集中，便于后期物理分隔，保证“平疫”转换的合理和便捷。

（3）环境控制是“平疫”转换的难点。暖通系统的选择要与医院建筑与功能特点相适应，通排风系统要严格按照建筑给出的感染控制分区进行划分，充分考虑区域风量平衡、分区间压差控制要求、压差渗透空气量等指标，利用智能通风技术和楼宇自控技术，实现“平疫”两种运行模式。

（4）医院的防疫应急体系建设需要制度的支持，建议可在《综合医院建筑设计规范》（GB 51039—2014）再次修订时，植入《抗疫设计导则》的相关条款，并列为强制性标准。在医疗功能满足社会正常需求的前提条件下，对医疗建筑设计的“平疫”结合进行更专业全面的指导。

二、结语

“平战”结合对于公共卫生防疫、医院建设来说都是一个全新的课题，希望通过南京鼓楼医院江北国际医院快速改造成新冠肺炎定点收治医院的方案预演抛砖引玉，为建筑设计和医院建设领域同行们提供有益参考，也期待未来能有越来越多的“平疫”两用医院真正落地，在突发重大公共卫生事件的预防处理方面发挥重要作用。

（撰稿：吴瀚　许云松）

疫情下儿童医院设计分析与思考

——南京市儿童医院

2020 年新冠状肺炎病毒暴发，从应急的角度考验了医院的建设成果，检验了医院建筑设计的各种现行规范、标准。此次疫情暴发对医院的挑战，疫情中暴露出医院设计的短板，值得我们反思。提前的建筑设计，预留出应对传染病疫情的改造条件能一定程度上缓解疫情暴发与医疗资源捉襟见肘之间的矛盾。本文以南京市儿童医院河西院区为例，分析医院应对传染病的现实需求，思考如何在普通儿童医院的建筑设计中预留传染病突发时医院改造的设计条件。

一、科学的总平面布局

儿童医院在医疗布局上要做到动静分区、洁污分流、上下呼应、内外相连、集分结合和流程便捷的科学布局，以有利于医疗、有利于保障、有利于安全。在建筑布局方面要做到最大程度的资源共享，减少人流、物流对患者的影响，同时合理考虑整合周边医疗资源，合理组织人流、物流、车流。出入口设置的原则是尽量避免医院各个功能人流和物流互相干扰；充分考虑城市轨道车站与公共交通的衔接。考虑人员和车辆分流，人员和物品分流。留出医护人员入口，实现医患生活区间分别管理，实现相对意义上的医患分流。

1. 功能分区因地制宜

南京市儿童医院河西院区分门诊区、急诊区、医技区、病房区、感染隔离区、后勤保障区及污水污物处理区等几大功能区域。门、急诊区位于基地东南部，对外交通最为便捷，方便大量人流集散；住院区位于基地东部北端，与门诊、医技联系紧密，同时争取了较好的朝向，保证病房日照；后勤保障区位于基地北侧中部，能独立成区，位置居中又方便送餐。

传染性疾病区布置于基地北部一角，独立成区且位置隐蔽，与其他建筑间距大于 30 米，位于主导风向的下风向，位置合理。其地下安排污物处理太平间与病理解剖和污物处理等功能，具集中处理、运出的场地。

2. 出入口按功能规划

南京市儿童医院河西院区共四个出入口:门诊人行主入口临近公共巴士站和轨道交通站,同时也是城市形象的主要展示面;急诊机动车主入口,主要供急救车进出;住院部机动车主入口,探视的家属、医护人员和物资由此入口进入;传染病楼出入口与污物出口单独设置,流线自成体系,实现洁污分流。

3. 流线上合理分流

医院在设计初期即理顺流线,为患者就医提供方便。充分考虑医患双方需求,实现各条流线分离;力图创造出适宜的医疗环境,开敞的公共交流空间和舒适怡人的休憩场所。

(1) 患者流线上:在门诊、急诊与医技(住院)设有一条贯通整个医疗区的T形医疗街,医疗街的尽端节点是门诊大厅,患者由此进入,左右两侧分别通向门诊各科室,向前则与医技、急诊与病房楼串联。病人到达医疗区各处无需露天行走,路线便捷、简短、明晰。

(2) 医护流线上:各条流线明确分离。方案为在门诊、医技和病房楼均独立设置医护人员专用入口和电梯,实现了医患分流。

(3) 在立体交通组织上:步行人员均由地面层进入医院,而乘车人员主要从地下门厅进入各个医疗单元,实现了人车立交分离。急救车可直接驶入建筑内部,直达急救室,为抢救生命创造积极的条件。

(4) 污物流线:所有污物、垃圾、遗体均集中运送到地下室层,由单独的出口运送出场地,实现洁污分离。

二、独立设置感染楼

南京市儿童医院作为大型综合性三级甲等儿童医院,在传染病暴发的时期首先要承担儿童救治任务。医院设立了独立的感染楼,对感染性疾病进行隔离诊治,防止院内感染。楼内三个感染门诊独立设置,病房按病种分层独立设置,医生与洁净物品设置专用通道,在流线上避免了交叉感染。各病种门诊分设诊室,病人与医护人员的通行路线以及独立的出入口,分设隔离观察室,设专用化验室和发药处。三个感染门诊的门诊室与病房均设置独立的竖向交通系统(各一部电梯与各一部楼梯),医生与洁净物品与患者平面和竖向交通同样独立设置,在竖向上避免了交叉感染。主楼梯宽度不小于1.65米,踏步宽度不小于0.28米,高度不大于0.16米。主楼梯和疏散楼梯的平台深度不小于2米,电梯及楼梯数量、宽度及位置满足综合医院建筑设计规范要求。各病种病房平面严格按照清洁区、半清洁区和污染区布置,设单独通往室外的专用通道。每间病房不超过3床,两床之间的净距不小于 1.10 米。每一病区都设医护人员的更衣室和浴厕，并设家属探视处。如图 1 所示。

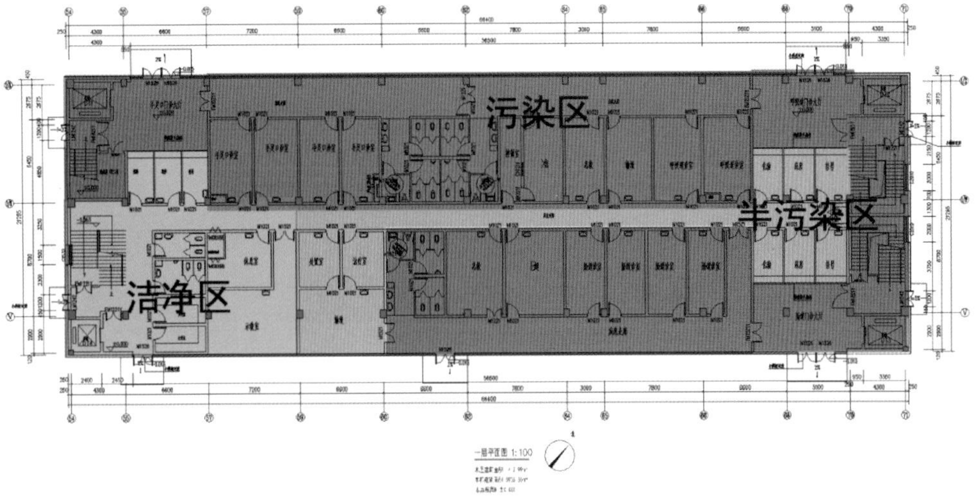

图 1　感染楼门诊分区

平面与竖向布置上，明确功能分区，明确各部门洁污分区与分流。并针对感染性疾病的特点，重视感染性疾病区内病患者诊疗活动区域与医务工作人员工作区域的相对区划。减少洁净与污染人流物流的相互交叉与相互感染概率，满足了传染病楼与一般性科室建筑不同的设计特点与措施要求。

三、门诊楼设计考虑“平疫”结合

在疫情之下，普通医院门诊楼因没有严格的隔离措施而不得不停诊，在设计门诊单元时需考虑“平疫”结合，必要时通过简单改造即可满足收治传染病患者的需求。对南京市儿童医院河西院区门诊楼平面进行分析，发现医院门诊设计合理，尤其是在设计初期，考虑到儿童医院暴力事件高发而设计的医患双通道对疫情期间改造具有先天的设计优势。

1. 功能上相对独立

门诊楼在功能上分内科门诊、外科门诊、高专门诊及各专科门诊共四大块，分别位于门诊楼两翼，相对独立。门诊单元均为两次候诊，单侧候诊走道净宽不小于 2.10 米，两侧候诊净宽不小于 2.70 米。诊查室的开间不小于 2.40 米，进深不小于 3.60 米。各区域均设置独立卫生间。

2. 交通流线上有独立出入口

在地面上，门诊大厅由江东南路经过院前广场从东侧直接进入，乘用机动车可通过位于门诊大厅下方的机动车下客大厅通过扶梯方便地进入。门诊大厅通高四层，与T形医疗廊相接，形成门诊楼主要集散空间与视觉空间。门诊大厅向右连接挂号大厅和药房，向左连接成人门诊，2～4层T形医疗廊向左右两侧进入门诊服务单元，向前则连接医技部和住院部。

3. 竖向交通上设置多部独立电梯

门诊大厅内各层设置自动扶梯4部，医用电梯7部，医生专用梯5部。整个门诊楼设疏散楼梯间8座，主楼梯宽度不小于1.65米，踏步宽度不小于0.28米，高度不大于0.16米。主楼梯和疏散楼梯的平台深度不小于2米，电梯及楼梯数量、宽度及位置满足综合医院建筑设计规范要求。

4. 空间上可灵活转换

儿童就医的特殊性，家长易产生过激行为，设计河西院区时在征集医护人员要求的基础下，设立了诊室内走廊，医生和病人各自通过专门的通道进入诊室，以便医务人员逃生。在疫情暴发、感染楼不够用的情况下，可利用内走道优势，将普通门诊改成专用传染病门诊。如图2、图3所示。

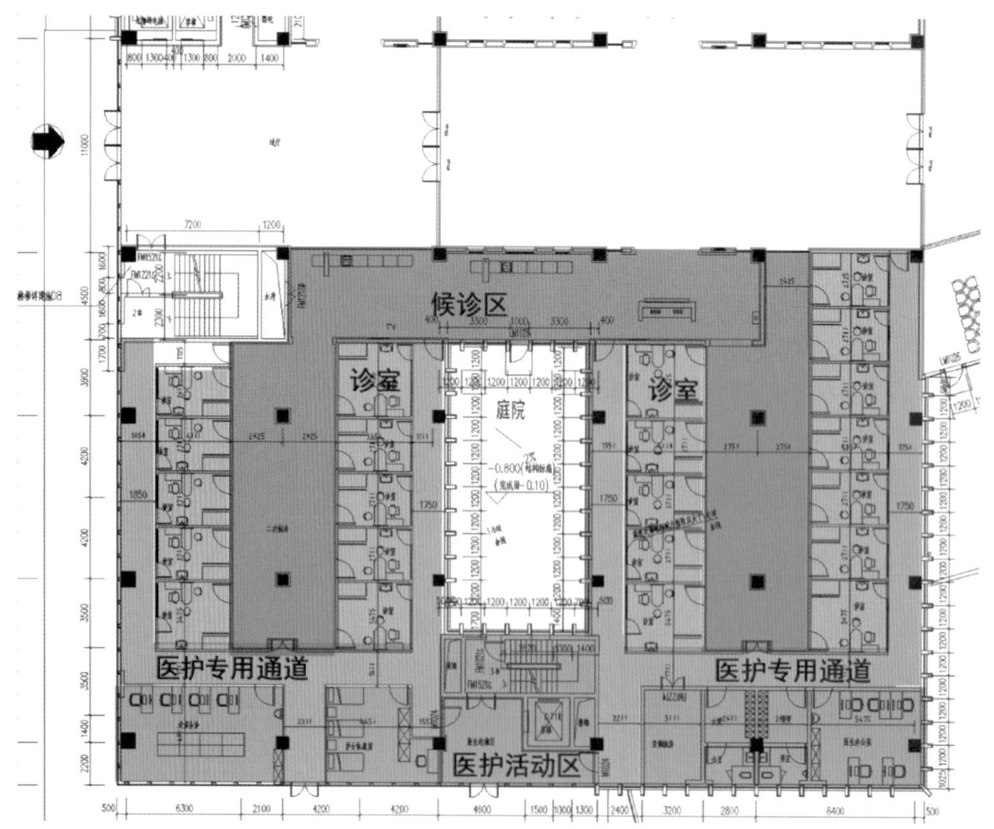

图2 门诊单元功能现状图

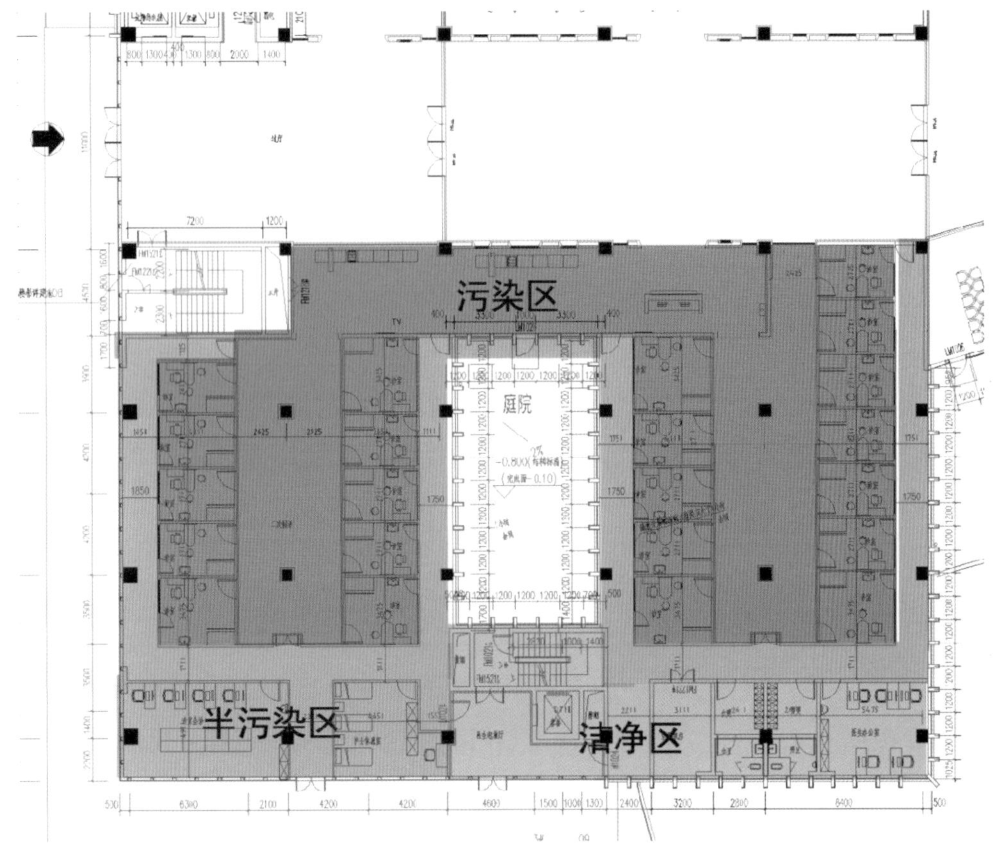

图 3　门诊单元应对疫情改造探索

以高专门诊区域为例，该区域位于门诊楼西侧，靠近出入口，功能齐全，一次候诊、二次候诊、诊室、医护专用通道及医护活动区设置完全。在疫情暴发、感染门诊不能满足使用需求的情况下，可充分考虑将该区域改造成为感染门诊，在不影响整体布局的情况下，可通过简单的增设墙体，实现“三区两通道”的卫生隔离。

四、病房楼的提前设计

在普通住院楼设计中，我们可以进行提前的建筑设计，通过预留相关的建筑空间、设备条件等使其通过少量改造即可满足传染病病区的要求。

1. 充足的垂直交通

南京市儿童医院河西院区在住院楼的设计中，充分考虑了独立的垂直交通，除中心的 8 部公用电梯，每个病区均有 2 部需刷卡使用的医护人员专用电梯，疫情期间可利用垂直交通，将医护与病人进出完全分开，为传染病房不够时将普通病区改造为传染病区预留空间。

2. 完善的医护活动空间

病房楼每单元除基本功能外，考虑医护需求为医务人员提供良好的工作环境，均设计有男女值班室、更衣室淋浴间，满足疫情期间医生进入工作区需经过更衣沐浴的要求，同时休息室也保证了工作人员的基本需求。

3. 新院区设计时可考虑设置阳台

目前病房楼大部分病房并未设置阳台，未来在规划新院区病区时可考虑在病房设置阳台，平时作为病房的休息阳台，疫情情况下可打通阳台形成患者走廊，将原有的病房走廊改造为医护走廊，有效地进行洁污分离，满足医疗流程和院感要求，实现隔离传染的目的。

五、结语

新冠肺炎疫情暴发以来，对儿童医院发热门诊、隔离病区等基础建设提出了新的要求和考验，以此要求审视与分析南京市儿童医院河西院区，它是一所基本满足要求、经受住此次疫情考验的现代化儿童医院。通过分析与思考现有院区的优势与不足，在设计新院区时可取长补短，提前规划、科学合理布局。作为医院的建设者和管理者，对于已经建成的医院，在发热门诊和隔离病区的设置不能满足要求的情况下，需重新规划和设计患者收治和转移路线，或者在现有建筑的基础上通过尽可能少的改造以满足要求；在新建医院的建设中，需要考虑大型疫情下收治医院的建筑需求，考虑“平疫”结合，合理配备发热门诊和隔离病房，在需要时由普通门诊转为发热门诊，提升医院体系的整体防疫能力，在疫情暴发时有能力对患儿进行及时有效的隔离和治疗，体现现代化儿童医院保障儿童健康的社会责任。

（撰稿：徐瑶）

南京鼓楼医院新建应急发热门诊医疗用房项目设计与建设思考

——南京鼓楼医院

2019 年 12 月以来，湖北省武汉市部分医院陆续发现了多例有华南海鲜市场暴露史的不明原因肺炎病例，最终发现病原体是一种新型冠状病毒。世界卫生组织将其命名为 COVID-19，新型冠状病毒肺炎(Corona Virus Disease 2019，COVID-19)，简称“新冠肺炎”。

一、项目背景

新冠肺炎疫情暴发以后，国家立即启动防控治疗工作。2020 年 2 月据南京市卫健委根据市新型冠状病毒感染的肺炎联防联控工作指挥部第七号通告的要求，确定了南京市开设发热门诊的 50 家医疗机构，南京鼓楼医院位列其中。

发热门诊，是正规医院门诊部在防控急性传染病期间根据上级指示设立的，专门用于排查疑似传染病人，治疗发热患者的专用诊室。疫情防控期间发热门诊将承担重要职责，需充分发挥医疗机构“哨点”作用，做到及时发现、快速处置、精准管控和有效救治，同时力争实现“不漏报一个病人，不错报一个病人，不感染一个医务人员”。

南京鼓楼医院作为新冠肺炎疫情期间南京市首批开展发热门诊诊疗的医疗单位之一，承担了大量的预检、分诊、筛查和隔离工作，并高效完成。但在诊疗工作开展过程中也暴露出原有发热门诊空间不足、位置距离人员密集区较近、通排风效果不佳等问题。结合国家及省市卫健委对疫情防控常态化作出的指示和要求，南京鼓楼医院于 2020 年 6 月启动应急发热门诊新建工作，并积极推进项目开展，现已完成建设工作并投入使用。

二、项目设计原则

1. 依规设计

发热门诊与传统传染病病房既有联系也有区别，传染病医院设计规范不能简单套用,故本次发热门诊设计在此基础上更多地根据国家及省市卫健部门颁布的针对“新冠肺炎疫情”发热门诊建设的导则及规范,主要包括:中国建筑标准设计研究院编制的《应急发热门诊设计示例(一)》(20Z001-1);《发热门诊建设标准(试行)》(苏卫医政〔2020〕21 号);《新冠肺炎医院感染防控实用手册》(江苏省医院感染管理质量控制中心);《新型冠状病毒肺炎应急救治设施设计导则(试行)》;《发热门诊建筑装备技术导则(试行)》;“关于加强医疗机构发热门诊及感染性疾病科病房建设的通知”等。

2. 重点明确

在平面布局上,严格按照“三区两通道”的原则设计,即污染区、半污染区、清洁区(含缓冲区)三区分明,医护通道、病患通道在空间上相对独立;在组织流线上病员就诊流线、医护流线、污物流线避免交叉;在气流组织与压力梯度方面,通过自然通风与机械通风相结合的方式,利用不同的通风机组或相关手段确定清洁区、半污染区、污染区三区压力梯度,达到气流组织的目的,确保室内气流方向从清洁区→半污染区→污染区单向流动;在对发热门诊产生的生活及医疗污水处理上,可采取污废合流的方式,但排水管道需按照分区不同独立设排水管道,引入一体化消杀系统,经过消杀后的污水进一步引入医院总污水处理站,经处理后方可排入市政管网。

3. 科学经济

对医院而言,应急发热门诊的建设资金不是一笔小数目,因此在设计初也需要明确科学经济的原则,不仅要合法合规,也要“合情合理”。在建设规模、建设档次、材料品牌和设备选型等方面要明确定位,同时结合所承担的诊疗业务综合评估,避免不必要的面积“浪费”和冗余设计。以南京鼓楼医院项目为例,本次应急发热门诊建设采取了集装箱快速建造模式,上下两层,建筑面积约 800 平方米,建设内容包括箱体、结构、电气、给排水、暖通空调、医用气体、信息化和室外管线等方面,总造价约 360 万元,综合每平方米造价约 4 500 元,较传统建造方式虽有上升,但增幅在可接受范围内。

4. “平战”结合

市区内综合性医院医疗用房往往比较紧张,如果在建设规划阶段就将“平战”结合的理念纳入设计,平时作为医院正常业务用房,公共突发事件暴发时,能够按照功能需求快速启动相应收治程序,这样将大大提高医院业务用房的使用效率。本项目在规划设计时建筑设施布局、气流组织、医疗工艺方面均符合规范要求,同时在功能用房方面除了诊室、留观病房外,还设计有抢救室、体液检验室、会诊室、药房、治疗室、处置室和办公室等功能用房,具备“平战”转换的条件。

三、项目建设要点

1. 项目选址

在国家和省市卫健部门下发的各类关于新冠肺炎收治场所及发热门诊建设指导文件中，对于项目选址都进行了明确要求，综合归纳可总结为以下几点：

（1）发热门诊应与院内其他医疗区域进行有效隔离、设置在相对独立区域。

（2）发热门诊出入口需独立设置，避免与普通门诊等人流交叉，同时方便患者筛查和转运。

（3）发热门诊选址需处理好与后勤用房的间距，不宜靠近锅炉房、污水处理站等处建设。

（4）发热门诊选址宜位于地质条件良好，且不应对周边土壤、水源、植物等造成污染的区域。

综合上述建设要点，本项目选址定于鼓楼医院南广场东南角，该区域为门诊次入口，即可实现发热门诊出入口的独立设置，也远离人流较为集中的急诊和门诊区域（图1）（蓝色箭头为主入口），满足选址条件。

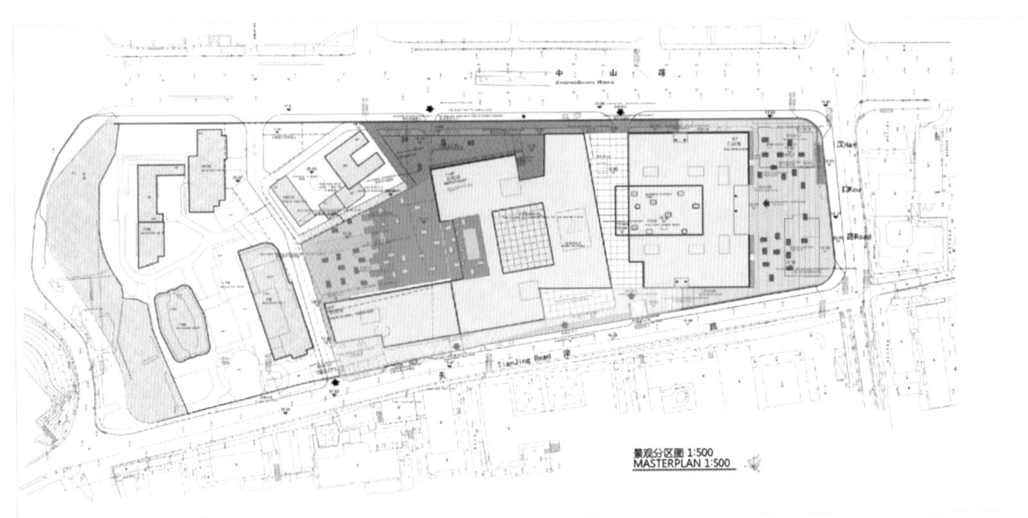

图1 项目选址平面图（图中红框区域为新建应急发热门诊位置）

2. 建造方式

关于应急发热门诊的建造方式，《新型冠状病毒肺炎应急救治设施设计导则（试行）》中明确鼓励优先采用装配式建造方式。新建工程项目宜采用整体式、模块化结构，特殊功能区域和连接部位可采用成品轻质板材，现场组接。应急发热门诊临时建筑建造方式的选择应首先考虑建设周期短的要求，采用装配式快速建造方式。常见的装配式结构主要包括预制装配式混凝土结构、钢结构、现代木结构和箱式结构等。本项目综合使用年限、建设周期、施工场地和工程造价等因素，建筑主体采用了集装箱式结构。这类箱式用房是一种成熟的建筑形式，具有标准化设计、工厂化生产、安装快速及可回收利用等优点，特别适合应急建造。

本项目选取的箱式房结构（底框架、顶框架、立柱）材料为 3.5 毫米厚镀锌型钢，螺栓链接，墙板采用 75 毫米彩钢复合板，内外为 0.5 毫米彩钢板，屋面采用 0.6 毫米彩钢瓦面，吊顶采用 0.5 毫米彩钢板，地面采用石塑地板，门采用单/双开钢制防火门，窗户采用双层钢化中空玻璃 5+9+5 塑钢窗，集成电器和一体化卫浴等。

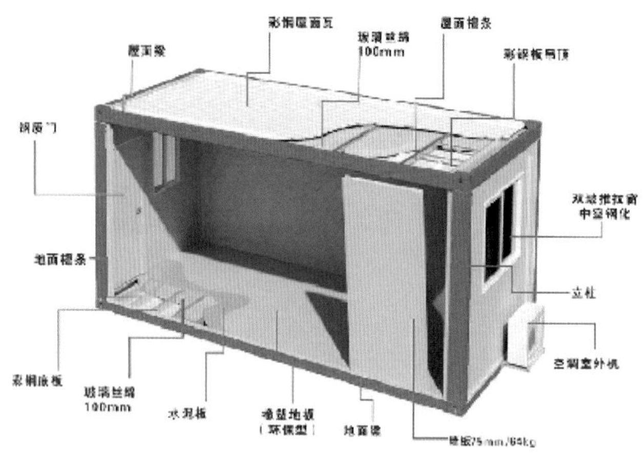

图 2　箱式房结构材料示意图

3. 功能用房

根据《发热门诊建设标准（试行）》（苏卫医政〔2020〕21 号）要求，应急发热门诊建设功能用房应包括：诊室、候诊区、隔离留观病房及配套挂号收费、检验、药房、更衣、淋浴、治疗室、处置室、护士站和更衣休息室等，有条件的医院还应考虑设置独立的 CT 检查室、抢救室。

其中清洁区主要包括：医护人员出入口、更衣室、办公室、值班室（休息）、卫生间、淋浴间和清洁库房等。

半污染区主要包括：存放穿戴防护用品、脱卸防护用品及摆放使用后防护用品的房间及区域。

污染区主要包括：患者出入口、候诊区、诊室、留观室、诊疗准备室、污物间和卫生间，同时还有挂号、收费、取药及检验等辅助用房，其中挂号与取药也可启用智能挂号付费及自动取药机等来替代。

对诊室和留观病房的设置要求为：三级综合性医院至少设置3间诊室，二级综合性医院至少设置2间诊室，设发热门诊的基层医疗卫生机构至少设1间诊室。应尽可能宽敞，一般大于10平方米，至少可以摆放1张诊察床、1张宽工作台。三级综合性医院至少设置3间留观室，二级综合性医院至少设置2间留观室，设发热门诊的基层医疗卫生机构至少设1间留观室。留观室宜为单人间，并含独立卫生间。新建的留观室必须设独立卫生间。

本项目一层设计有2间诊室，诊室面积12平方米；1间抢救室，抢救室面积18平方米；1间留观病房，留观病房面积12平方米，设有一体化卫浴；1间检验室，1间会诊室及治疗室、处置室、清洁库房、药房、挂号、候诊区、缓冲间及卫生间等其他相关配套功能用房。二层设计有1间诊室（备用），7间留观病房，3间多功能室（备用），1间医生办公室及治疗室、处置室、清洁库房及污洗间等其他相关配套功能用房。共计3间诊室、8间留观室、1间抢救室、3间多功能室，应对突发情况可实现诊室和留观病房的应急转换。

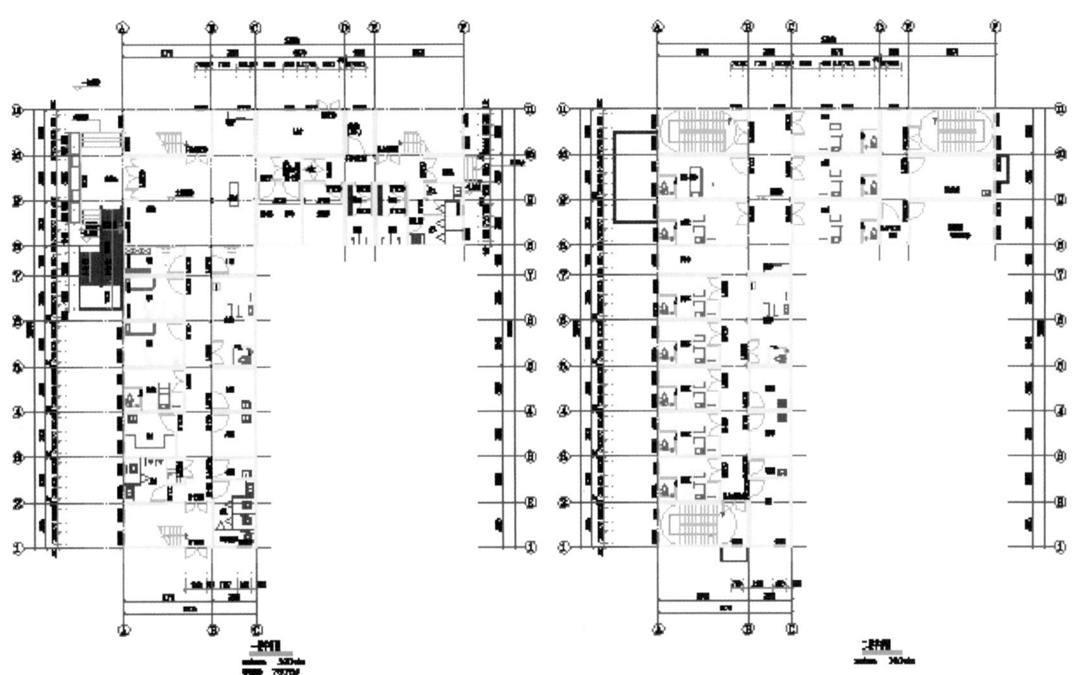

图3　一、二层功能用房布置平面图

4. 平面布局

本项目按《发热门诊建设标准（试行）》（苏卫医政〔2020〕21号）和《感染性疾病科病房建设标准（试行）》（苏卫医政〔2020〕21号）文件要求，严格落实标准化“三区两通道”和预检分诊制度（图4），确保预检分诊和发热门诊有效运行，满足“平疫”结合，科学防控的需要。

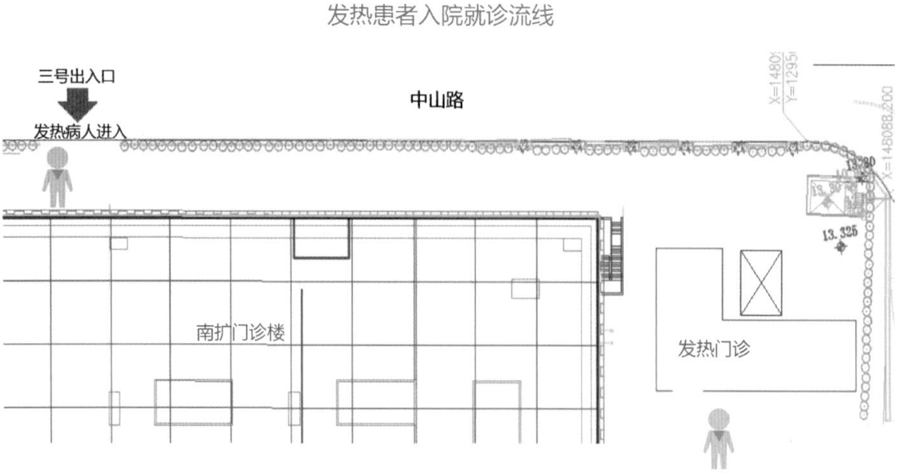

发热患者入院就诊流线

三号出入口
发热病人进入
中山路
南护门诊楼
发热门诊

图 4　三区两通道

《应急发热门诊设计示例（一）》(20Z001-1)中对发热门诊医护进出流线给出了相应标准(图 5)。

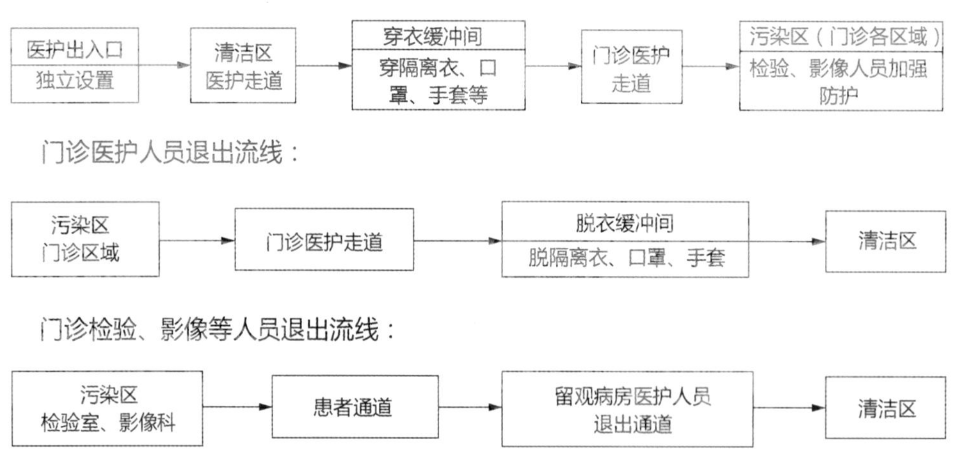

图 5　发热门诊医护进出流线标准

本项目平面布局在规范基础上实现了三区分明、洁污分流，具体流线示意如图 6 所示。

在关于发热门诊内部患者入口和出口是否需要分开设置和医护人员出入口是否需要分开设置的问题上，院内曾存在分歧。通过查阅相关资料(《新冠肺炎医院感染防控实用手册》)，明确了患者可以从同一个通道进出，医护人员有充足防护，且离开时还需折回入口更换普通工作服或便装，十分不便，故也可共用同一个通道。这样不仅可以使布局更加合理，同时也能节约宝贵的空间用于设置医疗用房。

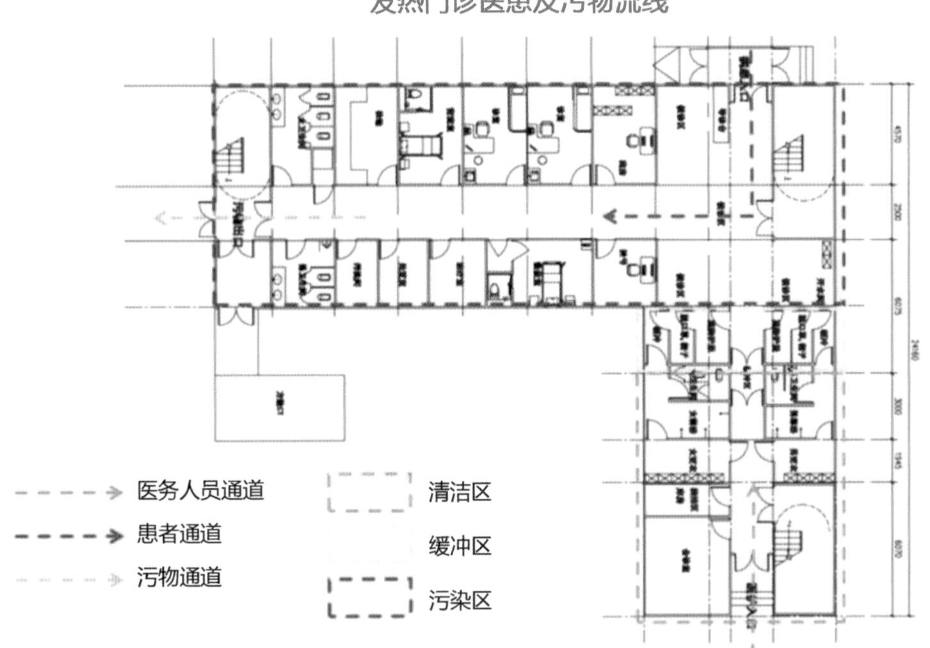

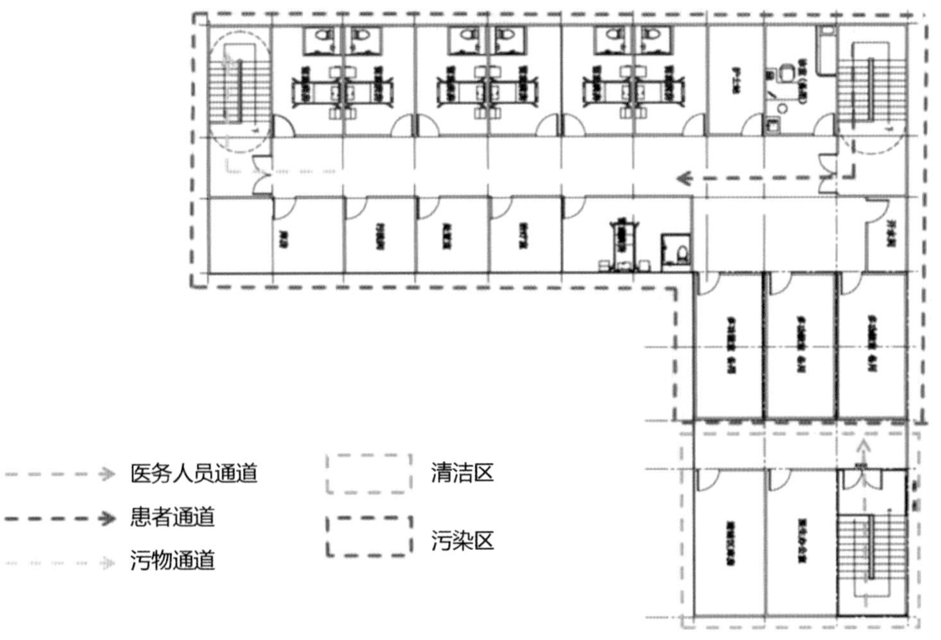

图 6　项目平面布局

如图 7 所示，患者出入口共用一个通道，至少可以节约 10 平方米的医疗辅助用房面积，使整体面积利用更加高效。

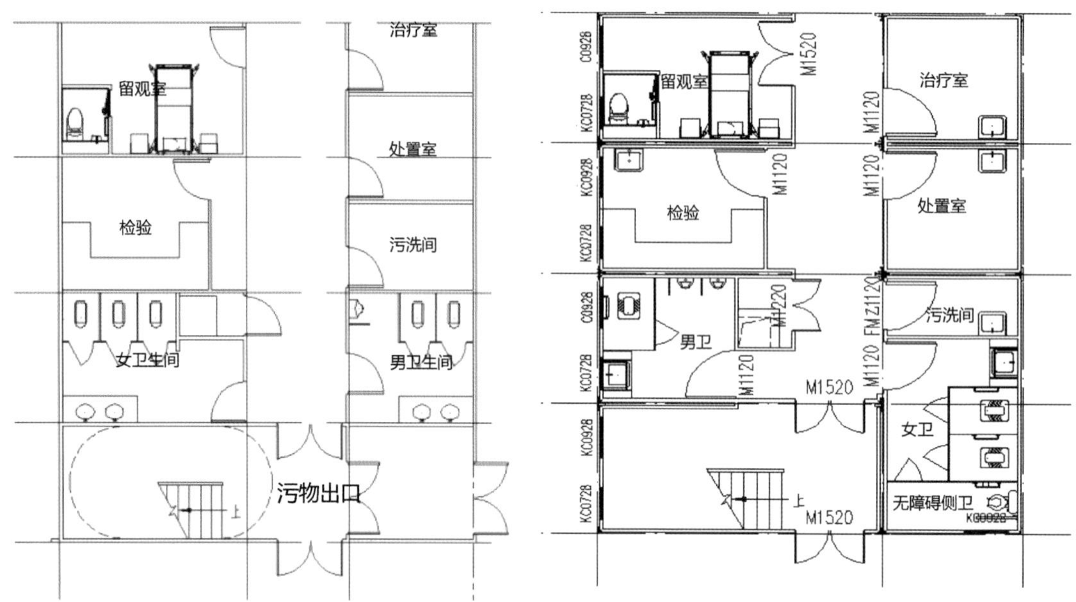

图7 患者出入口共用一个通道

5. 气流组织

对于发热门诊和呼吸道传染病房来说,气流组织与各区压力梯度设计及配套空调的选型是机电系统的重中之重,错误的气流组织和不合理或不严密的压力梯度设计,极有可能引发医护与患者之间的交叉感染,对整个发热门诊造成灾难性的打击。因此,气流组织与压力梯度设计需严格遵从规范要求,即:污染区、半污染区、相对清洁区及室外均应保持负压,气流流向应保证从清洁区→半污染区→污染区的方向单向流动;清洁区与半污染区、污染区送排风系统应分别设置,建筑内通过污染区、半污染区的排风管道不得再次穿越清洁区。

本项目为确保气流有序流动,形成合理的压力梯度,避免交叉感染,机械通风系统按照清洁区送风量大于排风量、污染区排风量大于送风量的原则,确保空气从清洁区流向半清洁区再流向污染区。

清洁区的人员进入通道、办公室、清洁库房均设机械送风系统,送风量6次/小时换气,确保该区域维持正压;更衣淋浴厕所排风量10次/小时,维持走道、更衣室内压力为5帕。

污染区留观病房及卫生间、通道均设置机械送、排风系统,每间病房送风量10次/小时,排风量12次/小时,确保房间维持负压,有效控制病毒等污染物传播。病房排风设上排风口,配置亚高效过滤器H11,底部风口距地面不小于100毫米。每间病房卫生间排风量60立方米/小时,设顶排风口,配置亚高效过滤器。送、排风支管设定风阀及电动密闭风阀,电动密闭阀可单独关闭进行房间消毒。病人通道均保持-5帕,风口均配高效过滤器,通道送、排风口均配置定风量风阀，保持必要的压差。

污染区医护通道、脱防护服间、办公室、设备间、处置室、洁具间等设置送、排风系统，排风量 6 次/小时，新风 4 次/小时，确保该区域维持负压，负压值为 -5 帕，相对病房污染区为正压。排风机设置在板房东侧地面，机械排风总管设中高效过滤器，排风口距离临近取风口间距不小于 20 米。其中脱防护服间及消毒间排风量 30 次/小时换气。

所有送排风机的开关统一管理控制，病人无法随意开关，每一套送排风系统配置一台控制箱，单独控制独立系统区域内的负压系统。同时负压系统设置压力监测及报警模块，过滤器压差装置宜通过倒计时的方式显示使用时限，在接近临界值时提醒运维人员更换滤网。

6. 建筑融合

医院建筑是医院文化的重要组成部分，和谐统一的建筑形式和风格很大程度上代表了医院的审美水平和基建能力。南京鼓楼医院作为“南京 20 年新地标”和“中国最美医院”之一，对医院建筑有着很高的标准和要求，因此在本次应急发热门诊建设过程中，对建筑造型和外立面进行了精心设计，力争使这样一座独立的集装箱式建筑与整个院区融为一体，形成环境和建筑的整体融合(图 8)。

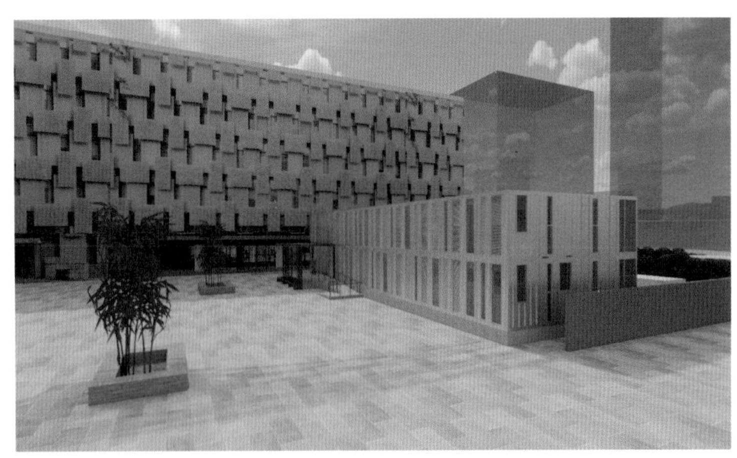

图 8　应急发热门诊建筑造型和外立面效果图

四、项目建设体会

1. 建设亮点

“集装箱式建筑 + 移动方舱 CT + 方舱式制氧机”打造移动应急发热门诊新模式。本项目以集装箱式发热门诊建筑为主体,融合移动方舱 CT(图 9)和军用方舱式制氧机,通过流线组织和管线连接,形成移动式“战疫”基地。较常规 CT 室和制氧机房不仅安装快速,大大缩短安装工期,保证设备能以最快速度投入使用,而且更加灵活机动,为后续扩展或用途变更提供更多选择。

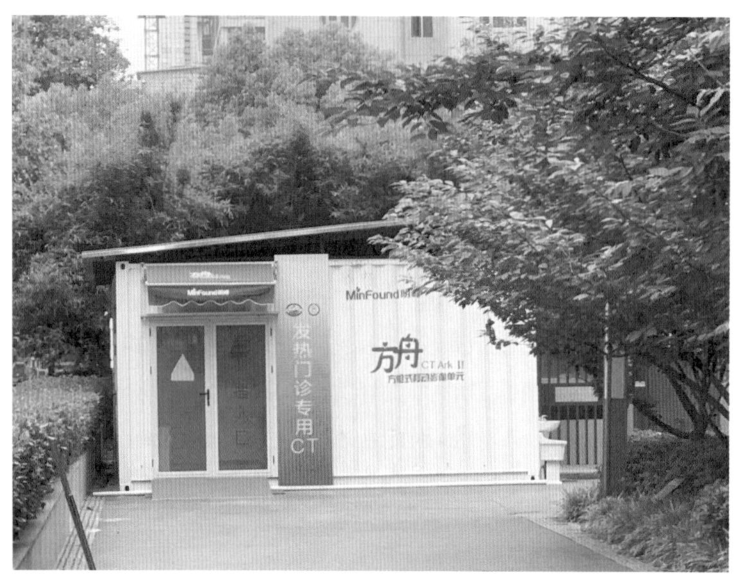

图 9　移动方舱 CT

2. 建设“痛点”

虽然模块化结构装配式建造方式有标准化设计、工厂化生产、安装快速和可回收利用等优点,但本项目因受工期限制,设计阶段只能重点关注水、电、暖三大系统,未能兼顾信息化和医用气体系统,导致箱体在工厂生产时部分信息化系统和医用气体系统管线、桥架无法提前预制,只能待专业分包单位进场后进行二次安装施工,不仅费时费工,也破坏了箱体内部整体性,影响美观。

五、结语

1. 装配式建筑进一步发展并使用

突发的新冠肺炎疫情不仅对医务人员造成巨大挑战,同时也给医院基建管理者出了一道难题,在短时间内高质量完成项目建设是一项必须完成的任务。在新冠肺炎疫情应急救治场所建设中,装配式建筑发挥了重要作用,比如武汉火神山和雷神山医院、南京小汤山病区等大体量应急医疗项目均在极短的时间内落地建成，装配式建筑的科学合理使用也为医院的新建和改扩建提供了一种新的解决方案。

2. 总结经验形成“标准动作”

在应对疫情的相关建设过程中，设计院是最早启动工作的部门之一。从最初缺乏国家相关设计规范，到后期设计单位之间建立起资源平台，共享类似应急救治临时医疗用房经验，设计人员为疫情防控建设做出了很大贡献。

面对国外疫情依旧严峻，国内防控常态化的局面，需要医院建设者总结经验，形成“标准动作”，帮助并指导各级医疗单位或相关单位从容应对类似建设任务，做到未雨绸缪，为未来应对大规模突发事件做好应急储备。

3. 再利用与“平疫”结合

疫情过后，发热门诊集装箱可通过消毒处理、完善消防、信息化等措施，自由组合成其他医疗用房使用，同时保留发热门诊属性，方便“平疫”快速转换，最大程度提高使用效率。

（撰稿：王伟航）

全球范围内陆续出现了严重急性呼吸综合征(SARS)、人感染高致病性禽流感、甲型H1N1流感、埃博拉病毒病、中东呼吸综合征、寨卡病毒病等新型烈性传染病。新型冠状病毒感染的肺炎传染病(以下简称“新冠肺炎”)的暴发,再次引发了全国人民对突发烈性传染疾病的关注。新冠肺炎疫情是一次重大突发公共卫生事件,造成全国范围的社会经济巨大损失,对人民群众正常工作生活产生极大负面影响,对我国公共卫生防控救治工作提出了重大挑战。

新冠肺炎疫情防控是对国家治理体系和治理能力的一次大考,更是对危机状态下国家公共卫生风险防控效能的一次总体检验。党中央、国务院高度重视突发急性传染病防治工作,要求始终把广大人民群众的健康安全摆在首要位置,切实做好传染病防控和突发公共卫生事件应对工作,并将突发急性传染病防治上升到国家安全战略高度。我国有着14亿多人口,防范化解重大疫情和重大突发公共卫生风险,始终是我们须臾不可放松的大事。要立足当前、放眼长远,研究和加强疫情防控工作,健全相关体制机制,尽快提高我国应对重大突发事件能力和水平。重大传染病和生物安全风险是事关国家安全和发展、事关社会大局稳定的重大风险挑战。要把生物安全作为国家总体安全的重要组成部分,坚持平时和战时结合、预防和应急结合、科研和救治防控结合,加强疫病防控和公共卫生科研攻关体系和能力建设。要统筹各方面科研力量,提高体系化对抗能力和水平。要加强战略谋划和前瞻布局,完善疫情防控预警预测机制,及时有效捕获信息,及时采取应对举措。要研究建立疫情蔓延进入紧急状态后的科研攻关等方面指挥、行动、保障体系,平时准备好应急行动指南,紧急情况下迅速启动。

为全面贯彻习近平总书记系列重要指示批示精神,国家发改委、卫健委和中医药管理局发布《关于印发公共卫生防控救治能力建设方案的通知》(发改社会〔2020〕735号),明确建设任务包括:①疾病预防控制体系现代化建设——检验检测能力;②全面提升县级医院救治能力——县级救治能力;③健全完善城市传染病救治网络——地市级救治能力;④改造升级重大疫情救治基地——省级救治能力;⑤推进公共设施"平战"两用改造——"平战"结合能力。通过上述建设任务的实施，可以提升医院重症救治能力、突发性传染病防治能力、公共卫生检验能力、紧急医学救援能力和应急储备能力，在重大疫情突发事件中发挥医疗救治、综合研判、信息支撑和协同指挥等作用，有效提升危重症患者治愈率、降低病亡率。

一、提升检验检测能力

新冠肺炎疫情以来，早发现、早隔离、早治疗成为治疗新冠病毒的有效手段，如何能够做到早发现，这就需要从各个层面提升检验检测能力。

1. 加强各级疾控中心的检验检测能力

县级疾控中心重点提升疫情发现和现场处置能力，加强基础设施建设，完善设备配置，满足现场检验检测、流行病学调查、应急处置等需要；地市级疾控中心重点提升实验室检验检测能力，加强实验室仪器设备升级和生物安全防护能力建设，鼓励有条件的配置移动生物安全二级(BSL-2)实验室，统筹满足区域内快速检测需要；国家、省级疾控中心重点提升传染病检测"一锤定音"能力和突发传染病防控快速响应能力，推进生物安全三级(P3)实验室、菌毒种库建设。

2. 加强各级医院的检验检测能力

县级医院要求完善仪器设备配置，提高快速检测和诊治水平；地市级医院配备 PCR 检测设备，建设生物安全二级(P2)实验室；省级重大疫情救治基地要求建设生物安全二级(P2)或三级 P3)实验室、PCR 实验室、传染病解剖室。

3. 医院实践

江苏省人民医院检验科感染实验室位于一号楼三层，该实验室新改造总面积约 870 平方米。主要包括标本前处理区、操作区(血清病毒、结核、真菌、无菌)、主鉴定区、试剂库房，另有 5 间 PCR 实验室专门处理分子检验。新冠肺炎疫情下，医院与省疾控中心沟通后，在现有 P2 实验室基础上完善核酸检测的相关要求。

因疫情常态化防控需要，根据医院总体安排并结合新大楼二层大平台现状条件，建设新冠检测综合服务中心。项目总面积建筑约 700 平方米，建筑层数 1 层，建筑高度 4.85 米，建筑结构类型为钢结构，设计使用年限 50 年，项目功能主要包括核酸门诊、咽拭子采集、CT 预约、抽血、互联网医院功能体验区和商业区等。

二、加强发热门诊建设

新冠肺炎疫情暴发后,国家、省、市各层级都对医院的发热门诊建设提出了具体要求,结合卫生部印发《医疗机构发热门(急)诊设置指导原则(试行)》和江苏省《发热门诊建设标准(试行)》(苏卫医政〔2020〕21 号)《感染性疾病科病房建设标准(试行)》文件要求,需要从以下几个方面做好医院的发热门诊建设:①选址相对独立,与普通门急诊隔离,避免病人交叉感染;②通风良好、标识明显,做好发热病人的引导工作;③分区合理(污染区、缓冲区、清洁区),医护、病患通道分离;④独立的新风、排风和污水处理系统;⑤必要的医疗检验检查设备配置,CT 机房。

三、重症救治能力建设

这次疫情中暴露出来我国综合医院的重症监护病房 ICU 床位比例严重偏低,无法收治大量危重和重症病人。目前,我国三级综合医院重症医学科床位数为医院病床总数的 2%～8%不等,美国为 15%。对于不同级别的医院,设置的 ICU 床位可以参考以下标准:①县级医院按编制床位数 2%～5%设置 ICU 病床(原则上 30 万以下人口,>20 床;30 万～50 万人口,>50 床;50 万～80 万人口,>80 床;100 万以上人口,>100 床);②地市级医院按编制床位数 5%～10%设置 ICU 病床(原则上 100 万以上人口,>100 床;100 万～500 万人口,100～600 床;500 万以上人口,>600 床);③每省设置 1～3 所省级重大疫情救治基地,按编制床位数 10%～15%设置 ICU 病床(或不少于 200 床)。

ICU 是医院集中监护和救治重症患者的专业病房。ICU 床位数是决定疫情中病亡率的主要因素之一。由于 ICU 配置多,系统复杂,通常配有中央监护系统、呼吸机、床旁血液净化机等多种医疗设备,很难在疫情中将普通病区转换成 ICU 病区。因此,在可转换的综合医院新建或改扩建时,必须将 ICU 病区考虑进去,适当增加 ICU 床位配比。江苏省人民医院近两年通过新建和改扩建,本部 ICU 床位数达到 247 床,满足作为国家重大疫情救治基地 ICU 床位不少于 200 床的要求。

四、负压隔离病房建设

负压隔离病房作为呼吸道传染病的有效治疗场所,在这次新冠肺炎疫情暴发以来,越来越引起人们的重视，本文从负压隔离病房的建筑布局、功能分区、压力梯度设置、通风空调和气流组织等方面提出以下建议。

（1）建筑布局：①负压隔离病区应处于院区全年最多风向的下风向（新建时考虑）；②负压隔离病区应独立设置，宜在建筑的一端、一侧，自成一区；③宜采用双走廊布置；当只能采用单走廊时，患者与工作人员从病区两端分别进出。

（2）功能分区：普通工作区（清洁区）；辅助工作区（潜在污染区）；防控区（污染区）；缓冲间（面积不小于 3 平方米）。

（3）压力梯度：合理的压力梯度，可以使病房内污染空气不外逸，室内污染空气不侵入，实现静态隔离。通常保证缓冲区为正压，隔离走廊、隔离缓冲、隔离病房和卫生间为负压，且彼此之间的压差等级为 −5 帕。

（4）通风空调和气流组织：①宜采用全新风直流式空调系统，最小换气次数满足 10～12 次/小时。②病房及其卫生间排（回）风口应设置排风高效过滤装置，可原位检漏。室外排风口和排水通气管上的排气口应高于屋面 2 米以上。③合理设置送排风口，形成合理的气流组织，降低医护人员感染风险，常用上送下排（回）形式。

五、“平战”结合，可转化医院建设

新冠肺炎疫情暴发以来，我们在这次新冠病毒疫情控制进程中依次采用过如下 5 种对策：①既有的传染病院以及定点收治医院收治患者；②将原综合医院或专科医院转换成传染病院或定点收治医院；③快速建造如小汤山、雷神山应急住院医院；④将会展中心、体育场馆等改造成临时大空间、多床位的方舱医院；⑤征用酒店、招待所、学校等场所建立临时隔离点、隔离区。

在疫情中，我们对采用这 5 种对策积累了不少经验教训，创造了许多成功的案例。但在这 5 种对策中，我们最缺乏的是如何将原综合医院或专科医院快速、有序地转换成合规的传染病院或定点收治医院。这可能是最常见、最推荐的疫情应对策略。因为这完全可以充分发挥原有医院的医疗资源与组织体系，迅速成为能承担抗疫重任的合格的定点收治医院，可马上投入抗疫救治的行动中去。在今后城市医疗体系规划中，确定数家处在城市下风向、非中心地段的综合医院作为可转换的定点收治医院，由于预先配置了合规的规范化设施，就能在疫情发生的第一时间快速、有序地转换。有效实施公共卫生事件的应急预案，强化突发状况的防控措施。最后三种对策，只有在疫情大规模暴发，不得已时而采取的对策。

从通常的综合医院转换成合规的定点收治医院，这种可转换的、规范化的建筑设施，主要涉及院内的 3 大区域：门急诊、病房与医技手术室。从正常医疗转换成疫情传染病人收治，最大问题是难以改变的建筑结构与系统设施。因此在综合医院新设计或改扩建设计时,就应考虑到这三大区域的平面布局、控制区域设置,人流与物流转换方案及空调通风设施。

1. 门急诊“平战”结合

医院的两大前哨是门急诊的接诊分诊台和发热门诊。接诊分诊台设在医院门急诊部入口,第一时间接待所有就诊的患者。其接诊、临床评估(预检)与分诊,是有效控制传染病疫情、防止医疗机构内交叉感染第一道关口。疫情期间须扩大接诊与分诊区域,改变流程,加强门急诊接诊与分诊的能力,改设为单一入口接待每一就诊患者,通过分流,减少滞留时间。由于这里是传染病例最有可能输入的区域,风险最大,必须做好最为严格的控制措施。

呼吸道传染疾病最大特点是发热,发热门诊专门用于排查疑似传染病人,是治疗发热患者的专用诊室。在疫情期间发热门诊作用凸显,要有预案后去扩容发热门诊。可将部分门急诊(包括大厅)划转到发热门诊,增加发热留观单间房间与诊室,整合优化各种应急医疗力量和资源去充实发热门诊区域,这符合传染病院与定点收治医院小门诊大住院的要求。医务人员按照规范流程为每名分诊的患者提供诊断、隔离、留观、鉴别和闭环转送。医院信息系统及时收集、传递和分析发热门诊的疫情信息和日报制度,实现风险预警、进行风险评估,真正发挥“早发现、早报告、早隔离、早治疗”的作用,牢牢守住第一道疫情防线。

2. 病房“平战”结合

在疫情期间要将住院大楼的普通病区转换成负压隔离病区。要有预案将普通病区转换成三个控制区域:污染区、半污染区和清洁区。考虑到一般的住院病区很少采用双通道,对于单走廊形式,可由患者与工作人员分别从两端进出,走廊一端布置污染区,另一端布置半污染区。加上采用厢式密闭车运输洁物与污物,可以有效避免交叉感染风险。

3. 洁净手术室“平战”结合

在可转换的综合医院中的洁净手术室数量可以不做提高。一般来说,传染性疾病是短期内可以治愈的疾病,新型疫情冲击暴露出空气传染病类负压手术室许多问题。对空气传染疾病患者手术时,室内医护人员感染风险很大,特别是在手术过程中,医护人员与病人近距离直接接触,病人直接呼出飞沫,手术过程中患者的血液、体液以及排泄物也可能发生气溶胶。因此,空气传染性疾病手术只能在全新风全排风的直流系统的负压手术室内进行。可转换的综合医院中,必须配置几间正规的全新风直流系统的负压手术室。

负压手术室排风口入口处以及室内回风口入口处均必须设高效过滤器,并应在排风出口处设止回阀,回风口入口处设密闭阀。负压手术室和感染手术室在出入口处都应设准备室作为缓冲室。负压手术室应有独立出入口。同样,负压手术室采用厢式密闭车输送术前洁物,返程带回术后污物,可以有效避免交叉感染风险。

4. 可转换的通风空调设施

控制医疗空间的感染或交叉感染问题，常用控制措施是：稀释、气流组织与压差控制。当然，还有紫外线杀菌。紫外线对杀灭病毒效果很好，在控制结核菌疫情中起了很大作用。

（1）稀释就是通过系统源源不断地送出无致病菌的空气（不一定新风）降低室内致病菌浓度，阻止致病菌在室内积累。稀释效果与送风的换气量有关。

（2）室内气流组织应有利于尽快排除致病菌，降低其浓度。良好的气流组织表现为：①抑制局部传染源不扩散到全室；②尽快地将悬浮菌就地沉降；③不让沉降菌再次起浮成为悬浮菌；④送风尽快进入人的呼吸区域，致病菌尽早排出。

（3）受控区域梯度压差控制，目的是使受控区域各空间的有序压差产生的渗漏气流流动，按照我们的要求从清洁区流向半污染区，再流向污染区，成为一种定向气流。

5. 医院“平战”结合案例

隔离区域平时按照专科特点收治相应病患，疫情期间，根据疫情严重程度及病患数量，逐步启用感染病楼、战时一级备用楼、战时二级备用楼，以满足疫情期间隔离及救治需要。建成以感染楼（1 号楼）应对零星散发病例；战时一级备用楼（0 号楼），应对中小规模暴发疫情；战时二级备用楼（2 号楼），应对大规模疫情，为对全省抗疫战略的支持做好保障。

六、结语

过去的 10 年，是医疗行业技术水平高速发展的 10 年，也是医疗建筑不断更新换代的 10 年。在这 10 年时间里，我们完成了很多大型医疗建筑的新建或改扩建。随着国家和人民对公共卫生和医疗保障需求的不断提升，以及新技术新材料的不断涌现，对医院建设管理者来说，既是机遇又是挑战。这次新冠肺炎疫情的暴发处置，暴露出我们在设计、建设和管理中仍存在很多不足，我们应该总结经验教训，坚持为病人服务，满足医护人员需求的初心使命，不断提升自身的管理水平和业务能力，为建设高水平医疗建筑不断努力。

（撰稿：杨文曙）

新冠肺炎疫情下专科医院应急发热门诊建设的探索

——江苏省妇幼保健院

新型冠状病毒疫情给人民生命健康和社会经济发展造成了巨大损失，在党中央的坚强统一领导下，举国上下，坚定信心，同舟共济，科学防治，中国国内疫情得到了有效控制，但是境外还在疯狂蔓延，抗击疫情是一个相对长期而艰巨的任务。江苏省妇幼保健院作为三甲妇幼专科性医院，应对此次疫情也责无旁贷，在春节疫情不容乐观的形势下做出积极响应，仅用5天时间完成了发热门诊的建设工作，下面从前期规划、实施过程及方案、经验总结三个方面展开。

一、前期规划

1. 建设目的

根据新冠肺炎疫情发展形势，医院现有发热门诊不符合新冠肺炎疫情诊断流程的设置，医院决定对现有发热门诊进行升级改造，建设该应急发热门诊是应对疫情的有效措施之一。在此次疫情面前，每个人都是战士。不同于一般建设任务，此次建设为应对突发公共卫生安全事件的应急建设，此次探索也是提高医疗建设行业的应急能力的一次尝试。

2. 区域选择

发热门诊应该选择位置较为独立，且距离普通门诊及病房较远的区域，以避免由于共用通道而造成交叉感染，因此最终选址定在肠道门诊所在的医院南地块，在原有发热门诊的基础下进行进行调整改造。

3. 布局划分

科学合理的布局是科学防疫的重要手段，根据此次疫情诊治流程对发热门诊进行科学布局，按照控制传染源、切断传染链、隔离易感人群的防疫基本原则进行布局的划分，并且在门急诊和感控办的共同配合下，结合江苏省妇幼保健院对于发热门诊就医流程进行布局划分，分为污染区、半污染区、清洁区以及工作人员通道和患者通道。污染区主要包括预诊分诊台、挂号区、候诊区、诊疗治疗区、检验及辅助用房、放射用房、药房、两个诊疗用房、两个留观用房、处置和污洗区和两个病患卫生间，清洁区主要包括两个休息区、更衣区、防护用品存放区，半污染区设置了一个缓冲间，布局如图 1 所示。

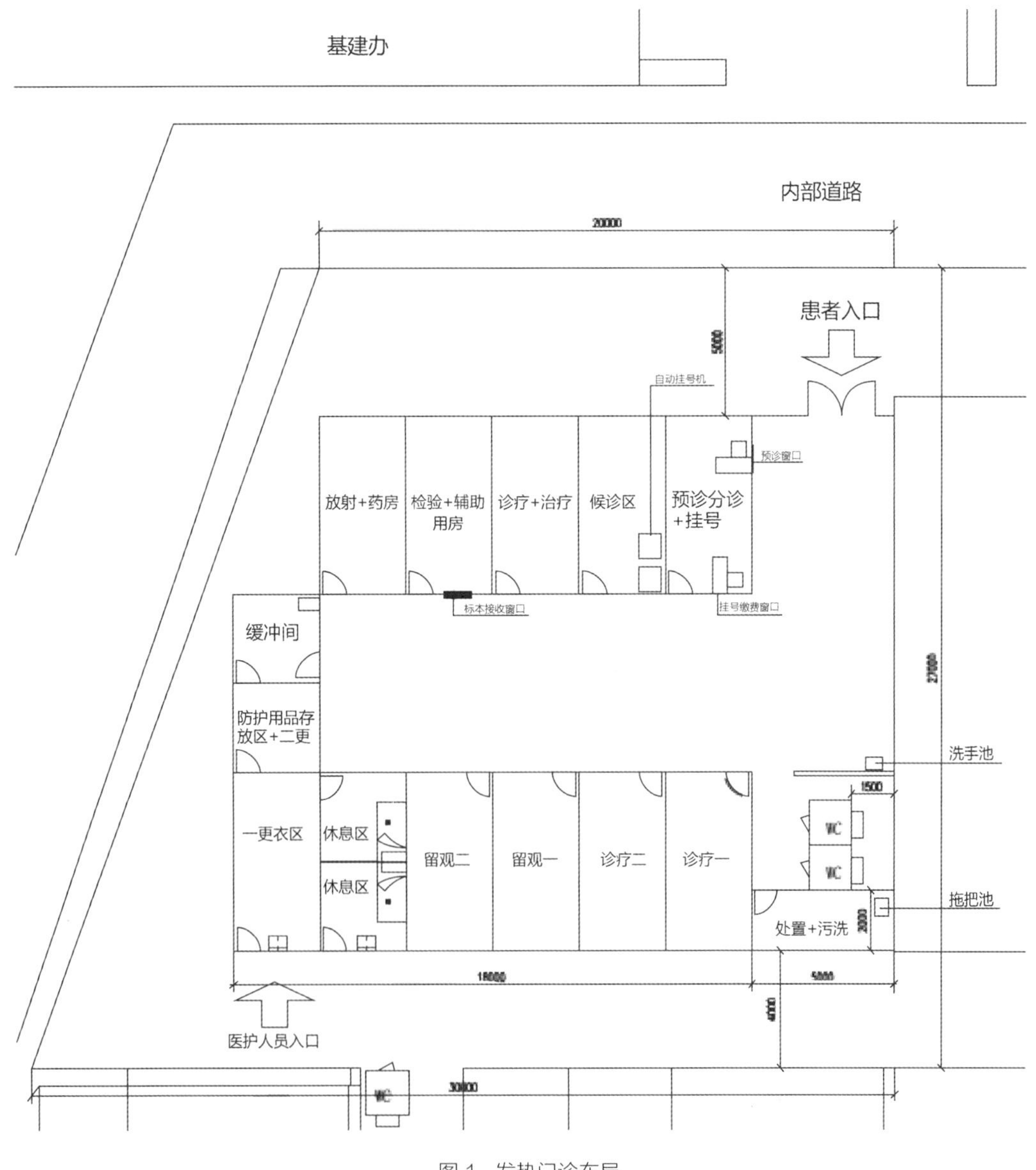

图 1　发热门诊布局

4. 分工协调

该应急发热门诊的建设涉及多部门协调，包括医务处、护理部、门急诊、感控、总务处、信息处及设备处等，涉及多专业的协调，包括院感染管理、建筑、给排水、暖通、电气及智能化等领域。故在做出建设发热门诊的决定后,在领导的统筹安排下,联合多部门、多专业工程师集思广益,各部门保持着密切沟通和有效的衔接工作,使得应急发热门诊短短5天时间内建成。

二、实施方案及过程

1. 装配式板房的吊装

随着国家绿色、节能、环保及可持续发展理念的不断深化,可循环和可周转的新型装配式活动板房不断受到重视和推广,在工程中应用不仅可以减少施工成本,还可以加快施工进度。在此次应急发热门诊的建设中,选择装配式板房最重要的原因就是施工简单,可以快速推进施工,使得发热门诊可以在严峻的防疫抗疫环境下迅速建成。为与时间赛跑,且因无法调集施工单位、建筑材料和大型机械,决定利用装配式板房即集装箱板房作为发热门诊建设。

2. 排水系统

传染病医院的建设排水系统需独立设置,本次应急发热门诊采用独立移动卫生间,为一种打包形免冲厕具,由塑料薄膜制成的打包袋、机械装置(机芯)、外壳、储便箱组成。使用机械打包袋式免冲厕具,如厕完毕后,不用水冲洗,只需脚踏打包厕具的脚踏开关,即可完成厕所打包的功能,操作简单实用且满足发热门诊对于排水系统切断传染源的要求。

3. 暖通系统

在新冠肺炎疫情新形势下,出台了很多关于中央空调使用的要求,根据应急发热门诊的建设和使用需求,本次建设暖通系统采用分体冷暖空调,且分体空调带辅助电加热,保证了冬季制热效果。

4. 电气、信息、设备等配套系统的跟进

应急发热门诊"麻雀虽小,五脏俱全",虽然此次建设的应急发热门诊仅有418平方米,但涉及各项专业系统,总务处、信息处与设备处通力合作,互相配合,最终完成应急发热门诊配套的电气、信息、设备等配套系统的安装工作。

三、经验总结

1. 长期友好合作的外部资源

时间短、任务重，能圆满完成此次建设，也依赖于第三方资源的积累，这其中包括在这样的特殊形势下，来帮助医院建设的施工单位及医院职能科室各外协单位人员，也包括在运输装配式活动板房的时候公安厅、公安局、交管局等相关政府部门给予的大力支持。

2. 应急物资的供应

“巧妇难为无米之炊”，本次快速成功完成发热门诊的建设的一大功臣就是材料供应者们。这里面包括我们紧急联系的外援调来的集装箱以及独立移动卫生间，包括我们长期合作的外协单位准备的电缆、线管等应急物资较为充足，这也给我们以启发，就是在日常管理中加强应急意识的培养。医院后勤工作若想做到快速解决医院运行中遇到的问题，就需要每一个后勤人员心中时刻做好应对紧急状态的准备，有危机意识，建立预案，以应对随时可能出现的突发公共卫生事件。

3. 装配式建造技术的使用

抗击新冠肺炎疫情临时改造、建成的各类应急医疗设施普遍采用了装配式建造技术，运用标准化、模块化的装配式建造技术，可以提高建设速度、保证工程质量，这也启发了我们在日后的应急建设中要有模块化、标准化、装配化理念。

4. “平疫”结合的理念

根据文件《关于加强医疗机构发热门诊建设管理的通知》(苏卫医政〔2020〕3 号)，对于后面医院发热门诊建设提出的新要求，全省二级及以上综合医院、中医院、妇幼保健院以及老年病、儿童、妇产等相关专科医院须设置 24 小时发热门诊、预检分诊和隔离留观室，及时筛查、发现新型冠状病毒感染的肺炎病人。

由于新冠肺炎疫情的突发性，临时发热门诊的建设都是“摸着石头过河”，建设发热门诊，要有“养兵千日用兵一时”的忧患意识。医疗机构要从长远建设的角度，按照发热门诊建设的要求，设计及施工要按照相关规范，如《传染病建筑设计规范》(GB 50849—2014)，高起点规划，高质量建设，高标准管理。也可考虑将发热门诊纳入医院等级评审的重要内容，作为一项硬指标。

（撰稿：苏红青　郭明月　魏全）

疫情下的考验：浅谈医院后勤防控及基建改造

——宁波市鄞州区第二医院

1. 领导班子的科学决策

面对突如其来的“新型冠状病毒”，医院成立突发应急事件领导小组，小组成员由院长、分管副院长、医务处、护理部、门急诊、感控、总务处、信息处及设备处等相关人员组成，其职责为高速、高效协调组建应急传染性隔离门诊及病房。在医院领导小组的评估科学决策下，仅用5天时间即成功完成建设发热门诊的任务。

2020年，陌生的新冠肺炎疫情毫无预兆地来了，宁波市鄞州区第二医院作为新型冠状病毒肺炎患者筛查、隔离治疗的定点医院，立即启动应急预案，将疫情防控作为近期唯一重点工作，坚定信心、冲锋在前，及时采取有效措施全力做好防控救治，奋力投身疫情防控阻击战。医院依据《宁波市医疗机构新冠肺炎疫情发现和应急处置预案》《医疗机构内新型冠状病毒感染预防与控制技术指南》《新型冠状病毒感染的肺炎防护中常见医用防护品使用范围指引（试行）》等文件中的相关要求，扎实做好管控、监督工作。

疫情之下，医务人员冲锋在前，后勤保障部门也毫不放松。为切实做好疫情期间的防控工作，保障医院安全平稳运行，对医院后勤服务部门来说，如何应对急性传染性疾病导致的突发公共卫生事件，如何保障医院后勤各项工作，包括安保人员的区域防控、环境的清洁消毒效果、妥善处置并管理医院废弃物、临时搭建发热门诊板房等，成为管理管控的重要工作内容。同时，结合医院长期规划，为进一步提高传染病防治能力，及时应对下一波重大传染病疫情的发生的需要，鄞州区第二医院也计划对院内进行基建设施新建与改建。

本文将结合鄞州区第二医院在此次新冠肺炎疫情期间医院后勤防控及基建改造实践，从物业保洁、基建设施和安保防控三个方面展开。

一、医院保洁与医废防控

1. 做好外包物业公司的人员管控、培训工作

针对外包公司员工文化水平低、稳定性差等特性，鄞州区第二医院采用集中与个体结合，化繁为简、反复强化等形式进行个人防护、消毒隔离、工作流程等相关内容的培训，为临床治疗护理工作开展提供有力保障(图1)。

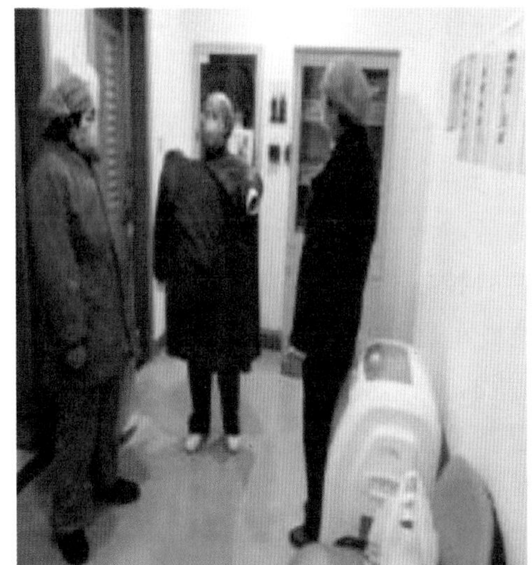
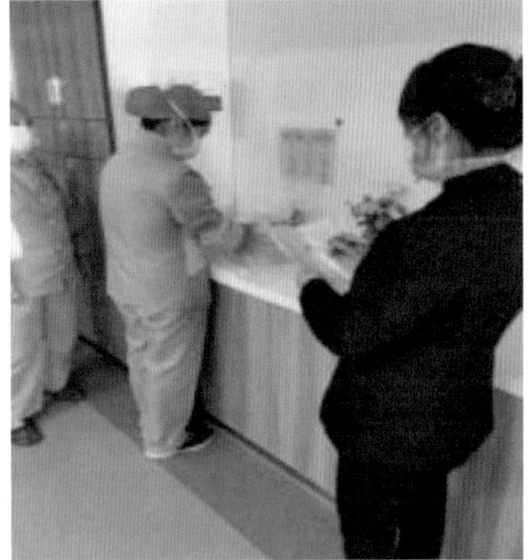
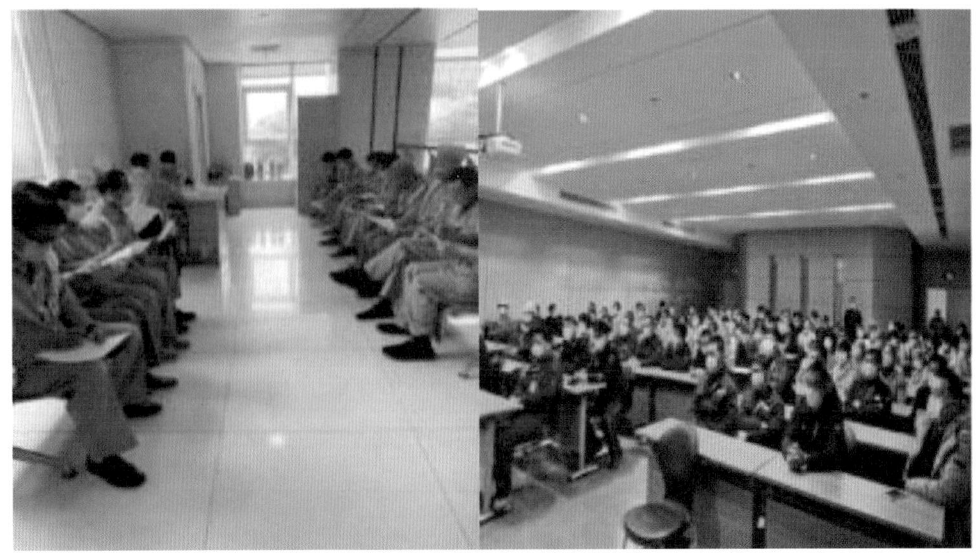

图1 针对外包物业公司人员的“抗疫”专项培训考核现场

同时,为院区内每一名外包物业公司人员做好一人一档建档工作,努力做到在个人防护到位的情况下保证医院环境安全。

2. 规范院区保洁、医废处置管理工作要求,建立监督考核机制

新冠肺炎疫情暴发初期,根据国家卫健委要求,鄞州二院梳理制定成册“鄞州二院新冠肺炎疫情期间相关制度流程合集”,内容涵盖保洁、医废处置、转运和工作人员个人防护要求等,规范了院区保洁、医废处置管理工作要求,并迅速实施落地。

对于公厕、电梯、卷帘等使用频率高的场所,实施目视法管理,建立清洁消毒登记表并上墙。同时,对高危场所实施双人工作监督制,采用荧光标记法、目测法等检查方式来监管清洁消毒的效果,确保清洁消毒效果和个人防护措施到位。

3. 做好医院废弃物管理,设立“新冠医废”处理专区

医院废弃物包含了医院内生活垃圾和医疗废弃物,妥善处置医院废弃物,才能保障医务人员、患者、周边群众的健康和安全。疫情发生后,对于院内生活垃圾和医疗废弃物的处置,后勤服务部门通过措施改进、流程优化、监督管控三方面来保障这部分工作的落地开展。生活垃圾方面,为了最大限度地减少生活垃圾在院内的停留时间和外流风险,物业部门迅速联系垃圾清运部门,将鄞州区第二医院产生的生活垃圾全部纳入 5 号专线进行清运焚烧处理,每 24 小时收集转运 1 次,公厕、大厅等人流相对密集且流动性较大地方的垃圾桶,要求每 4 小时清理 1 次,特殊情况随时清理。每次垃圾扎带后必须使用 1∶500 含氯消毒液对袋口、垃圾桶内外部进行喷洒,同时取消男厕纸篓,厕纸调整为水溶性可降解厕纸。对隔离病区、发热门诊、核酸标本检测点产生的生活垃圾全部纳入“新冠医疗废物”处理。

对于此次疫情中院感风险巨大的医疗废弃物,物业部门则做了更多的措施改进和流程优化来保障临床工作安全。比如,制作“防护用品规范穿脱图示医疗废物收集工人专版”(图 2),规范医疗废物暂存点消毒管理要求,并对专职工人进行专项培训考核,确保工人职业安全;在医疗废物暂存点内设立“新冠医废”专区,单独存放隔离病区、发热门诊、核酸标本检测点产生的医疗废物;全封闭医废转运车专人专线转运各病区产生的医疗废物(图 3～图 5)。制作医疗废物“鹅颈法”收集流程图示及教学视频(图 6),利用钉钉、微信、院内网等信息化手段和实地指导相结合等形式向临床医护及保洁人员推广学习。

医疗防护用品规范穿戴图示
（医疗废物收集工人专版）
步骤说明
图示
步骤说明
图示
防护用品
1.防水围裙
2.一次性外科口罩
3.一次性手术帽
4.防护面罩（护目镜）
5.橡胶雨靴
6.橡胶手套
7.防水袖套
⑦
穿戴完毕
（必要时戴防护面罩或护目镜）
①
佩戴口罩
（白色面朝内）
⑥
戴橡胶手套
②
戴一次性手术帽
⑤
穿橡胶雨靴
③
戴防水袖套
④
穿防水围裙

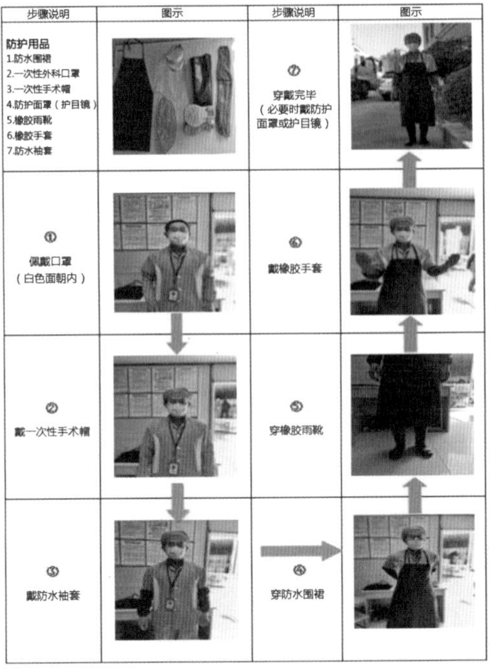

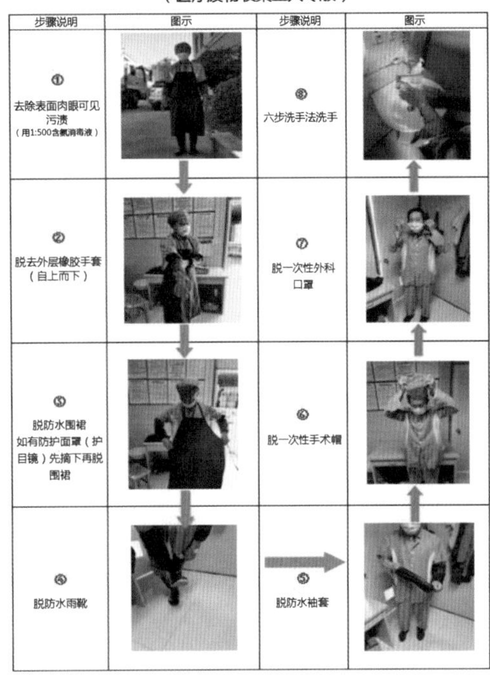

图2 防护用品规范穿脱图示医疗废物收集工人专版

图3 “新冠医废”暂存专区

医疗废物暂存点消毒管理登记表

类别 日期 时间	消毒 方法	空气（循环风照射1小时）空气消毒机1	空气（循环风照射1小时）空气消毒机2	空气消毒机擦拭（每周1次、95%酒精）+性能检测（每月一次）	垃圾暂存处（含氯消毒液湿拖）	转运车房间（含氯消毒液湿拖）	物体表面、转用车（含氯消毒液擦拭）	员工防护用品清洁（含氯消毒液擦拭）	灭四害措施监管（一个月一次）	签名

图4 医疗废物暂存点消毒管理登记表

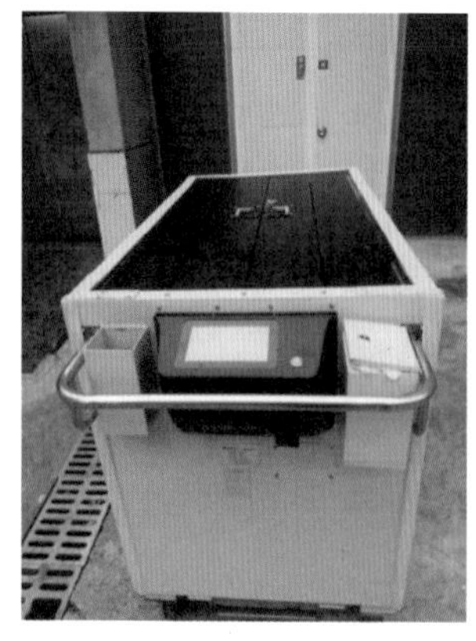

图5 医废转运车

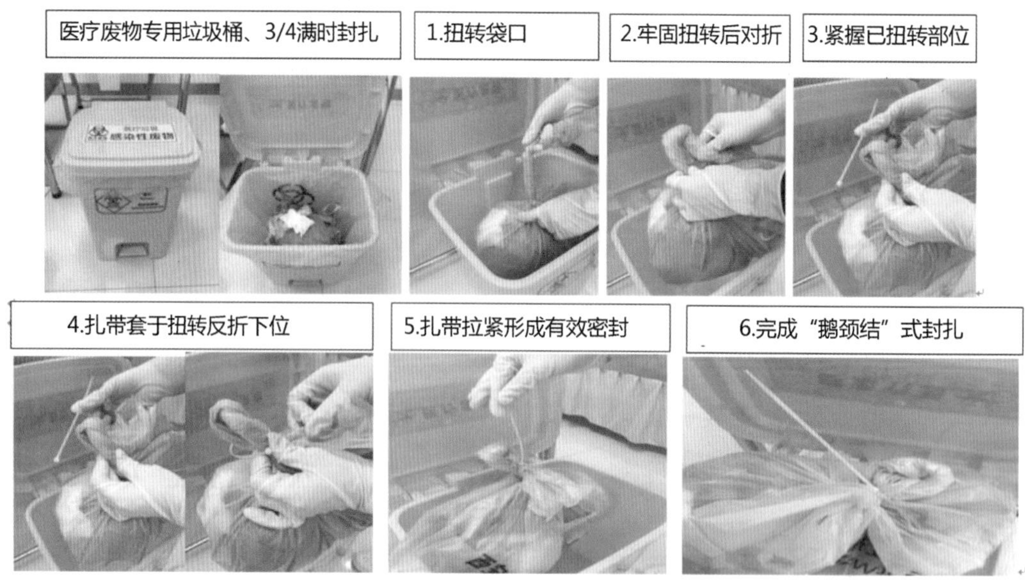

图6 医疗废物“鹅颈法”收集流程图

二、医院基建设施防控

1. 扩建发热门诊,建设临时板房

随着新冠肺炎疫情形势逐渐严峻,发热门诊作为疫情防控的重点区域,日益增多的门

诊患者数量与有限的等候区域空间之间的矛盾逐渐突出,进入发热就医的门诊患者存在交叉感染的风险,对医护人员也是如此。

为解决发热门诊空间不足问题,基建部立刻着手发热门诊等候区域的扩建工作。根据现有场地情况,召集院感科、感染科、护理部和医务科等各科室就现一层发热门诊平面图进行方案讨论,并快速定稿,确认在发热门诊候诊区域外车辆道路处搭设 T 字形的临时板房,作为预检分诊、候诊区域(图 7、图 8)。同时保持临时板房候诊区开窗状态增加室内空气流通。

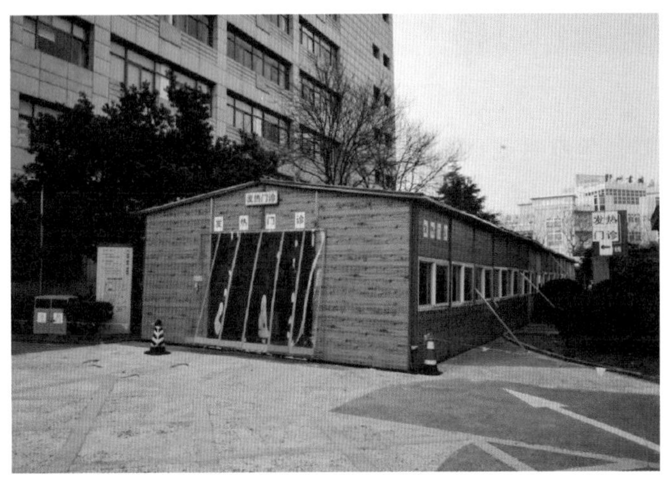

图 7 组织各方力量全力投入临时板房建设

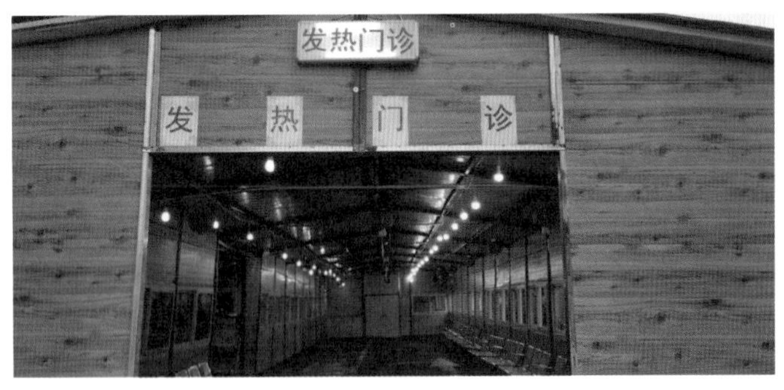

图 8 新增预检分诊、候诊区域

时逢大年二十九,在材料、物资、人力紧缺的情况下,医院组织各方力量全力投入到临时板房建设中,同时由后勤人员组建一支临时应急小分队负责接水电、设施安装、搬家具、开通网络等,五天即完成临时板房的搭建。同时,基建部还根据院内交通道路走向,沿绿化带安装 LED 灯带作为夜间引导标识,正确引导相关人员至发热门诊。

2. 停用中央空调,消除传染风险

疫情暴发后,医院第一时间关闭全院中央空调,并且对所有出风、回风口进行封闭式处理(采用薄膜胶带密封)。同时净化区域(手术室、ICU、静脉配置中心等)增加初效过滤器的清洗频次和室内回风过滤网的清洗频次。加强公共区域通风,定时开启所有大厅、楼道及电梯厅的窗户,保持空气流通。负压手术室重新调试压差,每天正常开机备用。

疫情暴发趋势暂缓后,中央空调管道由专业单位负责清洗消毒后再正式使用,并对机组过滤器进行更换。

三、医院安保防控措施

大事难事看担当,危难时刻显本色。如果说医护人员是战疫"急先锋",那么安保人员则是战疫的守护接应部队。疫情来袭,保卫部科学防控,严密布防,对隔离病房、门岗及电梯厅进行了专项防控。同时,制定隔离病房、发热门诊消防应急预案,对于隔离病房的医护人员重点培训,为全院筑起了一道守护生命安全的屏障。

1. 隔离病房防控

对隔离病房区域,为保障其独立性、安全性,受限制区域特定人员可进入。

对电梯进行楼宇控制,隔离病房区域除特定电梯以外,其余电梯均取消其到达该层的功能,并采用刷卡模式进行管理;对隔离病房两侧楼梯口由安保人员24小时把手,防止人员误入;建立发热门诊、隔离病区应急安保小分队,做好突发事件应急处置工作,最大程度保障医务人员和其他患者安全,维护医疗秩序并及时报警,协助警务人员做好安全防护工作。处置流程如图9所示。

2. 门岗及电梯厅防控

门岗作为防控的重要关口,建立应急流程与制度,做好人员的院感培训。由于医院出口较多:西面一个出口、北面一个进出口,东面三个进出口,为便于防控,疫情期间调整为只开放东面其中两个进出口,搭设顶棚,设立专职安保人员负责测温、亮码工作。

电梯厅建立探视流程制度,安装测温仪,设立24小时专职安保负责监测体温、探视人员管控。

3. 消防应急预案与准备

疫情期间,医院后勤保障部门制定了隔离病房、发热门诊消防应急预案,对于隔离病房的医护人员重点培训,包括灭火器使用、手动报警装置、逃生通道、疏散指示灯及气体总阀位置等要求全员都掌握。将隔离病房往下两个楼层空出,既作为备用病房,也作为垂直疏散临时的撤离点。

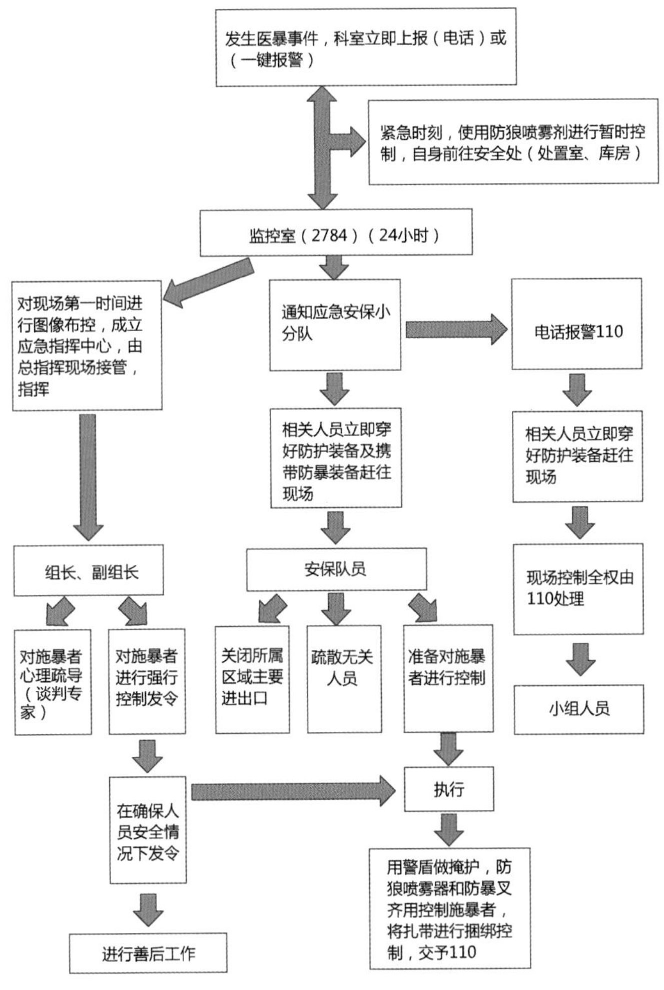

图 9　突发事件应急处置流程

四、远景:传染病救治设施建设工程

在疫情逐渐控制后,我们不能停下思考与改变。为了有效增强医院传染病救治设施硬件条件,提高应对传染病病例诊治的基础空间,增加医院传染病诊治医疗资源供给,极大程度改善传染病病例诊治条件不足的局面,医院计划于 10 月份实施鄞州区第二医院传染病救治设施建设工程。

1. 建设内容及规模

项目分七个子项:发热门诊新建;发热门诊候诊区新建;607 负压病房改造;负压血透室

改造;重症监护负压病房改造;负压手术室改造;PCR 实验室负压改造项目等。总造价 1 389 万元,具体改造内容及规模如下:

(1) 发热门诊新建。建设地点位于鄞州区第二医院肠道门诊西侧绿化带位置,其中发热门诊占地 847.8 平方米。按"平战"结合考虑设计,非疫情期间,可以同时进行儿童和成人诊治;疫情期间,原发热门诊作为儿童诊治区域。

(2) 发热门诊候诊区新建。建设地点位于鄞州二院肠道门诊西侧绿化带位置,发热门诊候诊室占地 373.56 平方米。

(3) 607 负压病房改造。建设地点位于鄞州区第二医院 607 病区朝南区域,建筑面积 72 平方米。

(4) 负压血透室改造。建设地点位于鄞州二院 3 号楼 2 层西南角,建筑面积 165 平方米。

(5) 重症监护负压病房改造。建设地点位于鄞州二院 6 号楼 2 层 EICU 西南角位置。改造区域包括 ICU"示教室、2 间值班间、库房、和仪器间";改造 2 间负压病房,整体床位数量不受影响;库房和小库房合并移址至单间 1,仪器间移址至小库房,示教室移址至单间 2,2 间值班室需另外选址;按"平战"结合考虑设计,新增 2 张负压病房非疫情期间朝东开门,作为普通 EICU 床位使用,建筑面积 156 平方米。

(6) 负压手术室改造。建设地点位于鄞州二院 6 号楼手术室 5 号手术间。原医院 6 号楼手术室 6 号手术间为负压手术室,选相邻的 5 号手术间进行改造。

(7) PCR 实验室负压改造项目。建设地点位于鄞州二院 1 号楼 6 层临床检验中心。将原检验中心 PCR 实验室进行负压改造,面积 24 平方米。

2. 传染病救治设施现状

当前鄞州区第二医院传染病救治设施不符合《关于进一步加强重大传染病医疗救治能力建设的意见(审议稿)》的要求;需新增发热门诊、发热门诊候诊室、负压手术室、负压 ICU、负压病房、负压血透室、负压核酸检验实验室等配套设施。

3. 项目改造方案

鄞州区第二医院传染病救治设施改造项目主要新建发热门诊及发热门诊候诊区,临近 1 号楼现发热门诊 CT 室;6 号楼 607 病区朝南区域负压病房改造;3 号楼 2 层西南角负压血透室改造;6 号楼 3 楼手术室 6 号负压手术间相邻的 5 号手术间,改造为负压手术间;6 号楼 2 层 EICU 西南角位置 ICU"示教室、2 间值班间、库房和仪器间"改造为 2 间负压重症监护病房;1 号楼 6 层临床检验中心,原 PCR 实验室改造为负压 PCR 实验室等。图 10、图 11 为发热门诊平面图,图 12、图 13 为负压病房改造方案图,图 14 为负压重症监护病房平面图。

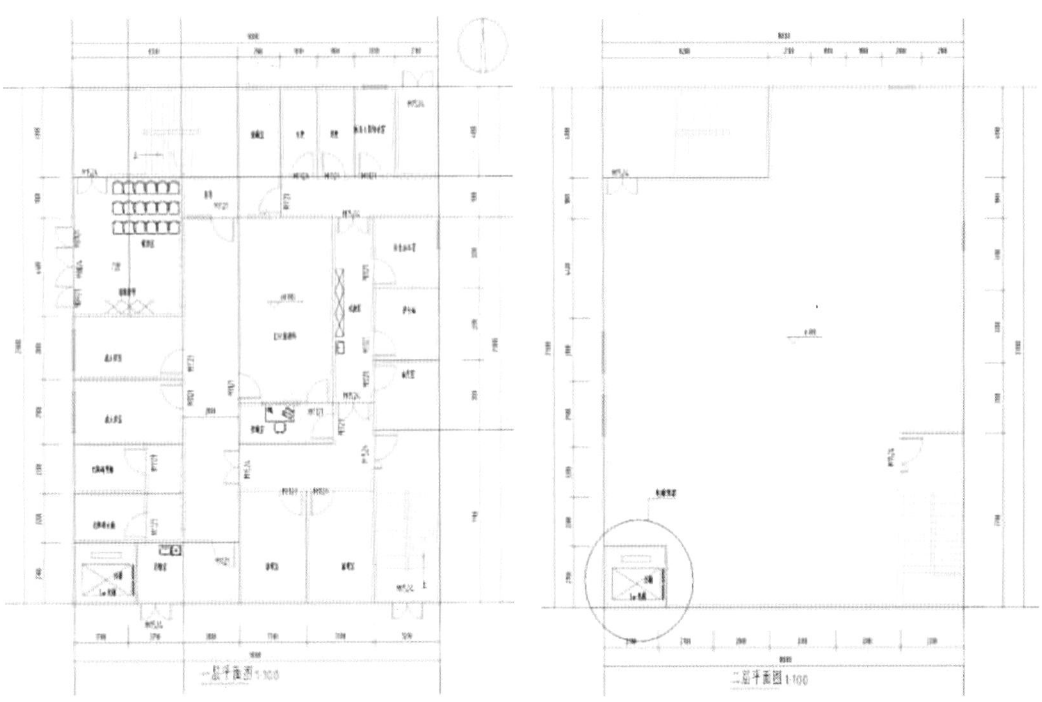

图 10 发热门诊一层平面图　　　　图 11 发热门诊二层平面图

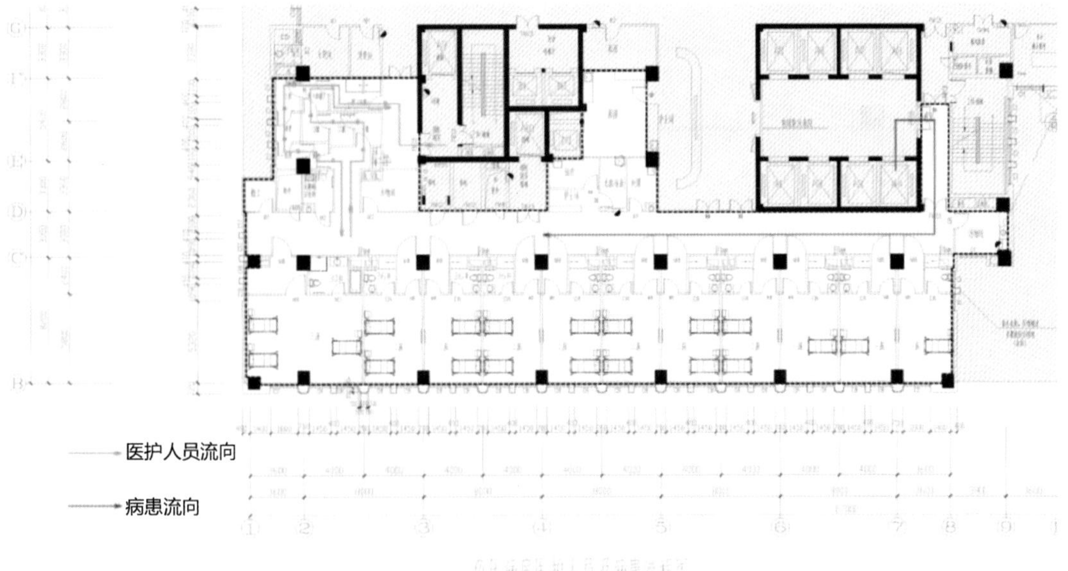

图 12 负压病房改造方案图

通过基建设施的新建与改建，将能大大提高医院应对突发性传染性疾病的硬件能力，为人民群众健康提供有力的基础保障。

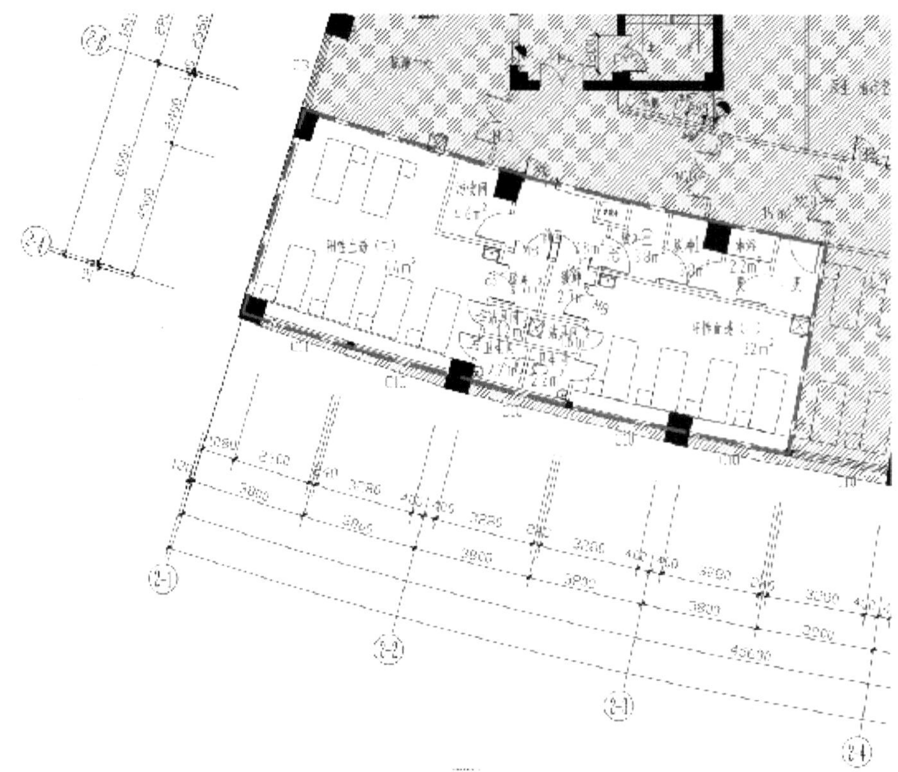

图 13　负压血透室改造方案图

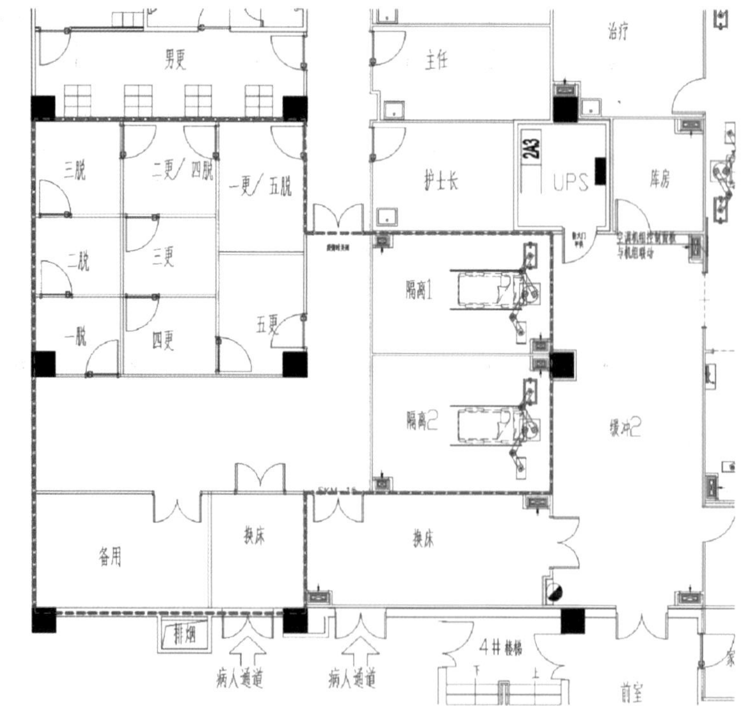

图 14　负压重症监护病房平面图

五、结语

通过此次疫情的考验,让我们感受到了全中国人民团结一致的力量,让我们相信在困难面前只要众志成城,就一定能够战胜疫情、战胜困难。

此次考验,也让我们切实感受到作为医院后勤人所发挥的作用,需要我们不断提高自身的知识储备、管理能力;完善各类突发的应急预案、做好外包人员的培训;做好基建项目的设计阶段工作,将“平战”结合的理念结合起来,尤其是涉及感染相关的流程规范。

(撰稿:郑晓波)

新昌县人民医院临时隔离病房工程项目建设实践

——新昌县人民医院

2020年年初，新型冠状病毒感染肺炎疫情暴发正值春节期间，人员大范围高密集性流动，做好疫情防控工作迫在眉睫。为了确保人民群众生命财产安全，全国各地开始建设应急传染医院、临时隔离病房甚至方舱医院。装配式建筑成为当下应对疫情行的最优建设方式。

本文以新昌县人民医院临时隔离病房建设工程在短短20天内极速完成设计及施工为案例，研究医疗建设体系的极速建设推进的管理模式。

一、建设任务

1. 项目概况

春节期间，为了防止疫情快速蔓延，新昌县人民医院极速筹建临时隔离病房，用于疑似患者医学隔离观察使用，该工程采用装配式建筑。在建设过程中，应用BIM技术将整体设计、施工方案快速输出；运用装配式建筑技术，采用集装箱活动板房，其结构整体性好、施工方便，有效提升了建设进度。“BIM+装配式”的模式，尽可能地利用成熟的拼装式工业化成品，最大限度提高建设效率、降低现场作业工作量，实现效率最大化。

本项目占地总面积1 300平方米，包含36间隔离病房。病房区域按照按烈性传染性病房标准设计并进行配置，通过洁污分流、病患分流、医护分流的设计理念，来应对传染病病房特性的流线关系。

2. 建设困难

1）策划筹备

建设单位在项目实施前会同建设的相关单位：新昌县人民医院（项目使用单位）、浙江省现代建筑设计研究院（工程设计单位）、金地建设有限公司（工程施工单位）、供水、供电、项目属地等有关部门负责人通过视频会议对项目推进中可能面临的困难和问题进行梳理，研究制订详细项目建设计划。

2）面临问题

项目推进面临如下实际问题：

（1）项目审批手续待完善，后续验收投入使用等相关政策需明确。

（2）项目所处地块为绿化用地，用地条件受限，影响后续手续报批，存在日后土地被执法的风险。

（3）由于传染病医院本身具有特殊性，其医疗工艺设计要求较为严格，对设计人员要求较高。

（4）机电安装复杂，系统多、作业面小、深化设计时间短和工艺要求严格。

（5）对电气系统安全性、消防系统使用性、通风系统密闭性和给排水系统的安全性要求严格。

（6）对风系统及水系统的排风排污工序要求严格，严防二次污染及土地污染。

（7）隔离病房的安全清洁区域、半污染区域、污染区域划分及通风系统流向问题。

（8）负压病房需保证各功能区域风压正常防止压力不均带来的空气混流造成交叉感染。

（9）正值春节假期且正处于疫情防控的关键时期，建筑工人紧缺。

（10）现场参建人员多，卫生防疫工作展开难度大。

（11）项目建设工期短，对每天的建设完成情况都有明确要求，需要对建设速度严格把关。

二、工程建设

1. 多部门协同

建设单位安排精干专业技术人员专人跟进专人负责。同时编制项目施工进度计划、倒排工期时间，组织开展初步设计图纸以及项目的估算、概算。制定具体建设计划，全力保障项目能够在最短的时间内投入使用。

市建设工程质量监督部门、安全监督部门，市发展和改革部门、消防、电力、水务、环保及电信通信等主管部门提前介入开展工作，在合理合法的基础上为项目广开绿灯，积极配合解决项目存在的审批、报建等各种问题。同时直接委托具有类似工程施工经验的施工单位开展现场施工。

2. 设计先锋

疫情就是命令,为了打赢疫情防控阻击战,新昌人民医院作为当地新型冠状病毒感染的肺炎集中救治中心,现代建筑设计研究院开足马力、全力以赴,积极配合开展工作,力求以最快的速度加强定点临时收治中心的建设。

设计的核心目标是保障医护人员和服务工作人员不受感染。医院除了有大众所了解的奋战在一线的医护人员,还有为整个院区运营提供保障的现场服务人员,如运送病患的救护车司机和陪同人员;运送药品、更换医用氧气耗材的后勤工作者;回收病号服、拖运垃圾、转运尸体的人员等。要为所有的人员设置合理的流线,杜绝交叉感染,同时还要保证洁污分流,各行其道。

1) 医疗专项设计

按设计方案,气压从清洁区到半污染区再到污染区依次递减;病房的墙、顶、地均应封闭;采用钢板内衬岩棉为墙体材料,预留必要的洞口、开关等必须做密封处理。按医院的使用要求,必须设置氧气站为病房供氧;标准病房内要设置距地 1 300 毫米高、200 毫米宽的设备带;每个床位床头有吸氧、插座装置;顶棚须有活动输液吊钩;标准病房须设置密闭单向传送窗、密闭观察窗;房间须考虑病床推入,进出口勿设置门槛或以缓坡过渡;污水收集后必须经由加药间统一进行臭氧消毒处理后再进行排放。

2) 污染区的防渗设计

地面整体做了防渗处理,采用素土夯实,垫碎石,做细砂垫层,再以二层土工布保护 HDPE 防渗膜,然后用混凝土压平,既能满足防渗要求,又能作为整板基础,上部具备更多的灵活性。

3) 暖通设计

本工程主要功能为传染病房及医护办公,为避免交叉感染,同时考虑到本工程为临时隔离病房及施工周期等因素,各病房均采用热泵式分体空调机组,并设置通风系统维持病房负压。

(1) 负压控制

根据建筑专业划定的"三区两通道",控制空气静压按照清洁区、半污染区、污染区的顺序依次降低。为便于调试,各房间送排风均采用定风量风阀。为保证负压病房通风系统运行的可靠性,所有通风系统均按双风机(一用一备)配置。

(2) 新风

采用初、中、高效过滤器(G4 + H7 + H13)清除室外空气中的细菌及病毒,确保送入室内的空气清洁无害。为避免新风对室内温度的影响,所有新风系统均配备电加热器。

(3) 气流组织

病房新风送风口设置在房间上部,排风口设置在病床床头下侧,利于污染空气就近尽快排出,气流组织为上送下排。清洁区及半污染区均设顶送顶排风口,气流组织为上送上排。

(4) 环境卫生措施

空调机的冷凝水排至病房卫生间的地漏,同污水、废水集中处理后再排放。病房排风口设置高效过滤器,病房排风经高效过滤器处理后排放,避免污染气体排至室外。

4) 装配式板房设计

该项目采用装配式箱式板房,生产加工与现场基础制作同时进行。根据医用要求(ABC箱组合)工厂加工、装修、设备安装等完成70%以上,现场吊装后简单装修和连接设备,即可使用。

(1) ABC箱整体布局

每组负压病房采用A,B,C模块组合为一个单元,A,C模块隔离病房均按三床考虑设备带,B模块配置1个缓冲间和两个卫生间。

针对病房设备设施须要配备暗装电路,距地面1 400毫米处(床头)预留电源接口用于安装医疗设备带,同时在卫生间设置紧急呼叫装置,发生紧急情况时,可拉紧急按钮的拉绳(或按紧急按键)发出报警信号,卫生间所有电器插座都设置防水盖。病房、缓冲间、卫生间和传递窗等各进出口、活动场所,都必须安装紫外线灯杀菌。

B模块总控开关设在缓冲间,避免受卫生间潮湿的影响。病房内设有空调、应急灯、监控系统,可实时对患者病情进行观察;按医院的使用要求,除卫生间外,其他区域的门都不得设置门槛,方便医用推车进出。A,C模块设有传递窗插座,传递窗内部设有紫外线消毒灯,对物品进行消毒处理,且传递窗设置为单向开启(里侧和外侧各有一个门,其中一个门开启时,另外一个门无法开启),有效切断病毒传播。每间隔离病房独立设置通风系统,有效避免交叉感染。

(2) 模块间拼缝处理

每个模块(长宽高分别为6 000毫米×3 000毫米×3 000毫米)为一个独立单元,模块间拼缝处理:内部用发泡剂填充,外侧采用不锈钢盖板处理,达到密封、美观的效果。

(3) 整体密封处理

活动板房所有墙板采用75毫米厚玻璃丝棉板拼接,拼接缝的密封性能未达到相关标准规范的要求,施工中立即整改方案,采用铝箔纸对墙板缝隙进行密封处理,同时所有观察窗外加亚克力整板密封;在缓冲间的无门槛防火门的门板下部加装橡胶密封片,从而达到密闭要求。

(4) B模块排水排污处理

每套ABC组合单元的排水排污系统分别独立设置,互不干扰,从而切断传播路径。

(5) A,C模块病房门

《综合医院建筑设计规范》(GB 51039—2014)中要求病房门净宽不应小于1.1米。A、C模块全部采用1.2米双开门,且全部采用外开;按医院的使用要求,钥匙在里侧(不放钥匙),

外侧加插销,便于有效管理患者禁止私自离开病房。

3. BIM 助力

在设计阶段,利用 BIM 技术对建筑结构、机电各专业设计中碰撞问题提前发现,有效辅助设计人员提升设计质量和效率,做到在有限空间内获得最佳方案。在施工阶段,利用 BIM 技术进行施工进度模拟,优化施工组织,对项目中重点难点进行模拟与分析,助力现场高效施工。

1) BIM 的建立

工程施工前,与设计同步建立 BIM。BIM 建立按照装配式建筑的详细要求,完成对结构类型、尺寸以及材质等参数的设计。考虑该项目定位是临时隔离病房,隔离区是尤为重要。利用 BIM 技术将室内空间的布局流线进行三维仿真模拟,分析其内部流线与布局,使设计者与建设者沟通更加顺畅。

2) 协同设计与碰撞检查

BIM 技术可以实现信息交互平台的建设,做到工程设计的各类信息共享及协调管理。本项目基于信息交互平台,及时高效处理不同专业的设计模型,实现协同设计。并对模型进行碰撞检查、综合分析,发现问题及时反馈并解决,提高设计质量。

3) 预制构件管理

装配式建筑所需的预制构件种类繁多,本项目开工急,大量的预制构件需快速运到现场,并尽快拼装,要求工作流程、人员调配及施工便捷高效。利用 BIM 技术强大的工程信息分类与处理优势,从模型中提取相关信息,如门窗统计表、标准连接件、钢板构件等,并为生产方提供相应的加工图和明细表,同时制定科学的运输方案,确保预制构件按时到达施工现场。

4) 现场协调管理

在工程建设中,施工方需在很短的时间内完成人员的组织、所需物品材料的协调,科学合理地安排好参建单位的人员及施工进度,完成好工艺及工序的穿插流程,做到不同类的材料物资管理高效化。利用 BIM-VR 可视化技术,提前判断施工现场的布置是否合理、材料堆场的面积是否符合要求,同时按照工程进度计划及时查看现场模型动态变化信息,有效提升施工效率,确保施工进度与质量。

4. 施工攻坚

为加快项目施工,施工单位最大程度投入参建人员不分昼夜、加班加点的开展建设工作。在推进过程中,采取各个施工班组同步推进的方式开展建设,安排专业技术人员协调解决交叉作业产生的各种问题,确保工序衔接紧凑;施工单位多渠道采购施工材料,克服施工交叉等技术难题;供水、供电、通信等部门也协同配合。各个工种配合日夜轮班抢工建设。

1）装配式建筑的运用

基于现有的材料、工期、施工工艺等因素，并比较各种板房的技术参数，决定采用活动板房进行模块化拼接，以6米×3米×3米的模块拼接形成标准单元，其优点是可在工厂预制加工、现场拼装速度快。同时，活动板房上部荷载较轻，对地基承载力的要求较低，大大简化了地基处理和建筑基础的设计施工，节省了建设周期，最大限度地实现项目的模块化工业化、装配化，提升工程进度。

2）快速建造的对策

18天的建造时间，多家施工单位同时施工，对项目组织是一个巨大的考验，同时也造成了较大的不确定性和施工误差。此时BIM技术的应用，预先模拟并发现问题，同时提出相应的优化建议。

3）后期调试

对于传染病房，在单机试运行前，组织一支施工队伍专门负责房间的查漏和密封是非常重要的。任何细小的缝隙都可能影响－5帕左右的微负压，而某些缝隙由于肉眼无法观察，可以采用大型风机对密闭的房间通风，同时采用安全发烟装置，以快速、有效、精准地发现房间中的漏点，以便及时进行涂胶封堵。

机电各专业严格按照制定的调试流程进行，即按照设备单机试运转一设备性能测试一病房区抽样检漏试验一单个系统独立调试一综合平衡调试的步骤，最后进行噪声温湿度等测定。调试前认真核对图纸，对完成的工作量设备、管线、部件等）进行检查，并认真检查设备的型号参数，确保调试工作有序地顺利进行。

5. 现场防控

建设单位组织参建相关单位经过研究并落实了一系列的疫情防控措施：

（1）在施工现场出入口处，安排专人负责一天三次对每个施工班组工人的体温情况进行检测，并记录每个进场施工人员的身份信息。

（2）由项目负责人对每个进场的班组进行安全和疫情防护交底，确保所有班组施工人员不误入医院的隔离病区。

（3）严格做好施工现场、项目部等场所的卫生保洁和消毒杀菌工作。

（4）做好人员流动管控，避免人员密集。通过采取一系列防控措施，有效确保了全体参建人员的身体健康。

（5）划分好区域管理，分区实施、有序施工。

6. 进度节点

具体进度节点安排，如图15所示。

2月4日	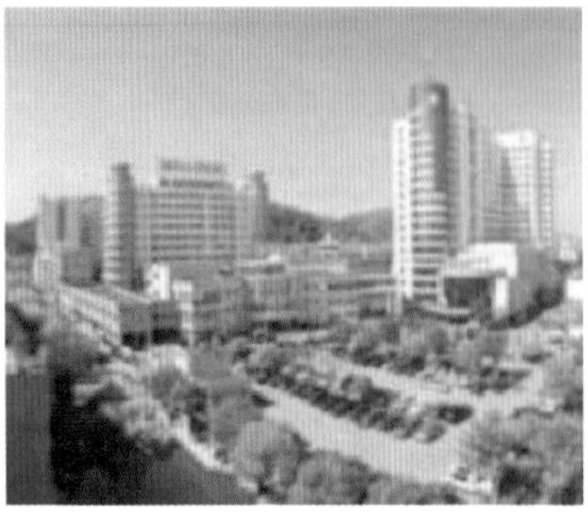	确定选址建设新昌人民医院临时传染病房
2月5日	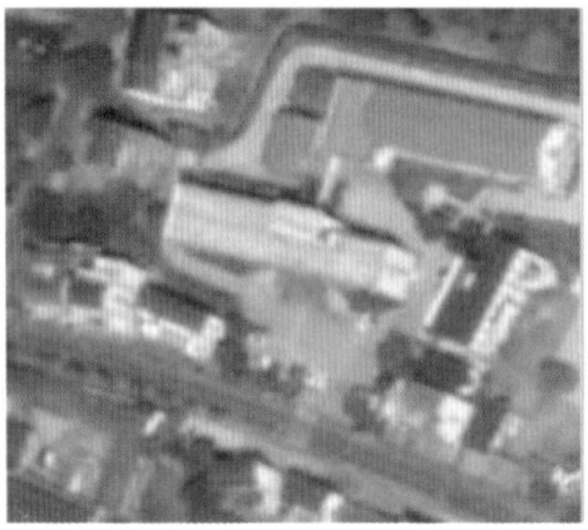	初步确定新建内容，同步开展设计工作。 院方确定设备材料采购清单
2月6日	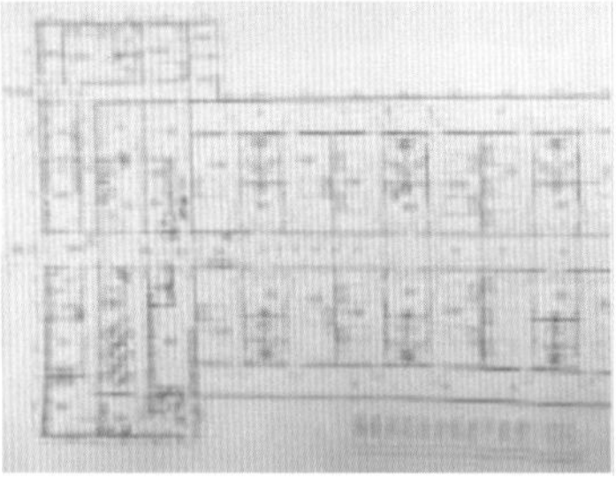	第一套施工图出图
2月6日	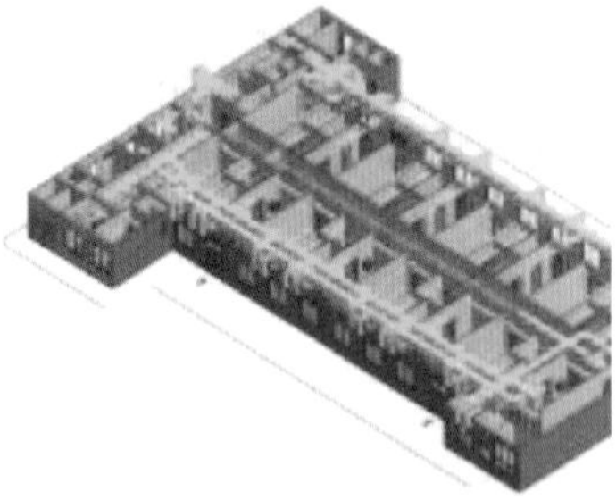	BIM同步建立
2月8日	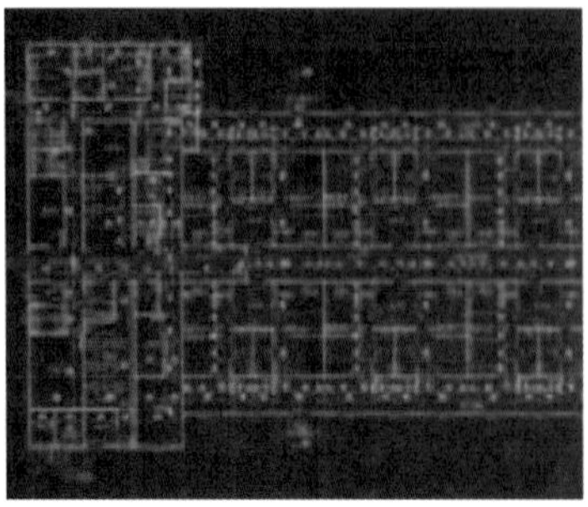	完成施工设计，交付施工单位

（续表）

2月10日	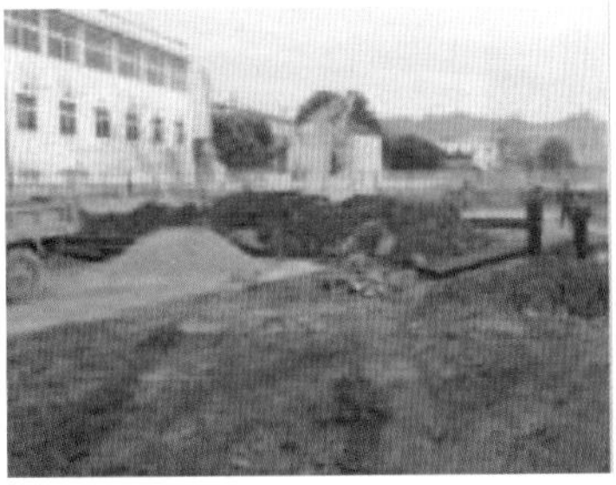	施工单位进场,工程正式开工
2月12日	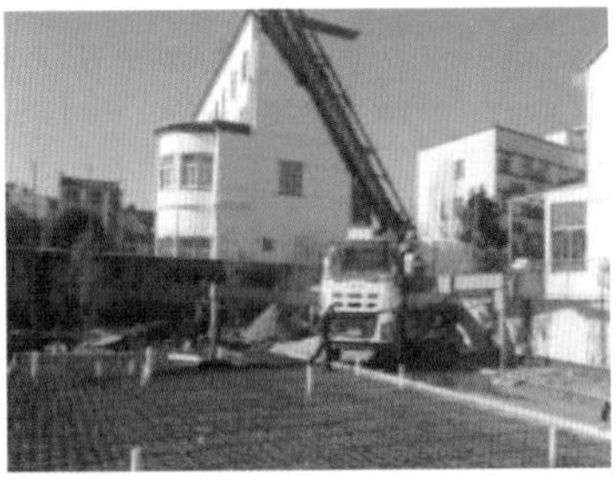	开始确定相关设备。 预制板房、钢材等进场。 地坪铺设
2月15日	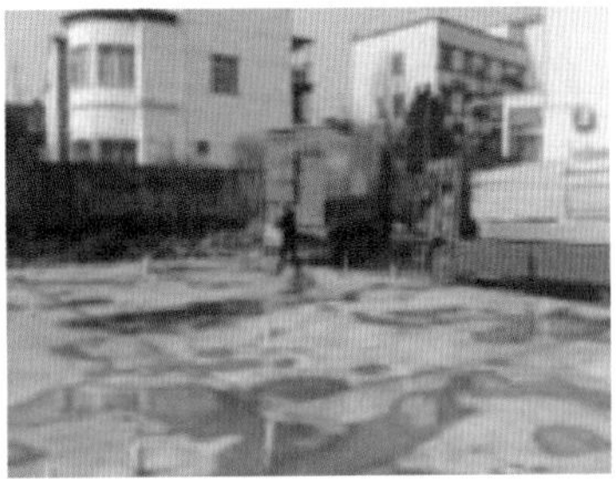	完成传染病房地面找平及管线铺设
2月16日	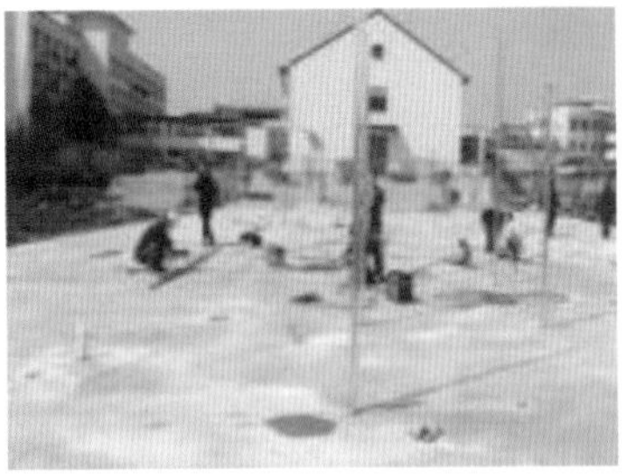	开始搭建病房主体框架结构
2月18日	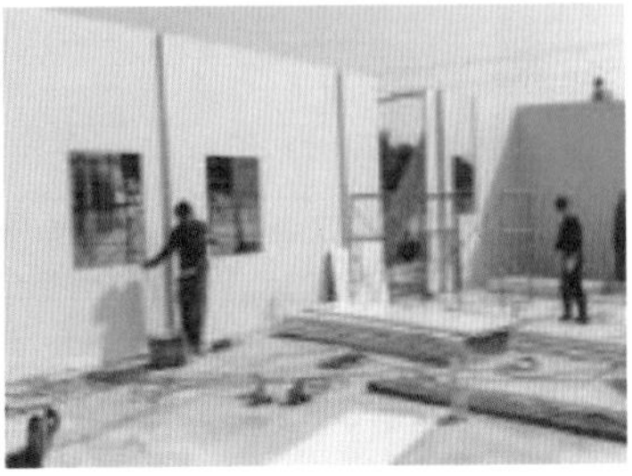	预制板房全面开始组装

（续表）

2月19日	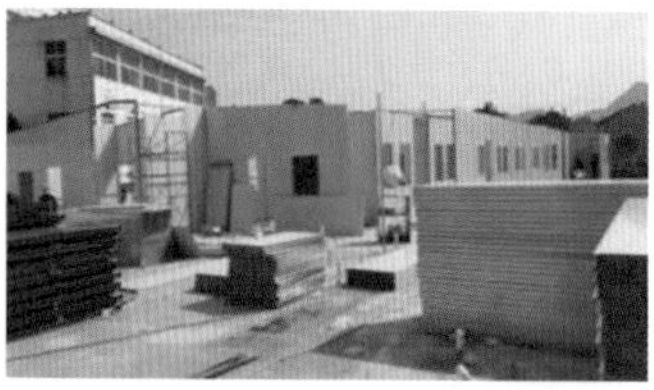	全力推进主体工程施工。 隔离病房相关设备进场
2月22日	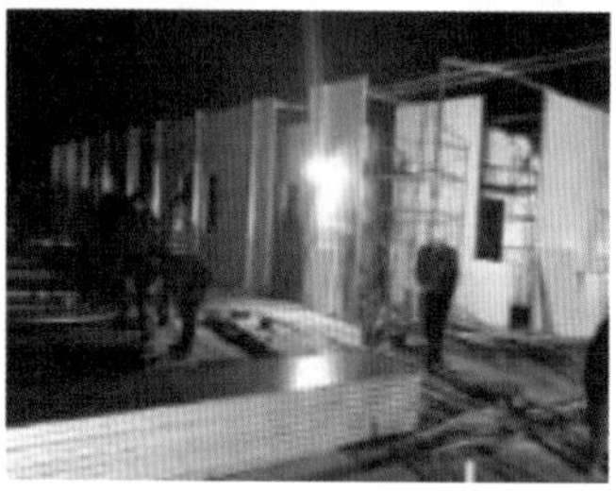	加班加点稳步推进项目建设。 全力推进设备安装及配套专业工程。 完成箱式变压器、千伏高压电缆施工，具备送电条件
2月23日	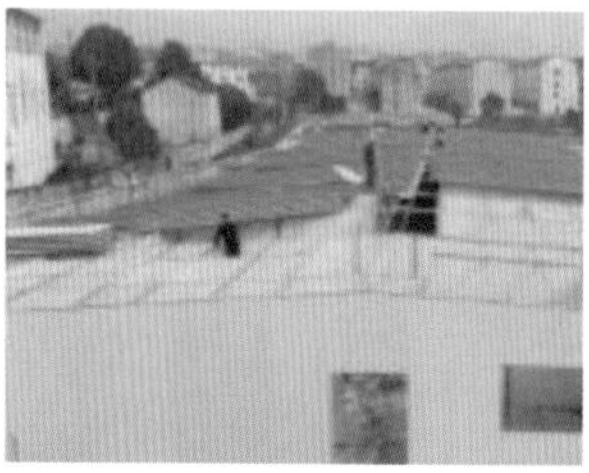	屋顶铺设，病房主体安装接近完成
2月25日	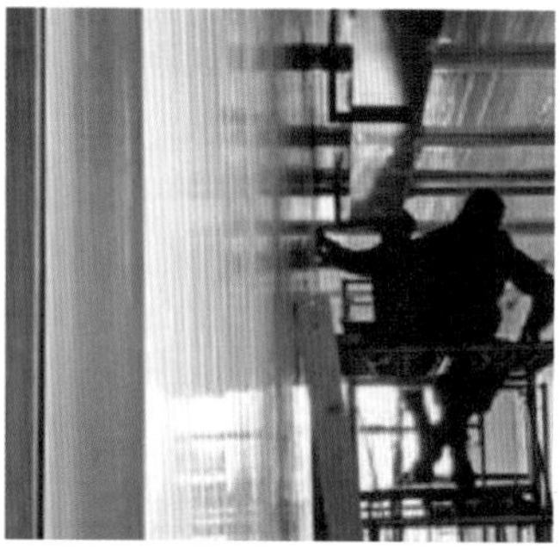	开始进行各项装修工程
2月26日	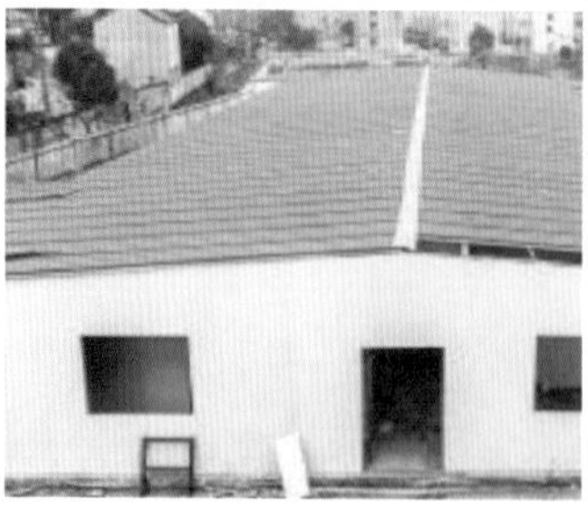	病房主体工作完成
2月28日		完成各项装修工程、全部设备安装以及调试工作
2月29日		工程收尾，清理现场。 隔离病房圆满交付

图15　进度节点安排

三、效益分析

1. 高效性

装配式活动板房采用标准模数化设计，工厂预制生产，部品部件加工任务能够同时平行分配给多家工厂共同完成，新昌县人民医院临时隔离病房所有装配式构件的供给任务平行分配给了多家企业，极大地缩短了构件预制所需时间。并且考虑到构件生产企业与施工现场的实际交通距离，屋面、地面、墙板和立柱等构件出厂后采用了分类扁平化打包运输的方式，有效增加了单车的构配件装载数量，提高了系列化配套运输的效率。经运输到场后的构件采用模块化组装，全部采用机械化吊装拼接方式搭建，轻钢框架与构件板材之间使用螺栓连接方式固定成形，现场施工操作简单，作业人员调度方便，最大限度地加快了工程进度，提升了整体施工效率。

2. 经济性

装配式活动板房作为一种临建设施，在综合造价上比传统钢筋混凝土结构节省30%～40%。组装完成的构件如有损坏可以直接更换，维护费用更低，并且实现了可仓储、可库存、可多次周转，大大提高了构件的利用率，进一步降低了使用成本，还能根据国家现行的全装配式结构节能环保政策获得相应财税补贴，在后续材料二次回收率上更可达到60%～80%。

3. 集成性

装配式活动板房以箱体为基本单元，集建筑、结构、水电和设备于一体，密封、隔音、防火、防潮、隔热自成系统。室内门窗、开关、电源和卫生器具出厂时均可安装完成，墙面、地面、屋面现场无须二次装饰装修。高度的集成化配套设施不仅为新昌人民医院临时隔离病房建设工作节省了大量内装时间，也为奋战在一线的医护人员和感染病患提供了更加适宜的工作及疗养环境。同时，集成房屋具有单体布局灵活、空间自由延展，可单独使用，也可模块化拼接联栋，组成病房、办公室、治疗室、值班室及器械室等多种类型的房间，能满足不同的功能需求。

4. 节约性

新昌县人民医院临时隔离病房所使用的装配式轻钢结构活动板房部品部件全部由拥有多年设计加工经验的企业在工厂内流水线式生产，丝毫没有受到室外寒风冷雨等气候条件的影响，标准化的预制流程最大限度地减少了原材料的浪费，同时也相应减少了原材料加工过程中所需水、电、气等能源的消耗，并且预制加工也未受到施工现场多专业交叉作业时的场地条件限制，特别是在新昌人民医院临时隔离病房工程现场众多人员同时攻坚建设的紧张时期，减少了对施工场地工作面的占用，为施工前期的场地平测、防渗处理、基础施工等工序开展腾出了宝贵空间，在技术层面上完全实现了节材、节能、节地的要求。

四、结语

新昌县人民医院临时隔离病房的快速建成，是 BIM 技术与装配式建筑的有效配合，缩短工期，确保施工质量，降低环境破坏，确保工作人员安全等，体现了中国力量。为传统高污染、高能耗、高成本、低效率的建造方式向更绿色、更环保、更经济和更高效的装配式建造方式转型升级提供一种新的选择。同时，可以预期未来“BIM + 装配式”模式必将在临建工程、紧急用房、抗险救灾和应急仓储等多个领域得到进一步发展和应用。

（撰稿：陈加　周海强）

疫情下医院建筑设计的实践与思考

——蚌埠医学院第二附属医院

蚌埠医学院第二附属医院新院自建筑设计规划初期就引入可持续发展的理念，结合患者的就医需求，体现“以人为本，以患者为中心”的服务理念，突出生物—心理—社会的现代医学模式，着力打造“低碳、环保、节能、智慧”的建筑。面对突如其来的新冠肺炎疫情，蚌埠医学院第二附属医院新院提前投入试运行，在疫情防控救治中发挥了重要作用，初步显现建筑设计的科学和人性化。

一、科学选址，提高区域内患者就医可及性

蚌埠医学院第二附属医院新院项目选址蚌埠市淮上区龙华路与昌平街交口，此选址符合蚌埠市区域卫生规划要求，不仅能够覆盖市区内较多服务人口，而且能辐射皖北地区市县，承担区域性医疗中心的服务要求。同时，与本地其他多家大型医院保持一定距离，避免同一区域重复建设，有助区域医疗水平和健康保障能力提升。蚌埠市淮上区作为人口大区，但没有一家规模化的二级以上医院，对辖区居民的医疗保健和危急重症患者的救治缺乏强有力的医疗卫生保障。一家具有大型综合性三级医院的落成将彻底解决淮上区 25 万居民及周边至少 150 万人民的看病问题，同时能加强对皖北各市县广大群众疑难重症病例的救治能力，提高区域内患者就医可及性。如图 1、图 2 所示。

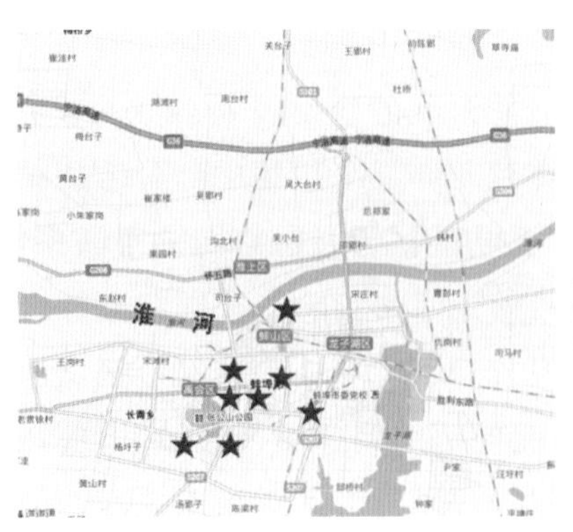

图 1　市区九个二级以上医院都在淮河以南

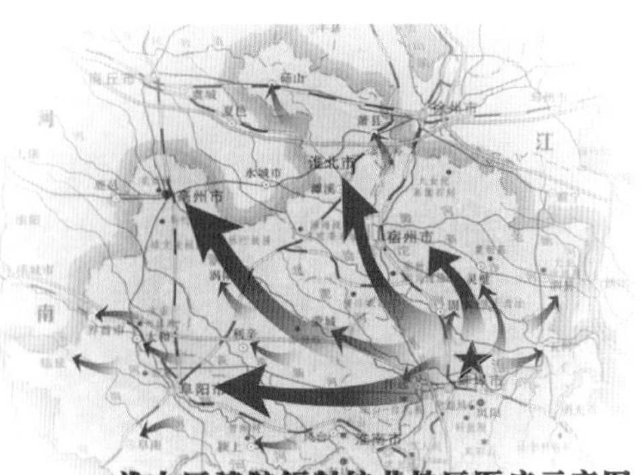

图 2　皖北地区辐射

二、整体设计模块化布局,保持医院发展可持续性

医院占地面积 18.8 万平方米,规划总建筑面积 33 万平方米,总床位 3 000 张,设停车位 3 000 个。该项目一次性规划,分期建设,按照三级甲等综合性医院的要求设置。在以患者为中心的发展理念下,医院的整体布局以医疗区为中心,医疗区布局以医技为中心,采用环绕式布局,放射状生长式发展模式(图 3)。总体建筑结构布局既满足近期需要,又考虑二期发展,并为远期发展预留用地。项目一期总建筑面积 21.8 万平方米,地下建筑面积 28 000 平方米,容积率为 1.0,绿化率为 45%,设置床位 2 000 张,停车位 1 550 个。医院一期建设项目含多个单体,含门急诊、医技、病房、儿童医学中心、全科医生培训、感染性疾病中心和后勤辅助用房等。

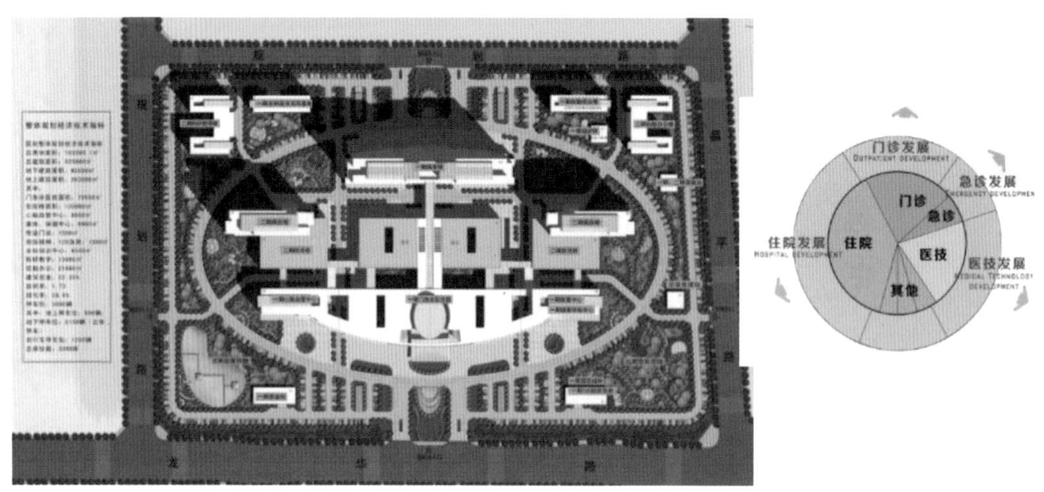

医疗水平的高速发展带来医院功能布局的常变性,促使医院的建设规划不得不考虑当下和长远发展的兼顾,保持高适应性和可持续性。整体建筑布局采用集中与分散相结合的模块化设置方式,将医院的医疗区集中在中心部位,各功能区通过医疗街紧密联系,形成集中的医疗区。将科研教学、行政办公、后勤辅助和感染门诊等功能区围绕医疗区发散布置,并通过设置"双环"的交通体系将医院的各个功能串联起来。整个医疗区又以医技为中心,门急诊、住院、专科分中心等各功能区域均能便捷的到达医技区域,方便患者的检查及治疗,缩短就诊流线。二期在一期建设的基础上,通过主医疗街向东西两侧延伸,与一期医疗区连成一个整体,形成完整的综合医疗区。在院区内的东南与西南侧预留了两处远期发展用地。规划布局既满足医院的近期需求,功能完善,造型完整,又充

分考虑医院的二期发展，并为更远期的发展预留用地，满足医院不同时期不同发展模式的需求。

三、院内外全网立体式交通，提高运行效率

医院南临龙华路，东临昌平街，西侧和北侧为规划道路，基地四面环路，公交站点临近设置，公交线路贯穿全市区，市内出行交通便捷。南望千里淮河蚌埠第一闸口，北靠连通皖北地区的宁洛高速蚌埠出口，比邻通达三县的汽车客运北站。院区内设有地面救护直升机停机坪，直径 30 米，最大起重 10 吨，带夜间助航起降功能，可停靠多种机型救援直升机。全方位、立体式打通水上、陆上和空中救援通道，便利各类患者交通需求（图 4）。

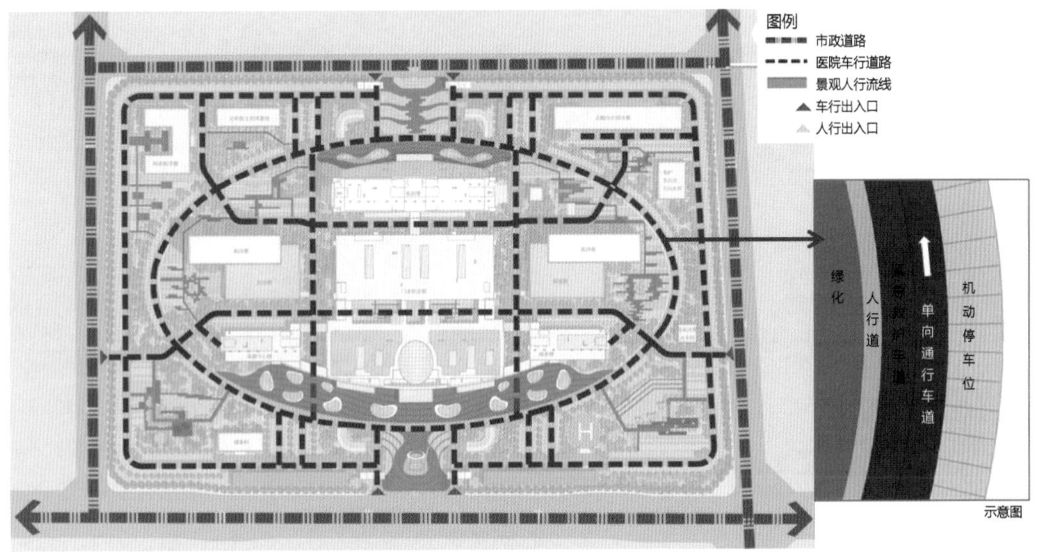

图 4　院内交通

院区内实行内外环路设置和功能分区，人车分流，地上地下交通贯通。门诊急诊、医技、住院和专科病房集中在院区中心，形成一个患者和医护人员相对集中的医疗区，用“内环”道路分隔。将科研教学、行政办公、后勤辅助、感染门诊等非医疗区和需独立设置的功能区围绕医疗区分散布置，用“外环”道路串联。外环在南北主入口处分别与两个地下车库入口相连，既分散车流，又减小院区主出入口的交通拥堵。结合医院内部功能形成内环与外环“双环”式交通体系，内环相对形成区域性的独立，两环之间又通过内网道路衔接，使各个功能区便捷的串联起来，并使医院道路交织成网，满足消防要求。高效、清晰、便捷、畅通的“双环”道路交通体系，为医院的良好运行提供可靠保障。

四、分类扩容，解决医患停车难题

医院机动车停车采用地上与地下相结合的方式，地上停车结合医院南北向的两个主出入口，在院区入口就近位置设置集中的地上停车，并且采用绿荫式停车场。两排车位之间种植高大树木，既可遮阳庇荫，又增加医院绿化面积。停车位均铺设嵌草砖。此外，双环道路延边可设置停车位，供医院各个区域的患者和工作人员使用。地下停车采用集中式布置，适当增加地下室层高，保证设置立体停车库的需要，以适应医院远期停车扩建要求。

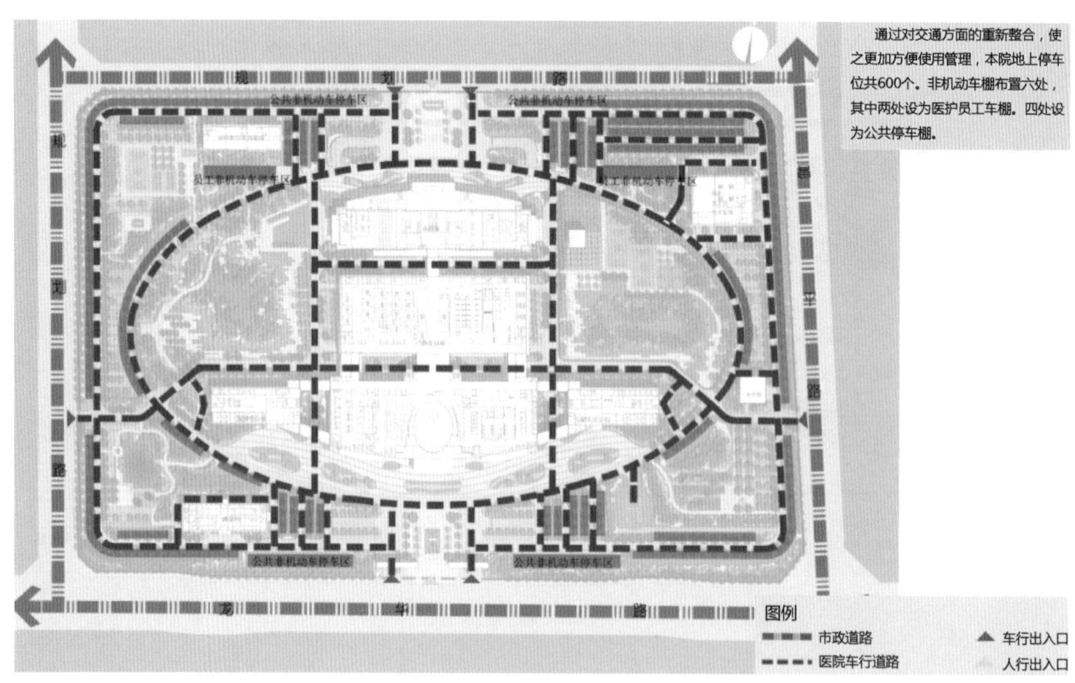

图5　院内停车设置

医院非机动车停车位集中设置。为有效分流主出入口的交通压力，在南北主出入口两侧各设置一处带遮阳的非机动车停车棚，可停放上千辆自行车、电动自行车以及摩托车等。车棚内预留电源，可安装自助充电装置，方便使用。

五、人性化医院建筑设计

1. 优美的景观设置，打造“花园式医院”

根据规划布局和医疗景观使用功能，医院室外景观划分为八大功能区：诊疗出入口区、复健活动区、康疗休憩区、静养康体区、休闲交流区、疗访出入口区、室内庭院和屋顶绿化。并根据它们的辐射区域，划分出公共开敞空间和私密性空间，设计时相对应的有的放矢。六个集中的景观庭院分散于医院的各个位置，使患者在院内一步一景，处处都能享受到优美的景色，并提供休憩的场所。在医院的西侧保留了原有的水系，加以改造后形成内湖，为医院增添了景观亮点，改善局部小气候，提高舒适度。室内景观也进行了独特的设计，将绿化庭院引入医疗大厅内，并在医疗区的中心部位形成两个优美的绿化庭院。结合医疗街，为患者提供一个开敞明亮，景色优美的候诊空间，使其真正感受到“花园式医院”的特色。并将庭院局部下沉至地下一层，改善地下的通风采光环境，并紧靠交通核心，便于快速找到目标。

如图 6 所示。

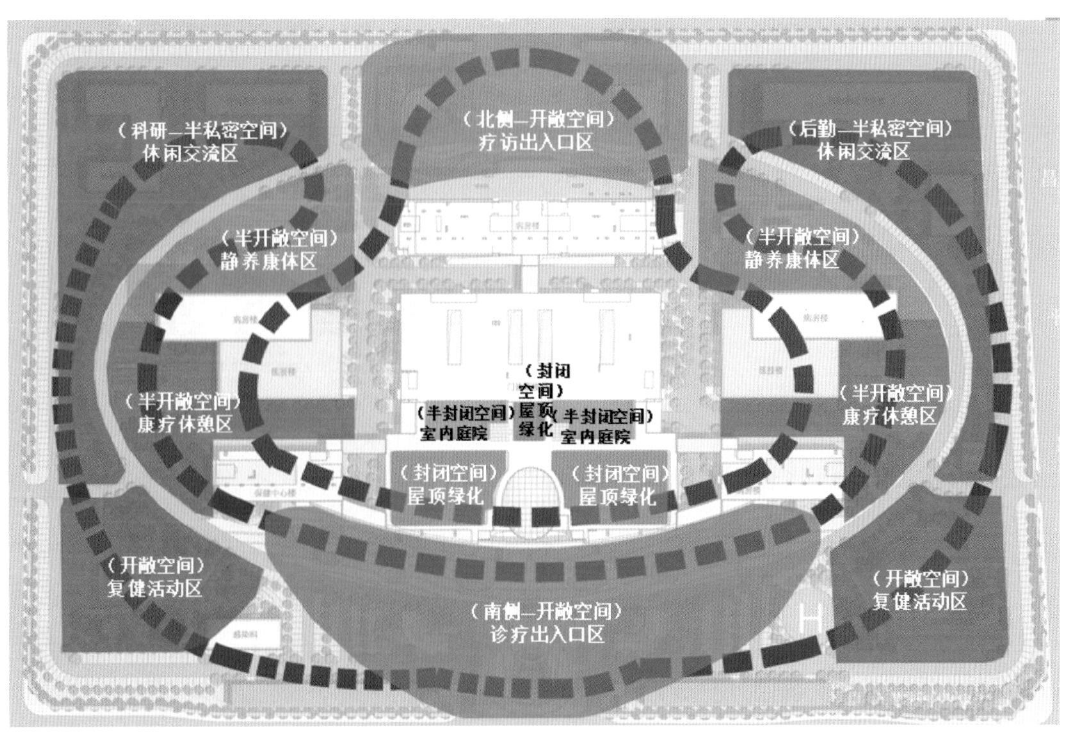

图 6　院内景观规划布局

室外通过采用透水砖、线形排水、雨水收集净水库等方案，下雨时吸水、蓄水、渗水、净水，需要时将蓄存的水释放并加以利用，采取“海绵城市”做法，打造“会呼吸”的弹性院区景观，达到绿色循环。为患者、医护人员提供缓解压力、互动交流、舒缓放松和绿色阳光的健康环境。

2. 注重自然采光通风，打造绿色医疗空间

在门诊医技区设计了多个采光井，解决了自然通风采光，又将绿色和阳光引入建筑，在有限的空间中创造出明亮、舒适、温馨的绿色生态环境。通过一次集中候诊厅和二次候诊廊，实现患者分级候诊、治疗，方便管理，提高就诊效率和舒适度。一次候诊靠近东西主医疗街，并正对中心庭院，使候诊空间开场明亮，易于辨识，患者在候诊时能够欣赏到优美景色，减缓患者紧张的情绪，体现医院的人文关怀。病房楼地下室办公区集中的区域设计了采光井，保证采光通风，改善地下室的工作环境。不论是患者，还是医务人员，不管是在一次集中候诊区，还是在二次候诊廊，总有一个方向可以面向开阔、眼见绿色、迎接阳光。随时、随处的景观有利于减缓患者紧张的情绪。

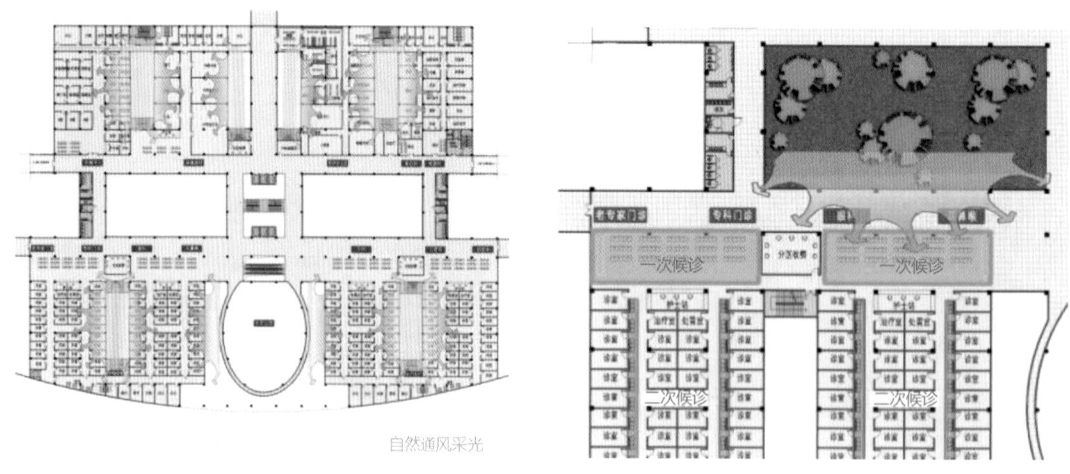

图7 院内医技区、候诊区规划

3. 功能布局优化，资源有效共享

充分考虑相关科室诊疗相关性，就近布置，如检验科及功能检查科就近布置；产科与产房就近布置；门诊输液与门诊药房相连布置；手术部与病理科和输血科上下对应；手术部与中心供应室通过洁物专梯和污物专梯垂直联系，避免二次污染（图8）。整合资源，共享资源，避免人员的重复配置，如门诊挂号收费与急诊挂号收费共享，门诊输液与儿科输液共享，手术中心、介入中心与门诊手术共享共同形成综合手术区。在地下一层设置物流中心，

将药库、器械库、物资库等各种物资库房统一就近布置，方便医院的物资采购与物资发放，统一管理。病房楼每层设置两个护理单元，既提高工作效率、节省人力，又减小电梯运行压力，提高医院运行效率。

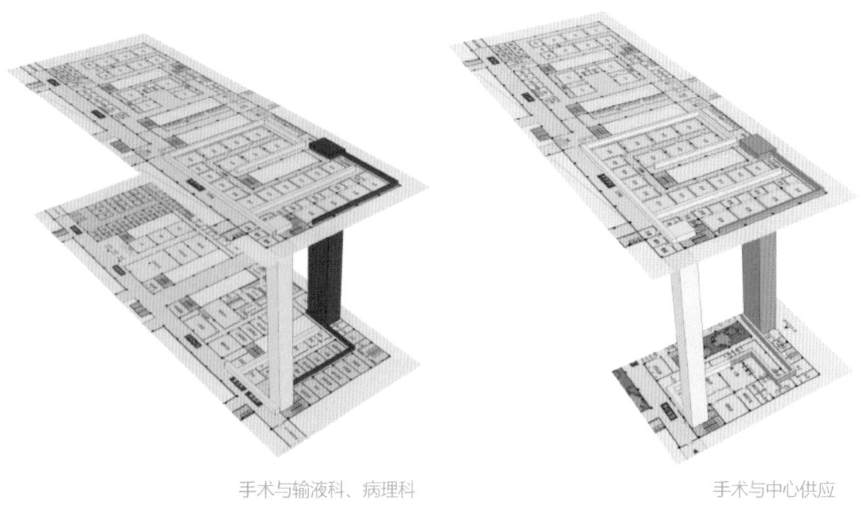

图 8　科室诊疗根据相关性布局

4. 立体式洁污分流，避免交叉感染

污物通过污物专梯汇总到地下一层各区域垃圾站，定期通过专车统一收集，并通过东侧专设的污物出口运出医院；洁物通过地上各层运送，形成立体式的洁污分流。

六、人性化医疗流程设计

1. 医疗街

室内采用现代化医疗街体系，既可方便联系门急诊区、医技区和病房区，又可便捷联系二期发展区域。同时医疗街上布置了大量公共服务设施，流线简洁明了。通过优化布局，最大可能缩短就诊流线，确保患者无风雨、无障碍抵达医疗区域内的任何一处医疗功能点，切实方便患者和家属。

新院室外景观按开放式公园打造。围绕内环全程设置健身跑道，设有锻炼区域，包括灯光篮球场、排球场、羽毛球场和儿童乐园，运动、康复器械等，为健康人群提供健身、锻炼条件，为患者康复提供高标准康复环境（图 9）。

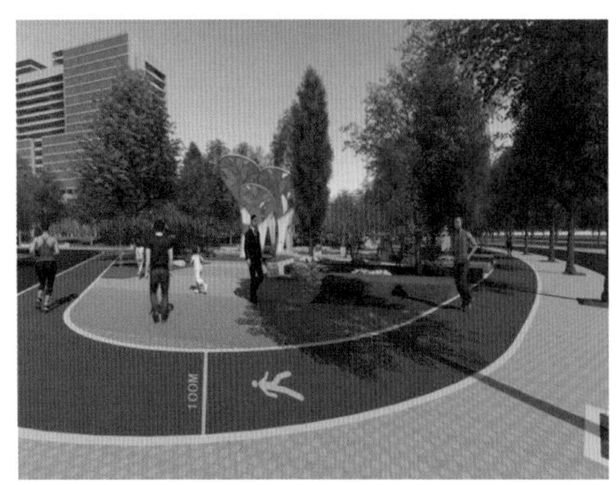

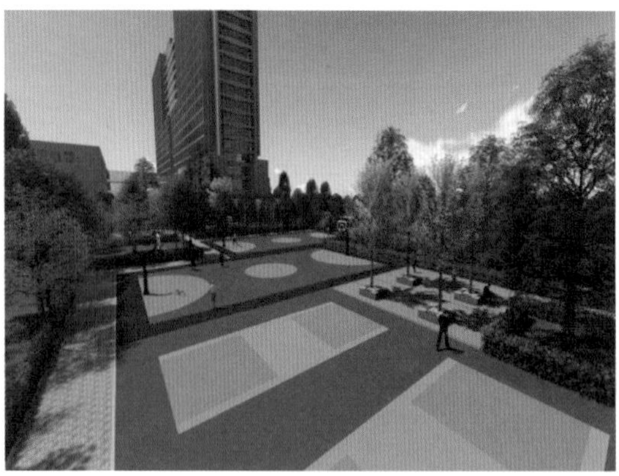

图9　新院室外景观

2. 医患分流

遵循医患分流原则,病员和医生分别从各自的入口和专用通道进入医疗区,严格分流,分区控制,既减少了交叉感染,也可以从容应对突发医疗事件。合理配置电梯,病患和医护人员各自有专用电梯,并有效缓解人流、物流压力。住院大楼设置手术专用梯,缩短手术路程时间,能第一时间对患者进行有效抢救,体现以人为本,生命至上的理念。医技科室设置患者专用更衣间,避免患者随身物品对检查仪器的干扰,又保护患者隐私和物品安全。

3. 病房布置

病房多数布置于南向,保证了每间病房都有良好自然采光与通风,充分享受到阳光沐浴。宽敞的病房以及衣柜、电视机、淋浴房等辅助设施,真正让患者体会到家一样的人性化关怀。病房内卫生间采用切角处理,扩大了房间内转弯半径,便于医用担架车通过,也便于护士监护。同时,建筑设计引入智能化理念,包含火灾自动报警及消防联动控制系统、广播系统、信息网络系统、移动通信覆盖系统、视频示教系统、信息显示系统、护理呼应信号系统及影像通信系统等,可大大提高诊疗活动的高效性和安全性(图10)。

4. 人性化便民设置

检验科采样窗口旁边设置专用卫生间,通过传递窗口与检验区相连,使患者在大小便取样后直接通过传递窗口送至检验科,有效避免对公共交通的污染。每层均设置挂号收费服务区,方便患者就近使用。注重无障碍设计,各主要出入口均设计为无障碍缓坡,同时建筑配置无障碍电梯和无障碍卫生间,盲文提示等,方便了病员和残障人士的使用。儿童医学中心门口专门设置儿童休闲、游乐区,为患儿营造适宜就诊环境,减缓患儿的心理压力。如图11所示。

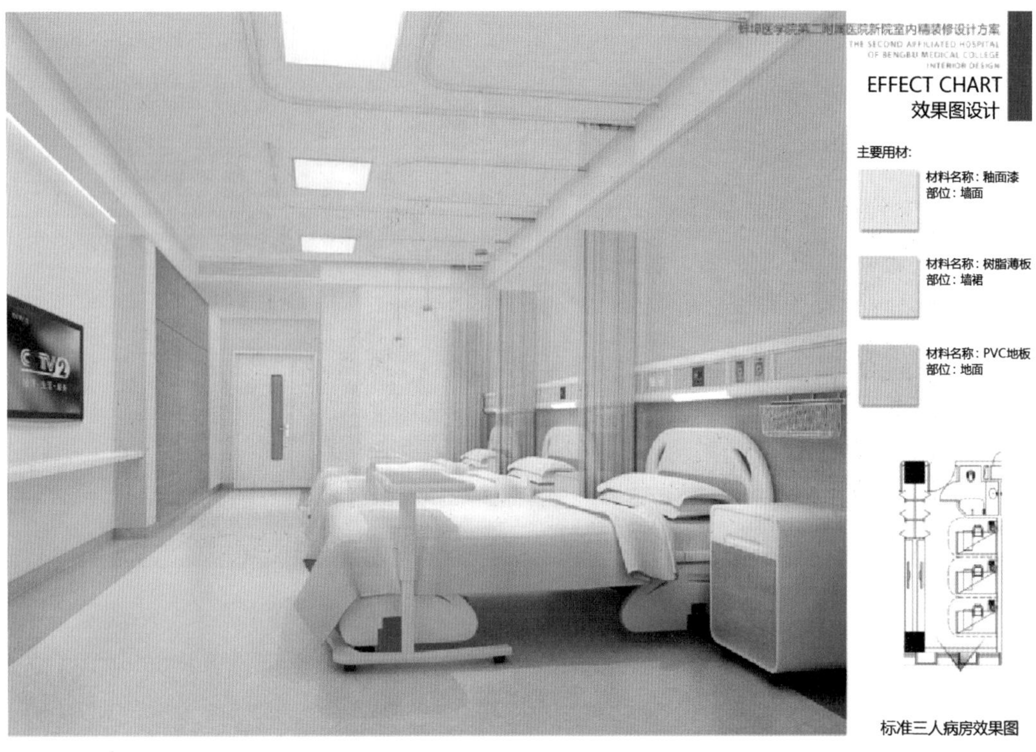

图 10　病房一角

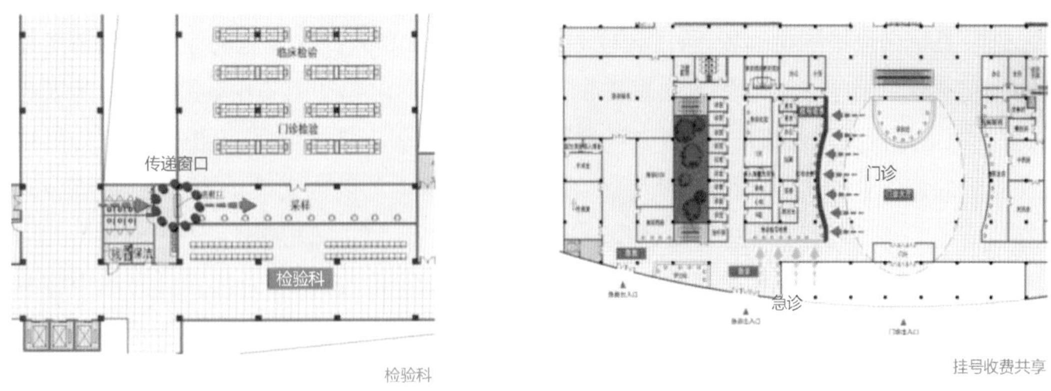

图 11　人性化的便民设计

5. 打造多学科联合诊疗中心，方便患者就医

急诊按卒中中心、胸痛中心、创伤中心、妇产中心和儿童中心等五大中心设置。门诊按头颈、胸部、腹部等人体部位设置诊区，便于患者选择诊室。住院打破内外科界限，形成神内 + 神外、消化内 + 肝胆外等多学科联合诊疗病区。图 12 为医院布局鸟瞰图。

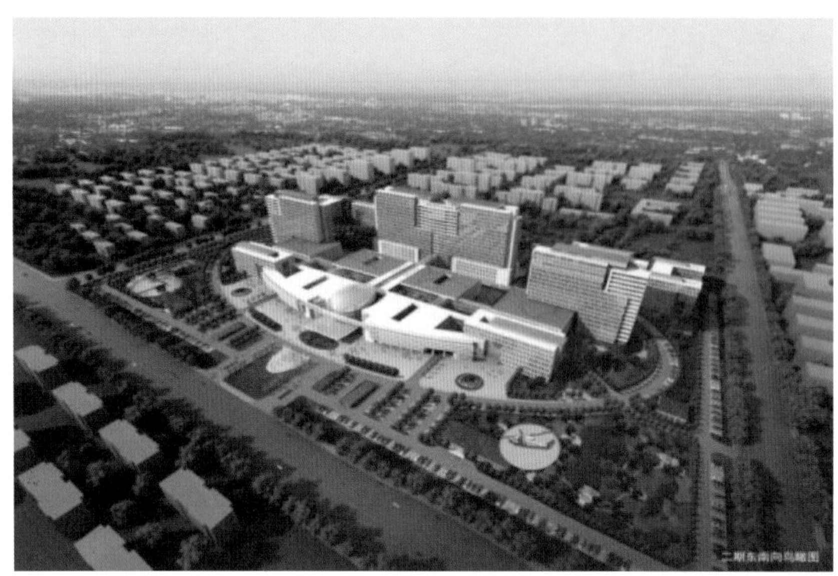

图 12　新院鸟瞰图

七、后疫情时代医院建筑设计的思考

医院是抗击疫情的主战场,科学合理的医疗流程设计和人性化设施的设置是疫情防控中防止交叉感染的基本要求。专科医院的建筑设计在防止交叉感染中,主要考虑病人通道、医护通道的区分以及清洁区、污染区和缓冲区的设置。综合性医院不但要保证传染性疾病救治的流程合理,还要设立专病专区,防止与其他病人的院内交叉感染。同时,综合医院在疫情期间还要预留普通患者的预检分诊通道、过渡病房和疑似隔离病房。

蚌埠医学院第二附属医院新院按照三级综合医院的标准设计,在总体设计布局中将感染性疾病科独立设置一区,与门诊、医技、综合病房楼分开。有症状的感染患者可以从院区内的独立通道出入,与普通病人在交通流线上可不交叉。感染科楼有独立门诊、药房、挂号收费和住院病房等,医患通道分开,病区内清洁区、污染区和缓冲区界线清晰。无症状的普通患者来院就医时,在门诊大厅可实现预检分诊,独立成区,做好筛查,对于疑似病人可通过专用通道转移隔离。收治住院的普通患者设置过渡病房,以便观察,排除潜伏期感染。住院病房楼的每个病区均实行双通道设计,因此可满足疫情期间过渡病房独立成区。同时,病房楼配备 12 部患者电梯、4 部医护电梯、2 部污物专梯,完全满足分区分类运送人流和物资、防止交叉感染的要求。

虽然我院在规划、建设方面尽可能考虑到医患分流、人性化设计、优化流程降低院内交叉感染风险，在疫情防控时期发挥了应有的作用，但也暴露了建筑设计中的一些不足。鉴于新冠肺炎疫情的特殊性，影像学检查在诊疗过程中起到至关重要的作用，这对于感染性疾病科的影像学诊断治疗室的独立设置又提出了一个新的要求。由于新冠肺炎疫情的影响，今后的医院建筑设计应该根据需要，适当提高设计标准，专科专病细化诊疗流程，分类分区明确病区划分，灵活机动配备诊疗设备设施，在综合医院规划设计时也要兼顾疫情防控需要，做到“平战”结合，提升应对突发公共卫生事件的综合服务能力。

（撰稿：毛炳飞）

后勤保障篇

疫情期间医用防护物资保障工作

——上海市第一人民医院

岁末年初，一场突如其来的新冠肺炎疫情全面暴发，俗话说："兵马未动，粮草先行"，作为疫情防控的重要保障，疫情期间医院的物资管理是这场战役中的重中之重，物资管理的关键不仅关系到医疗救治工作的顺利开展，关系到打赢疫情防控阻击战，也关系到人民群众身体健康和生命安全。在疫情暴发后，上海市第一人民医院（以下简称第一医院）迅速反应，加强医院物资管理，严格把控相关流程，做好开源节流工作，做好保障工作。

一、建设防控体系

为切实做好新型冠状病毒感染的肺炎疫情防控工作，第一医院高度重视疫情期间医院医用防护用品管理，成立了疫情防控领导小组，下设 13 个工作小组，工作小组之一的物资保障组由采购分管院长担任组长，物资保障组主要负责新冠肺炎相关药品、防护用品及相关各类物资的采购储备，做好医院疫情期间防控物资的供应保障工作，成员由设备及物资采购处、后勤保障处和 SPD 项目处等部门组成。物资保障组负责疫情期间医用防护用品的应急采购、统筹存储、验收发放等全过程管理。

二、防护物资保障供应（开源）

2020 年春节前夕，武汉出现新冠肺炎的疫情触动了全国人民，一时间防护物资成了稀缺资源，我院采购处敏锐地预感到问题的严重性，从 1 月 20 日开始，采购处紧急联系原有防护用品供应商，要求在春节前给第一医院突击送一批防护物资。在领导的指示下，紧急启动了医院应急采购流程，通过各种渠道联系防护用品相关的供应商，由于临近春节，相当一部分企业和公司已经放假，医院需求无法得到全部满足。节日期间，保障组人员继续与各生产企业和供应商保持联系,进一点算一点,积少成多,每天有人到医院协调防护用品的采购储备和发放管控工作。

2月3日后,物资保障全体人员都到岗积极主动地投入应急防护物资货源的组织工作中,大家各显神通,开拓货源,甚至联系已10多年未联系的生产企业,发动一切可以调动的力量。一些供应商被第一医院的工作人员的坚持和积极态度所感动,四处联系、组织货源,甚至在节日期间特地跑到国外去组织货源;有供应商节日期间,放弃与家人的团聚,蹲在生产单位“守货”,还有生产企业的厂长带着员工,在节日期间天天加班生产口罩。虽然供货的数量有限,但他们用自己微薄的力量和实际行动为我院防护物资保障供应起到了雪中送炭的作用。

上海市卫健委、申康中心在防护物资统一调配工作中,以及社会爱心企业和个人通过各种渠道联系我们,给第一医院捐赠了部分防护用品,给予医院很大的支持和帮助。

三、防护物资发放管控(节流)

为确保医院有限的防护用品安排给确实需要的岗位和人员,杜绝资源浪费,最大限度合理有效使用医用防护用品。物资保障组在各类防护用品的管控工作中,主要是根据岗位实际需要,按照保重点区域、保重点操作、保重点患者,尤其是保重症和危重症病例的原则。由医院疫情医护保障组制定“上海市第一人民医院新型冠状病毒感染肺炎疫情期间个人防护方案(试行)”,严格落实国家有关临床诊疗、感染防控的规章制度、技术指南及行业标准等,指导各岗位合理使用防护用品,建立疫情期间防护用品二次审核发放制度,并在院内BBS网站上广而告之,要求各临床科室负责人按照医院对医疗业务开展的统一布置,根据本科室业务工作开展所需每天上班人数,并根据医护保障组制定的不同岗位人员防护用品配备标准,做好本科室每周一次的各类防护用品申领表;由医务处、护理部和门诊办公室分别进行第一次审核;再由采购处对提交的防护物资申领表进行第二次审核,由采购处统一审核确认后通知后勤保障处库房和SPD工作人员进行发放,并要求做好发放的签收工作,以此来控制过度防护和防护用品浪费的情况发生。

医院为了加强防护物资合理使用和管控工作,特别制订了各部门防护物资使用标准、申领发放流程。

由医务处院感科负责制定防护物资发放标准,院感科根据上级文件精神及第一医院各临床部门的防护等级要求,结合我院实际防护物资储备情况,确定不同岗位各类人员的防护物资配发名称、规格(品牌)明细表,特别是由于口罩品种繁多,标准不统一,采购处配合医务处院感对各种品牌、规格的口罩进行比较和分类,由院感科拟定并统一确定了对应使用的口罩品规,并随时根据文件要求和第一医院各类物资储备情况进行明细表调整。

由护理部或门诊办公室负责人根据各科室目前工作安排情况,统一审核审批发放数据并报采购处，采购处再次审核确认后给 SPD 下达发放指令。具体申领、审核、发放流程如下：

（1）各科室负责人按照医院对恢复医疗业务开展的统一布置要求，根据本科室业务工作开展所需每天上班人数，并根据医疗护理组制订的不同岗位人员防护用品配备标准，做好本科室每周一次的防护用品申领表。

（2）采购处对以下部门提交的防护物资申请进行再次审核，并通知后保处库房和 SPD 进行发放。各部门配合签收。

（3）由护理部负责审核各病区护士长的申请，汇总后报采购处。

（4）由门诊办公室负责审核门诊科室和医技科室科主任的申请，汇总后报采购处。

（5）由专人负责审核南北各栋楼门口参与流行病调查和测体温人员的申请，汇总后报采购处。

（6）由科研处负责审核研究室人员的申请，汇总后报采购处。

（7）由人事处负责审核各行政部门负责人的申请，汇总后报后保处，由后保处负责发放，各部门配合签收。

（8）由教育处负责审核各类学生（未进入临床工作）的申请，汇总后分别报南北后保处，由南北后保处审核并发放。

医院要求各科室主任、护士长和行政职能部门负责人对所领用的防护用品要做好加强发放使用管理，合理使用，杜绝浪费。

物资保障组在疫情期间对防护物资采取了开源节流，双管齐下的策略，拓宽应急采购渠道，积极发挥每位采购员的主动性和能力，采购各类符合标准的防护用品，根据“进口急需医用防护用品境内外标准比照表”，从国外进口未在国内注册上市的防护用品。物资保障组和医护保障组相互合作、密切配合，做到守土有责、守土担责、守土尽责，为第一医院疫情期间防护物资的保障供应做出了应有的努力。

四、明确物资保障组工作职责

根据第一医院“关于落实“二十严格”新冠肺炎防控工作要求的通知中物资保障组的职责要求，正确预判新冠肺炎疫情发展趋势，充分储备疫情防控及医疗业务开展所需物资。第一医院拟定了物资保障组相关职能部门的具体工作职责和要求。

1. 采购处

（1）按照疫情发展趋势和我院各类防疫物资储备情况，负责对医院备货不足或急需的防疫物资及疫情相关物资组织、开拓货源和应急采购工作，确保医院疫情防疫工作不因物资短缺而受到影响。

（2）根据医院防疫物资到货情况，及时与医疗护理组协调联系，由医院感染科确定各种防护物资品牌、规格、性能的分类及适用人员的使用标准。

（3）疫情期间，负责审核由南北护理部和门诊办公室审批确认的临床业务科室防疫物资申用量汇总表，并将汇总表转发后保库房和 SPD 按时发放。

（4）做好疫情期间所采购、社会捐赠、上级调拨物资中医疗器械的证照资料的审核工作。

2. 院办

（1）及时转发各级政府和上级机关在疫情期间下发有关物资捐赠、采购的各项文件，并根据医院实际情况制定配套制度和操作流程。

（2）牵头负责全院各类物资的社会捐赠管理，负责捐赠项目合规性审核，负责捐赠相应的感谢信、接收函和合同审核签订及资料管理工作，负责物资到院后通知后保、药学、工会等部门及时接收运送到相应仓库，并与以上部门做好物资交接单的签收工作。

3. 后保处、药学科

（1）负责做好疫情相关物资（包括医院采购、社会捐赠、上级调拨）的出入库登记和发放签收的管理，以及相关台账管理。

（2）负责监管和督促 SPD 人员严格按照医院在疫情期间对防疫物资发放标准进行发放，要求 SPD 精确管理到具体发放物资的来源（特别是捐赠物资），并要求一周至少进行一次后保处（药学科）、SPD 的联合盘库。

4. 临床科主任、护士长和行政职能部门负责人

按照医院对业务开展的统一要求，负责本科室每天上班人员数量的统计，根据医疗护理组制订的不同岗位人员防护用品配备标准做好防护用品申领表，病房由护士长负责填表向护理部申请，门诊科室和医技科室科主任向门诊办公室申请，行政部门负责人向人事处申请，各科主任、护士长和行政职能部门负责人对所领用的防护用品加强发放使用管理。

五、总结及思考

医院物资管理是综合医院正常运行和实现疫情防控目标的基础保证。无论是像 2003 年的非典疫情这样持续时间长、影响范围广、危害力度大的事件，还是像 2008 年汶川地震那样突然发生且需外部支援和统一配给的事件，都导致卫生服务需求在短时间内激增，受灾

地区卫生系统的应对能力严重失衡。

因此，建立健全突发公共卫生事件及重大传染病疫情期间应急物资管理体系是保证生命安全和维护社会稳定的重要基础。

疫情防控期间，医院物资紧缺，在做好医院开源节流的基础上，如何在最短的时间内解决临床需求，保证应急物资的合理分配，使分配效能达到最优化也成为打赢这场疫情防控站的重要环节。

1. 基于智慧后勤管理平台建立医院突发应急联动管理体系

疫情防控期间，医用物资数量、规模较大，需要耗费大量的人力、物力，创新物资应急管控方式，做好该阶段医用物资应急管控，将现代信息技术、大数据技术、物联网技术与现代医院管理、运筹学理论相融合，实时监控物资储备情况及流向，便于应急物资调度，全面优化医院应急管理能力，能大大提升医院应对突发应急事件管理体系的能级。

从预警预判、物资保障、现场调度和辅助决策，到事后评估评价四个维度进行优化改进，构建了以数据驱动管理行为的医院突发应急事件联动管理体系。

(1) 风险预判

应用物联网技术，建立医院风险预警预判机制。通过物联网传感器实时采集医院重要设施设备的运行数据，对各种故障实现分级告警；通过外部环境数据自动采集与历史事件发生概率的大数据分析，形成灾害脆弱性与风险防范研判模型，对近期可能发生的突发应急事件实现风险预警与预判。

每日通过数据的实时采集、分析，对当日的安全进行指数评价，精准预判应急突发事件的发生，预计当日应急事件的发生概率，系统自动识别和自行派发任务。

(2) 应急资源配置

通过对医院物资库存数据进行监测，物资管理者对物资流向及使用情况了如指掌，方便人员进行科学调整储备的品类、规模、结构，提升储备效能。对应急救援物资实行集中管理、统一调拨，推动应急物资供应保障网更加高效安全可控。

(3) 精准决策

应用大数据技术与决策树方法，以数据为驱动的应急场景精准决策路径。面对不同的应急场景，以数据和标准为依据组成决策树，自动来提供辅助决策。

变量数据：事件的类型、分级、性质、危害程度、涉及范围、医院承载能力、对医院正常业务的干扰程度等；现有人员、物资、设备资源的配置数据。通过不同的变量数据决定不同的应急路径，在第一时间向现场指挥者提供精准的调度指令建议。

(4) 能力评估

应用模糊综合评价法，建立各类突发事件的应急处置能力评估模型。根据既往发生的典型事件案例与实际处置过程，设计十类事件的应急处置能力评估指标在预警、告警、指挥、调度及善后等全过程中。以量化、客观的数据标准化评价应急响应效率与处置能力，评估结果作为应急能力持续改进、预案修正、资源配置的依据。

2. 健全物资应急管控机制

基于科学管理理论健全应急物资管理机制，严格规范应急物资协调管理机制，对于应急物资的相关管理部门及部门职责做出明确规定，层层监督，压实责任。医院实行责任追究制，做到守土有责、守土担责、守土尽责。立足长远，坚持“平战”结合、采储结合，切实建立健全应对突发公共卫生事件的应急医疗能力、物资储备制意识。按照集中管理、统一调拨、平时服务、灾时应急、采储结合、节约高效的原则，尽快健全相关工作机制和应急预案。推进应急物资需求分级分类，优化分配和使用机制，明确医疗物资需求层次，明确不同岗位、不同人群科学使用医疗防控物资的标准，重点保障特殊科室的医疗物资需要，如：发热门诊、急诊。切实构建应对突发公共卫生事件的应急医疗机制、物资储备和生产能力储备长效机制；建立健全应急物资储备机制，加强实物、信息、生产能力和技术等储备，对于无法快速生产采购的物资，加强实物储备并建立轮换使用机制。

综上所述，做好医院物资管理是医院抗击疫情的重要环节，是为医院疫情防控工作提供坚实的物质保障和后备力量。完善医院物资管理工作，有效地做好开源节流工作，合理筹集、分配、使用，确保每件物资都能“物尽其用”，实现物资使用效率的最大化。建立医院物资应急管理体系、健全物资应急管控机制，对于提高医院服务质量，保障人民群众生命健康安全，维护社会稳定，具有重要的作用。

（撰稿：王伟明　许翔　翁恬毅）

新冠病毒肺炎疫情防控期间大型公立医院工勤人员网格化管理实践研究

——上海市第六人民医院

新型冠状病毒肺炎是一种经呼吸道和密切接触为主要传播途径、人群普遍易感的急性呼吸道传染病，已经纳入《中华人民共和国传染病防治法》规定的乙类传染病，按照甲类传染病管理。防止医院感染（后简称“院感”）是大型公立医院“医防结合”的重要防控目标。工勤人员负责院区安保、卫生保洁、照护住院病人、物资搬运及医疗废弃物处理等工作，是公立医院防止院感的重要网底，直接影响防控工作效率和质量，必须要重点管理。

公立医院后勤服务社会化不断发展，上海市二甲及以上医院保洁社会化率（94.4%）、电梯、安保社会化率（85.2%）均已到达较高水平。外包公司普遍存在职工流动频繁、文化水平低、管理水平参差不齐的问题。工勤人员仍是院感管理中容易被忽视的群体，也是医院手卫生依从性和正确性最低的群体，保洁员位列中国医院感染培训研究的7大热词之一且中心度值为0.3。这些都给医院后勤管理部门带来巨大的管理压力，稍有管理不善则可能增加医疗风险。

上海交通大学附属第六人民医院（以下简称六院）是后勤服务社会化程度较高的一家三甲综合医院，我院在长期的管理中探索出“服务职能社会化+医院主动管理”的有效模式。该模式下，后勤管理部门负责明确后勤外包的服务需求与目标，开展后勤服务过程监管、质量和绩效评价，以最大程度发挥后勤服务社会化专业化服务、降低成本的优势，并且同时降低社会化相关问题对医院运行的不良影响。在新冠病毒肺炎疫情防控期间，六院借助工勤人员网格化管理模式进一步筑牢医院防控网底，加快应急响应速度。

一、材料与方法

1. 研究对象

研究对象为与上海交通大学附属第六人民医院签订外包服务合同的工勤人员。如表1所示，截至2020年2月统计在册的工勤人员共1 054人，包含保洁、护工、食堂、接送、保安、维修、卫勤、手术室接送和电梯运行等。平均年龄为(49.8±8.9)岁,男性579名、女性475人。防控期间,院区内参与防控工作的工勤人员有900余人。

表1 外包公司在册工勤人员情况

人员分类	数量(人)	性别		年龄(岁)
		男(人)	女(人)	
保洁	353	208	145	(52.9±7.4)
护工	120	0	120	(51.3±6.0)
食堂人员	83	54	29	(45.6±10.5)
接送	75	63	12	(51.6±6.0)
保安人员	69	67	2	(47.0±9.5)
维修人员	56	56	0	(46.2±11.1)
手术室接送	52	45	7	(52.0±4.3)
电梯运行服务	50	5	45	(44.8±5.5)
产业公司	45	10	35	(49.1±11.9)
配餐	33	0	33	(49.7±6.0)
被服清洁	16	11	5	(49.5±6.1)
门诊车管理	15	12	3	(53.5±4.0)
其他	87	48	39	(43.7±11.9)
总计	1 054	579	475	(49.8±8.9)

2. 网格化管理模式理论

网格化管理是一种新型的社会治理模式,有助于打破管理部门与职能的边界,可提高管理准确性和有效性,避免产生责权利不明的问题,社区网格化管理核心内容包括网格划分、资源配置、责任包干和考核激励等。六院借鉴网格化管理模式开展了工勤人员服务职能管理与管理制度建设。

3. 知信行健康教育理论

知信行健康教育理论在健康促进、医疗领域已运用成熟,六院采用该理论对工勤人员开展院感管理。工勤人员理解院感管理知识是其正确执行院感制度的基础,相信“在工作岗位做好个人防护、按照院感标准做好后勤服务是防止院感的关键之一”，是能够依从院感制度的动力，“行”则是“知”和“信”外化为符合院感标准的工作行为。院感管理主要参与者有外包公司、后勤管理处、医院感染管理办公室（后简称院感办公室）、监督小组。

二、研究结果

1. 工勤人员管理维度

如表 2 所示，六院后勤外包服务管理与评价工作以“人”为中心，防控期间工勤人员管理分为风险管理、激励管理、绩效管理三大维度。

表 2 防控期间工勤人员管理架构

一级	二级	三级
风险管理	身体状况	每日测量体温
		复工前隔离天数
		上呼吸道情况
	个人防护	个人防护“知信行”
		个人防护装备配置
		个人防护督查
	岗位风险管理	医院感染管理“知信行”
		岗位医院感染的风险分析
		岗位医院感染防控操作规范
		岗位院感工作执行监督
激励管理	保健因素	合理的工作量
		合理的工资与加班费
		技能培训
	激励因素	星级员工、优秀员工制度
		工作质量激励制度
		工作环境、居住环境改善
		重视对医院的贡献
绩效管理	后勤服务质量	管理网格中的工作质与量
	院感管理质量	管理网格中的院感管理质量

2. 网格化管理模式

如表 3 所示，工勤人员的网格化管理模式以后勤服务的供需为基础建立。外包公司提供后勤服务，诊疗区域提出后勤服务需求，供给与需求对接时则形成一个个具体的管理网格，根据排班表将相应的工勤人员明确地定格在某一个网格中。

表 3 工勤人员网格化管理示意表

<table>
<tr><td colspan="2" rowspan="2">后勤管理部门
1. 对接诊疗区域需求，设计防控期间后勤外包职能；
2. 建立外包公司绩效激励制度；
3. 要求外包公司建立适宜的工勤人员绩效激励制度；
4. 联合医院感染办公室，开展院感培训与管理；
5. 密切关注工勤人员身体状况、服务质量、个人防护与岗位风险</td><td colspan="4">诊疗区域临床科室或职能部门
1. 本区域对工勤人员的需求：数量、结构、类别、工作要点要求；
2. 重点区域，再次进行防护培训；
3. 工勤人员工作绩效反馈</td></tr>
<tr><td>隔离病房
发热门诊</td><td>普通
门诊区域</td><td>急诊区域</td><td>住院区域</td></tr>
<tr><td rowspan="5">外包公司
1. 围绕后勤服务职能设计，制定防控期间工勤人员基本工作任务、工作标准；
2. 根据诊疗区域需求制定排班表；
3. 工勤人员院感培训；
4. 工勤人员绩效考核</td><td>保安公司</td><td>管理网格</td><td>管理网格</td><td>管理网格</td><td>管理网格</td></tr>
<tr><td>保洁公司</td><td>管理网格</td><td>管理网格</td><td>管理网格</td><td>管理网格</td></tr>
<tr><td>电梯运行</td><td>管理网格</td><td>管理网格</td><td>管理网格</td><td>管理网格</td></tr>
<tr><td>物资搬运</td><td>管理网格</td><td>管理网格</td><td>管理网格</td><td>管理网格</td></tr>
<tr><td>……</td><td>管理网格</td><td>管理网格</td><td>管理网格</td><td>管理网格</td></tr>
</table>

后勤管理部门在网格化管理模式需要完成对接诊疗区域需求和管理外包公司两大职能。在常规工作状态下，后勤管理部门动态了解诊疗区域对后勤服务的需求并明确标准，对后勤服务进行合理分类、制定科学的服务规范、设计工作流程框架，同时制定配套的绩效激励制度、对外包服务进行管理控制和评价。在防控期间，加强院感管理重点工作内容，联合院感办公室开展工勤人员院感知识的反复培训，每日密切关注工期人员身体状况、个人防护情况、工作质量。

外包公司承接医院的后勤服务，其常规工作是围绕后勤管理部门对后勤服务的设计目标，制订基本的工作任务、工作流程、工作标准和考核内容与方式，并根据诊疗区域要求进行排班，对工勤人员工作情况进行考核。在防控期间，结合更高的院感管理需求，在常规工作的基础上加强后勤服务中的院感工作，进一步合理布局、流程改造，增强个人防护标准，开展工勤人员院感知识培训。

诊疗区域是后勤服务的需求方，其常规工作是围绕诊疗区域的工作要求，提出对后勤服务的详细需求，包括后勤服务内容、所需工勤人员数量、结构等，并对工勤人员的服务进行绩效评价与反馈。防控期间，依据区域工作流程和岗位风险的研判，特别制定进入本区域工勤人员的岗位工作职责、工作要点、防护标准，对进入重点区域的工勤人员进行二次培训。

3. 内外部监督制度

网格化管理模式中设计了双重的内部监督模式。第一是外包公司对后勤服务的量、效、个人防护进行自我监督监察。第二是诊疗区域与后勤管理部门分别从不同角度对后勤服务进行监督监察,从改善工作流程、工作标准的角度提出管理要求。

防控期间为了进一步保证管理决策能够快速、有效落实,特别加强了外部监督制度,由网格化管理外的监督部门,每日明察暗访,对各管理网格的工作情况进行监督评价,并将评价结果反馈到后勤管理部门,促进管理改善。外部监督部门主要为院感办公室、纪检监察办公室。

4. 岗位网格与院感风险管理

以流程管理为指导进行要点分析、风险分析,制定各环节保障人员岗位职责,是保证管控措施按标准实施、规避风险的有效手段。如表 4 所示,以门诊患者的就诊路径为例,整个流程中需要多类后勤服务保障,包括"疑似患者"鉴别、指挥患者有序排队、避免区域拥挤、维持区域稳定、保持区域清洁及电梯运送患者等。在网格化管理框架下,门诊办公室按照

表 4 门诊患者流程的岗位职责分析与院感风险管理示意表

患者路径	管理控制措施	类别	岗位职责	岗位风险
进医院大门	红外线测体温 人群分类	保安	观测到体温异常者,按照分诊流程送至发热门诊,要求无观察遗漏	接触人群流行病学史不清楚
门诊楼外预检	流行病学史调查 二次测体温 患者分流	保安	1. 指导有序排队,避免人员扎堆、拥挤; 2. 流行病学史或上呼吸道症状,患者分流,要求无遗漏; 3. 维持现场稳定,防止患者摔倒	接触人群流行病学史不清楚
诊疗区域内	有序就诊 避免域拥挤 保持区域卫生	保安	1. 各区域巡视,避免人群拥挤; 2. 各区域巡视,督促人群全程正确戴口罩; 3. 各区域巡视,维持正常有序医疗活动	接触人群流行病学史不清楚
		保洁	1. 定时、定人、定区域进行物品表面消毒、保洁; 2. 及时收集、运行医疗废弃物,避免泄漏; 3. 及时补充洗手液等; 4. 做好个人防护,避免感染、锐器伤等	接触人群流行病学史不清楚
		电梯组	1. 控制电梯运行、保洁、消毒; 2. 控制进入电梯人数; 3. 在狭窄空间工作的工人防护	接触人群流行病学史不清楚; 长期在狭窄空间接触大量人群
离开诊疗区域	单向通道	保安	人群进出大门采用单项通道,不能逆行	接触人群流行病学史不清楚

患者诊疗流程,提出对门诊区域各流程各网格工勤人员的具体需求。后勤管理部门带领外包公司负责人制订各网格工勤人员所在防控岗位的职责、明确工作的要点与标准,保证岗位职责能落实,能够有助于患者流程控制。在工勤人员院感风险管理方面,后勤管理部门根据各网格工勤人员接触的人群特征、工作内容、所处空间等因素,分析各类人员面临的感染风险,并提供特定等级个人防护物资和培训。

5. 知信行院感管理模式

1) 建立多元多级培训模式,提高院感知识知晓度

设计包含视频培训、开展讲座、一对一现场示教、员工座谈和全员知识竞赛等多元化的院感知识培训模式。培训视频、PPT 等多媒体培训资源可供全院区工勤人员反复学习。一对一现场示教主要运用于院感重点区域、个人防护高风险区域,由培训人员现场示范个人防护装备穿戴方式、工勤人员岗位操作标准等,巩固工勤人员的院感知识、提高对操作标准的理解。员工座谈旨在了解工勤人员对院感管理的相信程度,同时收集工勤人员对当下院感管理制度改进的反馈信息。

设计多层级的培训模式,由后期管理部门联合院感办公室对外包公司负责人进行定期现场培训,培训内容包括院感知识、操作规范、科学流程、监督方法以及授课技能。外包公司负责人则每日给工勤人员进行培训。

2) 以考试的形式提升院感的"知"与"信"

考试是检验工勤人员掌握院感知识程度的方式,也是提升院感知识的有效途径。工勤人员每人每周参加一次院感考试,院感考试既可以定期了解工勤人员对院感知识掌握的动态,也能促进工勤人员学习、交流院感知识。

为了提高工勤人员理解院感知识的质量和效率,后勤管理处、外包公司共同负责将院感知识问卷题库进行语言转化,让院感知识能够通俗易懂。试卷语言未转化时工勤人员考试得分均值仅为 33 分,试卷语言转化后得分均值上升到 63 分,相比有了很大的提升。

3) 多部门多维度的监督检查,促进行为符合院感要求

工勤人员院感管理的难点是如何将"知"和"信"有效地外化为符合院感标准的工作行为。为此六院建立了多部门多维度的监督检查框架。工勤人员在各服务网格内的行为受到多部门多维度的监督:后勤管理部门、诊疗区域管理部门、院感管理部门及监督部门等各部门分别从不同的视角,对工勤人员提供服务的过程及结果进行监督检查。检查内容为工勤人员在岗位上的个人防护装备是否穿戴、是否穿戴正确,服务操作是否符合院感操作标准,区域内人群拥挤时在岗工勤人员是否进行人群疏散等。

三、讨论

在防控应急期间，该套管理体系指导六院开展全面工勤人员工作布局与防护，对六院防控工作的快速响应、质量控制、质量改进起到了重要的支撑作用。防控期间，参与院区工作的900余名工勤人员每日身体动态、工作动态均得到有效监管，尚无工勤人员身体出现异样。该体系的有效运转依赖于以下4项措施。

1. 多维度的监管评价有助于提高网格管理质量

后勤管理部门掌握全院工勤人员提供后勤服务的内容与质量标准，围绕后勤服务的"结构—过程—结果"进行监管评价，建立了包含外包公司和工勤人员个人两级的绩效激励制度，防控期间加大了对工勤人员的奖励力度，对外包公司和工勤人员的服务进行规范化、科学化的管理。防控期间，对工勤人员网格化的管理模式，以守住院感底线为目标，以发现问题解决问题为管理导向，工勤人员是否按照岗位防护要求上岗、在岗位上是否按照工作要点与标准开展工作，均可以获得有效监控，有助于服务质量的改进与提升。

2. 精准的信息传递确保高效执行

随着国家整体防控形势的变化、质量改进工具的应用，医院在防控工作管理上开展每日PDCA质量改进，患者流程、管理流程、控制流程往往是当日下班前更新改善，次晨则需要开始实施。为保证医院防控工作指示"令行禁止"，后勤管理部门要求外包公司特别设立了"专人管理小组"，细致网格化划分，将管理幅度从30～40人缩小至6～8人。同时加强工作日志管理，以保证增加管理层次后医院决策信息能够准确地传递到各岗位的工勤人员。后勤管理部门每日下班前根据诊疗区域反馈，更新次日岗位工作流程、工作要点、工作标准及防护要求等工作文档，与外包公司以多种形式告知到次日上岗工勤人员，并张贴在岗位工作日志处，让工勤人员有据可依。

3. 建立院感管理质量分析与改进制度

一般认为工龄较长者对院感知识掌握程度应该高于工龄较短者，然而在一次院感知识考试中，工勤人员服务年限与院感考试得分相关性不具有统计学意义。这与工勤人员文化程度、参与培训情况、考试过程中可能存在不良应对行为导致考试成绩失真等多种因素有关，为此院感管理部门制订了专门的改进制度。

院感管理部门、后勤管理部门、外包公司联合制定工勤人员院感知识考试题库，定期通过随机遴选题目、更改题目顺序、更改题目答案选项顺序等方式，降低可能存在的记录答案、传递答案、代替答题等应对行为干扰影响,确保工勤人员对院感的掌握不断提升。

4. 制定正向激励制度,激发工勤人员内动力

受自身文化水平、知识结构、接受程度影响,工勤人员掌握院感知识能力较差。受非正式员工身份影响,工勤人员的主人翁意识往往不如在职职工。受工作种类影响,工勤人员的工作荣誉感和自豪感往往较低。提高工勤人员院感措施依从性依然是大部分医院面对的难点,工勤人员在岗位上碰到需要改进的问题并不积极反馈则是整个防控体系的损失。

为了克服上述问题,六院从1991年开始对主动的工勤人员进行激励研究,并且建章立制,激励作用明显。在六院持续工作3年以上的工勤人员占总数比例超过75%。对不同工种的工勤人员制定了不同的激励制度。以接送岗工勤人员为例,医院激励制度有超工作量服务、季度奖、“星级服务”等从收入到精神的激励制度,不但鼓舞了工勤人员多干、干好的积极性,也提升了其工作荣誉感,增强了他们的主人翁意识。

医院进入防控状态以来,工勤管理人员提出管理改进建议有20余条被采纳,对推动防控工作、避免次生风险、改进管理流程具有重大意义。

(撰稿:罗莉　戎文立　黄巍　丁飚　陈梅)

保障物资促抗疫　关爱医护暖人心

——上海交通大学医学院附属仁济医院

一场突如其来的疫情注定让2020年不会平静，疫情的变化每天都牵动着亿万人民的心。在这场万众参与的合力阻击战中，仁济医院后勤保障众志成城、工作有条不紊。身处一线的医务人员无疑是最伟大、最勇敢的“逆行者”，而医院的保障力量则用责任和关爱筑成他们身后最可靠的后盾。

“后盾”的坚实与否，很大程度上取决于后勤工作有没有落到实处，落到人心。重大疫情之下，后勤部门必须深刻地认识到：保障物资固然是职责所在，但服务质量才是后勤给予一线抗疫医护人员的真正支持。医疗机构的后勤服务往往直接影响到医疗质量，而在类似于SARS、新冠肺炎等重大突发公共卫生事件中，这种影响更是会呈放射性地扩张到各个方面，所以服务质量就显得尤为重要。下面将结合医院抗疫过程中的一些难点、案例，谈谈疫情中如何提升后勤服务的质量。

一、紧迫的时间·仁济“小雷神山”的建立

一方面，本次新冠肺炎疫情正值春节假期前夕，许多后勤工作人员已按原计划放假返乡过年，人力严重不足；另一方面，各种防护用品以及紧急改建需要的建筑材料的生产厂家已经放假停产，导致临时采购困难重重。这种情况下，腾出几层病房作为临时隔离病房可能是常有的惯性思维。然而，面对来势汹汹的疫情，留观的疑似病例量必定急剧增加，这种只解近忧、不顾远虑的做法显然会在之后的抗疫工作中严重影响后勤服务质量。与其临时改建隔离病房，不如就地取材，建立一座仁济“小雷神山”。除夕傍晚，院领导召集相关人员走遍了整个医院选址，最终选定了原本计划在1月拆除的五号楼。

事实上，自从1月武汉疫情报道出现后，医院领导层面就开始讨论各种可能的应对之策。凭借SARS时期的经验，本着未雨绸缪的精神，保障部门春节之前就做好了建筑材料的“战时”储备和后勤人员的应急调配工作，使得建造工程得以顺利启动。拆除建筑垃圾、内部改

造单间病房、水电线路排布、污物清洁区域“动线”设计、机器设备调试、消毒……自除夕夜开始施工,克服了春节期间人手不足的困难,从三五个工人,到最后共123人次的参与,不同工种,几支工程队的加盟,到年初四协力完成了这近乎不可能完成的任务(图1)。

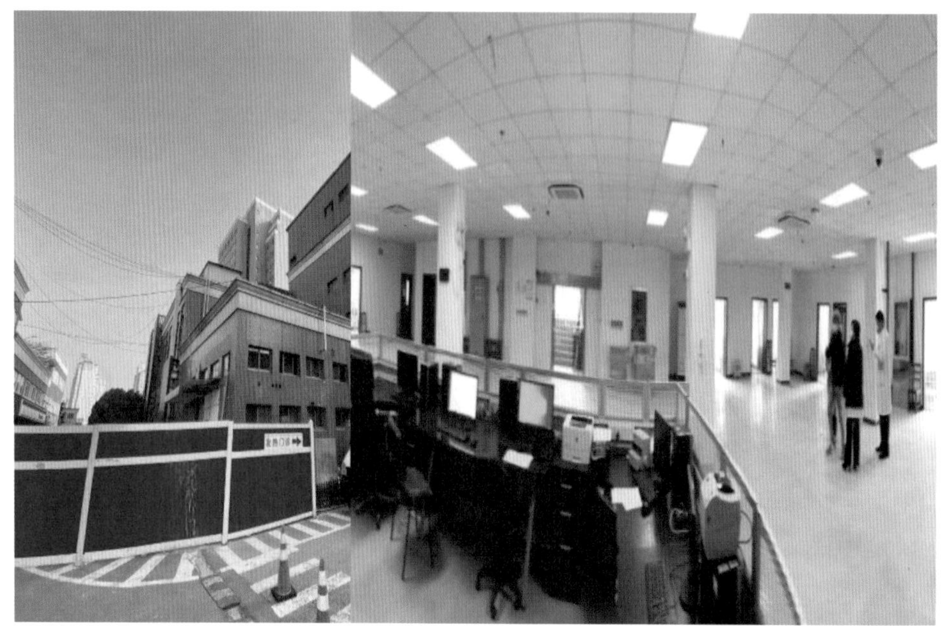

图1 临时改建的隔离病房

五号楼总计改建面积超过一千平方米,包含病房、治疗室、CT室、库房和污物消毒间等各类功能性用房。三层有19间隔离病房,还设有医生护士办公室、休息室,二楼有备用房。一旦患者量增大,医护办公室休息室可整体转为病房,医护“腾挪”到二楼办公、休息。同步为病房投入使用,采购中心启动紧急采购流程,完成医用病床、监护仪、呼吸机、CT及移动X线机等专用医用设备采购近三百台。有了这样一座“小雷神山”,无疑为之后的抗疫医疗工作打足了底气。

二、恐慌和焦虑·“暖心行动”的开展

本次新冠肺炎传播途径复杂、传播速度快,早期大家对新冠病毒的了解甚少,由于没有及时采取相应的防护等级,各地医护人员感染的报道也时有所闻。对于突发疾病的未知,一线临床人员难免出现恐慌和焦虑的情绪。除了保障物资,如何从服务上尽可能消减这种负面情绪,是“疫考”带给保障部门的第二道难题。

人是铁,饭是钢;兵马未动,粮草先行。全力保障医护人员的饮食是一个突破口。餐饮

做得好，对于员工来说，不仅是温暖了胃，更是温暖了人。“暖心行动”的名字由此而来。

疫情期间，职工食堂主动承担了隔离病区和发热门诊等临床一线的送餐服务，每天想方设法提升餐食的色香味以及口感，同时附赠温馨甜品和营养汤。在食堂的出入口，免费提供姜茶、罗汉果茶、金银花茶等各种茶饮，并贴上温馨小贴士：“大家辛苦了，请喝杯姜茶。”“饮用姜茶，有发汗解表、温肺止咳之功效……”

小年夜晚上，在仁济东院餐厅的墙上，惊现多份“情书”：“放缓你急匆匆的步伐，在这里多吃口热茶，多喝口热汤，向全院医护员工致敬。”“大家保重身体！面对困难，是你们义无反顾，迎难而上；停下脚步，我们精心准备，随时服务。”“可敬的仁济逆行者您辛苦啦，向您致敬！”等等。窝心的“情书”传达着后勤保障职工对医护人员满满的爱意和崇高的敬意(图 2)。

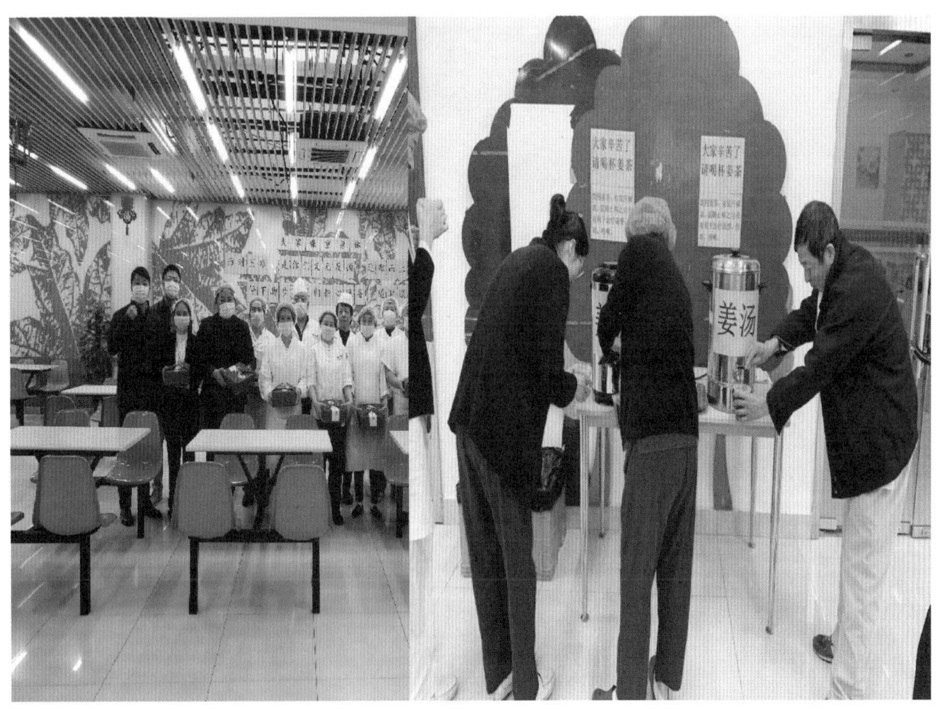

图 2　暖心行动

三、疫情期间的“头”等大事 · “仁济 Tony 理发店”的开张

奋战疫情的非常时期，理发店等服务行业都暂停营业，而一线医务人员为防止院内交叉感染，需要时刻穿着厚厚的隔离服、全天候佩戴不太透气的手术帽。这样一来，头发一长不仅影响工作效率还会带来个人健康隐患。“抗疫需要从‘头’做起！”这是当时医护人员之间的一句玩笑，却也反映了一个事实：理发问题的确成为疫情期间临床医护人员的“刚需”。

于是在保障部门的推动下,调动院内一切可利用的资源,一把剪刀、一把推子、一把梳子、一把椅子、一张围布……经过三天时间的筹备,“仁济 Tony 理发店”就这么悄然开业了。

理发店的师傅都是在仁济医院工作了二十年的理发师,非常时期,他们义不容辞,每天很早就过来,把所有的工具消毒,场地消毒,让大家有个清爽的环境。师傅们“装备齐全”,一次性帽子、口罩、手套佩戴到位。入店前,员工须测量体温,只有体温符合要求且佩戴口罩才可接受服务。清扫碎发、喷洒酒精擦拭、更换一次性坐垫、丢弃使用过的一次性围布和用免洗酒精洗手液清洗双手,每结束一次理发,师傅就抓紧时间对服务区域及个人手部进行清洁,几个步骤完成后才为下一个员工提供服务。

虽然只是一个小小的理发店,却真正解决了疫情期间临床医护人员的“头”等大事。

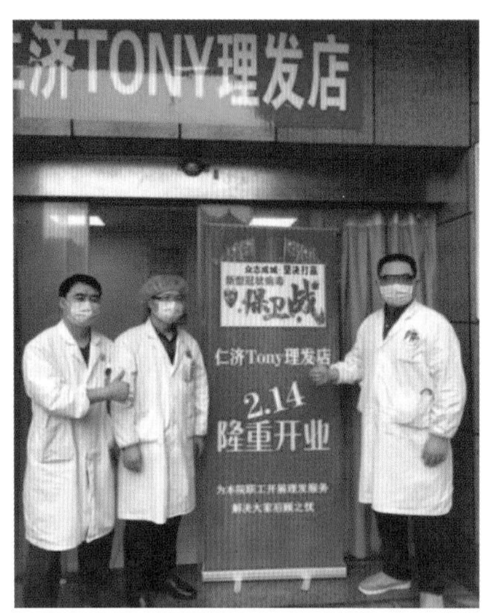

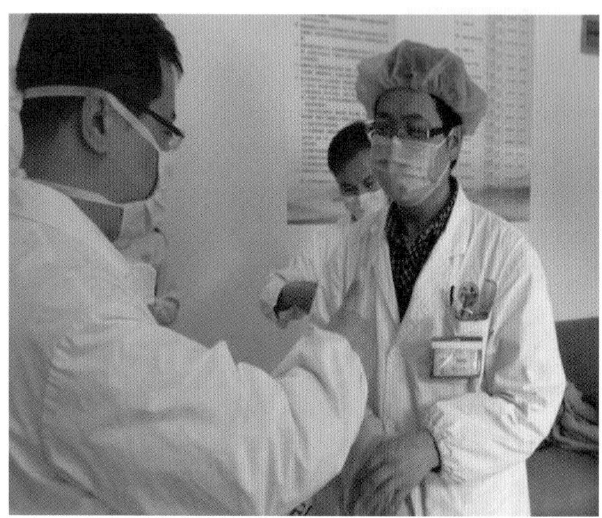

图 3 “仁济 Tony 理发店”解决“头”等大事

四、前线与后方·抗疫保障预备队的成立

2 月份对于武汉来说无疑是最为艰难的时期。全国累计派出了 255 支医疗队,共32 572 名医护人员支援武汉。2 月 19 日,伴随着掷地有声的誓词和一往无前的口号,仁济医院 156 名援鄂医疗队员作为上海市第八批援鄂医疗团队正式出征,这也是继 1 月 24 日、1 月 28 日之后,仁济医院派出的第三批援鄂医疗队。大量的医护人员抽调,无论对临床科室还是后勤保障部门来说,都是不小的压力,也提出了更高的要求。

为了提供更好的保障服务,自第一批援鄂医疗队出发之日起,仁济医院就成立了抗疫保障预备队。预备队由汽车班、后勤中心、安保科等众多后勤职能部门组成。呈机动状态地参与楼栋管控、标本运送、紧急维修和物资调配等各类保障工作，让奔赴前线的医护人员无后顾之忧。考虑到第三批援鄂团队医护人员众多，前线同样需要后勤保障的支援和服务，抗疫保障预备队克服人手紧缺的困难，坚持派出由三名骨干组成的保障组一起援鄂，协助医疗队做好一线后勤工作。因武汉疫情驻点许久没有营业，空调系统无法运作。在发现每个房间为独立的风机盘管，且院感主任确认独立空调可以使用后，为解决夜间气温直逼冰点，影响医疗队休息的情况，援鄂保障组四小时内完成120余间房空调系统的检查与出风口清洗消毒工作。重启空调后顾不上休息，保障组连夜搬运10余吨医疗物资和生活物资，通宵达旦对1 000余瓶消毒、洗手夜、5 000余件防护服和隔离衣、8万余只各类口罩进行分类和清点。

无论前线还是后方，抗疫保障预备队都用行动举起了医护人员最坚强的后盾（图4）。

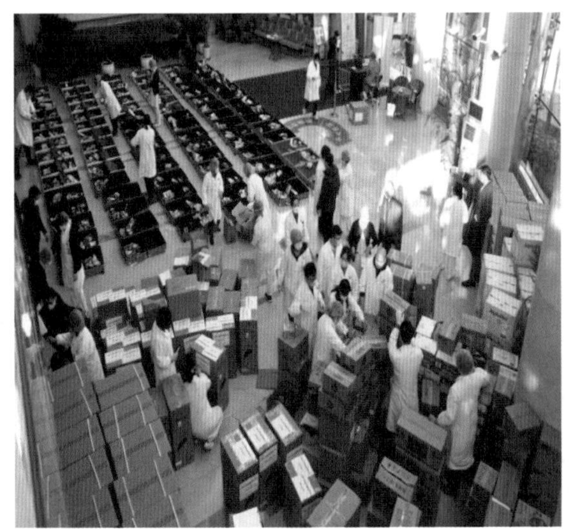

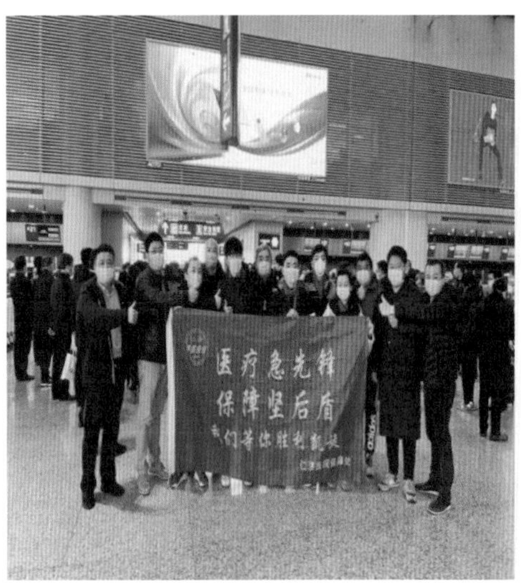

图4　抗疫保障预备队

五、全面复工复产·诊疗中心项目的重启

随着新冠肺炎疫情进入新阶段，在做好疫情防控的同时，积极稳妥地推进医院复工复产工作是当前的重中之重。众多基建项目是医院未来科研和发展的基础，如何尽快重启工程，赶上疫情期间拉下的进度，是后勤保障部门新阶段下的新问题。

仁济医院肝脏泌尿外科临床诊疗中心项目作为上海市重大建设项目之一，是全力打响“上海医疗服务品牌”、对标国际一流、落实医院“十三五”“十四五”发展战略规划的重要举措。项目原计划于2020年5月开工，2023年9月竣工。在听取了项目部负责人的工作汇报，实地调研了工程进度，召开座谈会了解工程建设计划及存在的困难，就楼体配套设施、布局设置等征求了意见建议后，院方和建方一致认为，既要高度重视、扎实做好疫情防控工作，确保施工人员生命安全和身体健康，又要综合施策，坚持科学化、规范化、标准化施工，严把工程质量，保证项目建设顺利进行。项目组既要关心关爱施工人员，加强疫情防控和安全教育，落实疫情防控和安全生产责任；也要想方设法解决实际问题，采取有效措施克服原材料供应、用工、院内交通等方面的困难，战“疫”与施工“两手抓、两不误”，确保诊疗中心如期竣工。

5 月 10 日上午，诊疗中心奠基仪式在仁济东院施工现场举行（图 5）。项目建成后，仁济医院将拥有目前上海规模居前的儿童肝移植病区和重症医学（ICU）病区，还将拥有直升机停机坪和空中转运绿色通道，大大有利于长三角地区急危重患者的空中转运和紧急救治。诊疗中心的如期建设是仁济医院积极响应中共上海市委、市政府“全面复工复产”号召的具体表现。

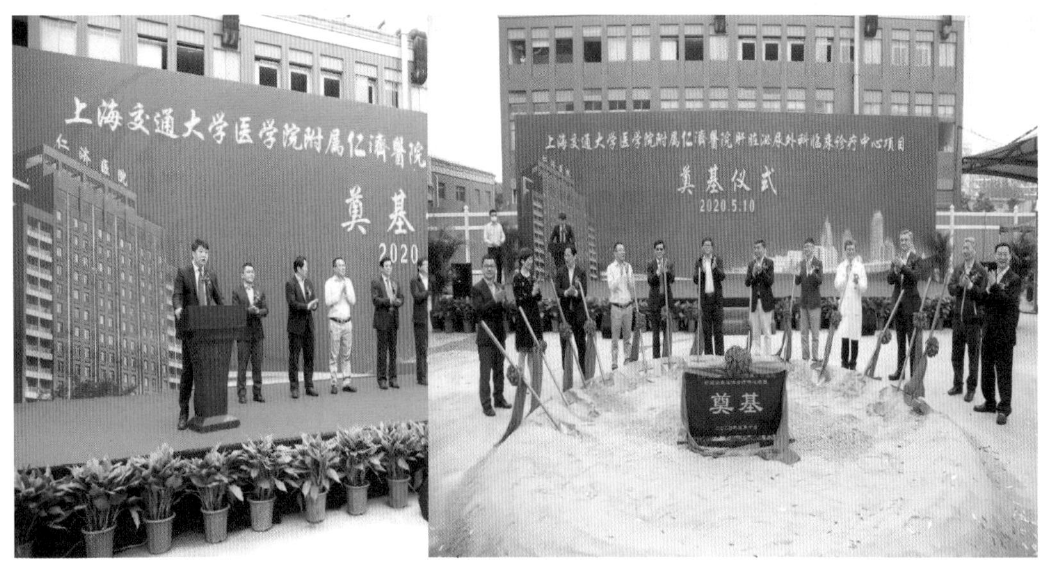

图 5　诊疗中心奠基仪式

六、问题与思考

当前疫情虽然已在中国得到有效控制，但其在世界范围内仍在不断蔓延；在完全击退疫情前，医院不能有丝毫松懈。那么在当前疫情防控常态化趋势下，后勤服务还有以下几点可以改进。

1. 后勤系统管理服务意识的加强

医院后勤管理具有一定的特殊性，服务内容广泛，服务事项琐碎，服务对象众多。但目前部分后勤服务单位的服务意识不强，其管理模式仍是按照简单的物业管理模式，其稳定性较差，面临的较大风险是可能随时被解除服务关系。尤其是面对类似新冠肺炎的重大疫情时，如果为医院提供后勤服务的公司没有良好的服务意识，将难以为已处于紧急状态的医院提供良好的后勤支撑服务。后勤管理要有公共卫生事业管理的专业化，要遵循大健康下的公益化，还要考虑人文关怀下的服务化。

2. 后勤管理的责任追究制度和监管体系

医院的后勤社会化后，虽然医院对于后勤工作有监督、管理的职责，但是实际工作中，后勤工作主要依赖外包公司的自行管理。正因为如此，对后勤管理职责划分方面重视不够，责权划分不明确。日常管理比较松散、碎片化，监督考核走过场，责任追究制度运行不畅，未能有效发挥监督合力，责任追究制度形同虚设。另外，没有形成良好的监管体系，对于后勤提供的服务质量没有标准的评判，难以进行监管，这些都影响了后勤管理的效能发挥、质量提升和责任追究。在类似新冠肺炎重大疫情面前，这些隐患很容易被放大、触发，从而造成不良后果。后勤管理部门应根据人员和岗位实际情况，制定简便易行、责任分明的责任清单，将职责、权利和义务进行详细规定和说明，责任明确到人、落实到事。同时，医院应建立标准的监管体系，保证后勤工作服务质量，做到对后勤服务质量进行全程质量考评、指导、监督和协调。

3. 专业后勤队伍的建设

目前医院后勤单位人员流动性大，后勤服务人员多为临时工，在社会上临时招聘而来，招收条件较低，进出手续不严，契约意识和责任意识较差，队伍松散，日常管理教育不到位，人员素质难于保证。同时，专业后勤技术人才缺乏，后勤培养教育体系不完善。后勤日常管理中应加强理想信念教育及专业知识教育。如何在医院后勤全面社会化的基础上，解决上述的矛盾？我们建议对于应对突发公共卫生事件密切相关科室，如感染性疾病科及急诊发热门诊的后勤保障系统与其他临床科室加以区别，应将感染性疾病科及急诊发热门诊的医药物资运输、病区保洁、标本运送等后勤人员纳入医院人事统一管理，增加为这些特殊科室后勤岗位提供服务的人员归属感。而其他的临床科室及全院后勤保障模块，如消防安全、停车管理、维修和餐饮服务等可以实行社会化管理。对社会资源进行合理利用，既能减轻医院的运营成本，又能够在出现突发公共卫生事件时，医院关键科室的后勤保障系统能正常运行。

（撰稿：虞涛　金广予　顾晓磊）

新型冠状病毒肺炎疫情与医院阶段性防疫物资需求和管控体系构建关系初探

——上海中医药大学附属龙华医院

2019年12月底，湖北省武汉市疾控中心监测发现不明原因肺炎病例，上海市多家主流媒体发布相关新闻，直至4月底国内疫情基本控制。期间疫情经历了各个防控阶段，医院对防疫物资的需求量也随之波动。因此分析国家卫健委、疾控中心发布的疫情发展信息和与之对应的院内防疫物资需求数量，能有效归纳出疫情从暴发到控制各阶段的大致时间段，以及各阶段医院后勤防疫物资管控的特点和合理化建议，进而提升医院后勤应对突发疫情的应急物资保障能力。

一、医院防疫物资供给阶段性划分

1. 医院防疫物资供给阶段性划分(以龙华医院为例)

根据龙华医院2019年和2020年1月1日至4月30日的一次性口罩和外科口罩领用数据，分析领用数据出现异常高值的时间段，同时结合国家发布新冠肺炎疫情相关情况通报的时间点，将医院防疫物资供给模式划分为四个阶段，即潜伏期供给(11天)、蔓延期供给(12天)、暴发期供给(61天)和控制期供给(37天)。

2. 防疫物资供给阶段性划分疫情信息发布的关联

(1) 潜伏期供给(11天)，从1月1日至1月11日武汉市卫生健康委发布关于不明原因的病毒性肺炎的情况通报。

(2) 蔓延期供给(12天)从1月12日至1月23日武汉疫情防控指挥部发布1号通告，10时起机场、火车站离汉通道暂时关闭。

(3) 暴发期供给(61天)，1月24日上海市发布重大突发公共卫生事件一级响应至3月23日。

(4) 控制期供给(37天)，3月25日上海市下调重大突发公共卫生事件至二级响应至4月30日(根据疫情发展趋势，医院将长期处于控制期供给阶段，因此数据仅取到4月30日作为参考依据。)。

二、疫情各阶段医院防疫物资(口罩类)供给数据统计

1. 一次性口罩供给数据(统计单位:只)(图1)

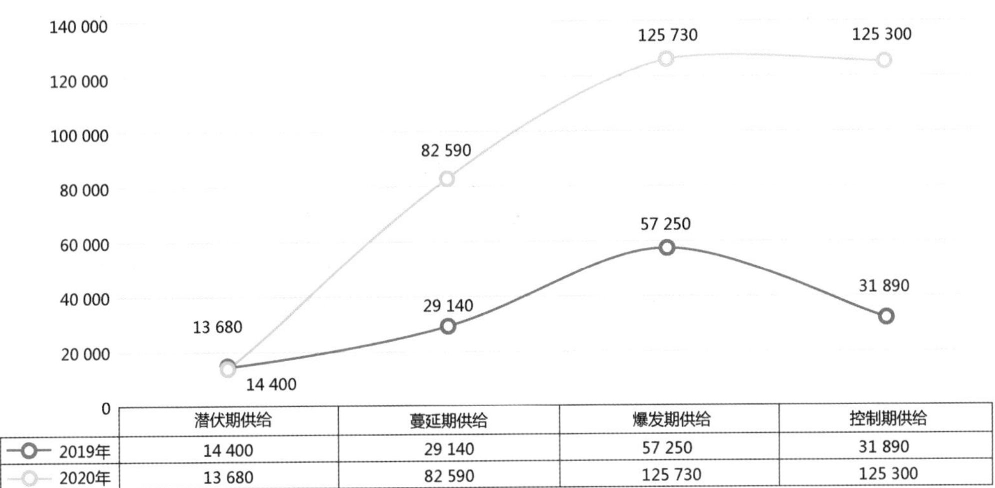

	潜伏期供给	蔓延期供给	爆发期供给	控制期供给
2019年	14 400	29 140	57 250	31 890
2020年	13 680	82 590	125 730	125 300

图1　一次性口罩供给统计

2. 外科口罩供给数据(统计单位:只)(图2)

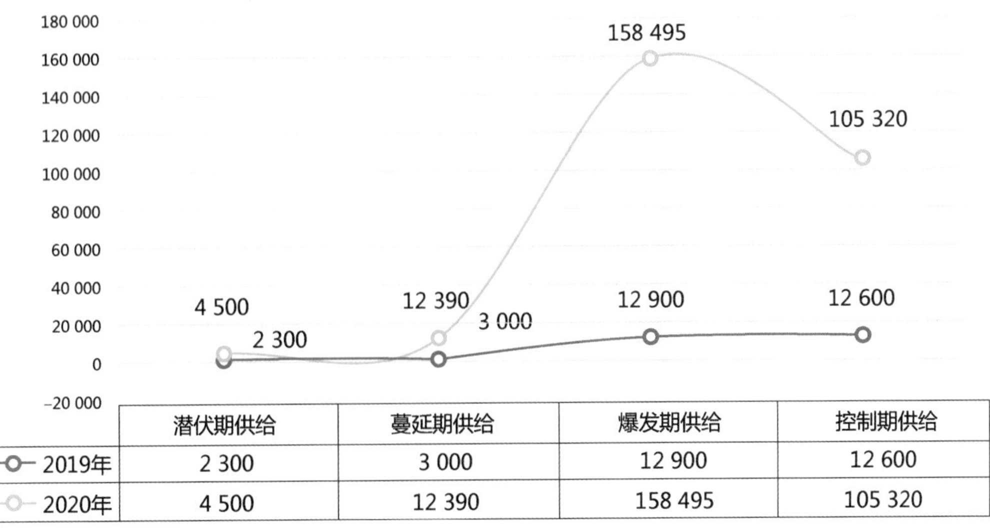

	潜伏期供给	蔓延期供给	爆发期供给	控制期供给
2019年	2 300	3 000	12 900	12 600
2020年	4 500	12 390	158 495	105 320

图2　外科口罩供给统计

3. 各供给阶段一次性口罩和医用外科口罩日均需求量(统计单位:只)(图3)

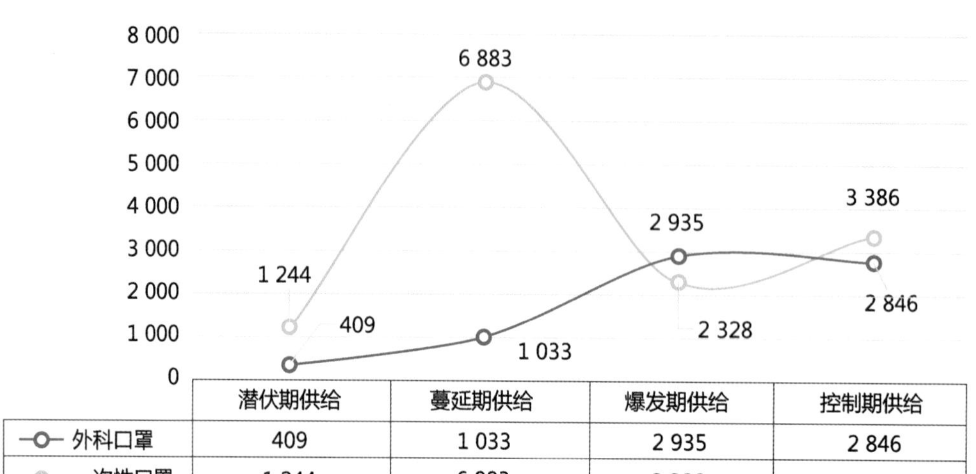

	潜伏期供给	蔓延期供给	爆发期供给	控制期供给
外科口罩	409	1 033	2 935	2 846
一次性口罩	1 244	6 883	2 328	3 386

图3 各供给阶段一次性口罩和医用外科口罩日均需求统计

注:暴发期供给61天扣除7天春节假期计算平均需求量。

三、防疫物资阶段性供给特点分析

1. 潜伏期供给阶段特点分析

在长达11天的潜伏期供给阶段,医院一次性口罩领用量基本与2019年同期持平,外科口罩领用量与去年同期相比增长95.7%,主要领用科室为ICU,此举说明在疫情性质尚不明朗、医院未发布相关防疫措施时,仍有科室做出积极主动的应对。此时医院后勤保障处的口罩储备仍可满足临床一线需求,各科室未出现大量领用防疫物资的情况。

2. 蔓延期供给阶段特点分析

该阶段一次性口罩日均领用量接近7 000只,较上阶段增长近700%,外科口罩日均领用量也达到1 000余只。说明随着疫情从湖北武汉向全国各地蔓延,医院发布相关防疫措施,院内医护人员逐步意识到疫情的严重性后,全院所有科室逐步开始领用口罩类防疫物资。此时医院后勤保障处已提前采购大量口罩类防疫物资,在医院尚未出台防疫物资管控规定的前提下,尽可能满足临床科室的领用需求。

3. 暴发期供给阶段特点分析

该阶段一次性口罩和外科口罩日均领用量趋于平稳，与医院实施防疫物资临时管控直接相关。由于春节期间，医院部分工作人员离沪，因此口罩类防疫物资日均需求量尚不能准确反映医院日常口罩类防疫物资的日均需求量。

4. 控制期供给阶段特点分析

随着医院陆续开诊复工以及上海市下调重大突发公共卫生事件至响应等级，医护人员和物业外包人员陆续返院工作，一次性口罩日均用量有所上升，外科口罩日均用量趋于平稳并有所回落。

四、医院应急防疫物资管理中存在的问题

1. 医院缺乏完善的应急防疫物资制度保障体系

医院应急防疫物资的匮乏，最大的原因还是缺乏相关制度保障，或存在有制度但不严格落实的问题。毕竟发生疫情不是常态，在应急防疫物资的管理中，或多或少存在麻痹大意和侥幸心理，最终导致发生疫情后医院的防疫物资无法支撑到后续物资抵达，变相增加了一线医护人员的院感风险。

2. 医院库房管理追求“零库存”，导致应急储备物资不足的问题凸显

本次疫情中最短缺的防疫物资当属 N95 系列医用口罩、护目镜、防护面屏和医用防护服，由于该类物资价格明显高于一般防疫物资，且日常用量甚微，因此考虑到库存成本问题和库房“零库存”发展趋势，少有医院库房储备类似防疫物资。

五、医院后勤防疫物资管控措施和合理化建议

1. 在疫情性质尚不明朗的阶段，应适当增加防疫物资储备

该阶段医院尚未出现大量领用防疫物资的情况出现，是增加防疫物资储备的黄金期，以龙华医院 2 000 名需要直接接触患者的员工 + 500 名非直接接触患者的员工为例，全面开诊阶段一次性口罩领用 3 386 只/日，外科口罩领用 2 846 只/日，即每人每日需要一次性口罩 = 3 386/2 500≈1.4 只，外科口罩 = 2 846/2 000≈1.4 只。

表 1　全面开诊阶段口罩领用量统计

口罩类别＼统计类别	日均领用量(只)	每人日均需求量(只)
一次性口罩	3 386	1.4
外科口罩	2 846	1.4

注:一次性口罩按照 2 500 人计算,外科口罩按照 2 000 人计算。

从表 1 中可以得出,按照岗位性质和接触患者的密切程度和日常实际用量,来精准配发防疫物资能实现防疫物资效用最大化,不仅能降低防疫物资日常领用量,而且能有效缓解防疫物资供给的库存压力。

2. 对防疫物资实行类别划分和管控措施

由于新冠肺炎疫情传播途径较多,所需的防疫物资种类也随之增多,因此须更好地做好防疫物资管控。以龙华医院为例,将防疫物资划分为重点防疫物资和一般防疫物资,其中重点防疫物资包括 N95-913、N95-1860 口罩、医用防护服(包括胶条款和非胶条款)、一次性靴套和防护面屏等;一般防疫物资包括外科口罩、一次性口罩、一次性隔离衣和一次性鞋套和各类检查手套等。

临床科室请领 N95-9132 口罩、N95-1860 口罩和医用防护服等重点防疫物资的需求直接由院部审批,后勤保障处库房落实发放以及核对工作,确保所有重点防疫物资供发热门诊和急诊等医院防疫一线科室使用,严格落实重点防疫物资院部核准流程。

临床科室请领一般防疫物资须根据后勤保障处下发的表单实行限领流程,确保所有一般防疫物资按需请领,杜绝过渡防护和科室囤积防疫物资的情况出现,提升防疫物资发放精准度和使用效率。

3. 建立防疫物资每日盘点上报流程

由于此次疫情正值春节期间,且防疫物资种类较多,因此后勤保障处根据院部要求建立临时库存电子表单,确保所有出入库物资实行双人核对录入,并通过表格计算每种防疫物资每日领用总量、入库总量和库存量,彻底解决人工统计中产生的计算误差。此外,每日由库房管理人员盘点库存并与表单进行核对,核对无误后上报院部审核。

4. 建立捐赠物资资质审核流程

疫情期间,医院通过各种渠道收到来自社会各界的捐赠防疫物资,后勤保障处针对捐赠物资严格实行院感办甄别流程,所有捐赠给医院的物资必须先由后勤保障处审核生产厂家资质,做好入账登记以后,再由院感办鉴定防疫物资防护等级后实行分类发放,最后将捐赠情况上报院长办公室备案。此外，所有高值捐赠物资统一上报院务会讨论分配方案。

5. 组织所有防疫物资保障人员相关知识培训

医院防疫物资供给、保障人员虽然不在发热门诊和急诊等防疫一线工作，但是后勤保障处仍然积极组织下属员工开展防疫物资防护等级和标准等知识的培训工作，旨在确保防疫物资保障人员能更精确地做好各类物资发放工作。

6. 建立院内应急物流小分队

医院后勤保障处凭借驾驶班基本为本地员工的优势，在春节前后尚未复工复产的时期临时建立应急物流小分队，24 小时待命，确保在联系到防疫物资货源后，能第一时间运回医院，保障防疫一线医护人员使用。

7. 对防疫物资进行手工改良，提升防护等级

医院根据上级要求，对无胶条款的防护服进行手工贴胶处理。后勤保障处利用被服间洁净区开辟为贴胶场地，对防护服的缝合处进行贴胶处理，完成后再进行防水测试，确保其达到胶条款防护服的防护性能，缓解胶条款防护服库存短缺的问题。

8. 启用可回收消毒的防护用品

医院针对一次性隔离衣和圆帽短缺的情况，重新启用布质隔离衣和布质圆帽，供出医院入口测温队和门诊预检员工使用，通过登记发放→回收消毒清洗→再发放的流程循环使用。

六、关于疫情防控的其他合理建议

1. 加强职工食堂保障力度

（1）关闭职工食堂所有堂吃服务，全面开展微信网上订餐或电话订餐服务。医护人员只需完成网上或电话订餐，前往食堂指定取餐点即可领取预订的职工餐。同时职工食堂在取餐点增设测温点，实行人员限流取餐和出入管控。

（2）开展新鲜时蔬和半成品菜的预订服务。医院职工食堂为降低职工院外感染风险，在疫情期间推出新鲜时蔬和半成品菜的订购服务，通过院内电话预订方式和分批领取的方式开展此项工作，降低职工外出买菜导致的意外感染风险。

2. 抓好物业外包管理工作

（1）充分调动人员积极性，参与抗疫工作。各物业外包公司通过分批返乡过节的方式，

解决人手不足的问题。同时,通过物质奖励和精神鼓励的方式,确保所有在院的物业外包人员积极投入到抗疫工作中去。

(2) 积极组织出入口测温和外来车辆登记工作。为确保春节过后医院顺利开诊,后勤保障处积极组织物业外包公司开展出入口测温和外来车辆登记工作,所有入院外来车辆必须登记车内人员姓名、联系方式、身份证号码和入院去向,如系疑似病例可根据入院登记进行溯源,找到密切接触者。

七、总结与思考

1. 防疫物资管控成效

通过近半年的新冠肺炎疫情持续防控,医院已经从中获取许多防疫物资管控经验,包括根据防疫物资实际保障情况确定配比数量,提前储备足量的防疫物资,保障临床一线使用;在疫情进入蔓延期后,应当立即采取有效的防疫物资管控措施,防止出现大量集中领用的情况;在防疫物资极度短缺的情况下,应当立足医院现有资源,逐步启用可回收消毒的防护用品循环利用,缓解库存压力。

2. 不足与思考

(1) 在此次抗击新冠肺炎疫情中,上海龙华医院物业外包项目人员发挥了积极且重要的作用,包括医院主要出入口的人员、车辆管控,一线工勤人员如运送、保洁等,都需要大量防疫物资供给,这部分物资需求也是造成医院防疫物资短缺的重要因素之一。因此在防疫物资保障体系构建中,应当将充分考虑物业外包项目对于防疫物资的需求,形成一个全面、可持续的医院防疫物资保障体系,确保医院在疫情下能平稳运行。

(2) 做好库房物资管理系统的“平战”结合,可提升防疫物资保障效率和质量。目前的医院后勤物资保障系统少有“平战”结合的模式转化功能,通过此次疫情物资保障不难看出,临时的出入库表单仍需要手工录入,一定程度上影响防疫物资保障质量和效率。如在现有物资保障系统的基础上嵌入战时物资保障模块,实现防疫物资出入库信息化录入,将更有助于提升库房库存的盘点效率和管理质量,将防疫物资的保障工作做得更好。

综上,医院防疫物资管控方案是一个实时动态更新的方案,只有不断优化,找到最适合医院实际的防疫物资保障方案,才能做好一线医护人员防疫物资保障工作,才能为打赢这场防疫战打下最坚实的基础。

(撰稿:方赛峰　张旭亮)

抗击疫情，身先士卒——华山医院援鄂医疗队后勤保障工作

——复旦大学附属华山医院

2020年注定不平静，面对无情的疫情，复旦大学附属华山医院在中央的统一领导下，陆续派出五支医疗队，共计派出队员273名，支援武汉武昌方舱医院、同济医院光谷院区等重要医疗点。出色地完成了上级布置的援鄂医疗任务。

在援鄂医疗工作的背后，离不开默默无闻的后勤保障工作。所谓“兵马未动、粮草先行”，后勤系统在援鄂工作中身先士卒，保障物资供应，凸显出特殊时期后勤系统的应急保障能力和专业技术能力，为抗击新冠肺炎疫情最终胜利奠定坚实基础。

一、援鄂医疗队后勤筹备工作

华山医院自汶川地震救援以来，为了应急突发救援任务，组建了国家应急救援队及红十字会救援队两支常规队伍，长期坚持的队伍建设及每年两次的训练使我院拥有一支训练有素、结构成熟的救援队伍以及常规配备的救援设备及物资，使我院援鄂医疗队的初期筹备游刃有余。

随着武汉疫情的发展，我院陆续接到援鄂任务，每一次的出征都考验着我院后勤保障的应急能力。

1. 后勤援鄂队员

为了保障援鄂队伍在前线正常工作与生活，院领导对于后勤保障人员的配备相当重视，我院援鄂队伍的后勤保障人员，相比其他队员不但数量较多，人员结构也较为全面。在整个援鄂工作中，我院共派出后勤保障人员20名，后勤管理人员3名，保安5名，驾驶员8名，工程师3名，厨师1名，其中共产党员8名，占比40%(图1)。配备充足的后勤保障人员，使我们的援鄂队伍在前线更具有独立战斗能力，使我们的医务人员减少了后顾之忧。

2. 物资保障

物资筹备使援鄂队伍出征前最为重要的环节，我院在接到援助任

务时，均是第二天就要立即出发，由于任务重、人员多，加上前线的具体情况并不明确，院领导明确指示物资筹备必须满足队员在无任何支援的情况下生存两周以上。为此，我们连夜筹备各类生活用品、食品，以及保障援鄂队伍正常工作所需要的防疫物资、药物等专业用品，送往前线的各类物资累计达到 20 吨(图 2)。

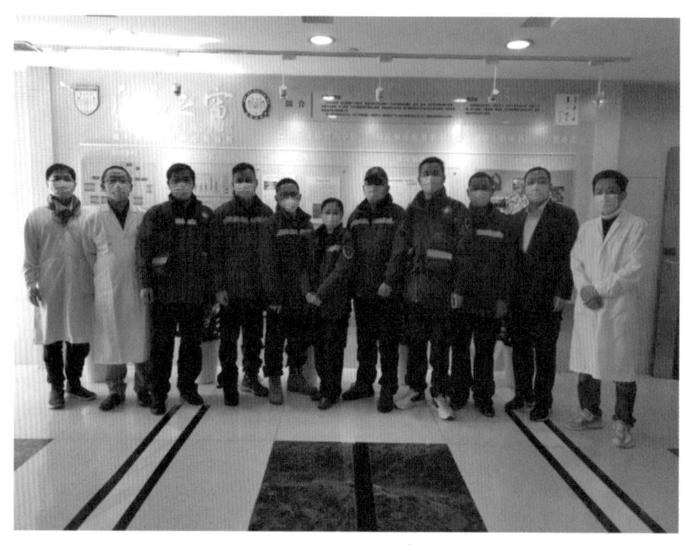

图 1　援鄂后勤队员

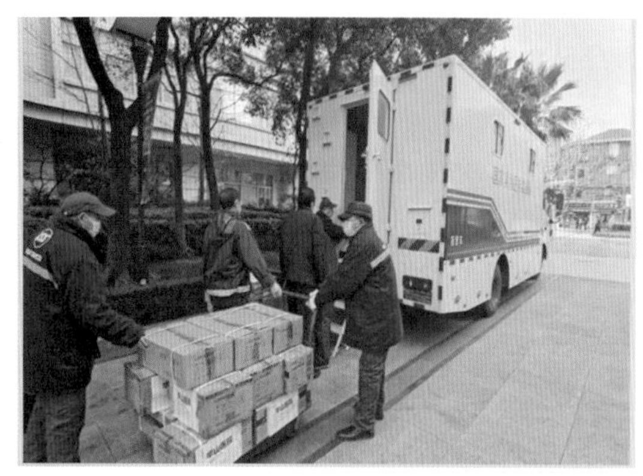

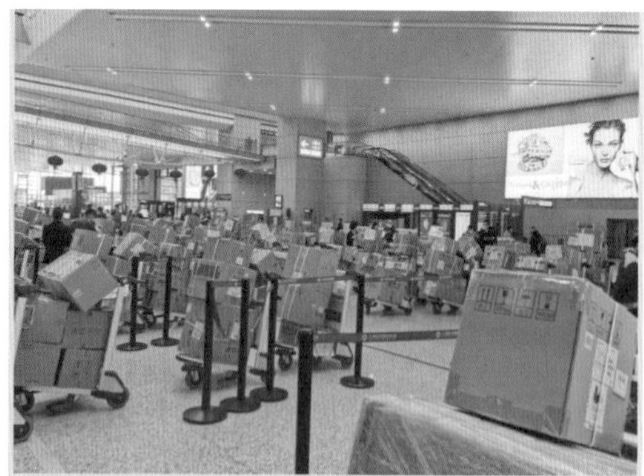

图 2　各类援鄂物资

二、前线保障工作

我院派驻前线的后勤保障人员在前线总指挥的统一领导下，坚持聚焦援鄂医疗队一线需求，科学筹划，积极协调，刻苦工作，在物资有限、条件刻苦的环境下，克服困难，全力做好防护、生活物资保障，积极做好暖心贴心实事，协力做好医院在鄂全体队员的后勤保障，持之以恒抓好设施设备维护保养，严格抓好自身管理，为队员的安心工作、救援队各项工作的顺利开展提供了坚强有力的保障。

1. 全力做好防护物资保障

始终坚持把做好队员防护物资保障放在首位。根据当初筹划部署，在医院协力筹备下，统筹管理防护用品、急救用品、检查器具和办公用品等各类物资。按需配发外科口罩、N95 口罩、棉质手术衣、防护服及消毒液等防护用品。根据抗疫前线工作实际情况需要，协调市卫健委和医院为我们配发社会各界捐赠的部分防护物资，主要有防护服、外科口罩、N95 口罩、护目镜、防护面屏、外科手套、医用一次性帽子和消毒液等。积极协调物资申领，确保物资充足，杜绝防护物资短缺或者质量不达标的情况，有效确保了医护的防护需求。王兵老师作为“贴心管家”“英雄背后的英雄”，其全心全意、细心周到的保障服务工作在东方卫视进行了报道。

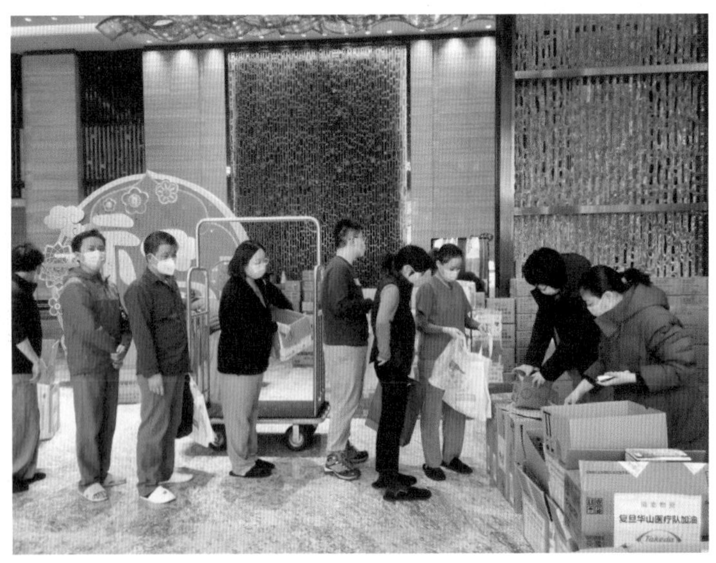

图 3　防护物资发放

2. 精心做好生活物资保障

原计划自己保障日常食宿，所以我们在筹备时就准备了大米、面条、土豆、鸡蛋、罐头、牛奶和方便面等食品；棉被、枕头、睡袋等生活物资。入住酒店后，我们将方便面、牛奶、罐头等食品发放给队员个人，将大米、面条、土豆、鸡蛋及西红柿等转赠酒店加菜。期间，我们积极和酒店沟通协调，适时调整餐饮保障，做到营养均衡，口味适宜，并设立了 24 小时自助“加油”站，满足了加班人群的需求。在各界爱心企事业单位和爱心人士的关心下，我们也接收了大批生活物资，先后为大家发放衣服、日用品、水果、点心和营养品等30余次，确保队员衣食无忧，吃好休息好。

3. 认真做好物资运输工作

在各级政府和医院的关心下，在社会各界爱心人士的积极帮助下，陆续接收各类援助物资150余批次，有的从火车站提取，有的从武汉各地区领取。面对堆积如山的货品，我们“翻山越岭”仔细寻找，确保不落下一件物资。认真做好接收登记入库和发放工作，特别是各类捐赠的明细，确保捐赠物资使用公开透明无差错。防护类物资除保障日常工作外，均登记入库。生活类物资，基本做到即收即发。

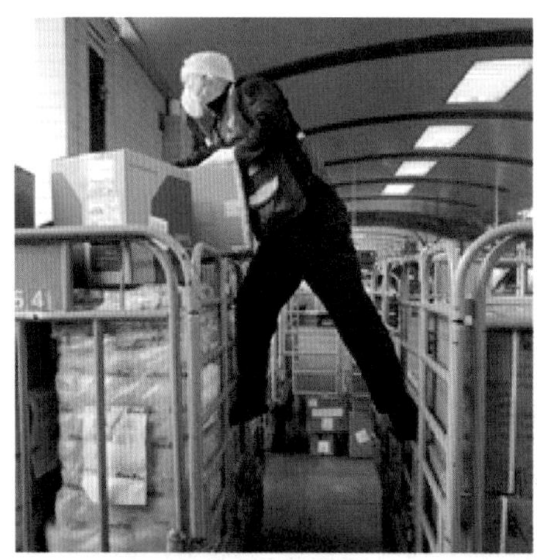

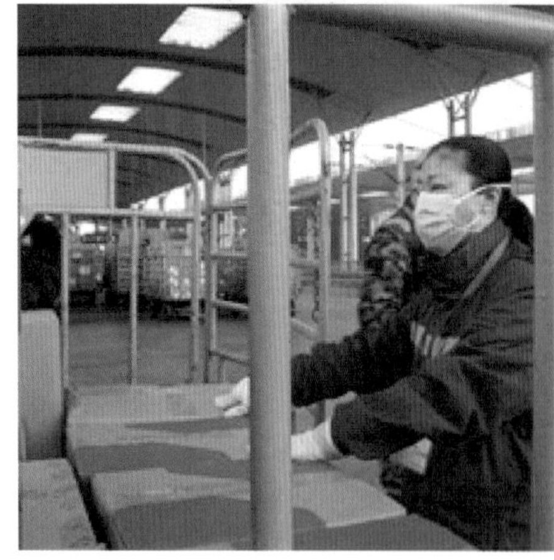

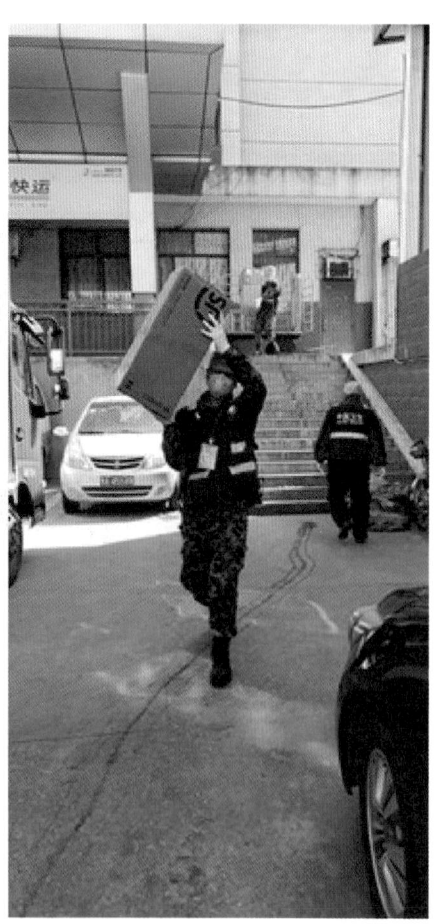

图4 接收各类援助物资

4. 用心为队员做好日常服务

积极想队员所想，努力做到先行一步，让组织的关心、家庭的温暖一直伴随大家。刚到

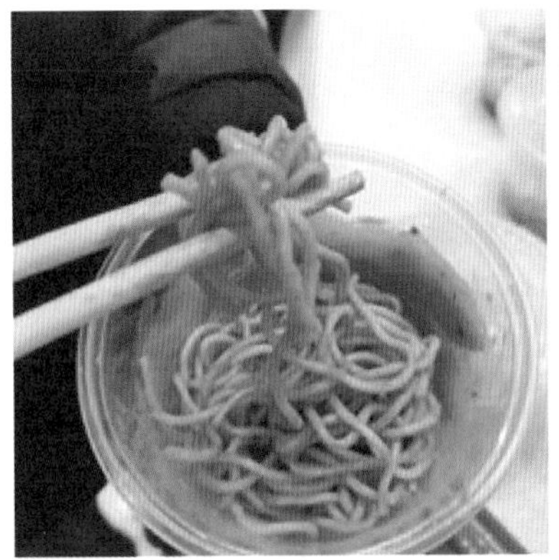
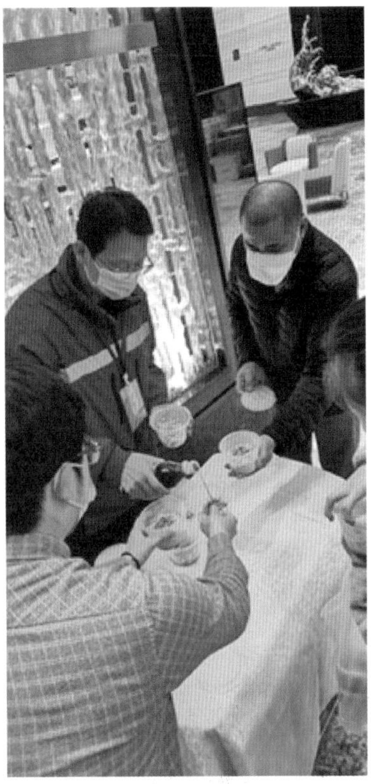
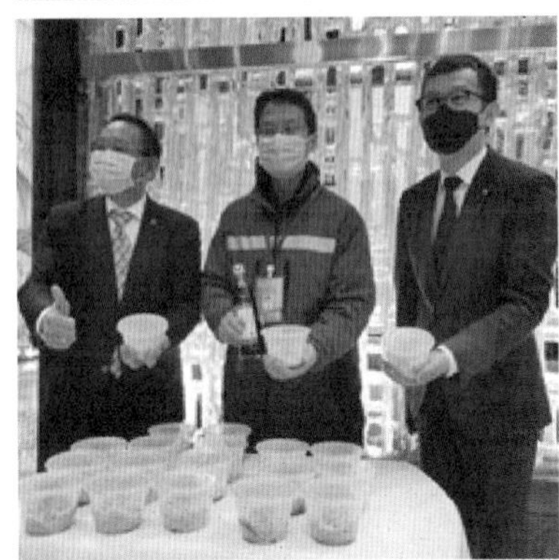
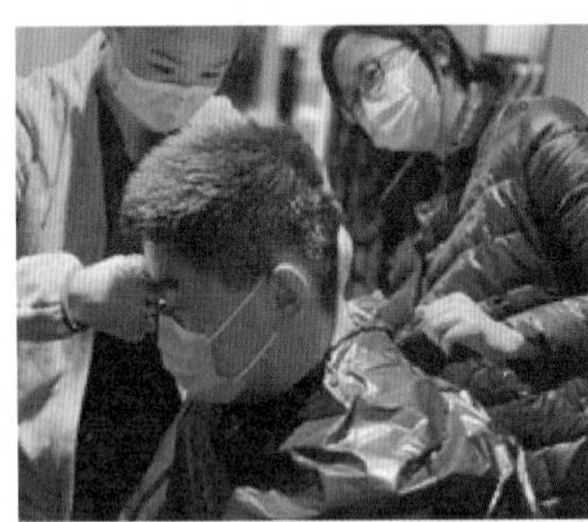
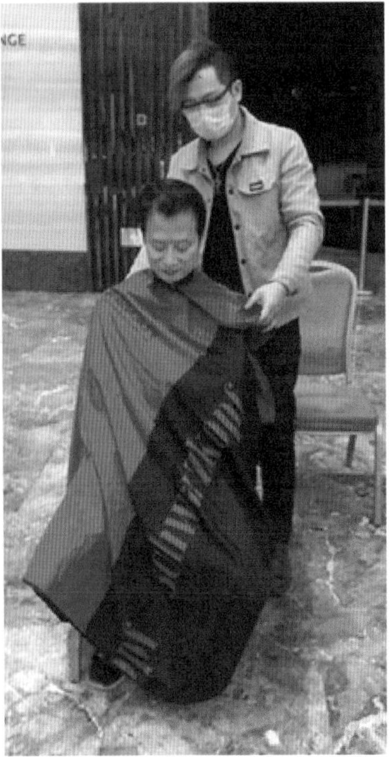
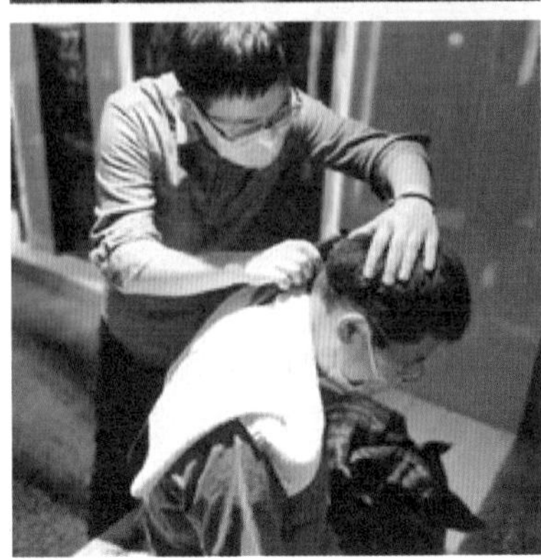

图5　为队员做好日常生活服务

武汉时，天气寒冷，而酒店又因为害怕交叉感染的风险关闭了中央空调，我们积极协调酒店帮助指导调节空调供暖通风系统，使大家及时用上空调，不再忍受寒冷。情人节、三八节期间，积极营造甜蜜温馨的氛围，分别送上巧克力、鲜花和精心制作的手工贺卡等贴心礼品，缓解大家紧张的心境。队员过生日时，协调酒店准备蛋糕、面条，和工会一道邀请亲属和科室、医院领导远程视频联系，为她们送上惊喜。努力解决队员所期所盼，积极协调志愿者送来了热干面和莲藕排骨汤，支付宝公益送来了一点点奶茶和炸鸡、小龙虾，无论是理发这样的“头等大事”，还是剪指甲这样的小事，我们都坚持做好保障。在给队员配发理发剪的同时，多次协调当地志愿者来驻地为队员理发，经过多次努力，配齐队员所需的指甲钳，确保队员安心舒心，王兵老师也被大家称为救援队的“哆啦王梦”。

5. 协力做好各个纵队物资保障

在前线，后勤保障队员是一个整体，由于华山医院援鄂医疗队主要支援地点有三处，所以在后勤保障队伍自觉承担起各个援助点的物资保障服务，并为四纵队支援了 4 名后勤人

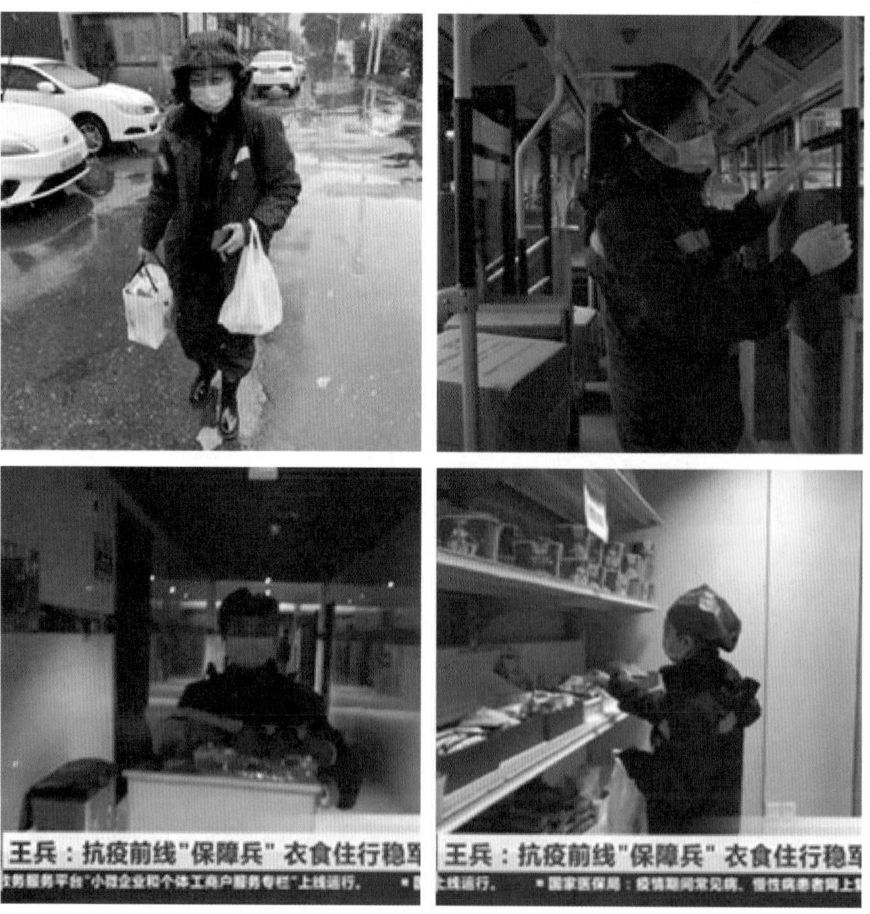

图 6　为各个援鄂纵队提供物资保障

员。先后14次为其他纵队送去各类医疗物资、生活物资。每次从酒店出发到光谷23公里、到龙安酒店17公里、到金银潭30公里、回酒店24公里，总行程94公里，正好绕武汉转了一圈，一般都需要三个多小时。即使是风雪也堵挡不住我们保障的步伐，每当队员们出现物资紧缺时，都第一时间想办法帮助协调解决，及时为他们排忧解难，体现了华山的团结协作精神，为华山在武汉的援鄂队员感受到我们是和谐的华山一家人。

6. 积极做好设施设备的维护保养

我院援鄂医疗队中，其中第三纵队为国家应急救援队，随队共有水电车、医技车、物资车、生活车、宿营车和救护车共6辆车辆随行。2月5日到达洪山体育中心后，就根据部署安排，和医护人员一道做好方舱展开搭建工作，当晚就顺利具备了收治病人的条件。期间，我们科学制订维护保养方案，坚持每日巡查、每周保养调试，天气变化及时维护。医技车使用量大时，坚持每天上午入场进行调试保养，确保其高效运转，共检查700余人，未发生一起设备故障问题。方舱关闭后，我们做到仓休人不休，连续三天安排队员进仓，做好帐篷维护和车辆设施设备的消杀工作，确保设施设备安全可靠。

三、结语

华山医院先后参与过汶川地震、菲律宾海啸、尼泊尔地震等重大灾害救援任务，医院在对外援助工作中积累了一定的经验，但此次新冠肺炎疫情救援保障，面对的是更为严峻的形势环境，交通阻断、参援人员数量多、环境凶险，情况十分复杂，任务十分艰巨。疫情形势下对外应急医疗援助的后勤保障工作可以说是一个全新的课题。总结整个保障过程，在面对未知的应急保障任务时，必须突破传统的保障思维模式，创新保障机制。①充足的物资储备是做好医疗对外援助后勤保障工作的基础。能否在最短时间筹备到最为充足及全面的物资是援外保障的生命线，医院必须要积极拓宽物资保障途径，建立实物储备、合同储备相结合的后勤物资保障模式。实物储备就是以实物的形式周转在储存仓库中，当发生应急事件保障任务时，可随时用于应急调配的储备物资。合同储备就是医院与拥有应急资源的企事业单位或个人签订合同，保证在发生应急保障任务时能够按照合同约定，优先租用、调用这些单位或个人的物资进行应急。这次华山医院能给抗疫前线提供充足的物资保障，正是得益于一批有担当的企事业单位的大力支持。②素质全面的后勤保障人员是做好医疗对外援助后勤保障工作的支撑。后勤保障人员不仅需要有一定的专业技术，更需要全面过硬的综合素养。援外工作不比在医院内工作，需要面对诸多不确定的环境、遇到各类未知的问题，要求我们的后勤保障人员不但需要后勤保障的相关技术能力，同时更要拥有解决医疗需求、生活需求的能力。华山医院后勤人员积极参加国家紧急医学救援队的日常培训和救援拉动演练，近五年先后有 30 余名后勤工作人员参与，较好地锻炼和培养了应急条件下的后勤保障能力。③健全的后勤应急保障机制是做好医疗对外援助后勤保障工作的保证。要抓好保障工作的落实，必须要有一整套管用高效的制度机制，就是要着力构建起目标清晰、责任明确、层层负责、环环相扣、科学合理和行之有效的工作机制，做到流程简便、形式简单、操作容易，涵盖人员组成、物资筹备、装备保障等各个方面，做到后勤保障工作都有据可依、有章可循，处处有规范，事事有抓手，切实为应急救援提供坚实的后勤保障。

惟其艰难方显勇毅，惟其笃行方显珍贵。在这次抗击新冠肺炎疫情斗争中，广大后勤工作人员，他们没有豪言壮语，没有惊天动地的业绩，在疫情面前，敢于冲锋，勇于奉献，同心协力，默默地履行职责，践行着后勤工作者的使命担当，坚定做好一线医务人员的坚强“靠山”。

（撰稿：靳建平　赵毅峰　殷巍巍）

新冠肺炎疫情防控中卫生后勤保障的思考研究

——上海市普陀区人民医院

突发公共卫生事件是指发生突然，可能对全社会及公众造成严重损害的重大传染病疫情、群体性不明原因疾病、重大食物和职业中毒以及其他严重影响公众健康的事件。突发公共卫生事件具有突发性、群体性、不确定性以及危险性大的特点，严重威胁公众健康，影响社会稳定与发展。如2003年SARS病毒暴发期间，医护人员的发病率就高达32.7%，足见其危险性之大。传染性疾病通常在公众毫无防范的情况下突然发生，并且受害人数多、影响大，在抗击突发性重大公共卫生事件中卫生后勤保障工作有着不可或缺的重要地位，现以抗击新型冠状病毒感染肺炎的斗争为引，讨论上海市普陀区人民医院的实践经验与创新举措，尽快完善现有的公共卫生后勤保障体系，提升保障能力。

一、保障措施

1. 基建改造

面对突如其来的新冠肺炎疫情，医院在没有隔离病区的情况下，基建科、总务科、设备科、院感科、医务科和护理部等多部门协作，用一周时间征用一个病区改建成为隔离病区，以满足收治隔离病人的需求。基建科与院感科根据规范标准通力协作1天设计出改建图纸，落实三区划分以及单人病房环境和设施的配备，划分不同通道并做好各个区域与通道的标识标牌，避免造成交叉感染。总务科在医务科和护理部的安排下转运病人、搬运家具，1天时间腾空原病区。基建工程队在人员紧缺、材料缺乏的情况下，因地制宜利用现有材料，积极协调施工人员安装隔断、排线布管、加装门禁、增设洗手池和改3人房间为单人病房，日夜施工，以最短的4天时间完成隔离病区的改建。同时设备科采购添置消毒医疗设备确保隔离病区的设备到位。最后勤卫部利用1天时间全面消杀，从病床、仪器、设备带、窗户、地面、墙面和空调等不留一处死角进行开荒保洁。隔离病区的建成确保落实“应收尽收”的疫情防控要求。

2. 物资准备

兵马未动粮草先行,在新冠肺炎疫情暴发初期,设备科接到抗击疫情的命令,想方设法通过各种渠道,充分发挥每个人的主观能动性,时刻关注各方货源信息,动用各种社会资源,打通医用防控物资的采购通道,积极采购防护物资,包括 N95 口罩、胶条防护服、护目镜、鞋套、耳温仪及消毒剂等,为医院解决防控物资紧缺的困难(图 1)。遇到供应商无法送货的情况时,设备科主动上门取货,第一时间将联系到的物资运送回医院,确保物资的储备及供应。针对部分防护用品库存紧张的情况,及时调整防护用品领用流程,每日统计各科室上岗人数,医疗防护用品使用按区域对应、作业必需原则,汇总后按需发放,既保障一线防护用品供应又杜绝浪费,做到精确、有序供给,把有限的防护物资用到刀刃上。每日盘点医疗防护用品库存和消耗情况,安排专职联络员,与区卫健委信息对接,把最紧缺、最急需的防护物资及时准确统计上报。设备科全体人员每日轮流值班,24 小时随时候命,1 月 27 日(年初三)为随上海医疗队驰援武汉的 8 名医务人员紧急准备防护物资,大家齐心协力,短时间内紧急采购完成一级防护装备以及行李箱、冲锋衣等生活用品,确保出征医疗队防护物资及生活用品有充足的保障。

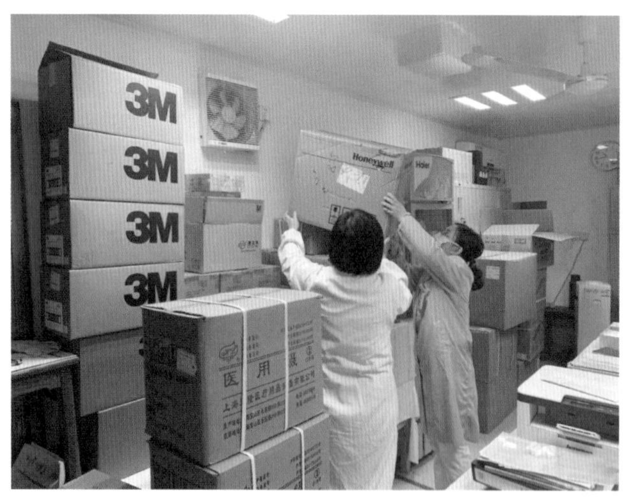

图 1 防疫物资采购

3. 防护培训

新冠肺炎疫情的高传染性、高致病性对非学医的后勤员工来说,如何做好个人防护、如何做好消毒隔离工作是茫然的,甚至个别员工具有恐慌心理,这时做好员工的教育培训及心理安抚至关重要。以院感科为主导对后勤员工进行各级、各层全覆盖的消毒隔离知识培训,参加人数达 200 余人次,重点强调落实七步洗手法、消毒液的配比、防护用品穿戴和运送隔离病人流程等专项培训。同时，对发热门诊和隔离病房后勤人员进行了单独专业培训，强化了工作人员的安全防范意识，使员工熟练掌握相关防护知识及操作技能。在抗疫的特殊时期，具备相关防控知识的后勤人员从心理上减轻了恐惧感，维修人员及保洁员进入相关区域工作或执行任务，能严格按照防护要求使用相应的防护用品，并正确穿戴。

4. 清洁消毒

在疫情防控期间，防止交叉感染严格落实消毒隔离是重中之重的工作，做好全院的防疫消毒工作是后勤保障责无旁贷的职责。

（1）电梯消毒

电梯消毒使用 1 000 毫克/升含氯消毒剂，每日早、晚消毒 2 次。包括擦拭轿厢及操作面板、拖地及空气喷洒，消毒完毕电梯暂停运行 2 小时，并做好相关消毒记录（图 2）。如遇明显咳嗽、打喷嚏患者乘梯后，及时消毒后再运行。在电梯运行使用中，每小时空气喷洒药液一次，尤其注意操作面板严禁喷洒消毒液，只能擦拭消毒，以免损坏面板内设备。同时操作面板消毒后粘贴上保鲜薄膜纸，有效地预防了接触感染。

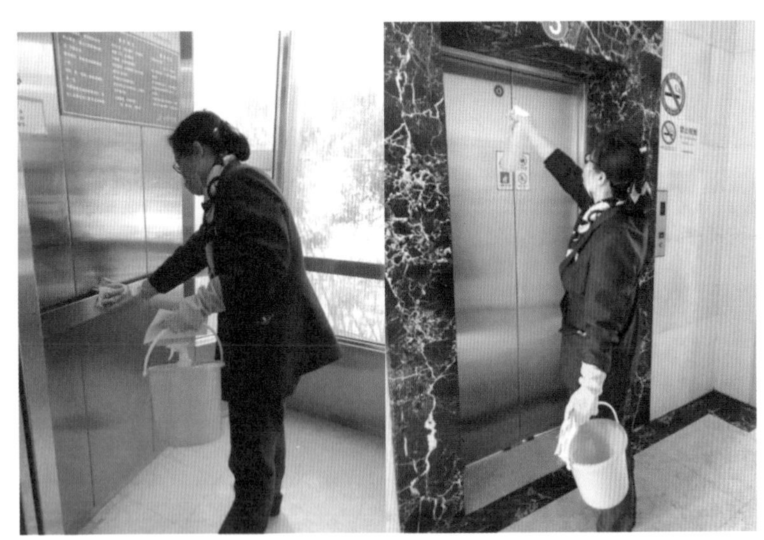

图 2　电梯消毒

（2）空调消毒

在疫情肆虐期间，根据院感科及上级文件精神要求，医院第一时间关闭了风机盘管中央空调及 VRV 空调，在此空隙间期全院的空调使用 1 000 毫克/升含氯消毒剂进行全面彻底的清洗消毒（图 3）。包括清洗进回风过滤网；冲洗空调机组内的加热（冷却）盘管；冲洗空调机组内的凝结水盘及积水的箱底等，后续启用空调时每周消毒一次。针对发热门诊等重点区域，加强消毒频次，并做好记录。

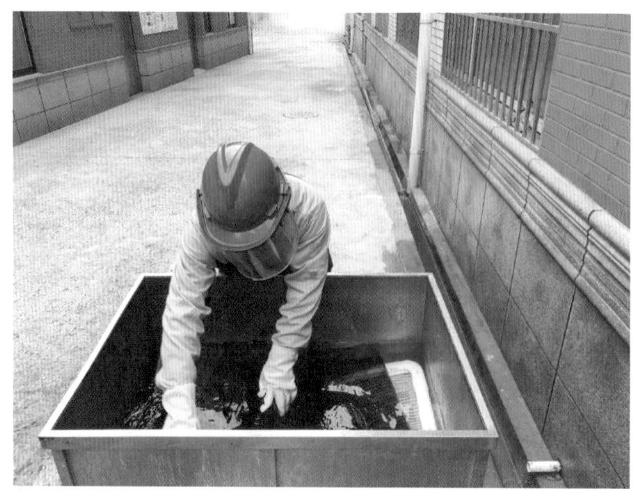

图 3　空调消毒

（3）标本运送车辆消毒

对于运送采样标本的专用车辆,使用2 000毫克/升含氯消毒剂对车辆进行全面消杀。包括车厢内物体表面的擦拭、车厢地面的拖地、空气喷洒等。

（4）公共区域消毒

医院为公共场所,尤其在门急诊大厅这样的人员密集场所,消杀工作不能有半点马虎。每日早、中、晚共消毒 3 次,使用 1 000 毫克/升含氯消毒剂擦拭桌椅、物体表面及拖地,同时采用大型喷雾装置对每个角落进行空气消杀(图 4)。

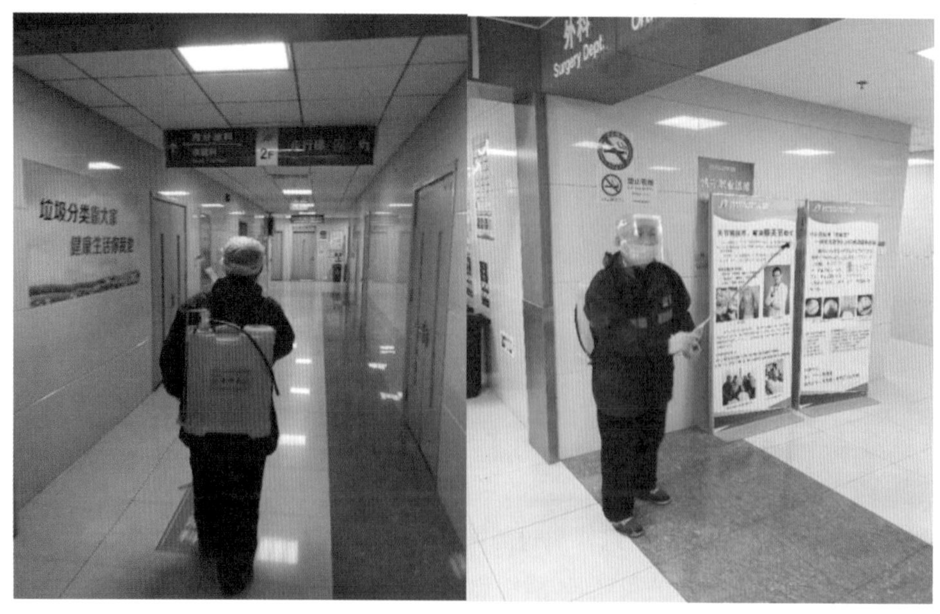

图 4　公共区域消毒

（5）特殊医疗废弃物收运

按照固废中心要求规范收运特殊感染性医疗废物，收运指定专人负责，存放特殊感染性医疗废物的固定容器严格按照固废中心的要求使用 2 000 毫克/升含氯消毒剂进行消毒、打包、封存，每天晚间专人转运交接，同时做好交接记录，记录信息精确到时间、数量、重量、人员、运送车牌号等，做到可查、可追(图 5)。特殊医疗废弃物暂存点每日紫外线消毒 2 次，每次 1 小时，地面、大门、物体表面同样使用 2 000 毫克/升含氯消毒剂进行消毒，每日 2 次。

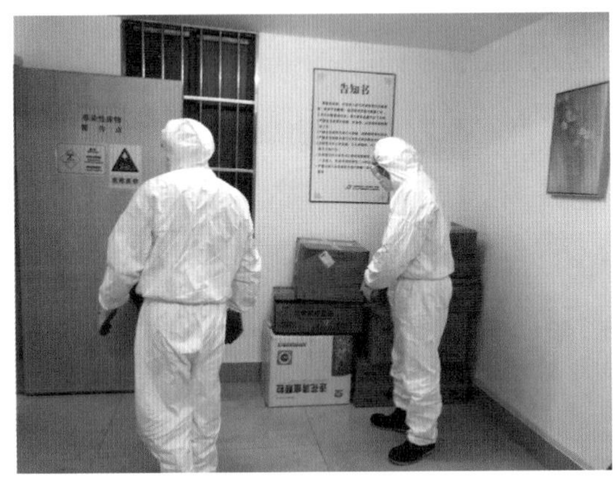

图 5　特殊医疗废弃物收运

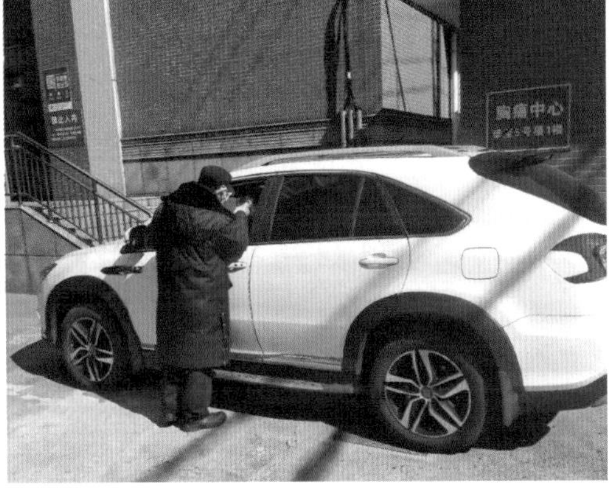

图 6　严控入口

5. 严控入口

抗疫斗争的第一道防线就是严把医院的出入口，保卫科严格守好医院入口，靠前、靠前、再靠前，把好医院第一关。为准确掌握所有入院人员的信息情况，贯彻“早发现、早报告”原则，保安人员认真做好所有进入院区人员的测温及流调工作。无论是步行入院还是开车进入，人人进行体温测量，力争病毒“零输入”(图 6)。同时只保留门急诊、住院部车辆入口主要通道，对其他各通道实施临时封闭。主要通道设置测温点，每个测温点张贴“告病家书、测温流程图”等标识。保安配置手持测温枪 24 小时在岗，对入院人员逐一测温。并且配合维护秩序、疏导分流人流，尽快完成流调工作，做到全覆盖。并且做好外围监控，随时处置突发事件，确保正常的医疗秩序。

6. 信息保障

信息科全力做好信息系统的维护，保证其正常运行以及信息的准确传递、信道的通畅无阻，并与通信网络部门协调随时增加通信网络的能力。积极配合留观病房的改建工作，布置网线、安装电脑，维护信息通畅。前往发热门诊、儿科发热门诊安装电脑、打印机、扫码墩，同时连接放射 pacs 系统，确保发热患者不出门，避免交叉感染。在抗疫的斗争中，信息科一日无休，24 小时待命。

7. 膳食营养

面对疫情的肆虐,后勤保障就是为临床一线保驾护航,发热门诊及隔离病区的医护人员在穿着防护装备下连续工作体力消耗巨大。为保障医护人员的膳食营养,膳食科积极与供应商确定市场货源,根据疫情防控调整菜谱,保证品种多样化、营养跟得上,每天增加营养汤,一周内不重复(图 7)。食堂也提升了暖心关爱服务,为发热门诊等重点部门职工开通绿色通道,每天专人送饭到科室,确保奋战在一线的医护人员不出门,就能按时享用美味可口的三餐。同时,膳食科对食堂进行重新布局,加大就餐位间隔,降低交叉感染风险。此外,还特别注重消毒防控措施,明厨亮灶每个厨房工作人员都做到勤洗手,做好消毒并正确佩戴口罩,让职工吃得满意且安心。

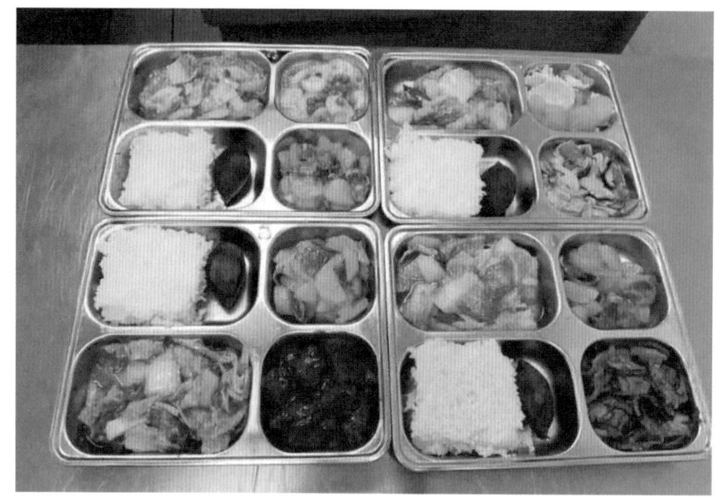

图 7　膳食营养

8. 后勤人员管理

疫情就是命令,防控就是责任,在全员积极抗疫时,做好第三方外包人员的思想工作,劝阻避免离沪,与全院医护人员齐心协力、齐头并进,共同打好抗疫阻击战。对于已经离沪人员,密切掌握其行程动态,并做好详细的信息记录及跟踪反馈。对于留沪员工,每日 2 次监测体温,返岗前进行核酸检测,确保万无一失。告知员工减少走亲访友,少去人员密集场所,不传谣言,不要有紧张、恐慌情绪,更不能轻视疫情,务必做好自我防护,防止交叉感染。

9. 创新发明克难关

疫情当下值得一提的是,为把最紧缺的物资留给真正需要防护的一线医护人员,同时又加强后勤员工的自身防护,我院面对防护面罩紧缺的困难时,总务科、设备科、保卫科等部门运用头脑风暴法商量解决简易面罩的选材及制作流程，大家配合默契，从裁剪透明文件袋、泡沫按比例切割、烫洞、串线、收紧……每道工序都有条不紊地“流水线”操作，最终两天时间内赶制完成 160 余个简易而有效的防护面罩，大大提升了后勤职工的心理保障(图 8)。

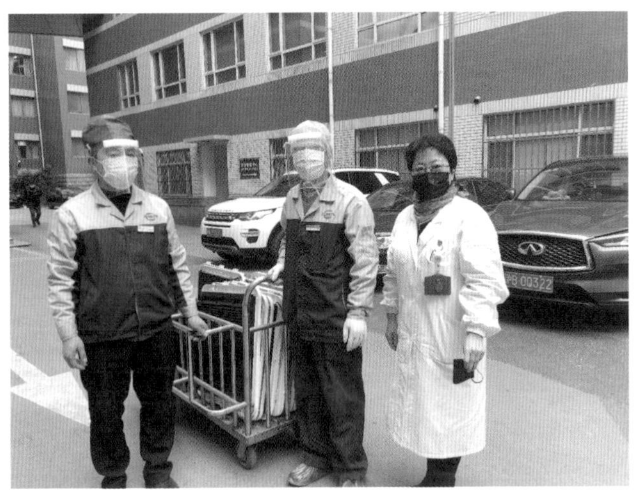

图 8　自制防护面罩

二、讨论

1. 应急医疗物资储备及采购存在短板

本次疫情的危险性与超强传染性使得医务人员与相关工作人员对医疗物资的需求迅速增加，如 N95 防护口罩、医用外科口罩、医用胶条防护服、医用鞋套等防护物资消耗量激增。然而医疗防护物资库存较少，无法满足突发的超大量需求，导致医疗防护物资的供需不平衡。同时，应急物资采购途径也欠通畅、物流能力不足，调配运输指挥机制不健全，缺乏统一的运输指挥调度机制。后疫情时代，医院应增加应急医疗物资储备，对物资的类别、防护级别、使用范围及库存量进行系统梳理，并且规范应急物资采购途径，加强物资调控能力。同时制订防疫物资申领制度，根据不同部门、不同“战位”确定物资发放优先级和数量，限量按需申领，不断提升后勤保障水平。

2. 缺乏突发性公共卫生事件医疗物资保障应急演练

由于上海市医院应急培训的内容主要集中于自然灾害的应对、急救知识和能力培训、群体性事件、恐怖袭击事件和传染病疫情应对等方面，且演练形式主要集中在突发事件发生时的紧急救治、群众疏散等方面。而应急医疗物资供给及调配在突发公共卫生事件来临时的演练很少进行,导致在应对本次疫情暴发的初期没有充足的医疗防护物资储备以及采购流程及标准彰显慌乱。故应急医疗物资保障演练势在必行,演练内容包括应急状态下人员在岗、通信是否畅通、储备物资有效期、物资采购运输渠道是否畅通、医疗设备维修是否满足需求及各类人员是否熟练掌握应急工作流程和要求等。通过这样全面检验应急管理预案的实用性并发现漏洞,真正做到有备无患,为未来的突发性事件做好准备。

3. 接受捐赠流程及物资分配未规范化

在全国上下一致共同抗疫时,医院得到了社会各界捐赠的一线防疫物资,这些物资对我们的后勤保障工作起到了非常好的支持作用和补充作用。但在捐赠和分配过程中也暴露出了一些问题,如工作流程稍显烦琐、对捐赠物资的使用标准不能准确把握、物资有时无法快速分配到合适的地方,等等。同时,还存在各地区医疗物资标准不统一,使得医院不敢轻易使用,导致物资闲置的情况。所以,需要进一步加强捐赠医疗物资的质量把关及快速鉴别能力、捐赠医疗物资的快速分配能力、捐赠医疗设备安装调试的工作能力和规范化捐赠资金采购的流程等,从而做到合理分配、安全保障。

4. 缺乏医疗物资信息共享平台

在信息化互联网医院建设时代,如何利用新媒体网络工具建立物资保障信息平台,实现与其他医疗机构数据共享,全面整合各地应急物资的信息资源。同时,明确医疗物资生产机构的生产能力、备库存量、物资供求量和生产商信息等有待不断建设与发展,从而在面对突发性公共卫生事件时有条不紊地实现物资调配。

三、结语

在面临公共卫生突发事件时,根据政府启动应急响应等级,后勤保障应急系统也应迅速开始运作。后勤保障工作需要前瞻性,针对疫情的暴发规模进行预测和网络式搜索,尤其在节日假期,后勤保障工作必须常态化运作。同时多部门联动、全方位协调通力合作,快速建立科学防控路径,降低院内感染的风险。后勤保障工作的高质量与加速发展,才能使得一线医护人员守护好人民群众的健康安全。

(撰稿:王金玉　陆晓琼　朱晓雯)

科学、严密、迅捷　复医天健这样书写战「疫」答卷

——上海复医天健医疗服务产业股份有限公司

上海复医天健医疗服务产业股份有限公司（以下简称复医天健）是复旦医疗产业投资公司成员，作为医院后勤服务行业的先发者之一，伴随着医院后勤服务社会化改革的大潮，自 2003 年成立以来，秉承“专业、价值、创新”的理念，专注为医院提供专业的医疗支持服务整体解决方案，致力于医院后勤服务的提供与开发。公司紧紧围绕着为客户提供“安全、优质、高效、低耗”的后勤服务整体解决方案的使命，通过不断提升服务质量、优化服务内容，满足医院的多元化需求，为国内近百家以三甲为主的医院保驾护航，服务区域包括上海、江苏、浙江、重庆、福建、安徽、新疆、广东、四川、江西等地，年服务超过 300 万住院病患和 7 000 万门急诊病患及家属。复医天健历年来所服务的多个项目被评为各级物业管理优秀示范项目；公司服务期内，多家医院通过了国际 JCI 认证，公司获评全国医院后勤保障与建设先进单位、全国医院后勤服务先进企业、医院物业服务领先企业、上海服务业企业 100 强、上海市物业服务企业综合能力五星企业及上海市优秀青年职业见习基地等荣誉及称号。

面对前所未有的新冠肺炎疫情，复医天健作为医院后勤服务外包专业服务商，即时响应，精准施策，在疫情中展示了“服务更专业、流程更简化、反应更迅捷、技术更精准、调配更有力”之第三方专业服务公司的独特魅力——分布在全国十个省级区域、百余个项目、万余名员工与医护共同战斗在一线，迄今为止“零”感染，经受住严峻的考验，交出了圆满的答卷。

一、启动应急防控预案，严密部署管理网络

新冠肺炎疫情发生后，作为专业从事医院后勤外包服务的第三方服务机构，复医天健发挥了集团化管理的强大资源调配能力和执行优势，第一时间启动应急预警响应机制，并采取了一系列应对措施。

1. 迅捷响应、落实责任

疫情警报拉响前，复医天健管理层已高度警觉，当即决定启动最高应急响应机制，人员管理上要求所有回湖北的员工原则上取消行程，途经湖北的返乡员工改道绕行，掌握每名返乡员工的健康情况和返乡路径、时间等；所有在岗员工，尤其发热门诊工作岗位员工加强个人防护，必须配戴口罩；梳理规划全国项目，依据项目的轻重缓急，统一指挥，统一调度，实施项目对接，合理统筹调配人、财、物等资源，落实各级责任主体，所有员工一人不漏，如水银泻地般筑牢防线。如图 1 所示。

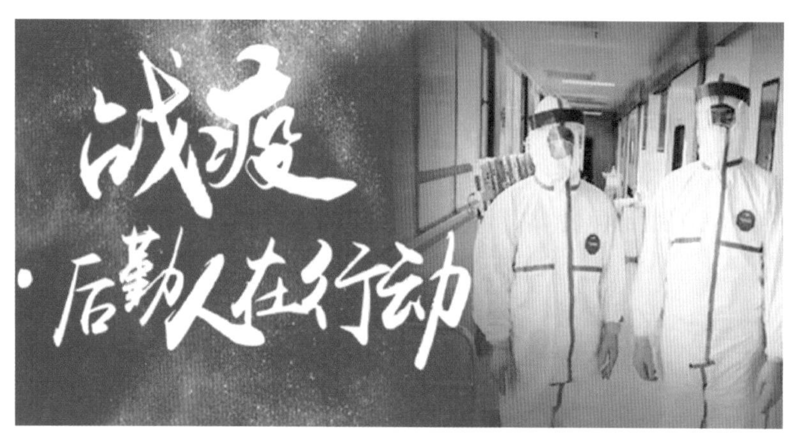

图 1　上海市公共卫生临床中心项目两名工程部员工身着隔离衣、防护服、护目镜等进入应急病房工作

2. 千叮万嘱，从“心”至“行”

应急方案确定后，复医天健各项目积极响应医院的防控工作部署，认真付诸实施；公司管理层深入一线，与所在医院迅速对接，以最快的速度召集员工，全面落实各医院院感部门提供的专业防疫防控知识强化培训。保护好自己才能更好地服务于病人和医院，第一时间开展对员工防疫防控知识的培训，是我们专业的体现，更是沉着应战的根本。

复医天健多个项目为所在城市新冠确诊患者的定点收治医院，如上海市公共卫生临床中心、复旦大学附属儿科医院、宁波市第二医院和重庆市公共卫生医疗救治中心等，感控要求更高，防控压力更大。在医院的大力指导和项目管理人员的规范示教下，我们明确细化执行标准，特别针对穿、脱防护服的操作设置了严苛实施的考核要求；通过线上防疫知识普及、线下培训辅导，针对年龄较大的员工专门制作图示说明，一对一叮咛嘱咐，确保 100%操作正确。

虽然新冠病毒前所未见、来势汹汹，但由于我们员工在日常感控流程中训练有素，经过严格督导考核、温馨心理辅导后坦然上岗。在各级干部的带头示范下，一线员工无畏前行，与医护共进退，以掌握的知识和技能，把防控工作落实到了医院后勤的每个服务细节，几乎没有出现操作失误案例，复医天健全体员工万余人实现"零"感染目标。如图2、图3所示。

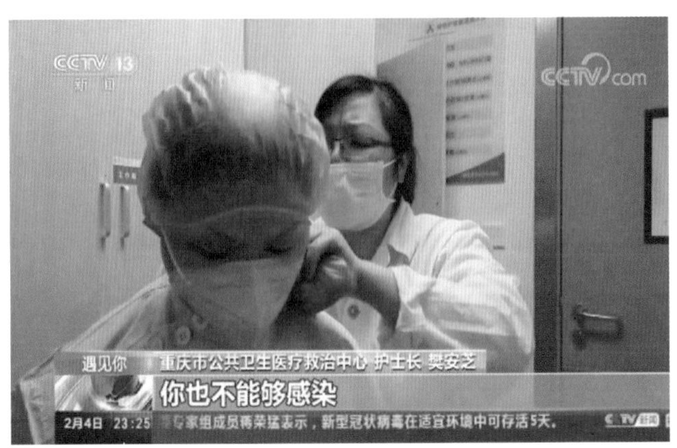

图2 来自央视新闻CCTV13频道"24小时|遇见你，樊安芝：我在战'疫'第一线"，复医天健员工与医护共进退

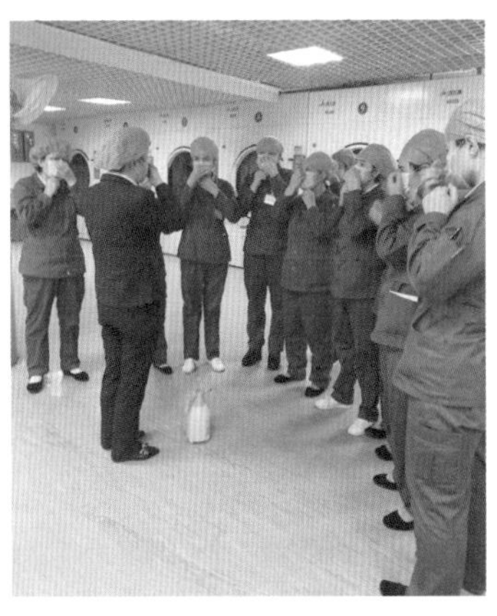

图3 项目管理人员亲自示范带教防疫措施标准，员工经过操作考核方能上岗

3. 应急物资，火速到位

三军未动，粮草先行！由于当时的疫情发展态势超乎所有人想象，加之春节期间物资供应中断，复医天健万余名员工防护需求剧增，防疫物资捉襟见肘。面临如此严峻的局面，公司调动各方力量，在全球范围内进行应急防护物资筹集，先后从日、韩、阿联酋及越南等国家和地区的生产厂家紧急采购测温枪、口罩、护目镜和消毒剂等，尽一切可能筹措所需防疫产品，发动员工自制简易防护工具，分岗位采取不同防护等级，提升了资源利用率。疫情发展形势尚未可知，复医天健未雨绸缪，防疫物资按照平时用量的两倍储存，各营运点通过公司内部系统对物资精准管控，全力确保物资的采购供给和有效利用。

二、新冠无情复医有爱，全面筑牢守护防线

疫情暴发正逢春节假期，复医天健各项目负责人以及全体员工放弃节假日休息，每日连续十多个小时驻守项目现场，以极大的斗志和毅力，为医院的每个角落、每个环节全方位筑牢防线，对每名医患悉心守护，对每个岗位员工关怀慰问(图4)，用爱心、匠心和责任心确保医院在疫情期间的顺利运营，令医患衣食住行更安心，服务到位显水准。

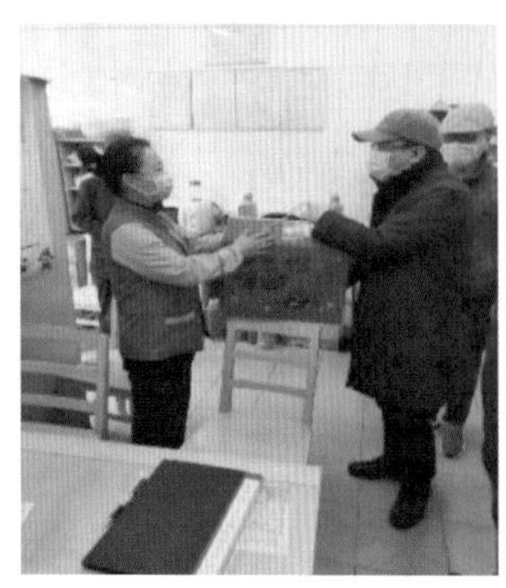

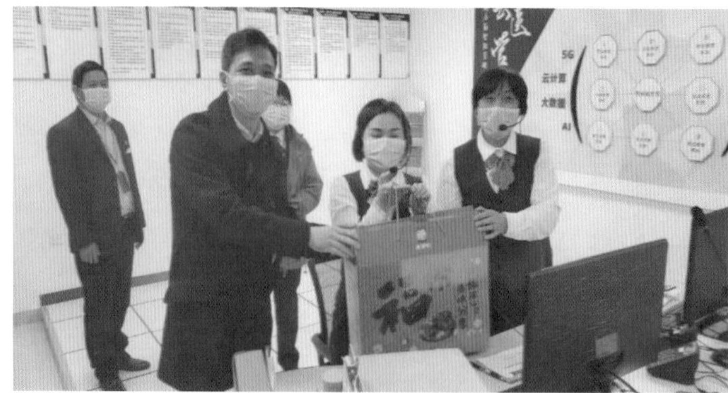

图 4　复医天健董事长、董事总经理第一时间深入医院一线，慰问项目员工

1. 请愿冲锋，枕戈待旦

面对未知的疫魔，复医天健人一封封请愿决心书昭示着我们奋勇应战的信心和决心，万余名员工无人退缩，坚决贯彻应急行动，与医护并肩战斗，想医患所想，急医患所急（图 5）。

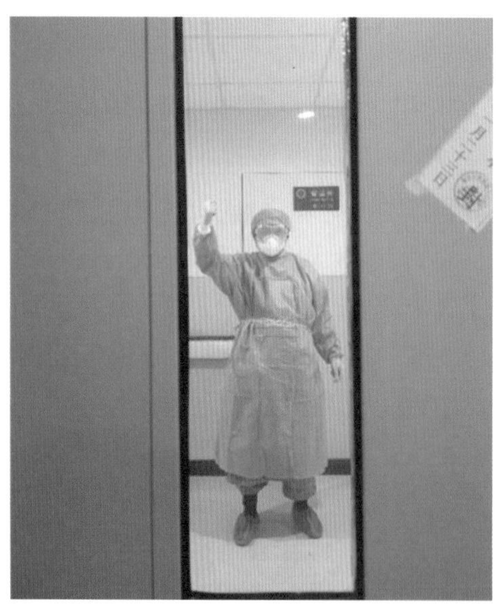

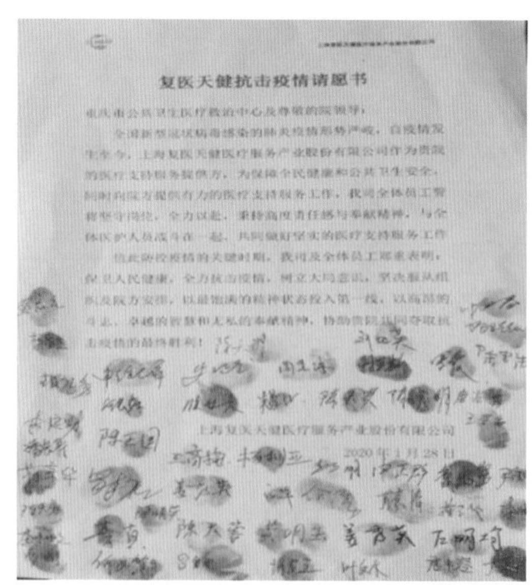

复医天健抗击疫情请愿书

重庆市公共卫生医疗救治中心及尊敬的院领导：

全国新型冠状病毒感染的肺炎疫情形势严峻，自疫情发生至今，上海复医天健医疗服务产业股份有限公司作为贵院的医疗支持服务提供方，为保障全民健康和公共卫生安全，同时向院方提供有力的医疗支持服务工作，我司全体员工誓将坚守岗位，全力以赴，秉持高度责任感与奉献精神，与全体医护人员战斗在一起，共同做好坚实的医疗支持服务工作。

值此防控疫情的关键时期，我司及全体员工郑重表明：保卫人民健康，全力抗击疫情，树立大局意识，坚决服从组织及院方安排，以最饱满的精神状态投入第一线，以高昂的斗志、卓越的智慧和无私的奉献精神，协助贵院共同夺取抗击疫情的最终胜利！

上海复医天健医疗服务产业股份有限公司

2020 年 1 月 28 日

图 5　复医天健员工抗疫请愿书，自愿请战入应急病房工作

医护在一线争分夺秒抢救生命，我们在后方 24 小时坚守岗位，枕戈待旦，随时驰援。无论是临时改扩建病房、抢运物资、疑似病患转运、标本运送和被服车辆洗消，还是餐饮服务、安全防卫等任务，复医天健各业务条线的员工们都分秒必争、及时完成，无间断保障医院各项诊疗救治工作正常开展。

上海市第五人民医院项目的应急响应小组（Quick Response Team，QRT）是复医天健在本次抗疫中的创新之举（图6）。小组由公司总部抽调一专多能的资深员工组成，业务过硬、吃苦耐劳、综合素质良好。他们身着统一制服，佩戴统一标识，坚持以客户和病人为中心的服务宗旨，专门处理突发应急任务。在接到任务后第一时间响应，5分钟内到达现场，24小时待命。疫情期间，QRT小组在上海市第五人民医院项目累计工作时间达3 000小时左右，针对性解决医院快速资源调配、第一时间处理问题的痛点，深受好评，该举措已逐步在其他项目大力推广。

QRT
快速行动小组

上海市第五人民医院
Dear:尊敬的客户
“始终坚持以客户为中心，不断提升客户体验
”是我们的核心价值观！
我们承诺：第一时间响应，5分钟到达；24小
时待命；保质保量，使命必达。
五院5分钟行动小组

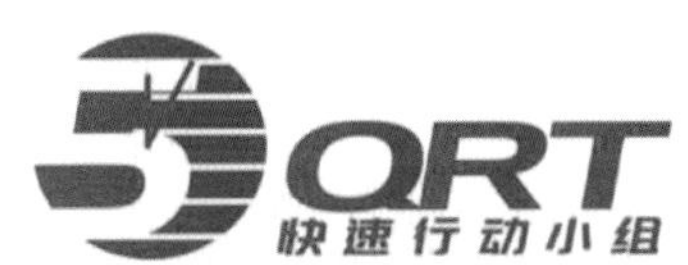

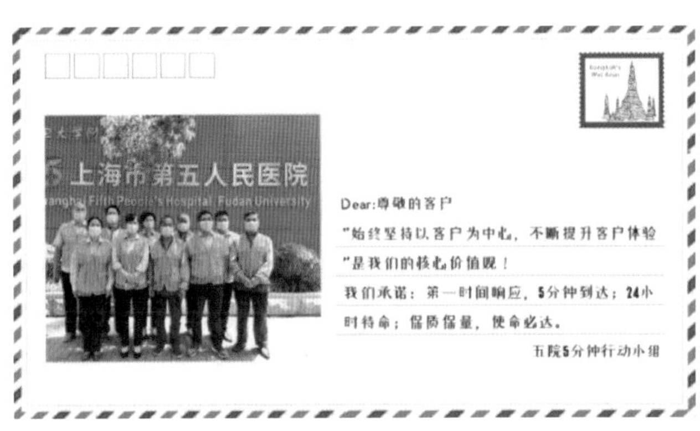

图6　QRT快速行动小组的Logo标识与使命宣言

2. 专业排难，科技助力

疫情发生后，复医天健项目组工程部员工第一时间严格执行国家卫健委《公共场所集中空调通风系统卫生管理办法》（卫监督发〔2006〕53号）、《公共场所集中空调通风系统卫生规范》《公共场所集中空调通风系统清洗消毒规范》（WST 396—2012）及《公共场所集中空调通风系统卫生学评价规范》等要求，针对疫情个性化制订空调系统预防措施：对冷却塔内壁进行彻底清洗，做到表面无污物、更换空调过滤网、清洗送风口和回风口，保持风口表面清洁；采用专用清洗机器人对风管内的可视污染物分段、分区域清洗。根据不同医院住院楼、门诊楼空调分区及供电情况，定制适合的送风区域隔离控制措施、最大新风量或全新风运行方案、空调系统应急通风与调温措施等。专业方案解决了疫情期间医院病房通风的难题，保障医院环境绿色、舒适的同时，也最大限度避免了病毒传播。

复医天健自主研发的“云医管”一站式智慧后勤管理平台（图7），通过维修、运送、订餐、保洁、物资、安保、质控、能源等智能化调度系统，无须人员接触，实现后勤多模块信息的高效共享、及时响应、线上便捷管控，避免人群聚集，降低了病毒感染的风险。

“e小白”无人清扫、无人消毒、无人运送机器人（图8），通过5G、人工智能视觉系统自动识别障碍，无须人力就可高效完成任务，成为战“疫”期间医护不可或缺的好帮手。

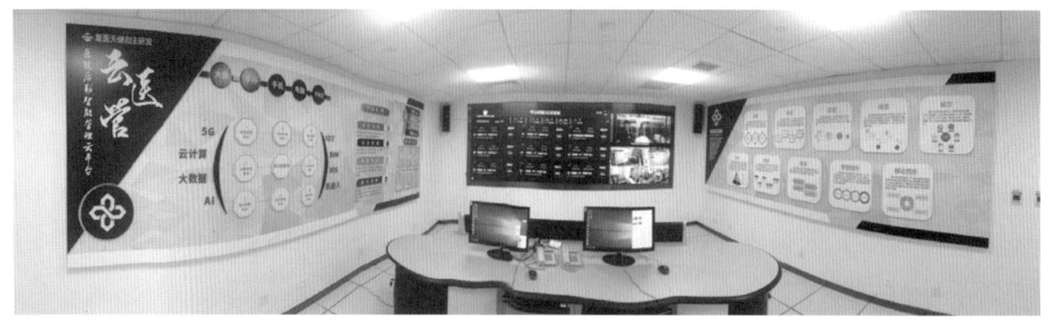

图 7　复医天健“云医管”一站式智慧后勤管理平台

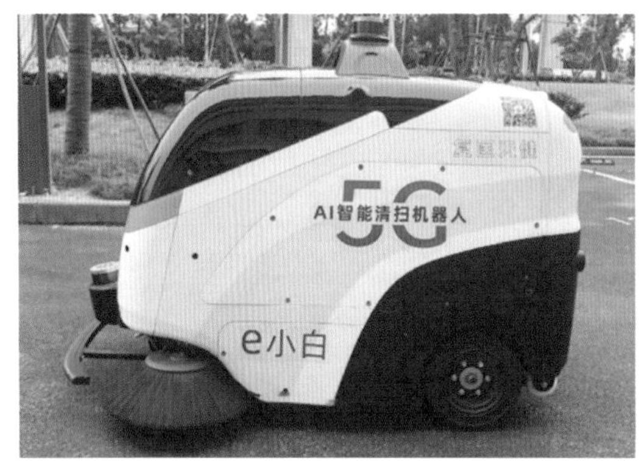

图 8　“e 小白”AI 智能清扫机器人

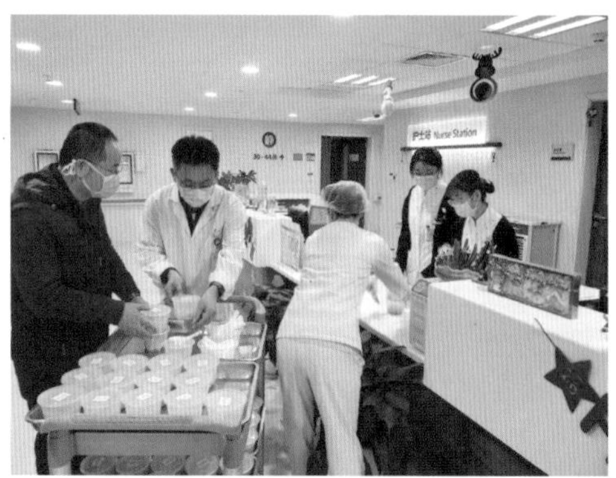

图 9　复旦大学附属儿科医院餐饮项目派送美味元宵至各科室

3. 美食守“胃”,能量加油

疫情下突增的工作量、巨大的防护压力,医护在一线战斗更需多元的营养支持,复医天健餐饮事业部保障着医患的营养供给,成为疫情期间的“能量加油站”。食堂延长就餐时间,24 小时为医护人员提供服务,确保每餐至少 10～20 种丰富菜品,并根据时令不间断自制特色饮料及点心等。采购部开拓更多渠道,采取集中定时采购的新模式,解决特殊时期绿叶蔬菜采购难的后顾之忧,确保医护人员后方“粮草”充足。为控制和减少食堂现场人流,各项目应用 App 点餐、套餐预订、创新服务科室派人代购等多种方法避免接触,确保美食安全准时送至医护人员和患者手中(图 9)。

此外,为给战斗在一线的医护加油打气,我们以至暖的语句标识传达着敬意和爱意,营造有“温度”的就餐环境。

4. “阳光星期三”,因爱坚守

复医天健“阳光星期三”复医天使志愿者团队自 2015 年 5 月成立以来,一直秉承“为爱而来,因爱而动”的奉献精神,以门诊导医为基础,结合医院特色开展志愿者服务活动。疫情下,复医天使志愿者们坚守阵地,冬日冒着寒风在大门口配合排除疑似病患,登记体温,劝导就诊人员佩戴口罩、正确消毒,指引焦虑的就诊者在迷茫中找到方向,为患者就诊安全保驾护航。无论身处上海市定点收治医院还是远至新疆的自治区人民医院,我们始终以复医志愿者共同的担当和默契坚守抗疫一线(图 10)。

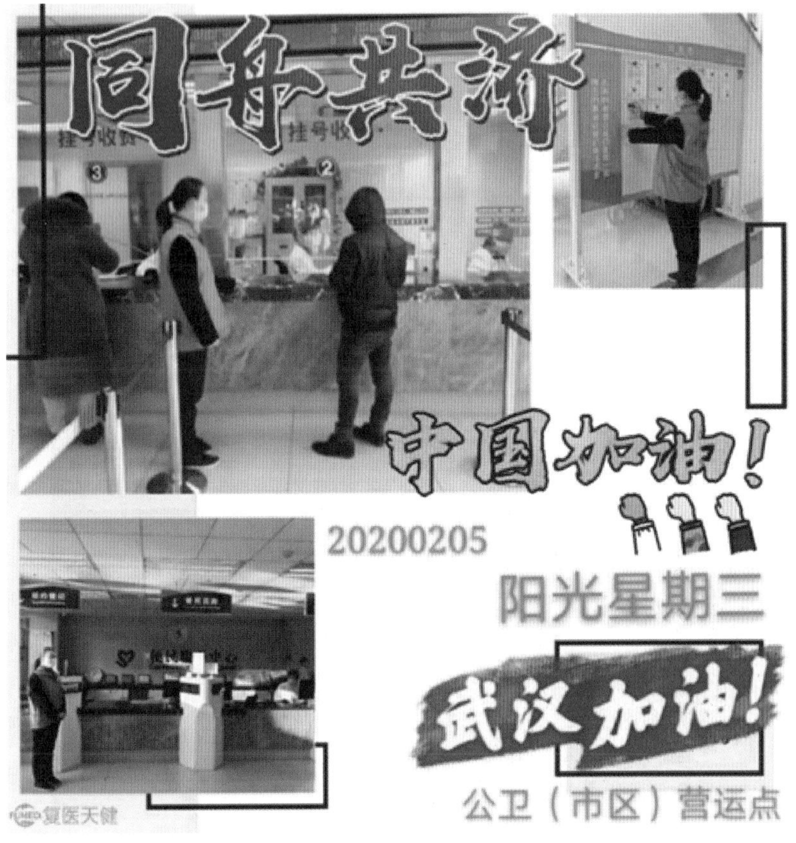

图 10　疫情期间复医天健“阳光星期三”志愿者坚守各项目营运点

三、典型案例,复医天健在行动

从长三角到中部,再到西部边疆,复医天健全国百余项目筑牢铜墙铁壁,严守每一道防线,根据服务院方所在省市的抗疫要求和特点,发挥集团化、专业化优势。后勤不“后”,处变不惊,灵活应对,我们被众多院方盛赞为“离不开的战友”,几十个项目收到院方表扬信及锦旗,体现了专业后勤供应商的强大社会责任与实力担当,如图 11、图 12 所示。

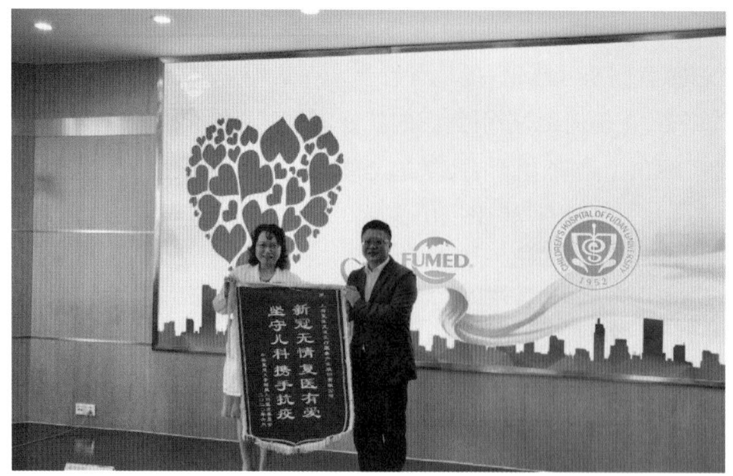

图 11　复旦大学附属儿科医院党委书记徐虹在抗疫表彰会上赠予复医天健荣誉锦旗

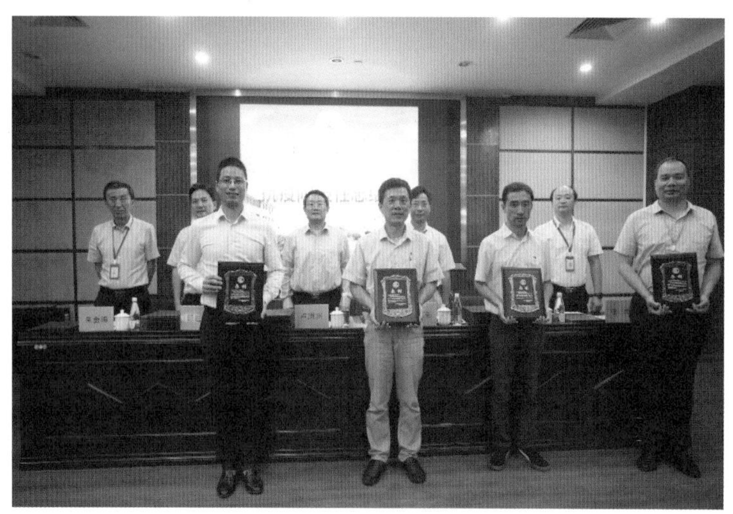

图 12　上海市公共卫生临床中心抗疫阶段性总结会上，党委书记卢洪洲及后勤保障部领导为复医天健项目成员颁发荣誉奖牌

1. 上海市公共卫生临床中心项目：训练有素，全力保障

上海市公共卫生临床中心（以下简称上海公卫）承担着上海市新冠肺炎成人患者定点收治的重任，也是这座特大型国际城市的首道抗疫防线。作为国内一流的传染病医院和特殊的战场，后勤保障要求更为高品质及精细化，每年至少开展一次疫情演练，不断升级缜密的应急预案和应急响应机制；后勤保障更是将常态化演练作为日常行动要求，三级教育培训如防护用品使用培训、实操考核、实操再考核等制度在平日便深入人心。养兵千日，用兵

一时，新冠肺炎疫情警报一拉响，训练有素的后勤团队临危不惧，迅速根据院感防控要求，在医院各个角落高效投入工作。

担纲起上海首道抗疫防线的重任，以“零”感染为目标，项目组即刻对各科室的消毒保洁流程进行梳理与再完善。除应急保洁三级梯队外，组建应急保洁支援队，合理优化人力配置，提升综合效率。截至2020年7月，保洁团队先后共百余人次进入应急（隔离）病房一线工作，因完成任务后须进行核酸检测与驻院留观，员工们连续1～2个月放弃与家人团聚——有的夫妻抛下家中孩童同赴战场，有的家人过世没有见上最后一面，复医天健员工的抗疫事迹被《解放日报》（上观新闻）、《新民晚报》等一线媒体竞相报道（图13）。

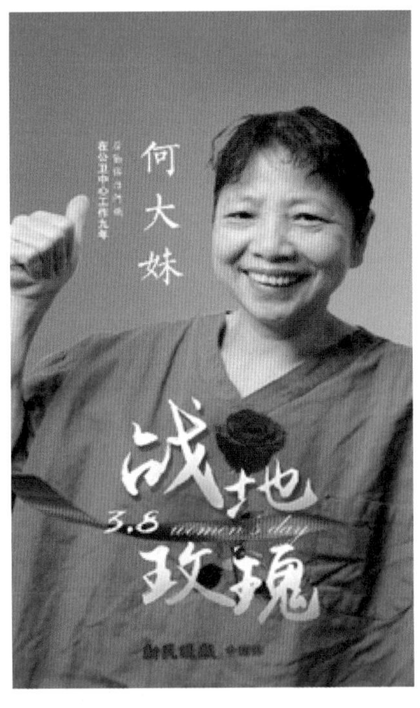

新民燕窝 >

话的每个人都表达出好奇：“你怎么进来的？”不过很快，对于我这个背着相机到处跑的人，他们就见怪不怪，熟视无睹了。认同感是个很微妙的东西，之前在大街上做街采，常常会被拒绝，因为我们侵入了他们的私人领域。但在这里，在这个相对封闭的环境内，相信或多或少大家会萌生战友情。

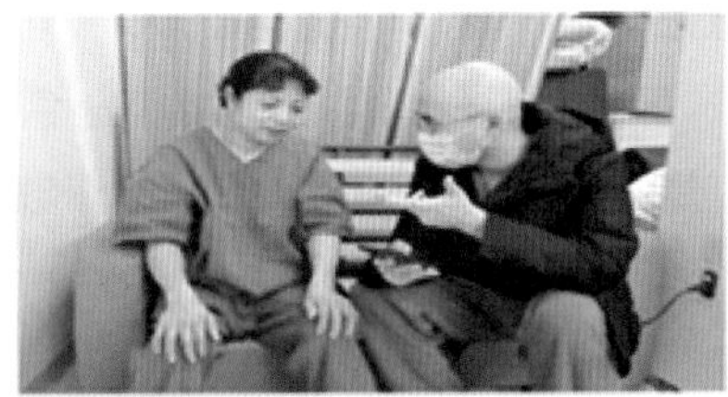

萧君玮（右）采访公卫中心保洁员

采访就这样越来越顺利，之后两天，我把70%的时间用于和不同的医生、护士聊天，每天都在认识新朋友，收

图13　复医天健员工何大妹作为上海公卫抗疫“战地玫瑰”接受新民晚报采访

为随时保障应急病房设备正常运行，空调维修人员连续驻守负压病房三个月，空调组每日确保应急病房空调外部78台设备巡检与65台空调负压通风设备的维护保养。项目组在战“疫”期间完成应急洗涤量约十二万件，应急病房物品、药品运送共约五千余件，新冠病毒样本院内运输共约五百项，清洁消毒车辆约六千次，新冠病人转运共两千余次。

在悉心照料新冠患者之余，复医天健还保障了医护在医院的“家外之家”及赴院会诊专家的生活起居。为体现人文关怀，我们特别设立温馨仪式，为进入应急病房的后勤员工购买营养品，后勤副院长亲自授予鲜花和证书，合影慰问，提升后勤保障人员的归属感与荣誉感（图14）。

抗"疫"出征 为了最终的胜利

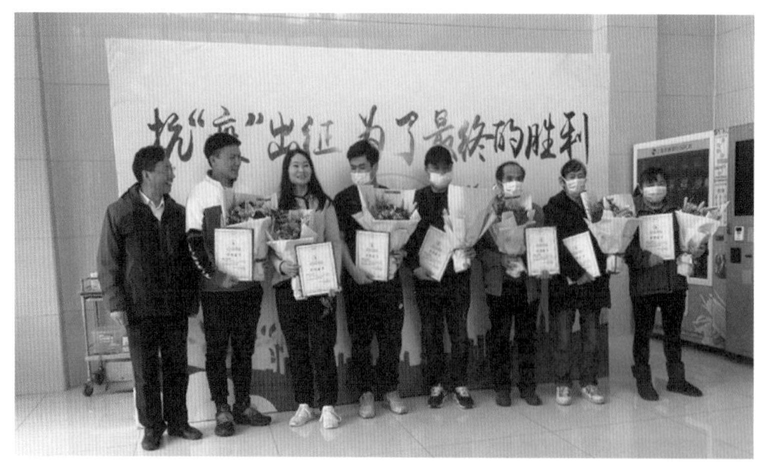

图 14　上海市公共卫生临床中心副主任施裕新为进入应急病房的后勤同仁颁发证书、鲜花

2. 江苏省昆山市第一人民医院（广仁院区）项目：临危受命，火线驰援

2020 年 2 月 6 日，复医天健接到昆山市第一人民医院的紧急通知，要求临时接手广仁院区的保洁运送项目，这也是当地定点收治新冠患者的院区。面对异常艰巨的防疫形势及更严格的感控要求和操作标准，复医天健展现了强大的集团化应急和资源调配能力。项目上人员短缺，区域总监虽身处隔离期仍心系项目，远程指挥，当即协调物资至昆山，更以最快速度从上海总部调配了 7 名训练有素的员工火速赶赴昆山。在院方的大力支持下，项目组于元宵节前一天 2 月 7 日完成交接，2 月 8 日正式开展工作（图 15）。

把生命安全身体健康放在首位，坚决遏制疫情蔓延
复医
加油
同气
连枝
共盼
春来

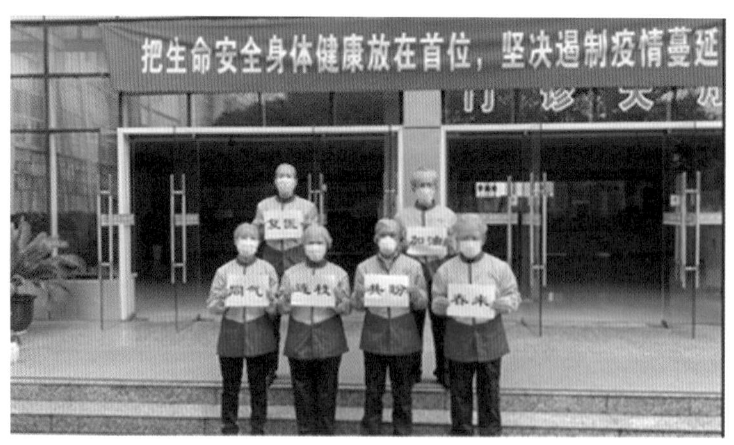

图 15　江苏省昆山市第一人民医院（广仁院区）项目成员

上海总部紧急驰援的 7 名员工作为应急储备梯队成员，是保洁消杀、医疗废物处理、终末处理等方面的专家，这次项目初始化时期以"师带徒"形式，在操作标准的贯彻和团队带教考核中发挥了重要作用。项目组仅用 4 天时间解决了现场所有问题，顺利运营。

面对青黄不接的局面，复医天健项目成员无人退缩，自觉做通家属思想工作。隔离病房 4 人负责一个病区的卫生、消杀、送饭及转运等，实施 2 人 2 班制，每班 12 个小时，身着厚重防护服，呼吸费力，汗水经常浸透护目镜，夜以继日工作，但大家毫无怨言。区域总监在解除隔离后第一时间赶来探望这支英雄联队，为每名项目组成员充上话费，并赶赴员工家中慰问。

3. 安徽省马鞍山市妇幼保健院项目：周密布局，未雨绸缪

安徽省马鞍山市妇幼保健院项目计划自 2020 年 2 月 1 日由复医天健接手，运营团队未雨绸缪，周密布局，提早了一个月入场准备，所有物资于春节前就位，为项目初始化的开展争取了宝贵时间。时值传统春节和疫情高发期，面对物资采购、人员摸底、启动后勤应急预案、筹措应急物资和统一调度等紧急任务，在人力紧缺和交接不充分的情况下，项目管理层沉着应对，仅用一天时间就迅速投入工作。凭借丰富的经验和管理优势，项目全体人员每日 12 小时以上运转，深入了解医护需求，提前为医院抗疫部署提供了强有力的支持。新项目处于开荒摸索状态，各类琐事繁多，疫情期间各项紧急任务成为常态，项目组克服万难，圆满完成了各项战“疫”任务。

马鞍山市因防疫需要，2020 年 2 月起禁止了市内所有公交车和运营车辆出行，项目组部分员工住在郊区，最远的需凌晨 3 点出发步行 3 小时到达岗位。项目组想尽办法调配车辆，安排管理人员私家车每天早晨 5 点出发，坚持上门接送员工上下班，披星戴月，风雨无阻(图 16)。在职员工纷纷放弃休假坚守岗位，保障每一道防疫“战”线严密布局、牢不可破，深受医护人员的信任。

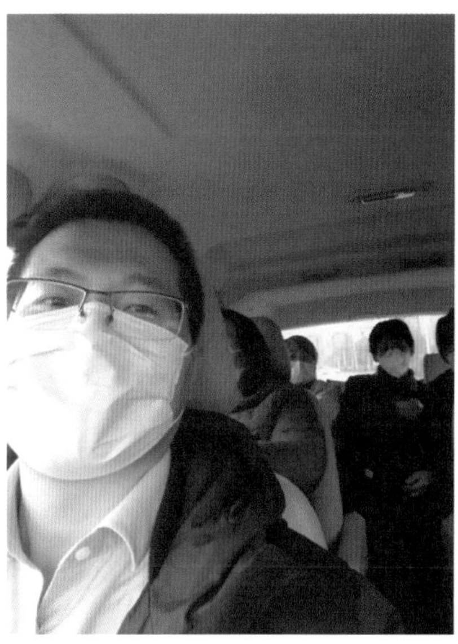

图 16　安徽省马鞍山市妇幼保健院项目组管理人员坚持上门接送员工上班

四、总结与探索

防疫进入了常态化模式，全国范围内公共卫生管理体系、医院后勤服务的重要性已发生了质的变化。医院后勤不再只是后方的“务”，作为医院整体管理体系中的承上启下环节，后勤保障与医患相互支持的黏度更为紧密，后勤社会化服务内涵将进一步延展，实施手段将更为多元，后勤管理应更科学化、规范化、精细化和智能化。

1. “平战”结合,锻造高能团队

(1) 日常应急训练:一支团队的战斗力体现在品德合格、业务过硬、保障有力。根据防疫常态化要求,医院的感控要求更高,后勤保障更需加强感控安全和应急能力的标准培训体系建设,规范细化行为操作流程,科学制定和完善各项管理制度,通过能力建设、心理建设和思想建设锻造战斗力强的高能团队。

复医天健正是将标准化行为管理训练贯彻于一线团队日常工作考核中,同时重视凝聚力工程,此次在全国多家新冠定点收治医院的“战场”上,才能做到临危不乱,迅速切换“战斗”模式,快速应对防疫要求,有效开展防疫保障。

(2) 人才的储备与培养:复医天健高度重视人才培养与人员储备机制的不断完善,优化人力配置使“平战”模式下均能有效确保医院后勤的优质服务,如上海公卫中心的三级人员梯队及应急支援队,在人员紧缺的情况下迅速高标准应战,不辱使命。

日常管理中,总部人力资源部及各大事业部通过线上线下开展各类培训及资质认证,涵盖行业动态、相关法规、领导力、业务知识及专业技术等,全方位、分层级培养提升员工硬实力与软能力。疫情中不少项目管理人员一专多能,能胜任消杀、医疗垃圾转运、工程维修等多项工作,被称为“后勤大管家”,成为院方的得力助手。

(3) 正能量的文化熏陶:疫情下无论管理人员还是一线员工体现出极强的敬业度、奉献精神和社会责任感,不惧病毒,以院为家,夜以继日连续奋战在一线,这离不开复医天健核心价值观与正能量文化的熏陶,以及管理人员自上而下以身作则、言传身教,关爱员工的同时赋能员工开放性与自主性。

疫情常态化下,医院对于后勤保障人员各项要求和素质进一步提高,面对行业流动率高、人才难留的现状,如何更有预见性地做好员工招聘配置及人才保留,增强后勤员工的职业认同感,还需进一步总结经验与不断探索。

2. 快速反应,升级应急体系

突发公共卫生事件对于服务方的应急预案体系是一场大考,通过多手段创新后勤对一线应急的响应能力,及时发现、快速处置、有效追踪和精准管控,是公共卫生应急体系建设的重要环节。复医天健马鞍山市妇幼保健院项目通过预见春节期间的境况,提前储备物资与人员,在疫情发生后第一时间快速启动应急预案,统一调度,从容应对。

复医天健 QRT 应急响应小组是本次疫情中的创新之举,于上海市第五人民医院项目首先落地。QRT 应急响应小组专业处理突发应急任务,如物资搬运、发热门诊扩建、隔离病房改造、病区合并、流调室建立、地下管道疏通、平台清理及病患运送等,接到任务后 5 分钟内到达现场,24 小时待命,使命必达。目前该小组已成为医院特色服务项目,在实践和复盘中优化流程,该模式也作为典范在更多项目中推广,不断升级战时敏捷响应及调配资源的能力，为医院提供更专业高效的服务。

在各项目的实践过程中，如何未雨绸缪，预见医患需求，进一步提高响应效率，完善应急预案及对各类突发事件的解决方案等，健全应急后勤体系，需要根据各地实际情况进一步找出差距，融会贯通并探索与总结。

3. 集约管理，高效调配资源

疫情下的物资和人员紧缺，使得后勤管理巧妇难为无米之炊。复医天健发挥了集约化的管理优势，通过网络化管理模式，以片区为单位集中管理、按需统筹、统一调配、互相支持，人、财、物灵活调动，及时补缺。例如，临时接手的昆山一院广仁院区，通过远程调控物资与人力，浙江区域通过线上人员数据库精准调配所需人员，及时解决问题。各营运点通过公司线上仓管系统对所购物料使用效果、价格综合研判，精准管控和协调物资，针对性的保证了物资的采购供给和有效利用。

防疫常态化下，如何进一步利用数字化管理，通过上下游产业链（客户与供应商）的联动，更前瞻、精准化储备防控物资，根据应急需求动态统筹调配，在保证物资充足齐全的同时保持合理库存，是目前实践中比较大的难点，需要进一步通过案例总结研究。

4. 智慧后勤，融合“人、机、网”

2017年，国家卫生计生委办公厅制定了《医院信息化建设应用技术指引（2017年版）》（试行）（国卫办规划函〔2017〕1232号）中“78.物资管理”“79.固定资产管理”，提出医院后勤管理的信息化建设标准及指导准则，为医院后勤信息发展提供了理论和政策支持；智慧后勤在此次战“疫”中的作用越来越不可替代。复医天健深耕医院一体化智慧后勤服务领域，疫情期间更是通过“人、机、网”相融合的生态，迅捷响应、提效增能、降低感染几率。

“人”是服务的基本要素，在“机”和“网”的协同作用下，以更高的效率及人文关怀，提供有温度的服务。“机”是机械化，运用智能化机具替代人工降本增效；“网”指物联网及互联网技术，通过传感器与“人”“机”融合，协同交互，打破业务孤岛。通过数据发现问题、寻找问题、解决问题，建立评价标准和预防机制，实现信息共享联动，全面深化布局，整体提升医院后勤保障管理效能。

融合人的“温度”，秉承安全、创新、生态的理念，复医天健的无人机器人“e小白”“云医管”智慧后勤一站式管理系统、医疗废弃物处理系统等，都在疫情期间发挥了重要作用。它们通过后勤管理链上各模块量化、可视化的数据分析，可追溯、可查询的数据轨迹，从而精准管控风险及人、财、物成本，赋能高层决策。

现代化的后勤管理已超越人力的堆砌，围绕业务规则与需求，通过AI、大数据、5G等技术，便捷透明地为医院解决难点、创造价值，智慧后勤的实践应用场景将更为广泛。

对现场管理中的基础静态数据与运行动态数据进行深层全面分析，健全更规范系统的质量、安全、效率评价指标体系,进一步提升精细化管理水平,预见性、针对性的解决痛点,精准布局"人、机、网"的参与度,以最佳成本合理平衡智慧后勤建设的"面"和"度",从信息化走向智能化,值得在今后的行业智慧化建设中达成共识,进一步研究和创新。

5. 安全高质,服务创新增值

创新决定能飞多高,质量决定能走多远。

防疫常态化的形势下,更须一切从安全与质量出发,一切以医院客户为中心,做广、做宽之外更要做深。本次抗疫过程中,部分项目将现场经常发生的问题总结分析,复盘优化,尤其在各项安全、工程技术方面,疫情期间及时调整。如,空调使用的操作标准,提升各类设备巡检频率,以高度的技术敏锐度和责任心,第一时间预见隐患,运用专业能力将事故消弭于萌芽状态,24 小时确保设施设备正常运行,为医院的安全运行保驾护航。

复医天健各项目始终秉承以质量为中心,发挥集团管理的优势,将个性化变为标准化,特殊化成为常态化。上海所有餐饮项目在疫情中均通过上海市餐饮烹饪行业协会的"六 T"实务认证,获评餐饮业现场管理规范企业。各事业部根据"平战"结合方针,不断优化现场工作流程,完善各条线运营标准手册,提升模式化管理效率。

疫情下各地项目在圆满完成抗疫任务之余,还不断开发内外在需求,为客户提供创新增值服务,如现场工具的专利创新、快递、外卖摆渡服务、共享轮椅、餐饮代购服务、创新网红菜品和为病人提供免费服务等,始终为客户多想一点,多做一步,以点带面为医院客户提升附加值,增进与医院客户的互赖与双赢关系。近日,复医天健被上海市物业管理行业协会评选为上海市第四届"最美物业服务企业"。

目前形势下,秉承质量至上,贯彻安全常态化,健全质量控制体系,完善"平战"结合的 PDCA 闭环管理流程,更新现场操作的标准与规范,从客户承诺、关注点和自身能力出发,进一步引导灌输全员的安全与质量意识,科学细化绩效管理,提升医患满意度,实现"零"投诉率,是复医天健不懈的求索目标。

6. 后勤先行,协同医疗流程再造

常态化防疫模式对医疗流程产生重大影响,从建筑布局、空调系统的设置,人、物、车流的重新规划到洁、污分区的理念强化,通过更多信息化手段的运用,基建后勤功能将逐步前置,协同医疗流程的优化与改进。

疫情下就诊流程和陪护管理链发生着重要变化,为避免门诊大厅大规模聚集、挂号等候等现象,后勤应参与医疗流程优化设计,如分级诊疗模式、病房差异化分级分区、分时就诊机制等,提前将关口前移,强化信息排查,便于分流快速引导,"点对点"精准管控,降低感染几率及控制成本。进一步创新医防协同机制,建立人员通、信息通和资源通机制,第一时间追踪到位,配合医护落实筛查检测、隔离管控等措施,使服务更精准有效。

抗疫将是持久战，作为中国医疗健康支持服务的“领跑者”，复医天健将继续围绕“以客户为中心”的宗旨，变中升维、创新突破，以更前沿的视野、更科学的方法、更缜密的举措和更高质的产品，与客户共振、共鸣、共创、共赢，为行业专业化水平的全面提升做出进一步贡献。

（撰稿：上海复医天健医疗服务产业股份有限公司）

凝心聚力　共画战疫「同心圆」

——上海吉晨卫生后勤服务管理有限公司

2020 年新春伊始，一场突如其来的新冠肺炎疫情牵动着所有人的心，生命重于泰山，疫情就是命令，防控就是责任。上海吉晨卫生后勤服务管理有限公司（以下简称吉晨卫生）坚决贯彻中央指示精神，迅速响应上海市卫生健康委员会、上海市卫生系统后勤管理协会的号召。作为医院重要的防控部门之一，应勇挑防控重担、做好“平战”结合强化防线实施细则、筑牢医院疫情防控安全网、实现医院疫情防控无盲区。

一、凝心聚力吹响“集结号”

疫情阻击战初期，吉晨卫生作为医院后勤服务优秀企业，勇挑防控重担，第一时间迅速响应上海市卫生系统后勤管理协会向全体会员单位发出的“关于全力做好医院后勤服务中新型冠状病毒感染肺炎防控工作的倡议书”（图 1）“医院物业管理区域新型冠状病毒肺炎疫情防

上海市卫生系统后勤管理协会

倡议书

全体会员单位：

在突如其来的疫情面前，在这个非常时期，防控疫情，人人有责！我们协会全体会员单位，大家同舟共济！齐心协力！团结互助！众志成城！有力出力！有物出物！

我们每个单位、每位员工都要相信党，相信政府，义无反顾！迎难而上！守望相助！共克时艰！不传谣，不信谣；不埋怨，不推萎；不做评论家、要做实干家；做好自己，积极行动起来，以自己的实际行动，为疫情防控做出力所能及的工作，共同做出应有贡献！

我们坚信，在党中央的坚强领导下，在各级政府的有力组织下，在全社会的共同努力下，我们万众一心、众志成城、群防群控，一定能够战胜疫病！必将打赢这场健康保卫战！

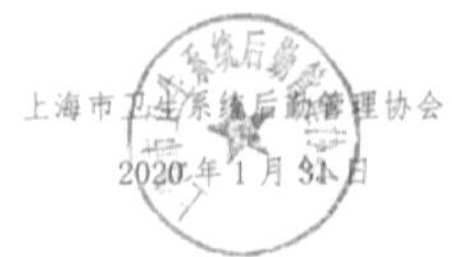

上海市卫生系统后勤管理协会

2020 年 1 月 31 日

图 1　上海市卫生系统后勤管理协会发文

控工作操作指引(试行)”“新型冠状病毒肺炎疫情下医院环境消毒及医疗废物等管理规范建议”等指导性资料,指导医疗机构进行科学、正确、有效的保障运行管理。吉晨卫生严格遵守上级领导指示,在这次疫情中将“‘5S’现场管理办法”与以往的经验融会贯通,使承接的每个细致入微的项目工作都能层层推进、相辅相成。医院后勤保障工作作为医院的保障和支持系统,在协助完成医疗、教学和科研任务中,占有非常重要的地位。

在抗击疫情的关键时期,除贯彻执行标准化服务外,更需要凸显党员先锋模范带头作用,树立积极向上的正能量与实干精神。在疫情初期,吉晨卫生党支部迅速组建了一支党员先锋队,积极发挥共产党员的先锋模范作用,始终把疫情防控作为当前最重要任务,带头做好疫情防控各项工作,切实增强责任感和使命感,带领全体党员及员工不怕吃苦、敢打硬仗、敢于奉献,严格落实各项工作部署,竭尽所能为医院后勤提供强有力的保障,率先吹响抗击疫情的“号角”(图2)。

一名党员 一面旗帜 全力以赴 众志成城
吉晨
党员先锋队

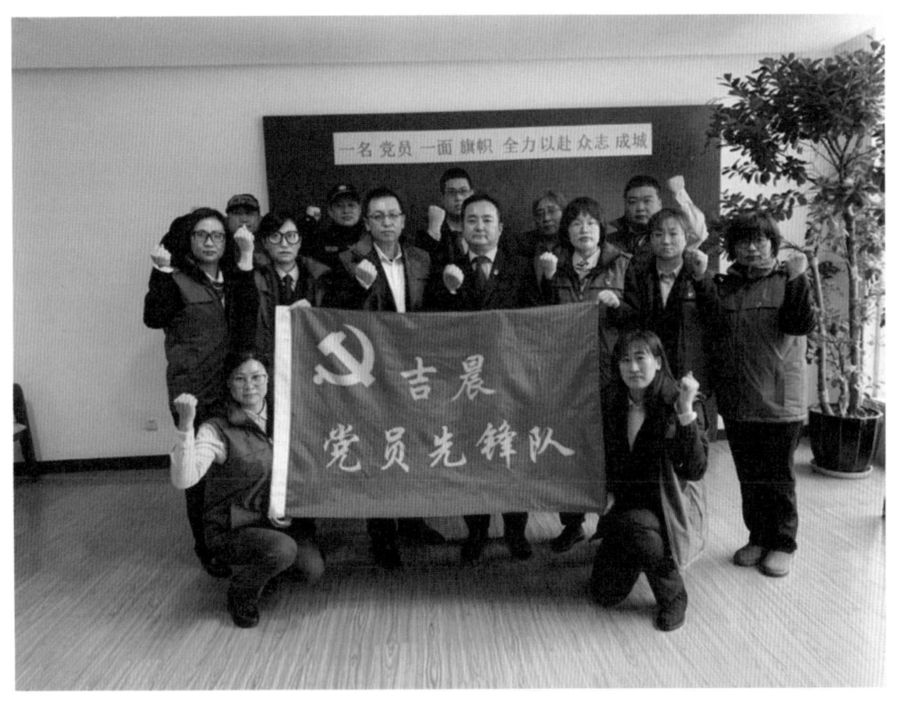

图2　党员先锋队集结

二、信息化管理强化职业防护培训

此次疫情来得突然,随之战疫一触即发,领导层在认真汲取上海市卫生健康委员会及上海市卫生系统后勤管理协会发布的疫情相关防控防疫知识,合理利用新媒体云平台传播，在企业官方微信公众号平台时时发布新冠肺炎防控防疫相关新闻，开设“新冠肺炎救助”窗口与微医互联网总医院平台开展联动机制，将防疫知识传达下发到各项目部强化云科普、云培训。通过信息化管理建立医院后勤服务系统项目群，及时准确普及做好信息防控工作，杜绝任何非官方通知、文件的传播，不传谣不信谣。通过防控知识线上学习强化防范意识，提升防控能力，科学做好疫情防控工作，医院后勤保障全体员工们的职业安全防护知识掌握程度明显提高。

参考“新型冠状病毒感染不同风险人群防护指南和预防新型冠状病毒感染的肺炎口罩使用指南”，组织一线员工现场授课培训，学习相关文件和全市防控防疫工作会议精神，结合岗位特点有针对性地开展培训活动（图3）。通过检查指导与答疑实操等方式，强调防控知识人人知晓，防控方法熟练操作，实现防疫知识全覆盖，确保员工的防控意识与自我防护能力，切实保障员工生命安全和身体健康。培训学习最终采用问卷形式进行考核，不合格者要求重新学习再次进行考核，直到考核合格通过方可上岗。培训取得良好效果，合格率达到99%以上，员工能够将汲取的防疫知识灵活运用在实际操作中，为医院后勤保障工作打下了坚实的基础。

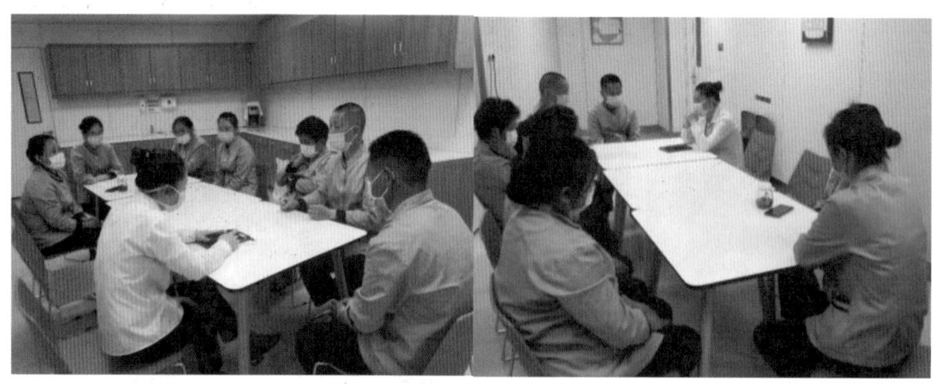

图3　项目经理对员工进行培训

三、筑牢医院疫情防控安全网

根据上海市卫生健康委《2020年春节前本市医疗卫生机构安全生产抽查情况通报》等文件，强调尤其要做好物业（保安、保洁等）第三方公司职业防护工作，严格按照相关职业的防护标准开展各项作业。在实施防控过程中，严格按照上级领导和党委关于疫情防控工作要求执行，充分发挥后勤服务的战斗堡垒作用，对如何安全防线做深做细，对防控工作做到点对点筛查，对具体地点、具体环节、每一个环节都作出详细分析，坚决杜绝在医院如何区域出现人员密集情况，做到完全性避免疑似患者出现在普通人群中而引起交叉传染。

1. 筑牢车辆出入口安全防线

为便于疫情管控，更好的严控死守管好医院各个车辆出入口，全力以赴确保每车、每人入院必检。对医院不同车辆出入口的功能进行重新规划，确保车辆的检疫安全。

（1）为便于有序管理，将原来都能供车辆进出入的两条大门道路，改成单向进出。

（2）院内、外所有路口都设置好相应醒目标识，并向入院司机发放院内道路停车、行走路线图、进入医院后的防控温馨提示，以便于入院就诊车辆方便寻找，从而保证院内车辆的畅通。

（3）车辆入口安排两名保安，所有车辆进入医院时，严格按规定检查有效证件，测量车内两侧人员体温，绝不遗漏任何入一辆院车辆。一旦发现车内有发烧人员，立即将其引导至“特殊车辆停车区”，有专人带领到发热门诊进行就诊。

（4）为避免因查证、测温造成路口车辆拥堵，在高峰时段增派两名保安，把筛检工作延伸至医院门口的专用车辆通道，进行流水线操作；先询问来院事由、发放停车、行走路线图和进入医院后的防控温馨提示；进行测温并贴好事先准备好的测温标识，遇特殊情况，使用对讲机呼叫下一个对接岗位进行相应的处置；查看相关证件，对不同车辆进行分流、有序入院。如图4、图5所示。

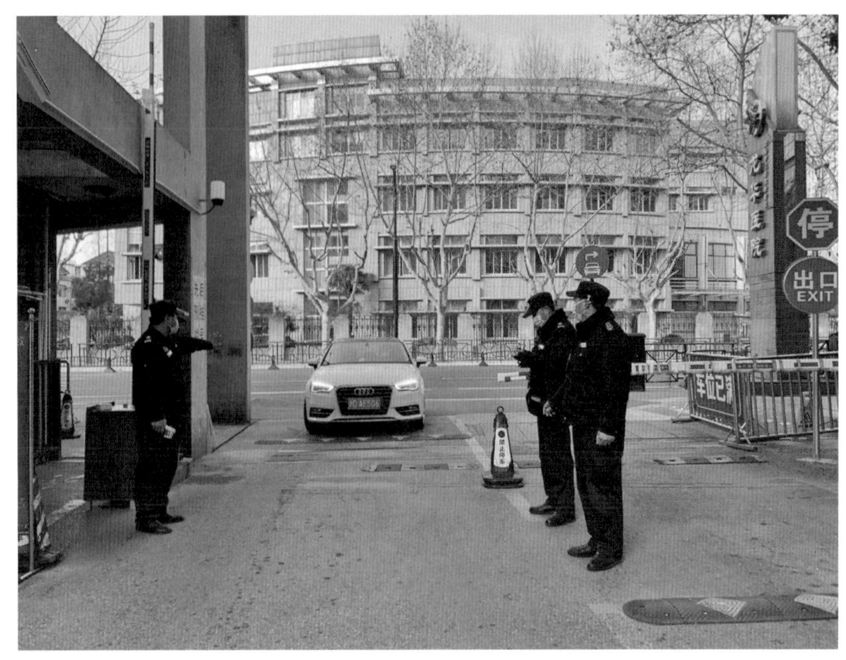

图4 检查入院车辆

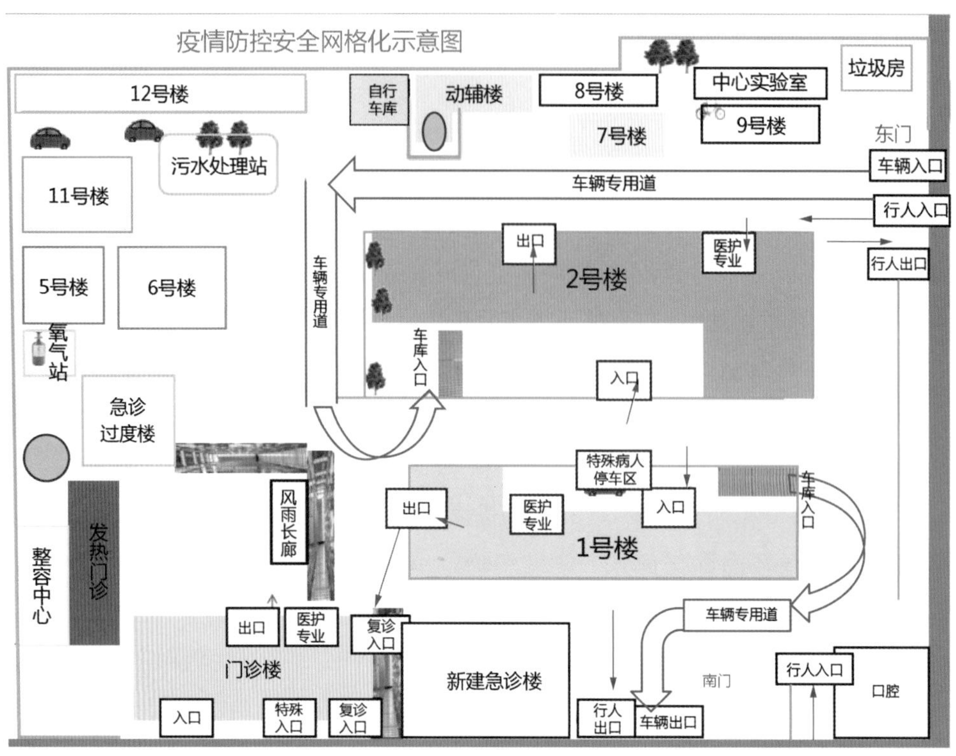

图5　入院道路示意图

2. 筑牢行人出入口安全防线

为避免行人入院密集及交叉行走带来的风险,确保在院人员安全,对入院人员进行分流,将原来两条道路大门的行人出入口,各改成两侧不同方向进出,一侧为入口,另一侧为出口,做好醒目地标,便于来院就诊人员有序从不同出入口进出(图6)。

(1) 在行人入口测温点分别设有N形排队系统,并在排队系统中设置了无线语音广播,提醒入院人员保持距离、准备好相关证件,有序测温。

(2) 安排多名保安现场维护秩序。引导入口行人依次排队,查看入院相关证件;检测入院行人体温,做好相关记录;一旦出现特殊情况及时按不同情况进行灵活处置,发现有患者发热立即由专人引导至发热门诊就诊;对行动不便者提供特殊服务。

(3) 对门诊不同出入口进行编号,分别设为普通编号入口、特殊患者入口及工作人员专用通道。

(4) 考虑到部分测温点在室外,面临的问题是气候较冷、阴雨天等原因,给测温带来难度,为尽快解决这一问题,在门口临时设置临时测温室、遮雨棚等,大大提高了测温点的准确度及人性化。同时在测温点设置醒目的路线标识,便于就诊人员寻找方向,减少患者由于找不到路线而延长在院逗留时间。

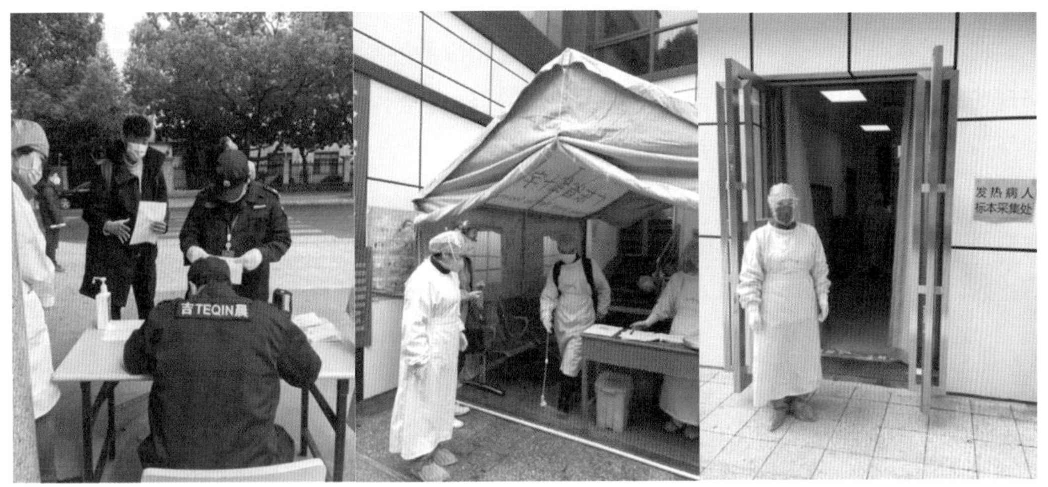

图 6　牢守入院行人入口

3. 电梯、扶梯等公共区域消毒

根据《新冠状肺炎疫情期间公共场所电梯（扶梯）清洁消毒工作指南》结合医院实际操作情况，加强对轿厢电梯日常管理和预防性消毒，确保电梯、扶梯消毒质量符合工作指南防疫标准，抑制疫情扩散、保障人员安全健康（图 7）。

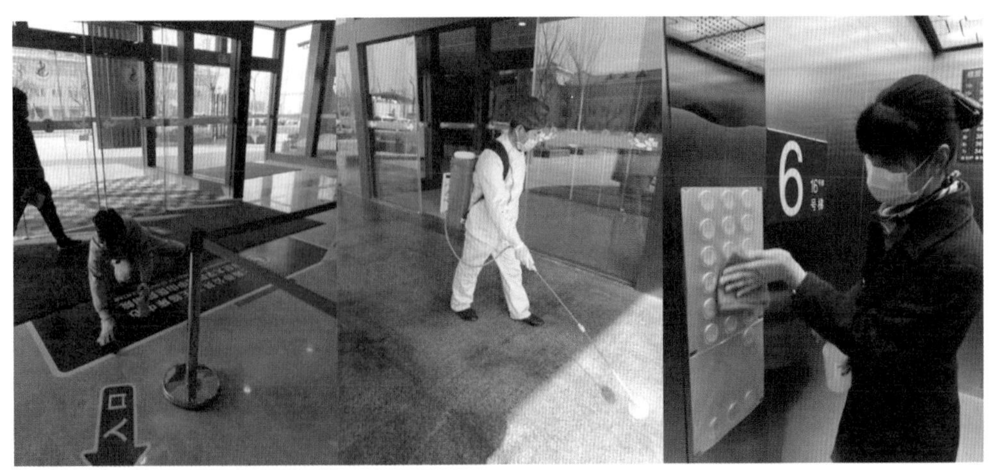

图 7　对医院公共区域进行消毒工作

（1）电梯按键、轿厢扶手等表面在工作期间至少每两个小时清洁消毒一次，电梯层站按钮、电梯轿厢内的楼层显示按钮及电梯门开关按钮配备一次性牙签、一次性抽纸等，并定时清理更换预防接触性感染源传播，做好消毒标识。电梯轿厢壁和厢地面每隔 8 小时至少清洁消毒 1 次，用有效氯浓度为 250～500 毫克/升的含氯消毒剂喷洒或擦（拖）轿厢壁、厢门和厢地面，作用30分钟后，用清水擦净，并做好消毒标识。

（2）电梯维护保养后，应先对电梯轿厢内及相应的外呼部位进行消毒后再投入使用；维修现场有维修材料需要处理，应先消毒再收纳；操作者全程佩戴手套并填写、交接纸质维修维保单。扶手电梯两侧扶手与扶手电梯阶梯表面清洁消毒，每天至少清洁消毒4次，用有效氯浓度为250～500毫克/升的含氯消毒剂擦拭两侧扶手，并进行湿式拖地，消毒作用30分钟后，用清水擦净，并做好消毒标识。消毒期间暂停电梯、扶梯使用，设立警示牌提醒乘客禁止入内，消毒期间保持通风，消毒完成15分钟后方可恢复使用。

4. 中央空调消毒

在疫情防控期间集中空调通风系统原则上应暂停使用，但由于医院通风系统属于特殊个例，吉晨卫生根据上海市疾病防御控制中心研究制定的《关于下发〈上海市新型冠状病毒感染的肺炎疫情防控期间集中空调通风系统使用的通知》及其补充要求：

（1）对于必须开启集中空调通风系统的医疗机构，尽可能采用全新风方式运行，关小或完全关闭回风阀，以提高系统的新风量，同时开启相应的排风系统，并在空调回风口安装纳米或高强度紫外线灯等集中空调通风系统消毒装置。常规清洗消毒则按照《公共场所集中空调通风系统清洗消毒规范》（WS/T 396—2012）、《空调通风系统运行管理标准》（GB 50365—2019）的要求，每月对整个空调通风系统清洗消毒一次。每周清洗消毒过滤网、过滤器、送风口和回风口一次。使用250～500毫克/升含氯（溴）或二氧化氯消毒液进行喷洒、浸泡或擦拭，作用10～30分钟。如图8所示。

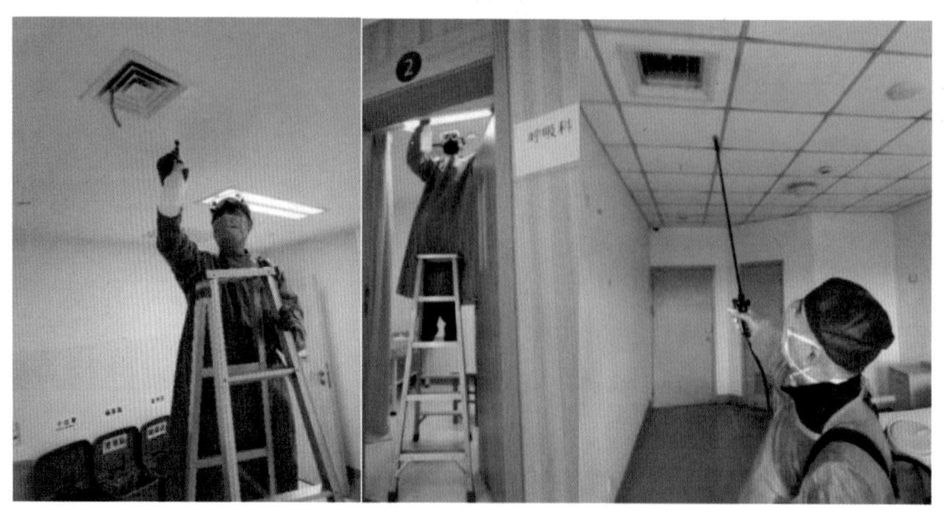

图8 对中空调通风系统进行消毒

（2）每周对运行的集中空调通风系统的开放式冷却塔、过滤网、过滤器、净化器、风口、空气处理机组等设备进行清洗，在每天冷热源设备启用前或关停后应让新风机和排风机多运行 1 次或 2 次进行换气。确保每天院内基本工作结束后进行空气和环境消毒清洁。并在公共区域张贴公告，告知在集中空调通风系统医院大楼内活动的人员佩戴口罩、勤洗手，做好个人防护。

5. 卫生保洁作业规范

为确保一线卫生保洁人员的作业安全和身体健康，促进各项卫生作业不断不乱，保障医院安全运行，有效阻击二次污染，严守《关于印发新型冠状病毒肺炎疫情防控期间环境卫生行业作业流程规范的通知》，严格区分医疗垃圾和生活垃圾的存放场所与容器，加强对垃圾存放场所的消毒频次和管理，每次存放、清运时应完成一次消毒，严禁一般人员进入。

保洁员工作时间安排上，根据不同楼层使用特点进行统筹调配，以最大限度减少工作对客户后期使用造成的影响，进而不断消除清洁工作中的障碍，降低保洁工作难度，最大化保持清洁效果。每日采用有效氯为 1 000～2 000 毫克/升的含氯消毒剂对作业区全面消毒至少一次，喷药量为 50～300 毫克/平方米。同时保洁员通过收集、反馈客户建设性意见或建议被采纳者，保洁主管可以通过查看工具的使用情况，就能判断出当前保洁员的工作位置，这对于保洁工作管理起到了非常大的辅助作用。

在具体执行过程中，根据此次疫情特殊情况可以机动调整工作计划，对于日常保洁工作中发现的问题及时调整工作内容，制定了“谁使用谁负责清洁”的原则，保证落实“责任”，以此来提高员工工作自觉性，上下齐心彻底清除卫生死角(图 9)。

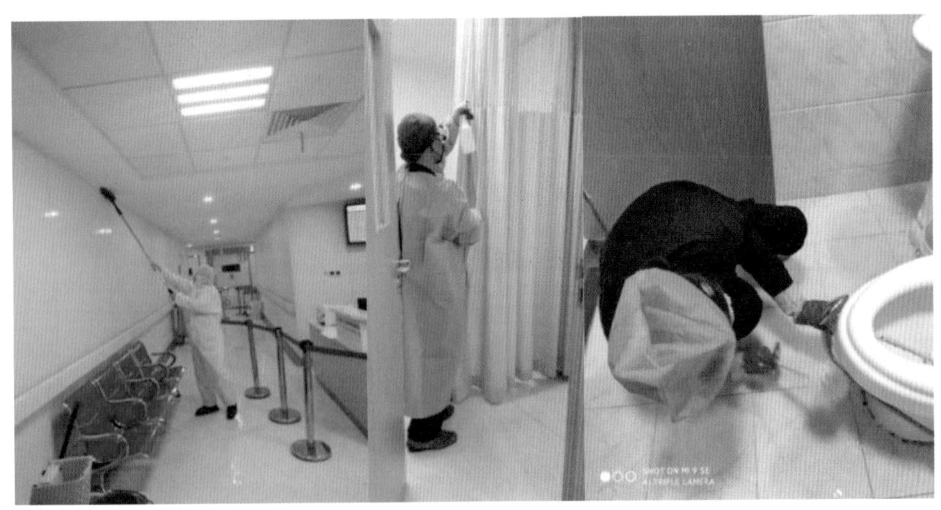

图 9 院内现场保洁工作图

6. 强调疫情期间医废垃圾收集处理

严格遵守《新型冠状病毒感染的肺炎疫情医疗废物应急处置管理与技术指南(试行)》

中的规章制度,并参考《新冠肺炎疫情期间医疗废物现场处置工作知识手册》。结合疫情期间对感染性废物收集处理的特殊性,对相关保洁员工在实际工作中可能会遇到的高风险操作展开针对性培训。

(1) 医疗废物基础知识学习:感染性废物,如携带病原微生物具有引发感染性疾病传播危险的医疗废物。病理性废物,如诊疗过程产生的人体废弃物和医学实验动物尸体。损伤性废物,如能够刺伤或割伤人体的废弃医用锐器。药物性废物,如过期、淘汰变质或者被污染的废弃药品。化学性废物,如具有毒性、腐蚀性、易燃易爆性的废弃化学物品。

(2) 疫情期间医疗废物收集、贮存、处置:收集与暂存、转运与处置感染性医疗废物运输尽可能专人专车、避开交通高峰和人口密集区域,及时消毒。医疗废物应在不超过 48 小时内转运至处置设施。如图 10 所示。

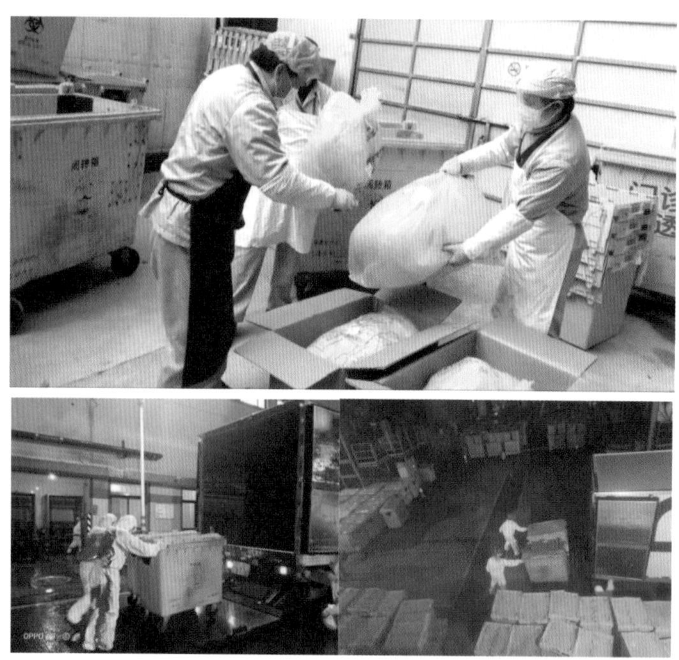

图 10 医疗废弃物装袋收集中

(3) 疫情期间医疗废水处置:针对新型冠状病毒特点,优先选用液氯、二氧化氯、次氯酸钠、漂白粉及臭氧等消毒剂。病人产生的医疗废水、排泄物(粪便、尿液、呕吐物等),必须单独消毒处理。应加强消毒处理,保证氯的投放量和接触时间。

四、"疫情后期"后勤管理工作的新思考

根据上海市卫生管理后勤协会的倡议:在当前疫情防控的关键时期,各单位要进一步

全面落实各项安全生产管理措施，及时消除各种安全隐患，确保医院安全、平稳、有序运行，为配合医疗部门全力打赢疫情防控阻击战创造良好的环境。疫情所带来的教训值得吸取，经验也值得总结。经受了疫情考验的后勤保障体系，需要进一步弥补短板，优化布局和资源配备，“宁可备而不用，不可用而不备”，以充分发挥平时救治的同时，更好应对诸如新冠肺炎疫情这样的突发事件，真正提高应对更大考验的能力与水平。

1. 提高后勤管理服务能力做到“平战”结合

此次新冠肺炎疫情对我国医疗机构和卫生体系建设的重大考验，作为后勤管理单位需要具备高质量、高效率服务外，更需要具备足够的忧患意识，如何精准的配合院方及深入了解院方之所需是后勤卫生服务需要思考的问题。后勤人员管理上需加强人员防控，保证物资储备，严格人员管理，筑牢预防屏障。努力提高后勤人员整体素质，加强后勤人员的作风和后勤人员自身素质作为后勤工作的重点来抓，从提高整体的素质入手，向素质建设要效益，努力造就一支思想过硬、业务精通的后勤队伍，努力做到闻令而动，听令而行。

2. 后勤管理服务在疫情后期的新思考

在经历此次没有硝烟的战役中，吉晨卫生深刻意识到：党建引领主动担当作为的重要性，提高后勤管理工作水品，继续探索后勤管理新路子，新的管理理念，把后勤服务质量推上一个新台阶，提高对医院的服务质量。继续探索保安保洁管理的新途径，才能切实保证医院大楼以及医生、护士、病患的安全与卫生。坚持预防为主，力求制度流程上持续创造创新。同时，着重致力于搭建“云平台”、利用好新媒体大数据等。积极密织后勤精细化、信息化管理“云网络”，将后勤管理细化为线上管理模块，实现疫情后期对人员管理的定位精准，底数清晰，责任明确，方法到位等。加强与院方线上沟通的管理方式，全方位提升后勤管理水平、服务质量、保障能力和运营效率。做到有备无患，惊喜高效，强化管理培训。

在“后疫情时期”，医院后勤服务管理任务仍十分艰巨，在继续做好疫情防控救治关键的同时，我们还需多措并举全力遏制疫情带来的影响。医疗机构及相关从业者需要加强对未来医院建设的思考和探索，充分认识到医院后勤管理的重要性，并结合疫情防控与“平战”结合理念，使医院基础设施建设和感染管理更加规范化、标准化和制度化。我们始终牢记总书记“勇挑重担”的话语，坚决紧密团结在以习近平同志为核心的党中央周围，与无数白衣天使们一同为人民群众的身体健康和生命安全提供强有力的保障！

（撰稿：上海市吉晨卫生后勤服务管理有限公司）

新冠肺炎疫情期间口腔医院门诊管理与感染防控对策

——徐州医科大学附属口腔医院

新冠肺炎疫情快速蔓延至今，仍严重威胁着人民的生命健康。

2019 年 12 月以来，新型冠状病毒肺炎（COVID-19，简称新冠肺炎）疫情暴发，严重威胁人民生命健康。口腔诊疗因具有医护患距离近、操作时间长，并且常规使用高速涡轮快速手机、超声波洁牙机等产生大量飞沫和气溶胶设备的特点，存在较高的院内扩散和医院感染风险。为有效地阻断医院内新型冠状病毒的传播，控制疫情的扩散，结合口腔诊疗特点，根据《中华人民共和国传染病防治法》，我国将其纳入新发现的乙类传染病，按甲类传染病的预防、控制措施管理。国家卫生健康委办公厅 2020 年 2 月 18 日发布的《新型冠状病毒肺炎诊疗方案（试行第六版）》（国卫办医函〔2020〕145 号）中，对其流行病学特点进行了修订，分别为：①传染源，“目前所见传染源主要是新型冠状病毒感染的患者。无症状感染者也可能成为传染源”。②传播途径，“经呼吸道飞沫和密切接触传播是主要的传播途径。在相对封闭的环境中长时间暴露于高浓度气溶胶情况下存在经气溶胶传播的可能”。③易感人群，“人群普遍易感”。针对新型冠状病毒流行病学特点，结合口腔诊疗的特殊性，以国家卫生健康委员会发布的最新版本相关规范为依据，提出口腔门诊管理与防控对策。通过预检分诊等措施发现并控制传染源，通过减少医患暴露时间、最大程度降低可能包含病毒的飞沫和气溶胶浓度以及消毒隔离等一系列防控措施切断传播途径，从而阻断新型冠状病毒在口腔门诊的传播，达到保护医患双方安全的目的。希望对口腔门诊诊疗工作及疫情防控具有参考价值，对后疫情期即将恢复开诊的医院感染防控具有借鉴意义。

一、口腔门诊诊疗基本原则

口腔门诊应该按照国家行政管理机构的管理要求，密切关注政府和卫生行政主管部门发布的疫情通告，在开展疫情防控的同时进行口腔医疗服务工作。按相关规定和门诊实际情况开展部分诊室/专业开诊，徐州医科大学附属口腔医院 2020 年 1 月 23 日至 3 月 26 日全面停诊仅保留急诊等措施，2020 年 3 月 26 日起门诊科室有序开诊，即时向社会通告开诊情况。目前，具备条件的口腔医疗机构采取保留口腔急诊（如口腔颌面部外伤、口腔间隙感染、急性牙髓发炎剧痛、颞下颌关节脱位、冠周炎急性期等）的开诊形式，口腔急诊诊疗中应切实做好医院感染防控工作，尽量避免使用快速涡轮手机及超声波洁牙机等产生大量飞沫及气溶胶的诊疗设备；并建议患者谨慎安排就诊计划，非急症患者在疫情后择期就诊；同时充分利用电话、公众号、互联网及微信等通信工具进行宣传、咨询、义诊和随诊工作，解决不能到诊患者的困难。

1. 组织管理

口腔门诊根据国家、当地政府及卫生主管部门的相关规定，研究制订新冠肺炎疫情期间口腔门诊诊疗和防控相关预案、制度及流程指引，做好新冠肺炎流行的应对准备，确保各项措施落实到位。加强物资保障，满足临床工作需要，加强医务人员安全防护，按照三级防护标准配备必要的防护用品、医疗设备和医疗力量。开展防控知识全员培训，做到人人知晓。避免公共场所人群聚集，减少并缩短会议，建议联络、会议或培训采用电话、视频、网络等方式进行。

2. 诊室要求

口腔门诊诊室一般面积比较狭窄，若有无症状患者或者潜伏期患者在不知情的情况下就诊并进行口腔诊疗操作，极易通过直接或间接接触传播、飞沫和气溶胶污染，导致医—患、患—患之间新型冠状病毒的传播，存在致使疫情蔓延的高风险情况。因此疫情期间，口腔门诊应按功能进行严格分区，设置预诊分诊区、候诊区、诊疗区（诊室）及生活区等，指引清晰。如果进行有喷溅的操作，建议采用一患一室一消毒，采用独立的或相对独立的诊室（如有多台牙椅建议不同时使用）和完善的消毒设施设备。非常必要并有条件时，推荐使用负压口腔诊室。

3. 人员培训

组织全员培训新冠肺炎和医院感染防控相关知识。针对医务人员、行政后勤保障、保洁安保人员等人群，广泛开展不同层次、不同重点内容的全员培训，熟悉和掌握防控相关预案、制度及流程指引。学习和掌握手卫生知识、防护用品穿脱及各种消毒方法等相关知识，做到防控知识人人知晓，实现早发现、早报告、早隔离和早诊断。做好医务人员的职业防护，正确选择和佩戴口罩、护目设施等防护用品，保持诊疗环境物表和空气清洁及执行手卫生是感染防控培训的重点内容。在人员排班方面，制订医务人员排班上岗制度，配强值班上岗人员，建议选派专业能力强的医护开诊。合理安排医务人员工作，避免过度劳累，保证足够的休息及营养。同时，开展医务人员健康状况及流行病学监测。有密切接触史的医护人员，按要求做好医学隔离，在完成隔离时间和排查新冠肺炎后才能恢复正常工作。

4. 医护人员防护分级

新型冠状病毒传染性强，潜伏期内即存在较强的感染性，潜伏期长，表现多样，症状不典型，部分无症状感染者亦可能成为传染源，医务人员必须提高警惕。为防御病毒强大的传染力，疫情期间，口腔门诊医务人员在严格执行标准预防的基础上，应增加附加的防护措施，如增加护目镜、面屏、双层手套及隔离衣甚至防护服等的使用，以阻断传播途径。根据《医院预防与控制传染性非典型肺炎（SARS）医院感染的技术指南》（卫医发〔2003〕308 号）及《医疗机构内新型冠状病毒感染预防与控制技术指南（第一版）》（国卫办医函〔2020〕65 号）中的分级防护，以及其他医疗机构的分级建议，结合口腔专业特点，将口腔诊疗医护防护进行分级，便于执行和管理。

（1）一级防护：日常诊疗工作中口腔医务人员的防护。穿戴一次性工作帽、一次性外科口罩和工作服（白大褂）、一次性乳胶手套或丁腈手套。必要时使用防护目镜或面屏。适用于预检分诊处、药房、挂号、收费处及无创无喷溅诊疗操作等岗位的医护人员。

（2）二级防护：疫情期间或疫情地区口腔医务人员开展有限气溶胶、飞溅物或气雾产生的口腔诊疗操作，或非疫情状态下口腔医务人员治疗已知患有传染性疾病（如 HBV、HCV、HIV、流行性感冒等）患者时的防护。穿戴一次性工作帽、一次性医用外科口罩或医用防护口罩（N95/N99）、护目镜/防护面罩（面屏）、鞋套、工作服（白大褂或洗手衣）外面加套一次性隔离服或手术衣，戴一次性乳胶手套（1～2 层）。

（3）三级防护：疫情期间接诊新冠肺炎确诊病例或疑似病例或密切接触者的医护人员的个人防护，或遇突发未知原因的呼吸道传染性疾病时医护人员的防护。有条件者应佩戴正压式头套或动力送风过滤式呼吸器，若确无条件可以在工作服（白大褂或者洗手衣）外面加套一次性防护服，穿戴一次性工作帽、医用防护口罩（N95/N99）、防护面罩（面屏）或护目镜、一次性乳胶手套（2 层）、防渗漏鞋套等。

由于新冠肺炎患者可能无症状或表现不典型，在疫区或疫情暴发时期，按照标准预防原则应将所有患者视为潜在的疑似患者，采取二级防护。所有的防护分级均包括严格执行手卫生规范、执行防护用品穿脱流程及一次性用品不能重复使用等相关医院感染防控要求。

二、门诊预检分诊管理

由于口腔门诊不具备设置发热门诊的条件，所以患者进入口腔门诊时的严格预检分诊是有效控制疫情的第一步，所有患者及陪护均应接受预检分诊。通过对患者进行体温监测和询问流行病学史等，及早发现疑似病例，并给予正确处置与指引，以达到早发现、早隔离、早治疗的目的。

1. 预检分诊人员防护

疫情期间，培训和安排专人负责预检分诊工作。预检分诊人员按一级防护配备防护用品，应穿戴一次性工作帽、医用外科口罩、长袖工作服，可戴护目镜或面屏。疫情严重地区或疫情严重时采取二级防护，即在一级防护的基础上外加隔离服。严格执行个人手卫生，规范穿、脱防护用品流程。指导患者进行手卫生，向未戴口罩的患者及家属提供口罩并指导正确佩戴，根据患者情况减少或禁止陪护。问诊时应保持适当空间距离（>1 米）以减少传染风险，每次接触患者后立即进行手卫生。

2. 预检分诊处设置要求

预检分诊点标识清楚，位置相对独立，通风良好，确保门诊患者及陪护、家属进入医疗机构时先接受预检分诊。备有足够数量的医用外科口罩、体温表、速干手消毒液或 75％乙醇溶液等，严格按照规范进行消毒。建立独立的留置空间和转运通道，方便疑似和确诊患者就诊和及时转运。

3. 预检分诊处工作内容及分诊流程

患者及家属必须佩戴有效口罩后方可进入医疗场所，根据《新型冠状病毒感染的肺炎诊疗方案（试行第六版）》（国卫办医函〔2020〕145 号）指引，对患者和陪护进行体温监测和询问流行病学史，并填写个人调查表。调查内容包括：①是否有发热、咳嗽等呼吸道感染症状；②14 天内是否有武汉市及周边地区，或其他有病例报告社区的旅行史或居住史；③14 天内是否与新型冠状病毒感染者（核酸检测阳性者）有接触史；④14 天内是否曾接触过来自武汉市及周边地区，或来自病例报告社区的发热或有呼吸道症状的患者；⑤居住、工作地区是否有聚集性发病或与新型冠状病毒感染者有流行病学关联。推荐分时段预约就诊，缩短患者候诊时间，避免人员聚集。体温大于或等于 37.3℃判断为发热，对符合流行病学史的发热患者，按照各地新型肺炎诊疗流程报告、隔离和（或）转运，并按规定对陪护和其他密切接触人员包括医务人员采取医学观察和其他必要的预防措施。口腔门诊预检分诊流程见图 1。

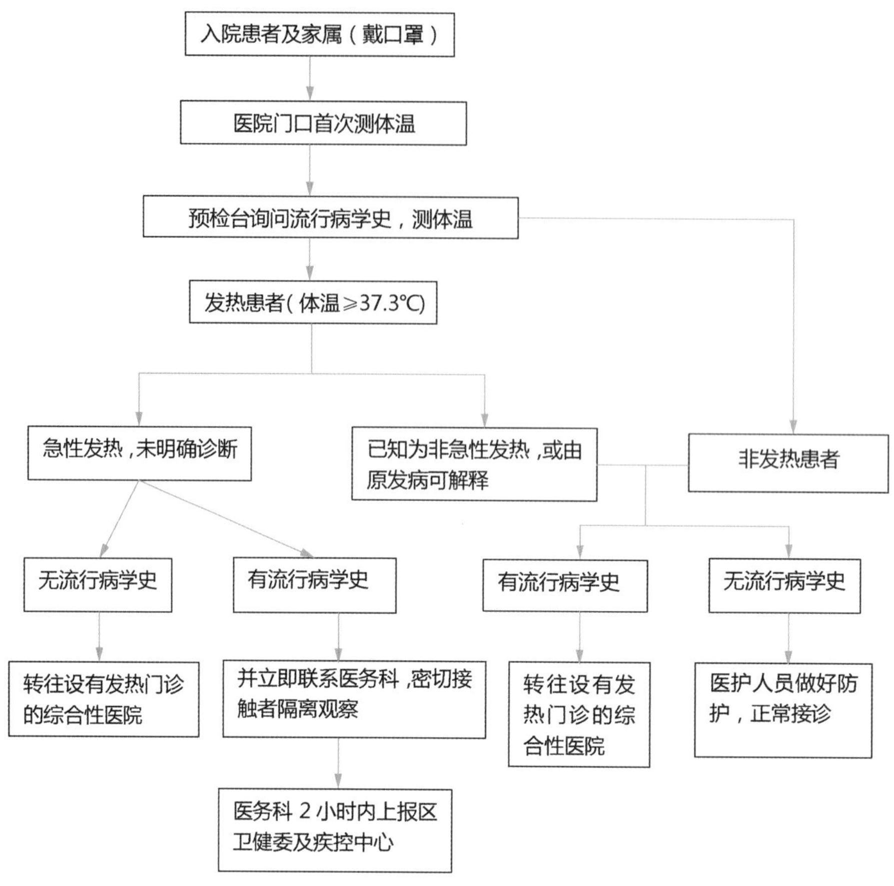

图 1　徐州医科大学附属口腔医院口腔门诊预检分诊流程图

三、门诊患者防控管理

患者进入诊室,前台进行第二次预检分诊,再次筛查其体温、症状及相关流行病学史情况,同时提前了解患者全身系统性疾病情况并报告主诊医生,以减少患者在牙椅上的时间。诊疗前接诊医生应进行最后一次筛查确认患者流行病学情况。建议患者使用漱口液含漱,尽量少用或不用痰盂,指导患者用一次性漱口杯的杯口封闭口腔再将漱口水吐入杯中,护士立即使用吸唾器清除以减少飞沫及气溶胶的产生。诊疗操作时医务人员应该位于患者的侧方,减少面对面近距离直接接触。

根据诊疗中喷溅产生飞沫和气溶胶的程度安排患者就诊及治疗,按先轻后重的顺序接诊,如:下颌关节脱位复位→冠周炎、牙龈炎、口腔溃疡→拔牙、清创→牙髓炎开髓治疗→牙周炎(脓肿)超声治疗(尽量不采用,应改手动治疗)等顺序进行治疗,最大可能减少飞沫和气溶胶的产生，降低院内感染风险。医护人员应注意个人防护用品穿戴、脱卸顺序，过程中严格执行手卫生。在诊疗过程中一旦被血液、分泌物等污染，应立即更换或消毒处理。同时建议登记医、护、患信息，医患保留，以便双向追溯。

四、医护人员的防护管理

气溶胶传播是口腔诊疗过程中较为特殊的传播方式，做好防护尤为重要。口腔医护人员应通过一系列的措施减少诊疗过程中飞沫和气溶胶的污染。推荐采用四手操作，提高效率，缩短治疗时间。治疗操作中应尽量避免使用三用喷枪，减少咽反射及咳嗽，可用慢速牙科手机或手动器械代替高速涡轮牙科手机，强烈推荐使用橡皮障隔离术，防止产生飞沫和气溶胶。使用强力吸引器或口周吸引器，及时清除飞沫与气溶胶，同时根据需要辅助口服药物治疗，缩短医患暴露时间。科学、有效选择防护用品，避免医疗资源的浪费。

1. 个人防护级别的选用

根据患者流行病学调查情况及口腔急症情况，按照上述“医护人员防护分级”进行防护用品的选用。疫情期或疫区口腔治疗时在严格执行标准预防的基础上，采用二级防护。

2. 个人防护用品穿戴脱卸顺序

熟练穿戴帽子、口罩、隔离衣、防护服、护面罩(面屏)或防护目镜及鞋套，治疗结束后在诊室脱卸防护用品后才能离开。在脱卸防护用品过程中，严格执行手卫生规范。防护用品一旦被患者血液、体液、分泌物等污染时应当立即更换并进行消毒。防护用品的穿脱顺序参考如下。

(1) 一级防护时，穿戴防护用品顺序：洗手→戴一次性帽子和医用外科口罩→穿工作服→必要时戴防护目镜或面屏→一次性乳胶手套或丁腈手套；脱卸防护用品顺序：速干消毒液手消毒(未脱手套时)→脱防护目镜或面屏→手消毒→脱手套→脱帽子和口罩→手消毒→脱工作服→洗手(流动水)。

(2) 二级防护时，穿戴防护用品顺序：穿工作服或洗手衣→戴一次性帽子和医用防护口罩(N95 或 N99)并检查口罩密闭性→隔离服→戴防护目镜或面屏→一次性乳胶手套或丁腈手套(1～2 层)及鞋套；脱卸防护用品顺序：速干消毒液手消毒→脱防护目镜或面屏→手消毒→(2 层时脱外层手套、鞋套→手消毒)→包裹式脱隔离衣→脱手套→手消毒→脱帽子和口罩→手消毒→脱工作服→洗手(流动水)。

(3) 三级防护时，穿戴防护用品顺序：穿洗手衣→戴一次性帽子和医用防护口罩(N95 或 N99)并检查口罩密闭性→戴里层手套→防护服→戴防护目镜或面屏→防渗漏鞋→手消毒→一次性乳胶手套或丁腈手套(外层);脱卸防护用品顺序:速干消毒液手消毒→更换手套→脱防渗漏鞋套→手消毒→脱防护目镜或面屏→脱外层手套→包裹式脱防护衣→手消毒→脱内层手套→手消毒→脱帽子、脱口罩→手消毒→脱工作服→洗手(流动水)。

3. 手卫生

医护人员严格执行《医务人员手卫生规范》(WST 313—2019)。非清洁的手不要接触口、鼻、眼等处。上班期间不配戴手镯(链)、手表、戒指、耳环和隐形眼镜等物品。落实"两前三后"手卫生原则,即接触患者前,进行无菌操作前;接触患者后,接触患者黏膜、伤口、唾液、血液、分泌物等后,接触患者周围环境和物品后。戴手套不能代替手卫生,摘手套后仍应进行手卫生。手卫生首选流动水下洗手,严格执行"六步洗手法"。手部没有可见污染时可选择速干手消毒剂进行快速手消毒,过敏人群可选用其他手消毒剂,不可使用仅含氯己定成分的手消毒液。

4. 辅助科室(放射科、检验科、病理科等)

合理使用防护用品,包括医用外科口罩、一次性工作帽、护目镜、隔离衣和手套等。放射科减少口内X线片拍摄,可以用全颌曲面断层片代替,拍摄时技术员和患者全程戴口罩。

5. 诊疗

操作时要保证充足光线,严防发生职业暴露。一旦发生职业暴露时,严格按照《血源性病原体职业接触防护导则》(GBZ/T 213—2008)处理,立即进行紧急处置,按常规流程规范上报。

五、诊疗后的感染控制管理

1. 物表消毒管理

患者诊疗间隔即每次诊疗后,高频接触或飞沫气雾污染严重的临床接触面,如牙椅灯拉手、开关、工作台面、门把手、电脑键盘和柜子拉手等物体表面,建议使用屏障防污膜,每个患者完成治疗后均应更换并进行常规消毒处理。消毒门把手、办公桌、柜子等表面,首选500~1 000毫克/升的含氯消毒液,不耐腐蚀的使用75%乙醇溶液擦拭消毒2遍,作用3分钟。也可使用一次性消毒湿巾(含对新型冠状病毒有效杀灭成分的消毒湿巾)清洁消毒一步完成。水池、水龙头及地面等非临床接触面,每2小时至少消毒1次,遇污染随时清洁消毒。较少污染的护目镜和非一次性防护面罩使用后可使用75%乙醇溶液擦拭消毒2遍,作用3分钟；也可以浸入1 000毫克/升的含氯消毒剂中浸泡30分钟后流动水冲洗，晾干备用。必要时冲洗口腔综合治疗台水路30秒，冲洗消毒吸唾及痰盂下水道。

2. 空气消毒管理

针对《新型冠状病毒感染的肺炎诊疗方案(试行第六版)》(国卫办医函〔2020〕145号)中"传播途径"，口腔门诊应采取减少飞沫和气溶胶的措施，包括：①通过限制特殊设备如牙科高速涡轮手机等的使用、限制诊疗类别等手段减少飞沫和气溶胶的产生；②通过强吸以及空气消毒机及时清除飞沫和气溶胶；③通过增加空气通风及空气消毒处理频次，缩短空气消毒间隔时间，尽量降低飞沫和空气中气溶胶的聚集和污染浓度；④适时、及时进行物体表面清洁消毒处理，减少飞尘所致的空气二次污染。

由于目前尚无对于中央空调简便易行的消毒方法，不建议使用没有新风系统和无消毒装置的中央空调。推荐易行有效的空气消毒方法包括：①在诊疗期间开启空气消毒机和(或)开窗通风；②中午班后、下午班后用紫外线灯照射加强消毒30～60分钟后开窗通风至少30分钟；③使用气溶胶喷雾器(0.2%过氧乙酸或3%过氧化氢)喷洒60分钟后通风换气。

3. 诊疗器械管理

使用后的诊疗器械管理严格执行《口腔器械消毒灭菌技术操作规范》(WS 506—2016)，所有器械一人一用一弃或一人一用一消毒和(或)灭菌。尽量选择一次性使用的诊疗用品，一次性用品严禁重复使用。

4. 诊室地面消毒管理

撤除所有地面防滑地垫。诊室地面应保持清洁、干燥，增加消毒频次，减少飞沫积聚。建议每2小时至少消毒1次，遇明显污染即时去污、清洁与消毒，可用500～1 000毫克/升的含氯消毒液擦拭消毒，遇明显污染物如呕吐物时，使用浓度10 000毫克/升含氯消毒液消毒。

5. 终末消毒管理

一天诊疗结束后对地面及各类物体表面进行终末消毒，可使用1 000毫克/升含氯消毒液或消毒湿巾进行擦拭。冲洗口腔综合治疗台水路2分钟，必要时进行水路消毒处理。500毫克/升含氯消毒剂消毒吸唾管道、痰盂及下水管道。采用紫外线照射消毒30～60分钟后通风或使用气溶胶喷雾器(3%过氧化氢溶液)喷洒消毒60分钟后通风。

六、医疗废物管理

强化医疗废物管理，重点做好医护人员及保洁人员的培训。医务人员佩戴的一次性医用口罩、帽子等防护用品均须按医疗废物处理。及时将诊室医疗废物运送至医疗废物暂存处，医疗废物每天运送结束后，用 1 000 毫克/升含氯消毒液清洁消毒医疗废物暂存处。对于疑似和确诊患者产生的医疗废物和生活垃圾，均视为感染性医疗废物，使用双层黄色医疗废物收集袋收纳，红色标识于新冠肺炎医疗废物，并按照规范转运处置。同时医疗废物处置人员做好个人防护。

七、结语

目前疫情依然严峻，口腔医疗机构在执行国家和当地卫生管理部门相关规定的前提下，应高度重视感染防控。疫期期间，口腔门诊从严管理有利于防控疫情。建议根据疫情程度采取分级防控措施，在保护医患安全前提下，为急需求治的患者提供合理有效的口腔医疗服务，同时不造成防护物资的浪费。总之，当疫情得到控制，口腔医疗活动逐渐回归正常状态时，仍然必须高度重视医院感染控制工作。严格执行标准预防措施，特别是手卫生是必须时刻牢记的基础防线。也希望通过总结本次疫情防控的经验与教训，由行政主管部门牵头建立并完善特殊时期口腔诊疗感染控制预警，制订相应规范，当新的传染病突然来袭时，我们有章可循、有据可依。

（撰稿：陈昌峰　王来禅）

疫情下的考验：新型冠状病毒肺炎疫情中医学工程条线的思考

——苏州市立医院北区

2020年新年之际，全国陷入了新型冠状病毒肺炎疫情的恐慌中，一场没有硝烟的战争已经打响。各地医护人员纷纷支援武汉，有序开展防疫、抗疫工作，奋战在一线是医护人员责无旁贷的使命。由于疫情的特殊性，要求医院在第一时间准备好充足的隔离防护物资和救治设备。医学工程部虽然没有奋战在一线，但也是这场"战疫"中的一员，对于突发事件更要求我们保障有力，做临床一线最坚实的后盾。为更好地应对疫情及春节长假，医学工程部做好相关的应急部署，全力配合医院做好防控工作。

一、医学工程部在疫情期间所做的工作

1. 紧急调拨调配医用物资、做好防控保障工作

完善发热门诊和隔离病区之初，医学工程部院内紧急调配出床边DR、耳温计、空气消毒机等给其使用，随后又在政策允许范围内紧急采购一批空气消毒机、红外测温仪、耳温计和消毒喷雾机等设备，安装在急诊、门诊等相关位置。原本由三方共同验收的流程改为由供应商送货至医学工程部，由院方的工程师加班加点搬运、安装、调试和验收。在医院接到组建医疗队前往武汉的命令后，采购中心连夜准备N95口罩、一次性外科口罩、一次性防护服等医用耗材，医学工程部立即为队员们紧急调配无创呼吸机，安装调试完随救援队驰援武汉。

同时为了做好一线医护人员防护物资的正常供应，采购中心24小时待命，竭尽全力购置防护物资，并严格把控物资发放，每天盘点防护物资库存，及时补充。由于院内防护物资尤其是N95口罩、医用防护服非常紧缺，采购人员蹲点生产企业、医疗设备供应商仓库，随时抢购回医院需要的物资。

在院内物资严重匮乏的时候，除了向市防疫防控物资组求援外，医院开始向社会求援。医学工程部以及采购中心通过各种途径，在监察部门监督下接受爱心人士、爱心企业的捐赠；同时我们要对捐赠的

物资进行核对检查,是否具备医疗器械注册证,是否能够用于红区等,在医院院感专家的帮助下进行分门别类,确定医用防护用品的质量和使用范围,确保其安全有效使用。与此同时,做好详细的记录并且颁发捐赠证书,为日后的审计做好基础工作,图 1 为支援武汉的呼吸机、图 2 为爱心企业捐赠现场。

在这场战役中,医学工程部、采购中心与全院职工团结一致,风雨同舟,协同作战,共渡难关,很好地起到了技术支持和物资保障作用。

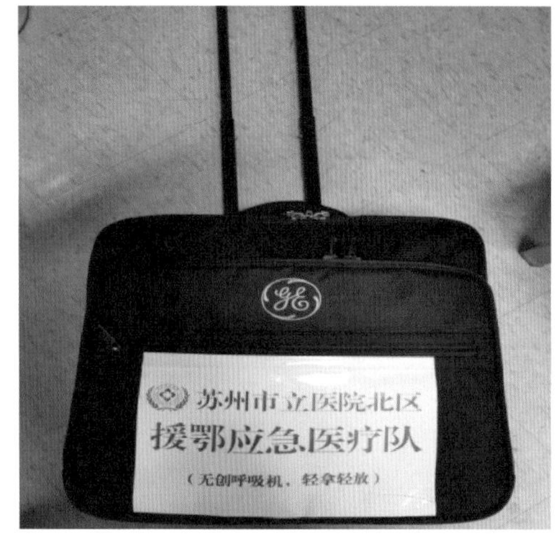

图 1　支援武汉的呼吸机

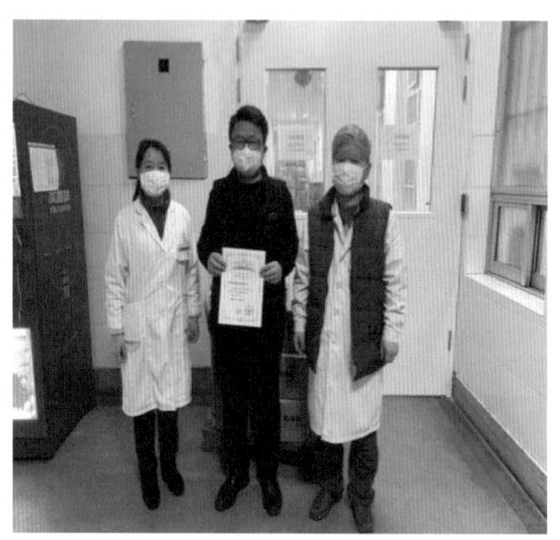

图 2　爱心企业捐赠

2. 应急设备紧急安装工作

在防疫防控指挥部的帮助下,在疫情最严重的时期,提供给院方两套守门神器(红外热成像系统)。为了能够快速筛选发热病人,减轻分诊服务台的压力,提高医护人员的安全,医学工程部工程师立即安装调试。由于厂家无法提供技术支持,院内工程师主动承担,在门诊大厅入口服务台和住院病房入口,先后安装了红外成像测温系统,有力地守护好医院各人流量比较大的关口,第一时间筛查出进入苏州市立医院北区的发热病人,为就诊人民群众以及院内医护人员的安全建立好第一道屏障。为了确保临床使用人员的熟练使用,医学工程部工程师在安装设备的同时对一线人员进行使用培训,并在相应的设备上悬挂操作流程卡以方便人员查看。

在接到医院要迅速组建核酸检测实验室的时候,医学工程部再次紧急高效运转,三天内完成了全自动核酸提取设备、荧光定量 PCR、高速低温离心机、高温灭菌器和医用冷藏箱等设备的紧急添置、搬迁、安装及调试工作;为保证实验室的环境安全,紧急更换了层流净化系统的初、中、高效过滤器,在约定的时间内,保质保量地完成了建立新型冠状病毒核酸检测实验室的艰巨任务。

3. 应急技术保障工作

1）制定设备消毒清洁方案

针对疫情期间的设备的消毒清洁，医学工程部整理了各品牌医学影像类设备、超声类设备、生命急救类设备、常规病房基础设备及其附件的消毒清洁方法，发布在临床工作微信群内指导临床科室日常消毒。详见图 3 常规医疗设备清洁消毒方式。

序号	设备名称	清洁方式	消毒方式
1	监护仪	1使用一块无尘布，蘸取适量的清水或75%的乙醇 2.擦拭显示屏; 3擦拭主机、模块或插件箱的表面，注意避开设备的接回和金属部件 4用干的无尘布擦去设备表面的清洁剂，并将设备放置在通风阴凉的环境下风干。 血压导气管、血氧电缆、血氧探头、心电电缆： 1.用一块蘸有清水或75%乙醇的无尘布擦批附件; 2.用干的无尘布将残留的清洁剂擦干 3.在通风处晾干	乙醇75%液体 异丙醇70%液体 次氯酸钠0.5%液体 双氧水3%液体 正丙醇(1-丙醇)50%液体 舒安美表面消毒液液体 相关附件： 血压导气管、血氧电缆、血氧探头、心电电缆 二醛2%液体 乙醇75%液体 异丙醇70%液体 正丙醇(1-丙醇)50%液体
2	麻醉机	擦拭:用在弱碱性清洁剂(如清水或pH值为7.0-10.5的肥皂水等)溶液中浸泡过的湿布擦拭，并用干燥的无尘布擦干。 浸泡:先用清水冲洗，然后用弱碱性清洁剂(如清水或pH值为7.0-10.5的肥皂水等)溶液(建议水温为40℃)浸泡大约3分钟，最后用清水清洗干净并晾干。	擦拭:用在消毒剂溶液中浸泡过的湿布擦拭，并用干燥的无尘布擦干。 浸泡:用在消毒剂溶液中浸泡(浸泡时间根据消毒液的不同而不同)，然后用清水清洗干净并切底原干。 压力蒸汽:高温高压蒸汽消毒(最高温度134℃)，消毒时间为20分钟。
3	吊塔	1.切断电源和气源2.用无尘布轻柔的彻底的擦拭灰尘3.用沾有清洁剂的无尘布擦拭吊塔吊桥表面4.用占有清水的无尘布擦拭吊塔吊桥表面的清洁剂5.用干净的无尘布擦干吊塔吊桥表面	1.切断电源和气源2.用沾有清洁剂的无尘布擦拭吊塔吊桥表面3.用占有清水的无尘布擦拭吊塔吊桥表面的清洁剂4.用干净的无尘布擦干吊塔吊桥表面 双氧水（3%）、次氯酸钠（0.5%）
4	超声	主机设备应定期清洁，关机后用柔软的湿布擦拭显示器，触摸屏，操作面板，探头支架及机身外壳。	
5	机房		用于发热病人诊断的机房设备，首选2000mg/L的含氯消毒液擦拭消毒，不耐腐蚀的使用75%的乙醇擦拭消毒（每个病人做完检查后执行消毒）。普通机房设备可用250~500mg/L的含氯消毒液擦拭消毒，或者使用含醇的一次性消毒湿巾，清洁消毒一步完成，每天至少2次。遇污染随时消毒，有肉眼可见污染物时应先使用一次性吸水材料清除污染物，然后常规消毒。
6	空气消毒		操作中可使用循环空气消毒机持续消毒，终末使用过氧化氢空气消毒机喷雾消
7	除颤仪	主机:1.关闭电源，取出电池并断开电源线2.使用柔软棉球，吸附适量清洁剂，擦拭显示屏3.使用无尘布，吸附适量清洁剂，擦拭设备表面4.使用无尘布，吸附适量清洁剂，擦拭电极板底座5.必要时，使用干无尘布擦去多余清洁剂6.通风风干 电极板：1.使用无尘布，吸附适量清水或75%酒精，擦拭电极板表面2.必要时，使用干无尘布擦去多余清洁剂3.通风风干	主机：根据医院消毒规程消毒　　电极板：1.消毒前先清洁电极板2.使用棉球或无尘布，沾适量消毒剂，擦擦洗电极板3.用沾有清水无尘布擦拭残留在电极板上的消毒剂（75%酒精/70%异丙醇溶液）4.放置在阴凉处晾干
8	输注泵	1.关闭电源并断开电源线2.使用柔软棉球，吸附适量清洁剂，擦拭显示屏3.使用无尘布，吸附适量清洁剂，擦拭设备表面4.使用无尘布，吸附适量清洁剂，擦拭电极板底座5.必要时，使用干无尘布擦去多余清洁剂6.通风风干	

图 3　常规医疗设备清洁消毒方式

疫情期间，根据《新型冠状病毒感染的肺炎诊疗方案（试行第六版）》（国卫办医函〔2020〕145 号）中的要求，CT 成为不可或缺的影像学检查设备，几乎每一个病人都需要进行 CT 检查。除了要求 CT 检查尽可能隔室操控，减少与患者接触，有效保护医生和技师之外，更要加强 CT 检查室的空气、物表消毒。医学工程部紧急安装空气消毒机，另外为了尽可能减少与病人检查室接触的机会，紫外线灯消毒装置改成无线控制，每一个病人结束后遥控照射一段时间以达到消毒的目的，确保做到不会交叉污染。

2）重点设备维护质控保障

疫情期间，设备的维护质控尤为重要，医学工程部严格按照医疗设备维护保养质控手册执行，并对大型医疗设备、生命急救类设备增加频次进行巡检和质控，尤其是重点加强对影像学设备（CT、MR 等）、呼吸机、除颤仪等的质量控制，科室工程师带着专用质控设备逐一检查,确保每一台都处于应急完好状态。如图4所示。

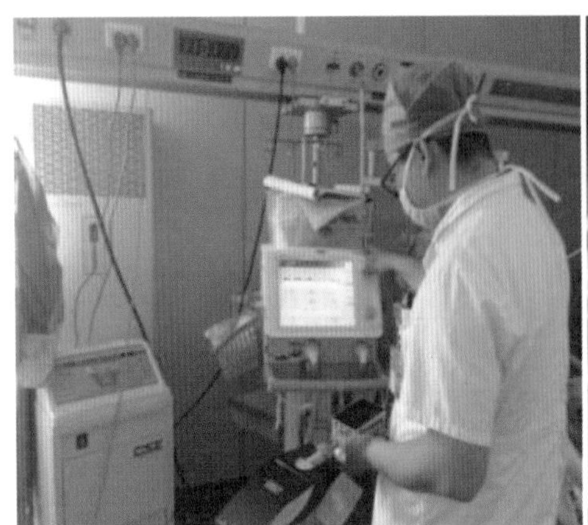
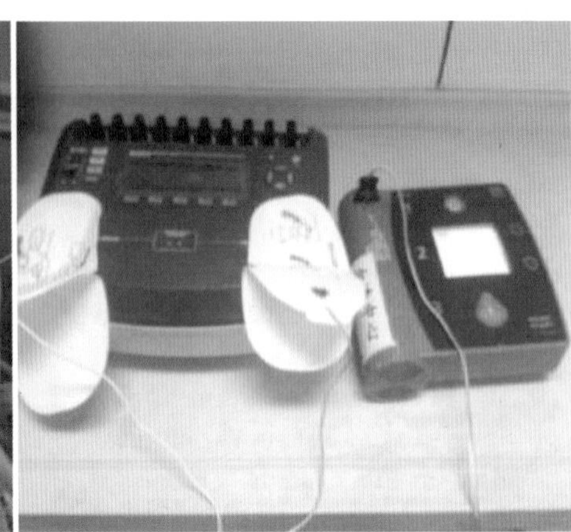

图4 工程师质控呼吸机、除颤仪

3）设备故障应急维修响应

春节期间,苏州市立医院北区磁共振突然发生故障,厂家工程师无法及时到达现场,医学工程部工程师现场按照厂家工程师的在线指导,逐一排查故障,确认后厂家立即发出相关配件,在最短时间内完成设备修复,保证临床工作的正常运行。其实在医院工程师的背后,有各个部门在不分昼夜地协调配合,都是为了人民群众的健康在努力付出。临床科室看到不畏病毒的工程师忙碌的身影,对设备的正常运行更加充满了信心。详见图5工程师加班加点维修。

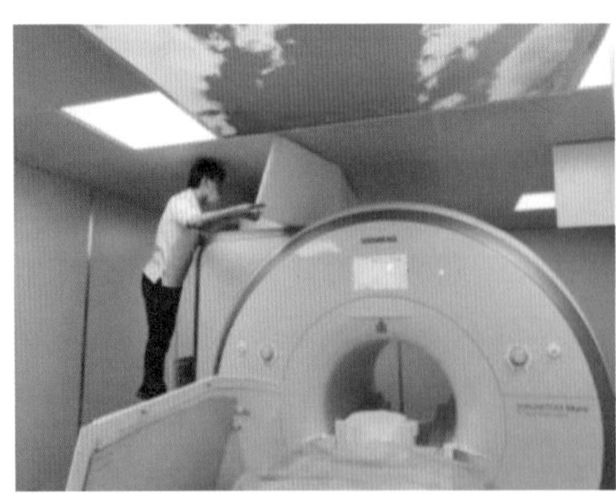

图5 工程师加班加点维修

4）医用气体的保障

疫情期间,氧气作为生命的保障气体,需求越来越多,手术室、重症监护室终端气体使用安全显得尤为重要。医学工程部的工程师积极投入气体保障工作中去,主动检查重点区域吊塔的氧气、负压管路等,确保病人氧气的使用安全。同时,对医用负压泵机房加强维护频次，严格按照《医用气体工程技术规范》(GB 50751—2012)的要求对细菌过滤器及时进行更换，对废气的排放做技术处理等。

二、医学工程条线存在的不足

目前，抗击“新冠肺炎”取得了阶段性胜利，医学工程部竭力做好对临床各部门的物资保障及技术保障工作，通过这次抗疫使医学工程部和采购中心得到锻炼和发展，但同时也看到了医学工程条线存在的问题和不足。

1. 应急反应能力的不足

由于疫情的发生是突如其来的，这便考验了医学工程部和采购中心应急的反应能力，实际上对于突发重大事件的处理能力还有些欠缺。在疫情期间，某些医疗仪器设备出现故障或问题时，院内工程师无法自行维修。由于疫情的隔离需要，厂家既无法提供技术资料和配件，也无法上门来维修，造成了设备维修的困难等。疫情的初期，采购中心没有能够提前储备防疫物资，没有能够做到物资发放的精细化管理，这些都反映出医学工程条线的应急能力的欠缺。

2. 仪器、设备性能问题

1）测量体温的仪器在不同环境下误差较大

在抗疫期间，为了降低感染的风险，医院以及公共场所采用了各种类型红外测温仪、额温枪进行体温的测量。此类设备对环境温度要求较高，冬天环境温度较低容易导致传感器失灵造成体温测不出的情况，并且由于测试的部位不一致，测前额、手心都有，而实际上这些部位与正常体温是有差异的，对此并没有制订统一的标准。

2）防护用品使用性能等问题

为了防止医护人员被感染，进入隔离区要采取严格的防护措施。但防护服普遍透气性差，穿戴也比较烦琐、防护眼镜长时间佩戴会起雾，这些缺陷大大降低了医护人员舒适感。

3. 问题的处理办法

1）加强应急管理的培训及演练

医学工程部及采购中心应组织开展有关的应急管理培训、定期举办应急演练，使所有相关人员都熟悉应急管理流程。明确应急医疗设备调配流程，做到急而有序、权责分明。

2）提升应急调配能力、建立多方协同的紧急调配机制

医学工程部及采购中心应制定相应的应急医疗物资清单，尤其是历次公共卫生事件中

都需要的医疗设备,比如呼吸机、空气消毒机、CRRT 和 ECMO 等设备,在医院接下来的年度采购与配置中有意识地增加比重,平时分布在各临床科室使用,应及时统一协调调配使用,各临床科室相互配合。对于一些较贵重或者大型医疗设备,需要与国内的生产企业或者供应商保持良好的合作关系,一旦危机事件发生,能够第一时间支持医院。

此外,对于一些医疗防护用品增加备货比重,比如平时预留一个月备货量改为两个月,其中对于高值的消耗品做好重点跟踪,及时在有效期前消耗掉或者跟生产企业或供应商完成替换等。

3）加强对应急设备的巡检与质控

在面对突发重大事件时,时间显得极为重要。医学工程部日常应加强对应急设备如呼吸机、除颤仪等设备的巡检与质控,保障当紧急情况来临之际,所有应急设备均处于正常可用的状态。

4）加强对强检等设备物资进行必要的检测

由于新冠肺炎主要临床表现之一是发热,因此要求对进入医院各类人员进行体温检测,测温设备尤为重要。为了测量更为精准,除了按期定检之外,应加强日常院内的质量检测。另外要防止人为地造成温度不准确等问题,比如将额温计放在温度较低的场所导致传感器失灵,有如对于额头温度较低的人群不能测量头部而是要测其手腕处等。此外,对于口罩、防护服、消毒液等防控用品以及疫情期间所需的设备应严把进货质量关,做到三查一对(即查验医疗器械注册证、经营许可证或生产许可证和卫生许可证三证、对货物进行合格证核对)防止不合格产品进入医院,保障产品的质量就是在保护医护人员和病人的安危。

5）提升医学工程部技术水平

在疫情期间,因厂家或者医院的工程师被隔离等因素无法提供技术支持,一部分医疗设备维修进度缓慢,所以应进一步提升各级各类工程师的自身维修水平,多参与一些专业的培训,多了解设备的原理,做到一专多才,应急状态下能随时顶上去。

三、结语

通过这次的抗疫,发现了一些工作中的不足。医学工程部将在今后的工作中进一步提高对加强公共卫生建设重大意义的认识,提升应对突发事件的能力,不断完善公共卫生突发事件的应急机制,加强对应急事件的敏锐度、对应急事件处理的相关培训,提升设备质量控制水平,增强对临床的技术支持,在应急状态下能够保障医疗安全。

（撰稿:李如宁）

疫情下医院污水处理站运维管理

——东南大学附属中大医院

一、概述

2020新年伊始，一种传染性极强的新型冠状病毒肆无忌惮地侵蚀人体的肺部，威胁无辜的生命。这次突发公共卫生事件正在挑战我国的应急能力。1月底，举国开展新冠病毒疫情阻击战，封城、隔离随之而来。国家迅速出台了一系列政策措施，助理全国打赢疫情防控阻击战。

医院作为疫情控制和防护的第一线，医院的疫情防护工作就变得尤为重要。污水处理站作为医院的一个重要的单元，对污水处理的好坏，对病毒病菌的杀灭是关键。

二、疫情下的管理规定

1. 生态环境的管理规定

鉴于新冠病毒存在粪口传播的风险，生态环境部于2020年2月1日出台《关于做好新型冠状病毒感染的肺炎疫情医疗污水和城镇污水监管工作的通知》(环办水体函〔2020〕52号)，进一步加强医疗污水和城镇污水监管工作，防止新冠病毒通过污水传播扩散(图1)。污水处理作为保障社会正常运转的基础性公共服务，在消减污染和净化环境方面发挥着举足轻重的作用。

名称	关于做好新型冠状病毒感染的肺炎疫情医疗污水和城镇污水监管工作的通知		
索引号	000014672/2020-00131	分类	水生态环境管理
发布机关	生态环境部办公厅	生成日期	2020-02-01
文号	环办水体函[2020]52号	主题词	

图1　环办水体函〔2020〕52号

2. 针对传染病疫情医疗污水应急处理技术规范

针对新冠肺炎疫情，江苏省紧急出台了《针对传染病疫情医疗污水应急处理技术规范》(DB 32/T 3765—2020)，从工艺、消毒技术、药剂配置、废气收集和处理、人员暴露风险防范等方面作出了相关要求，其中对消毒技术和人员暴露风险防范作出了明确的要求。

3. 消毒技术

含氯消毒剂消毒。消毒接触池水力停留时间不小于 1.5 小时，参考有效氯投加量不小于 50 毫克/升，且游离余氯量不小于 6.5 毫克/升。

若确因场地有限，消毒接触时间小于 1.5 小时，应增加有效氯投加量和游离余氯量。接触时间为 1 小时，参考有效氯投加量为 80 毫克/升，游离余氯量不小于 10 毫克/升。若接触时间不足 1 小时，投氯量与游离余氯还应适当增大。

污水经处理后排至地表水体时，应采取脱氯措施，总余氯应小于 0.5 毫克/升。参照技术规范如图 2 所示。

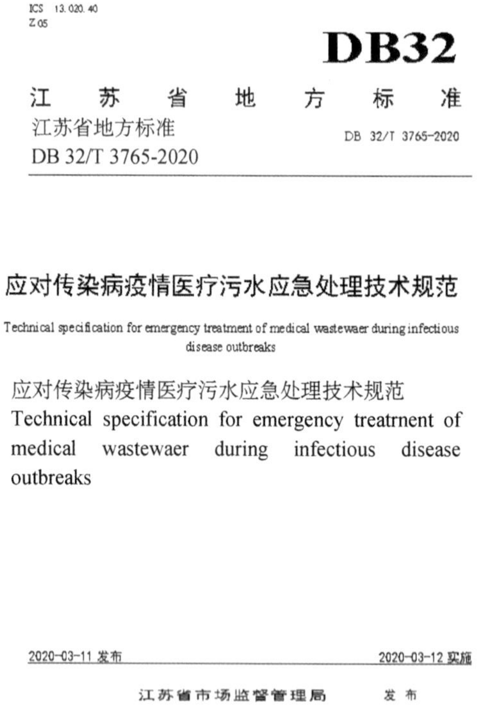

ICS 13.020.40
Z 05

DB32

江 苏 省 地 方 标 准

江苏省地方标准
DB 32/T 3765-2020

DB 32/T 3765-2020

应对传染病疫情医疗污水应急处理技术规范

Technical specification for emergency treatment of medical wastewaer during infectious disease outbreaks

应对传染病疫情医疗污水应急处理技术规范
Technical specification for emergency treatrnent of medical wastewaer during infectious disease outbreaks

2020-03-11 发布 2020-03-12 实施

江苏省市场监督管理局 发布

图 2 相关技术规范

4. 人员暴露风险防范

(1) 工作人员应避免与污水直接接触，到污水池、曝气池、机房附近作业时应佩戴防水手套、护目镜、面罩和安全帽，返回后立刻洗手洗脸，从病原体暴露高风险区域返回时还应全身清洁。

(2) 在病原体暴露高风险区域作业时，工作人员应提升自身的防护措施，须佩戴符合 N95/KN95 及以上标准的医用外科口罩、防水手套、防护靴、护目镜和面罩，必要时配备防护服、防水服等。

(3) 充分利用在线监测设备，减少到污水池附近作业的时间。

(4) 工作前防护要求如下：

- 准备好医用外科口罩、丁腈等材质防水手套、工作服、护目镜及安全帽等防护用品，做好体温检测和记录。
- 作业区应配备有消毒用品。
- 办公文具不混用。

(5) 工作中防护要求如下：

• 应避免在开放式设施附近停留。

• 使用工具检修、操作时，使用前后对工具进行清洁消毒，避免被污水直接污染。

• 当需要与污水直接接触时，须内层佩戴丁腈手套，外层佩戴厚橡胶手套，检修结束后立即洗手。

• 进入泵房、风机室等机房内时，应保持足够的通风。

(6) 工作结束后防护要求如下：

• 测量体温，并做好记录，脱下防护用具后放到单独的收集位置内。

• 口罩等一次性防护用具单独收集，重复使用的防护用品必须做消毒处理并风干后才可再次使用。

三、疫情下的污水处理站管理制度

1. 污水处理人员岗位责任制度

(1) 贯彻执行国家有关部门的环境保护方针、政策。

(2) 污水站管理人员必须认真学习、熟悉污水处理工艺。

(3) 遵守院规院纪，坚守工作岗位，发生故障立即上报，检修超过半天应向环保部门汇报，并必须立即组织抢修。

(4) 污水站管理人员必须严格按照处理工艺处理，不得擅自改变处理工艺。

(5) 污水站管理人员必须如实每天每班记好运转记录。

(6) 污水站负责人必须每月向主管部门汇报本月的污水处理情况，并及时了解站内的生产计划。

(7) 污水站管理人员当班时，必须同时做好污水处理站及周围环境的卫生清洁工作，对前后下水道各种阻塞杂物必须及时清理，保证下水道通畅。

(8) 文明处理废水，严禁废水直排，确保达标排放。

(9) 认真接受环保部门的检查与监测。

2. 污水处理交接班制度

(1) 接班人必须提前 10 分钟到岗，做好各项准备工作，与交班人共同现场全面巡视一次。

(2) 交接班时应做到三交清：交清水质、水量及排泥情况；交清记录表及具体工作内容；交清安全设施、工具设备情况。如发现未完成当班工作量应由交班人主动说明原因，并尽量补做完成或取得接班人同意后才能下班,重大问题应及时向主管部门汇报。

(3) 接班人员未到,交班人员不准下班,并应及时汇报于主管领导,待有人接班后方可离开;如两人共同当班,则应等接班人员到齐后,方可交班。

(4) 接班人员有不明确的地方,应向交班人询问清楚;如遇情况,该工作由交班人负责,接班人协助进行处理。

3. 污水处理站运行管理制度

(1) 污水处理站及其附属设施、设备属军用房地产,分管领导要高度重视,劳方部门归口管理,保证设施、设备状态良好,正常安全运转,不得以任何理由擅自拆除或闲置。

(2) 营房部门要认真贯彻执行有关环境保护政策法规,每周不少于 2 次现场检查污水处理站运转情况,建立健全污水处理站值班、安全管理等制度,制定应急措施,适时组织训练。

(3) 污水处理站设专门操作人员,具体负责维护管理操作人员必须经培训合格后上岗,能够长期安心工作。

(4) 按有关规定,做好污水处理工作,保证来水 100%处理,出水达标率 99%,不对环境造成二次污染。污水处理站运行有完善的值班记录、水质检测报告。

(5) 根据污水处理站的工艺特点,制定处理设施、设备操作规程、维护保养方法、水质检测工作细则、常见基本故障排除方法,并认真抓好落实。

(6) 积极主动配合上级环境保护部门的检查和指导,营房部门每月向上级营房部门报告污水处理站运转情况。

(7) 对认真执行本制度、在工作中做出突出成绩的单位和个人,根据有关规定给予奖励。对违反本制度,造成环境污染或安全事故的,要追究责任,情节严重的,给予行政处理。

4. 安全生产管理制度

(1) 设立二级安全管理体系:一级由主管领导负责污水站的安全生产;二级由污水站管理员根据第一级管理要求落实实施安全生产工作。

(2) 安全管理目标纳入班组、部门正常工作内容,定期检查考核。

(3) 安全管理工作贯彻“安全第一,预防为主”的方针,在切实保障职工安全与健康的前提下,组织开展生产活动。

(4) 各级安全人员要不断提高自身及员工的安全意识和安全技术素质,定期组织安全学习,定期开展岗位安全操作与技能训练,定期进行自检、互检、专检。

(5) 各岗位人员必须经安全技术培训,考核合格后方可上岗。

(6) 各岗位人员必须熟悉本岗位设施、设备的运行要求及技术规范和指标,严格执行本岗位操作规程。

（7）严禁非岗位人员启闭与控制机器设备。

（8）各种设备维修时，必须切断电源，并在开关处悬挂维修标牌后方可修理，必要时设专人看守。

（9）清理机电设备及周围环境卫生时，严禁擦拭设备运行部位，同时不得有冲洗水溅到电缆头和电机带电部位及润滑部位。

（10）雨天或冰雪天气，操作人员在格栅井调节池、水解池、好氧池、污泥池、沉淀池及消毒池等敞口构筑物上巡视或操作时，应有防滑措施。

5. 消毒泄漏应急管理制度

1）应急处理原则

（1）应急救援时，应贯彻以人为本的原则。

（2）救援人员必须采取可靠的安全防护措施后方可进入现场。

（3）险情排除后对现场进行认真检查，防止遗漏，再次造成事故。

2）应急处理方法

（1）泄漏处理。

迅速撤离泄漏污染区人员至安全区，并进行隔离，严格限制出入。建议应急处理人员戴防毒面具，并穿防酸碱工作服。不要直接接触泄漏物，尽可能切断泄漏源。小量泄漏用沙土、蛭石或其他惰性材料吸收。大量泄漏：挖坑收容，用泡沫覆盖，降低蒸汽灾害。用泵转移至槽车或专用收集器内，回收或运到废物处理场所处置。

（2）急救措施。

皮肤接触：脱去污染的衣服，用大量流动清水冲洗。

眼睛接触：提起眼睑，用流动清水或生理盐水冲洗，就医。

吸入：迅速脱离现场至空气新鲜处，保持呼吸道畅通；如呼吸困难，立刻给予输氧；如呼吸停止，立即进行人工呼吸，就医。

食入：饮足量温水，催吐就医。

（3）灭火方法：采用雾状水、二氧化碳、沙土灭火。

四、疫情下的污水处理站运营管理工作

1. 污水处理站日常管理工作

（1）污水站设备操作管理；日常水质取样检测、设备运行状况、水质数据、处理水量等记录。

(2) 定期清掏栅渣、污泥,严格按医疗固废物要求处置并登记。

(3) 负责污水处理设备的维修、保养工作,做好维修保养记录,确保设备正常运行。

(4) 负责消毒药剂的进货、存储、使用并设立台账。

(5) 接受医院、环保、疾控和水务等部门的监督管理。

2. 运行管理人员防护

在污水处理过程中,许多未密封的处理设施表面会产生水汽,形成气凝胶,而气凝胶也可以成为病原微生物包括病毒、细菌的寄生场所。如防护措施不够,在巡视、检查、取样、检测等过程中,一线工作人员被感染的概率比常人大。

(1) 工作人员每日体温检测不少于 2 次,同时做好记录并上报每日健康状况。

(2) 尽量避免直接接触污水,如工作需要,须佩戴一次性手套、口罩后方可进行相关操作。

(3) 污泥脱水过程中,为避免污水飞溅接触人体,须佩戴面罩或护目镜,加强个人防护工作。

(4) 站内工艺及设备巡检过程中,须全程佩戴口罩、一次性手套、面罩等防护用具。

(5) 污水采样结束后,须及时对用具和仪器进行消毒。样品采集后需要密封,然后使用酒精对样品容器表面进行消毒,最后进行二次密封。

(6) 充分利用和发挥在线监测设备功能,减少污水池附近和机房作业的时间和频次。

3. 日常防护用具使用和相关说明

1) 一次性圆帽

预防感染性物质和微生物沾染到员工的头发上造成污染。主要用于取样和化验人员。

2) 一次口罩

预防经空气、飞沫传播的疾病,防止存在传染性可能的物质溅入口腔或鼻腔。适用于所有在岗人员。

3) 防护面罩

预防液体或固体污染物质溅入眼睛、面部皮肤。主要用于取样和化验人员。

4) 一次性防护手套

预防病原体和污染物通过手传播疾病和污染环境。适用于所有在岗人员。

5) 一次性防护服

隔离工作人员与外界环境病菌及污染物之间的感染途径,适用于化验岗位人员及巡检人员。

6) 一次性防护鞋

预防鞋袜收到外界污染,根据实际情况进行佩戴使用。

如图 3 所示。

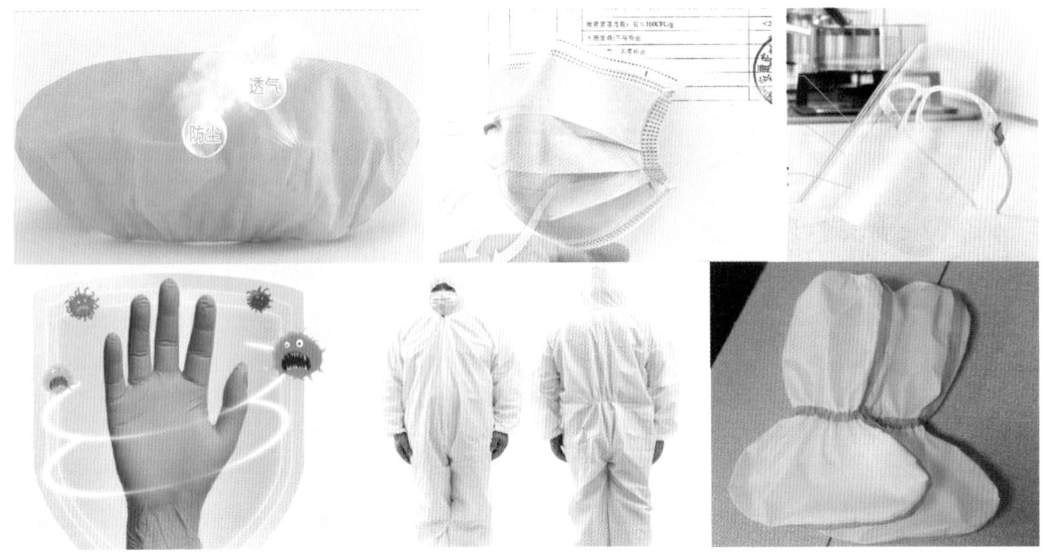

图 3　各种防护用品

4. 生产区域消毒

对所有可能接触污水、污泥的生产区域，清扫完毕后，须使用有效氯浓度为 1 000～2 000毫克/升的含氯消毒剂溶液进行喷洒消毒，每日上午、下午至少各消毒一次，保证生产区域环境卫生。

5. 清淤、固废处理

1）栅渣清理

栅渣一般有机械处理与人工处理两种处理途径。机械处理能耗较高，渣量少量时可以考虑人工清理。

2）池体清淤

污泥在贮泥池中进行消毒，贮泥池有效容积应不小于处理系统 24 小时产泥量，且不宜小于 1.3 米。贮泥池内需采取搅拌措施，以利于污泥加药消毒。应尽量避免进行与人体接触的污泥脱水处理，尽可能采用离心脱水装置。疫情期间应尽量避免处理，如若必要，操作人员应穿着防护服、佩戴口罩和防护手套，防止接触设备运行中喷溅的污水或污泥。

3）污泥消毒

投加石灰、漂白粉或单过硫酸氢钾复合粉作为消毒剂进行消毒。

石灰投量每升污泥约为15克,使污泥pH达11～12,充分搅拌均匀后保持接触30～60分钟,并存放7天以上。

漂白粉投加量约为泥量的10%～15%。

有条件的地区可采用紫外线辐照消毒。

单过硫酸氢钾复合粉的投加量约为泥量的5%～10%。

4) 污泥脱水

降低污泥含水率,脱水过程必须考虑密封和气体处理。要加强污水处理站废气、污泥排放的控制和管理,防止病原体在不同介质中转移。污泥脱水宜采用离心脱水机。离心分离前的污泥调质一般采用有机或无机药剂进行化学调质。脱水后的污泥应密闭封装、运输。

5) 污泥外运

污泥根据生态环境部颁布的危险废物分类,属于危险废物的范畴,必须按医疗废物处理要求进行集中处置,做好医疗废物的暂存、转运和最终安全处置。在收集、压滤、清运和储存等过程中强化遮挡、防扬散措施,并对污泥装卸场所、运输车辆等进行消毒冲洗。

6. 设备的维修和保养

1) 医疗机构污水处理主要设备

(1) 生化处理系统

①水泵;②曝气机;③填料;④曝气系统;⑤沉淀布水系统。

(2) 消毒系统

①消毒加药设备;②贮罐(防腐);③化药类设备(储罐,搅拌机);④计量泵。

(3) 污泥干化系统

①污泥泵;②调泥罐;③搅拌机;④混凝加药装置;⑤叠螺机(或压滤机)。

(4) 废气处理系统

①收集管网;②风机;③废气处理净化设备;④高排管道。

(5) 电控系统

①动力柜(双电源);②配电柜(接触器,热保);③PLC柜(程序控制口,继电器);④仪表柜(液位仪表、压力表、溶氧仪、流量计、pH计、余氯仪)。

2) 维修前的消毒工作

(1) 对地面设备的消毒

地上设备每日进行一次75%酒精非接触性喷洒消毒或1 000毫克/升有效氯消毒液擦拭,不可直接对用电设备进行酒精喷洒消毒,以防出现爆燃情况,可在设备周边进行少量喷洒。使用含酒精消毒剂需明确可使用设备,如有高温设备等不可使用酒精类消毒液。

（2）对设备间的消毒

对设备间地面、办公桌椅、墙体等部位每日进行日常清洁和消毒操作，使用1 000毫克/升有效氯含量消毒液。所有消毒类工作需如实记录，明确时间点、消毒剂浓度和成分、消毒次数等信息。

（3）对地下设备的消毒

地下（池内）设备在疫情期间内如非必要，不建议经常性检修。如必须维修，维修人员须穿着防护服、佩戴口罩和防护手套，防止接触设备喷溅的污水或污泥，同时设备提出后必须经过1 000毫克/升有效氯含量消毒液喷洒1小时后方可进行下一步操作。

3）日常维修保养工作

（1）例行保养

例行保养的主要项目是依据本岗位技术操作规程做好设备仪器的清洁、润滑、防腐、紧固和调整等工作。

每次例行保养是指：操作人员在开机前、使用中、停机后，按规定进行的验查和保养。

（2）定期保养

设备仪器在使用过程中按规定间隔期进行保养，保养项目、内容程度可定级别按设备维修保养手册或使用说明书实施。

（3）润滑管理

设备仪器在规定运行时间内进行清洗、加油、换油的润滑工作，要保证清洗质量，润滑器具保持洁净，润滑油（脂）添加正确合理。对于因缺油造成的设备损坏，作为设备事故处理。

（4）定检修理

根据设备仪器运转台时、技术状况，编制设备的大、中修计划，经有关技术人员审定、主管经理批准后，按计划完成维修。

每月对设备仪器保养、修理计划执行情况进行检查，要求被检查修理的设备外观清洁、无油垢、无黄袍、无锈蚀，无跑、冒、滴、漏，油路畅通。

7. 监控管理

1）日常监察管理

（1）污水处理站工作日常管理。

（2）污水处理设备设施的运行检测。

（3）设备场地管理和清扫卫生检测。

（4）污水处理水质水量的检测。

（5）污水处理站安全运行的管理。

2）污染源在线监测

（1）自动监控设备的相关仪器应选用经国家环境保护总局指定的环境监测仪器产品。

（2）自动监测设备应安装在符合环境保护规范要求的排污口。

（3）自动监控设备与监控中心稳定联网。

（4）建立自动监控系统运行、使用、管理制度。

3）水质检测

（1）进水水质监测

以进水在线自动检测仪为主，密切关注在线进水水质数据，如有异常，及时对比仪表并进行化验室化验检测。由于疫情公共场所大量使用消毒药剂，污水处理站需密切监控消毒剂使用情况是否会对污水处理站生化系统造成影响。

（2）污泥浓度检测

减少生化池污泥浓度的化验检测频次，密切关注在线污泥浓度，提高生物池污泥浓度，增加微生物数量以提升生化效果。如有异常，及时对比仪表并化验检测。

（3）出水水质检测

以出水在线自动检测仪为主，减少人工取样化验频次，同时密切关注在线出水水质数据，确保出水达标排放。

4）检测内容及相关要求

每日6次以上水质自检，环保监测4次/年（或第三方）；感控检测（粪大肠菌群）12次/年；并做好每日台账记录。

按照《医疗机构水污染物排放标准》（GB 18466—2005）对外排污水中余氯、余活性氧、出水粪大肠菌群等各项指标开展检测和评价，采用自行监测结合委托第三方专业公司监测共同进行。疫情期间定点医疗机构需每日进行外排水质消毒加密监测。加强电子检测仪表维护、校准，保证仪器设备准确性，发挥电子化监测手段功能，控制人工巡查、监测次数，减少人员接触污水。

五、应急措施

1. 火灾应急措施

（1）火灾发生后现场人员应先用湿毛巾捂住口鼻抢救被火围困人员。

（2）把被浓烟窒息昏迷者背到空气新鲜畅通处，托起患者的下颌，使病人的头向后仰，猛压病人上腹部来畅通气道。有必要时，抢救者用手捏闭病人的鼻孔，然后吸足气进行口对口人工呼吸。

(3) 事故发生后现场人员应立即拨打 119 火警电话，详细说明事故地点、燃烧物资、严重程度及本部门的电话号码，并派人到路口接应。

(4) 应用现场当时能够获得的灭火器具，根据火势火情采取相应的扑救措施，控制火势蔓延，减少财产损失。

- 冷却法，即将水或其他非易燃液体直接喷射到燃烧物上，以熄灭火焰或将水喷到附近未燃烧的可燃物上，使可燃物免受火焰热力的威胁，避免燃烧。
- 隔绝空气法，即用干粉灭火器或湿棉被等难燃物覆盖，在燃烧表面隔绝空气，以将火熄灭。

2. 触电应急措施

(1) 现场人员应首先迅速拉闸断电，尽可能立即切断总电源(关闭电路)，亦可用现场得到的干燥木棒或绳子等非导电体移开电线或电器。

(2) 将伤员立即脱离危险地方，组织人员进行抢救。

(3) 若发现触电者呼吸或呼吸心跳均停止，则将伤员仰卧在平地上或平板上立即进行人工呼吸或同时进行体外心脏按压。

(4) 立即拨打 120 急救中心与医院取得联系(医院在附近的直接送往医院)，应详细说明事故地点、严重程度，并派人到路口接应。

3. 消毒剂泄漏应急措施

(1) 及时关闭泄漏发生器，关闭进料口和出料口，同时确保备用发生器使用正常，使水质正常消毒，不造成二次污染。

(2) 打开消毒间所有门窗，使空气流通，将散于空气中的腐蚀性气体充分挥发，不对人体造成伤害。

(3) 用大量清水对泄漏部位进行冲洗。

(4) 检查设备及连接管道，查明泄漏原因。

(5) 电话联系相关维修人员进行维修，并向领导汇报相关情况。

4. 暴雨应急措施

(1) 设立防汛专用器具，保证应急器材可靠有效，即所有器材须通电试运转。

(2) 当调节池水位超高时，值班人员要打开预备潜水泵，降低水位到警戒水位以下。

(3) 切换控制柜挡位，将控制柜的“自动”挡位切换至“手动”挡位。

(4) 启动备用水泵排水，制止污水的继续外溢。

(5) 立即检查无水泵处理单元(沉淀池、氧化池、污泥池、部分污水站的调节池)的进出水管是否畅通,有无异物阻塞,并进行管道疏通。

(6)若情况严重,应打开污水站应急排水阀门,进行紧急排水。

(7)通知设备提供公司派出的抢修人员对故障设备进行维修,并采取进一步补救措施。

(撰稿:朱敏生)

后勤保障服务抗「疫」纪实

——苏州大学附属第一医院

2020年的春节，在这个本该阖家团圆的日子，一场史无前例，传播速度惊人的新冠肺炎疫情席卷了整个中国。严峻的形势牵动着每一个国人的心，习近平总书记指出，生命重于泰山，要把人民群众的生命安全和身体健康放在第一位。苏州大学附属第一医院（以下简称苏大附一院）作为苏州发热门诊收治定点医院，人员密集且流动性大，阻断疫情传播面临严峻挑战，但苏大附一院人毫不退缩，做到守"土"有责、守"土"担责、守"土"尽责。

疫情就是命令，防控就是责任。广大医护人员在第一线冲锋陷阵，不畏艰险，不顾生死，与病毒做斗争。后勤服务中心作为"第一线"最强有力的保障，我们责无旁贷，我们奋勇向前，投身到在这场没有硝烟的战"疫"中。

一、凝心聚力抓改造

为响应苏州市卫健委等的要求，进一步严防汹涌的疫情，需要迅速建成规范的医院预检分诊、发热门诊等隔离区域。此时正值春节前夕，改造面临建材物资短缺、人员不足等困难。后勤服务中心迎难而上，紧急组织协调各家施工单位、积极筹集施工所需材料，争分夺秒，连夜奋战，仅在一天内就完成总院的发热门诊施工改造工作。并积极配合门急诊部，完成门急诊预检分诊等隔离改造工作。同时，克服春节期间物业人员少的困难，分别增加了8名物业人员到两院区发热门诊、传染科病区工作，为疫情防控筑牢坚实防线。

打铁还需自身硬。战"疫"进行时，要保证各种设备设施完善、功能正常。为此，后勤服务中心积极响应各科室，在一周内，分别完成了十梓街院区传染科门诊、病房、放射科和真空水泵改造等任务，根据科室需求，在一周内还完成了两院区口腔科门诊改造，为后续的医疗服务提供基础条件。如图1所示。

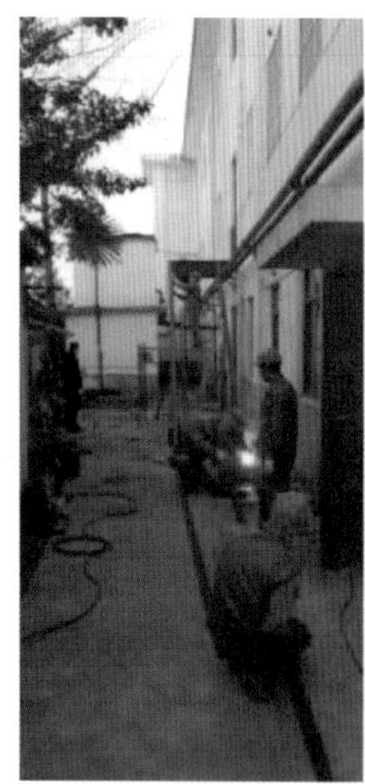
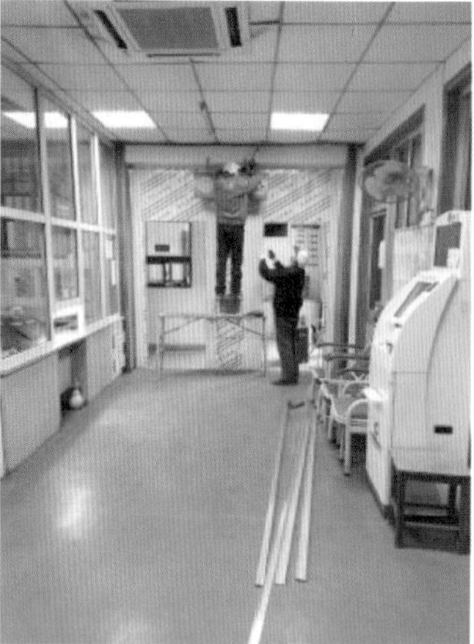
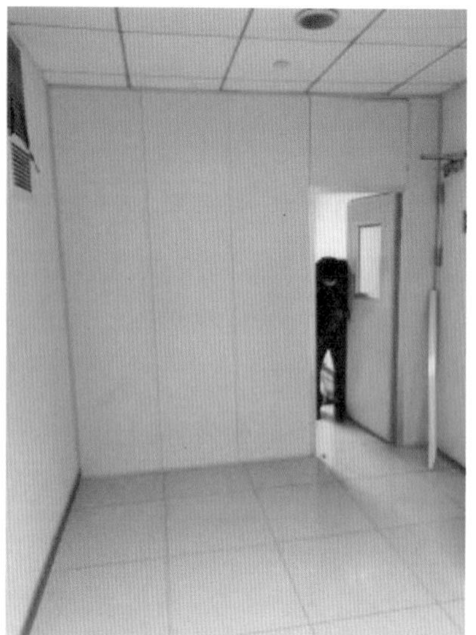
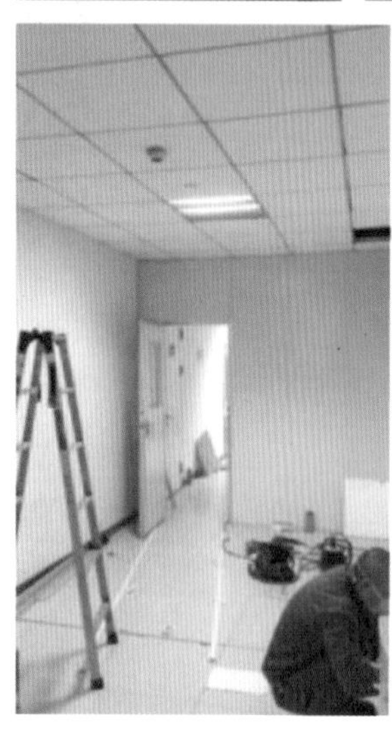
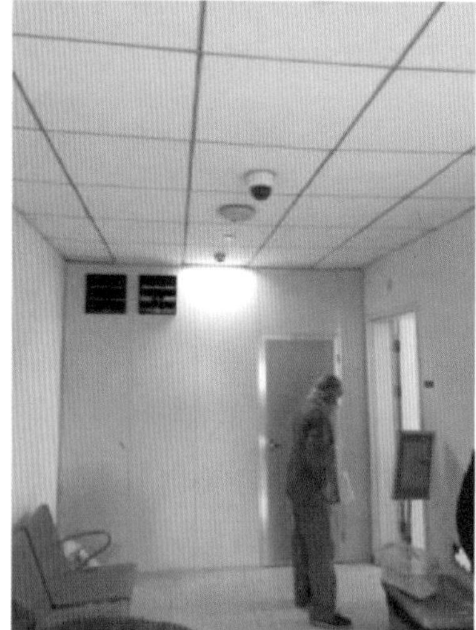
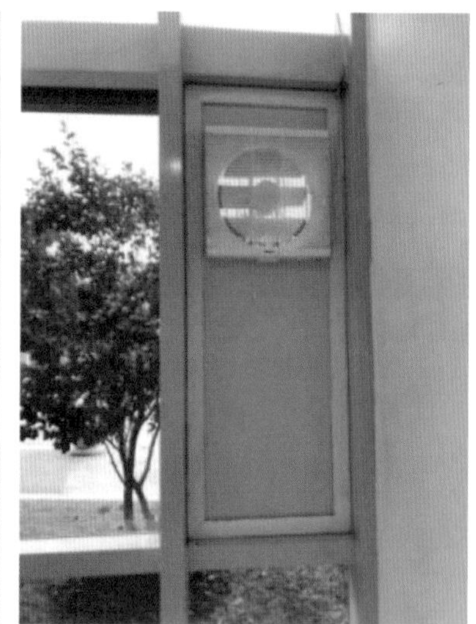

图 1　院区改造

二、物资保障及时供

为配合临床打好新冠肺炎疫情防控阻击战，后勤服务中心积极筹备各种应急物资，包括配备家具、垃圾桶、喷雾器、各种被服、隔离衣和电话等应急物资。

1 月底，在疫情最凶险的时刻，苏大附一院分批派出医护人员驰援湖北。他们奋不顾身，英勇向前，到最危险的地方也是人民最需要的地方去。为保障最前线医护人员物资供应，后勤在接到上级指令后，先后于 1 月 27 日、2 月 2 日、2 月 9 日、2 月 16 日为驰援湖北的医护人员准备后勤物资。特别是在防控最吃紧的春节假期，后勤服务中心领导及同事放弃休息，及时、快速、有效为疫情防控做一点事，尽一份力。

践行初心显担当。源于内心的一份责任，守护医院职工生命安全和身体健康。在医疗防疫物资极其紧缺的情况下，后勤服务中心积极迎战疫情，为临床制作简易防护面罩，已制作发放近 2 100 个，尽自己所能为医院职工多提供一份防护和保障，为他们带去一份安心，更好地投入一线战役中。如图 2 所示。

第一线(14)
60x80cm的镜子行不，行的话
总院那边有1块
好的
@将军
好
明天我去新院拿，顺便拿礼仪柱
@唐兆芳 科室，品名，数量
老院急诊，洗碗海绵，50个@
谢敏

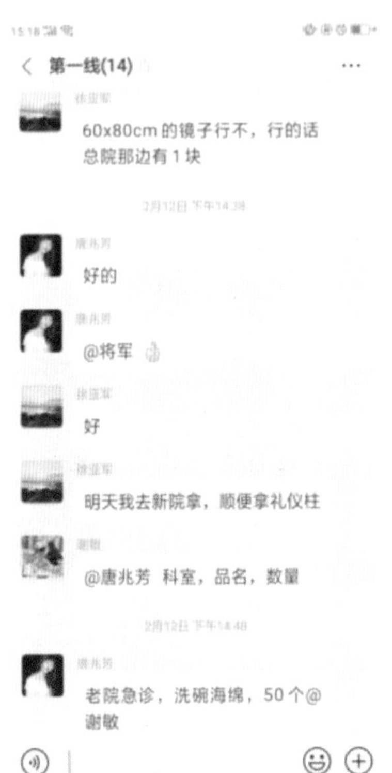

后勤物资（用于 2 名医护人员驰援湖北）

序号	物资	单位	人均数量	总数
1	方便面	包	15	30
2	饼干	包	12	24
3	电炖锅	个	1	2
4	折叠伞	把	1	2
5	榨菜	包	5	10
6	荧光笔	只	1	2
7	筒纸	提	1	2
8	牙膏	只	1	2
9	牙刷	只	2	4
10	洗发水	瓶	1	2
11	沐浴露	瓶	1	2
12	香皂	个	6	12
13	垃圾袋	卷	1	2
14	28 寸拉杆箱	个	1	2

后勤物资（用于 7 名医护人员驰援湖北）

序号	物资	单位	人均数量	总数
1	方便面	包	5	35
2	饼干	包	5	35
3	电炖锅	个	1	7
4	折叠伞	把	1	7
5	榨菜	包	5	35
6	荧光笔	只	1	7
7	筒纸	提	1	7
8	牙膏	只	1	7
9	牙刷	只	1	7
10	洗发水	瓶	1	7
11	沐浴露	瓶	1	7
12	香皂	个	6	42
13	垃圾袋	卷	2	14
14	鞋套	包	5	35

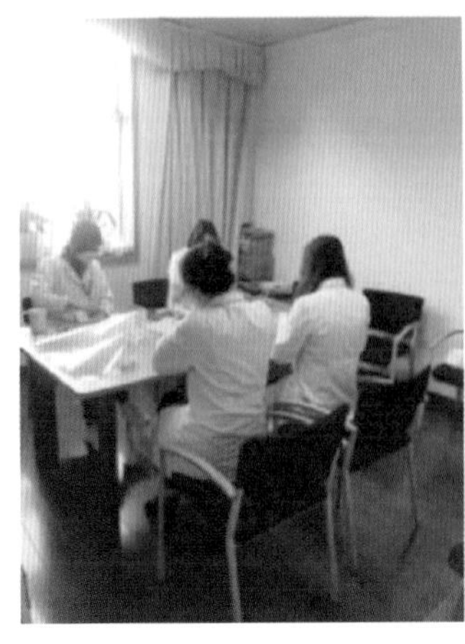

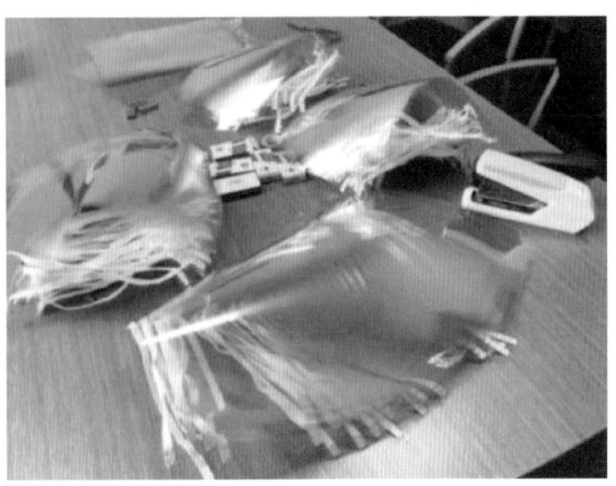

图 2　为医护人员采集、制作抗疫物资

三、不畏风险转运送

疫情防控期间，面临被感染的风险，后勤物业人员在接到指令后，严格遵循医院防控的要求，按流程转运发热门诊病人、转运核酸检测样本，做到专人专职。

疫情期间对核酸标本转运过程采取全程监管，杜绝转运人员职业暴露而对全院的感染防控工作造成影响。后勤与医务处、检验科制订了核酸检测标本转运箱清洁消毒流程及相关人员防护规范要求，运送人员人人参与学习并培训考核合格后上岗，规范使用标本转运箱，落实转运员工个人防护第三人监督制度，及时对标本箱全面消毒、完善交接手续等。如图 3 所示。

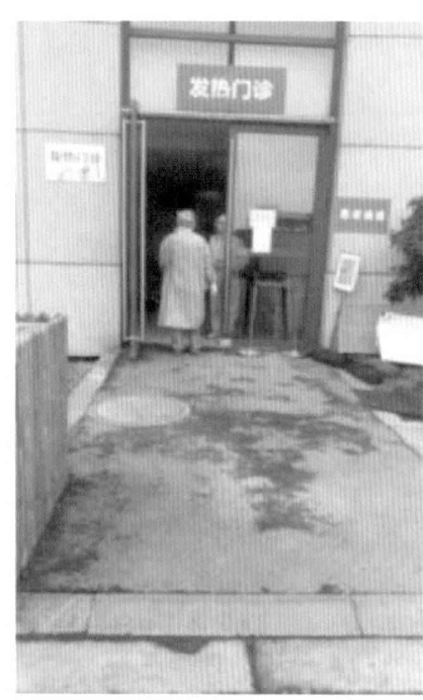

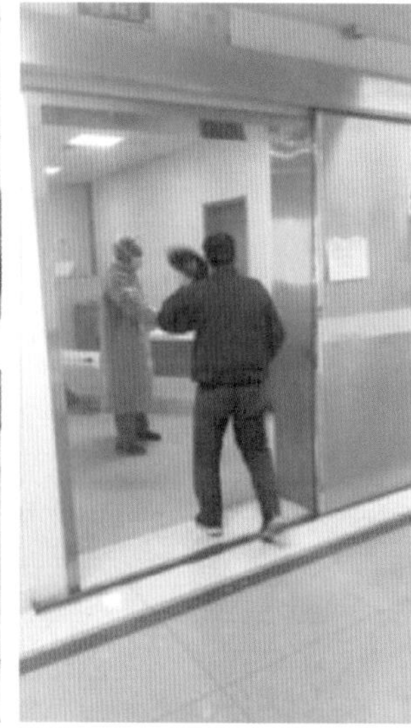
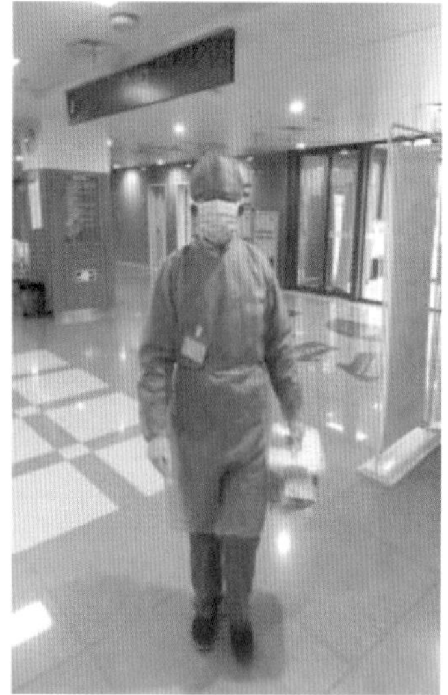

图 3　核酸标本转运

疫情前期，根据苏州市疾控中心等部门统一部署，全院的核酸检测样本先后送至疾控中心、第五人民医院进行检测。在此期间，后勤物业人员共计协助送检 1 200 余套。随着疫情防控常态化，苏大附一院两个院区均设置了核酸采样点，十梓街院区设置核酸检测点，总院每月送至十梓街院区的核酸检测标本约为 12 000 支。

四、空调通风严防控

为积极应对疫情，后勤服务中心根据《新型冠状病毒感染的肺炎防控方案》《公共场所集中空调通风系统卫生规范》(WS 394—2012)及《公共场所集中空调通风系统清洗消毒规范》(WST 396—2012)的要求,结合医院实际情况,梳理医院各功能区空调通风系统类型,制定了疫情期间空调通风系统运行管理方案。具体如下。

①集中医学观察场所(发热门诊、急诊接诊、隔离或观察病房及相关公共区域的通道等区域)的集中空调通风系统关闭,并保持每日开窗通风;②其他门诊区域、住院区域:切断与可能有疫情发生的高危区域相通的送、排风管道,杜绝通过空调通风管道扩散可能被污染的空气。新风系统全天运行,并确保新风直接取自室外清洁、无污染源空气。疫情期间适当降低室内舒适需求,尽量关闭室内空调,若必须打开,尽量开窗或开门运行;③关闭医院内所有大门风幕,保持与室外空气的流通;④卫生间、设备间等区域的排风系统正常开启并保持全天连续运行,最大限度地提高通风换气能力。必要时设置紫外线消毒灯等临时消毒设施,对区域进行消毒处理。定期检查排水管道水封、卫生间地漏及空调机组排水管等U形管,缺水时及时补水,并做好消毒处理,避免不同楼层之间空气的掺混。⑤后勤服务中心将定期对所有空调通风系统进行清洗消毒工作。

表1为本院1楼新风启停情况(示例)。

表1 新风启停情况(1楼)

<table>
<tr><th>楼层</th><th>机组</th><th>启停情况</th><th>备注</th><th>位置</th></tr>
<tr><td rowspan="10">1F</td><td>D区吊式空调1</td><td>开启</td><td rowspan="2">风口在北面</td><td rowspan="2">DSA</td></tr>
<tr><td>D区组合空调1</td><td>开启</td></tr>
<tr><td>D区立式处理机</td><td>关闭</td><td>有回风</td><td>观光电梯旁</td></tr>
<tr><td>C区吊式空调2</td><td>关闭</td><td>风口在北面
由药房操作</td><td>中心药房</td></tr>
<tr><td>C区吊式空调3</td><td>开启</td><td>风口在东面</td><td rowspan="2">门诊药房</td></tr>
<tr><td>C区吊式空调4</td><td>开启</td><td>风口在东面</td></tr>
<tr><td>B区空气处理机2</td><td>关闭</td><td>有回风</td><td>门诊大厅(医疗街西)</td></tr>
<tr><td>B区卧式处理机</td><td>开启</td><td>风口在南面</td><td>骨科</td></tr>
<tr><td>A区立式空调1</td><td>开启</td><td>风口在南面</td><td>急诊南</td></tr>
<tr><td>A区立式处理机2</td><td>关闭</td><td>有回风</td><td>急诊北(医疗街东)</td></tr>
</table>

中央空调清洗与消毒:根据《空调通风系统运行管理标准》(GB 50365—2019)、《公共场所集中空调通风系统卫生规范》(WS 394—2012)及《公共场所集中空调通风系统清洗消毒规范》(WST 396—2012)的规定进行日常的清洗消毒工作。每月对整个空调通风系统清洗消毒一次,每周清洗消毒过滤网、过滤器、送风口和回风口一次。确保空气过滤器、表面式冷却器、加湿器、加热器、凝结水盘等易集聚灰尘和滋生细菌的部件已清洗和消毒,空气过

滤器已清洗或更换。检查空调末端风口是否积尘、有无霉斑,并组织开展清洗、消毒工作。如图 4 所示。

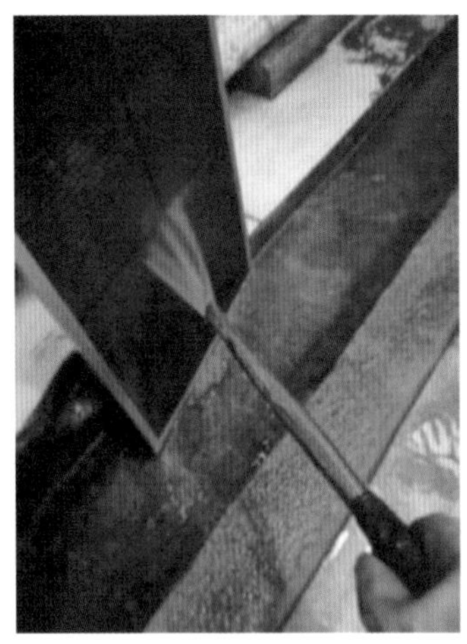
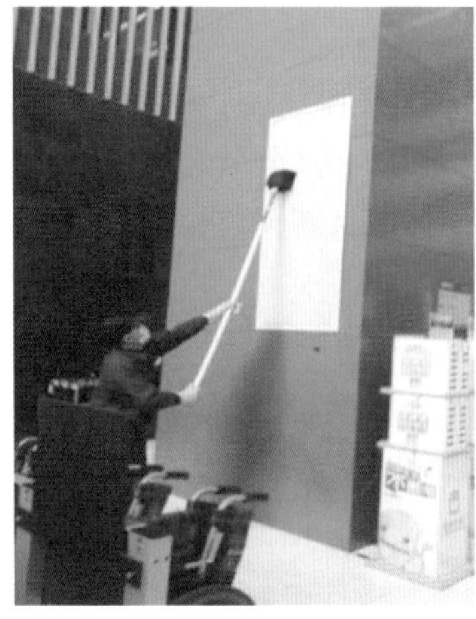
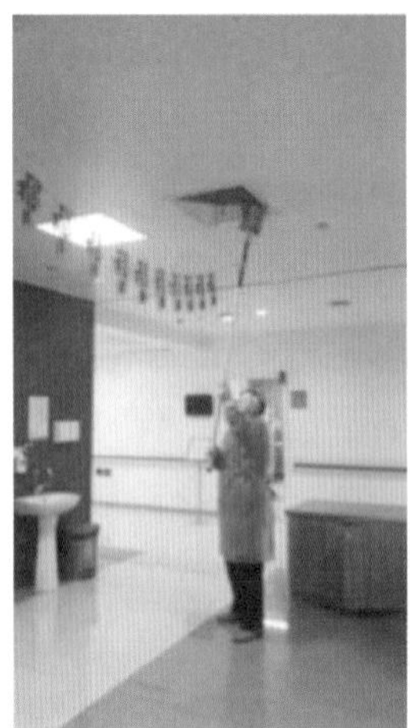

图 4　空调通风系统清洗、消毒

机组常规维护保养:集中空调通风系统、设备良好的工作状态是其安全、经济运行的基础,也是延长其使用寿命、保障冷暖正常供应的前提,因此针对机组做好各项维护保养工作是集中空调通风系统、设备保持良好运行状态的重要条件之一。后勤服务中心按照机组维保的要求对空调机组、风机盘管、管道及风口等进行常规保养,疫情期间更是不可松懈。图 5 为物业工程部人员对新风机组进行保养。

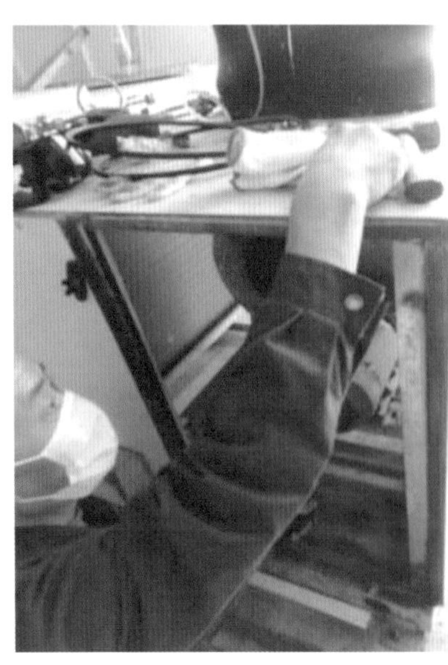
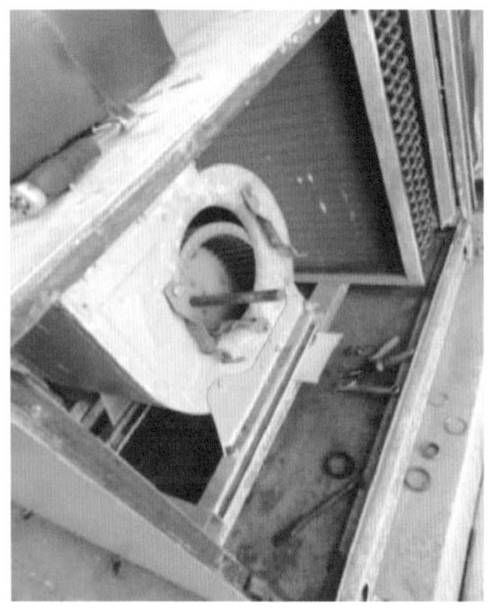

图 5　对新风机组进行保养

五、公共消毒不马虎

为了将可能感染的风险降至最低，后勤配合院感的要求，对全院公共区域进行消毒，特别针对发热门诊、急诊预检分诊、电梯及空调通风口等重点部位增加消毒频次，遏制病毒的蔓延。

电梯消毒：后勤服务中心对苏大附一院各个区域的电梯进行每日四次消毒，包括按键、把手、整个轿厢区域等，同时登记记录（图 6）。电梯属于封闭空间，运行时劝诫乘梯人员戴好口罩；加密消毒次数，使用 75%酒精或含氯消毒液对电梯进行消毒，如遇明显咳嗽、打喷嚏的患者或不佩戴口罩的患者乘梯后，即时消毒后再运行。

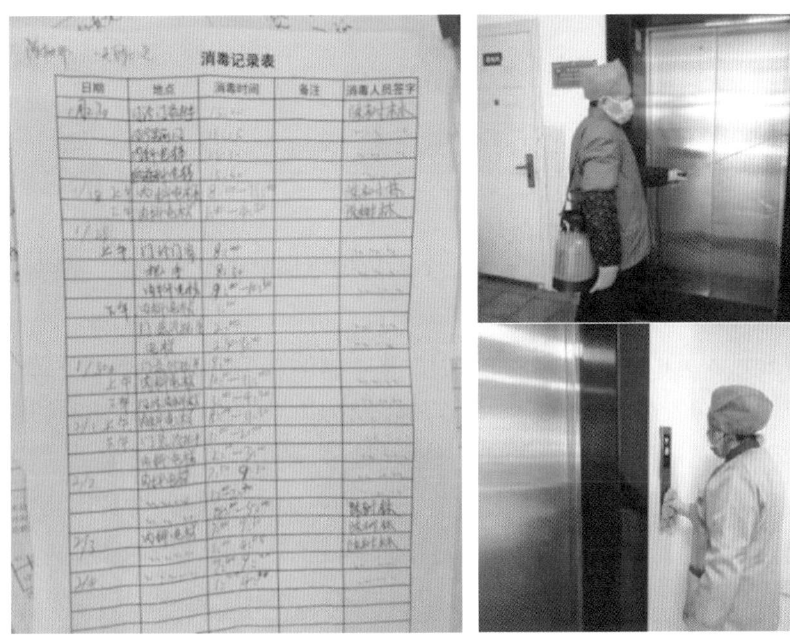
消毒记录表

日期	地点	消毒时间	备注	消毒人员签字

图 6　电梯消毒和消毒记录

公共区域消毒：后勤保洁人员在保证日常清洁工作的同时，每天二次对管辖的工作区域（住院部、门诊科室和医院外围）进行消毒。

生活区、清洁区、半污染区和污染区严格按照流程进行保洁、消毒工作。从生活区到污染区，每日 3 次消毒，生活区、清洁区用 500 毫克/升的含氯消毒液由上到下、由内到外、由洁到污依次擦拭，操作结束，实施手卫生。进入污染区，首先准备好物品，实施手卫生，戴帽子、外科口罩、护目镜，穿隔离衣、戴乳胶手套。

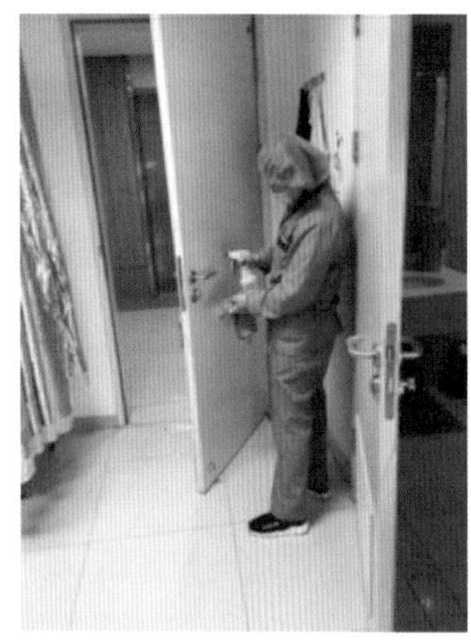
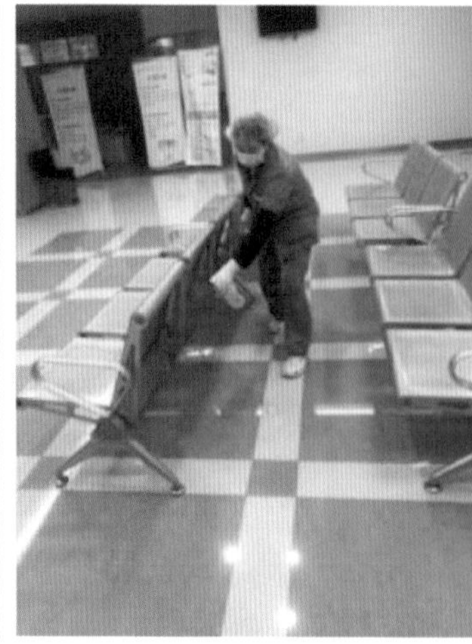
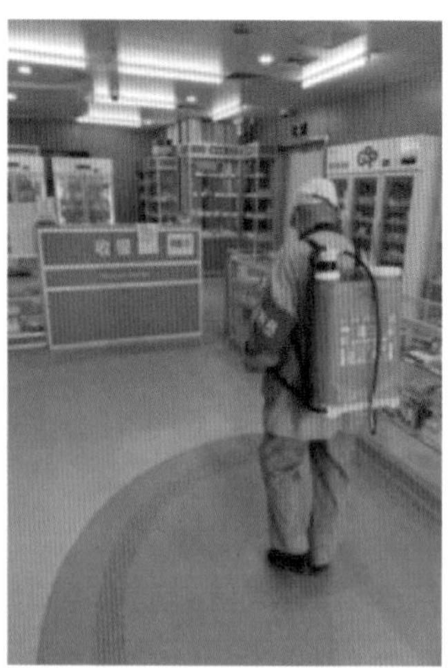

图7　不同区域严格按照流程进行保洁、消毒

六、防护培训不松懈

后勤物业人员众多,疫情期间对员工强化个人防护培训显得至关重要。根据不同岗位和科室,分别邀请医院感染管理的老师对外包人员进行培训,

(1) 对一般外包人员培训按含氯消毒液的配比正确配置消毒水,掌握七步洗手法(内、外、夹、弓、大、立、腕),知晓在医院环境下工作所涉及的传播途径,包括经水、食物传播、血液、空气飞沫传播和消化道传播,直接或间接接触传播等,强化做好个人预防。

(2) 对在院区内工作的人员进行个人防护培训,如正确佩戴口罩、防护用品穿脱规范,特殊科室按照特殊要求进行单独培训。首先检查防护口罩外包装(在有效期内且无破损);一手托住防护口罩(有鼻夹的一面向外、向上,识别口罩内、外面),必须将口罩罩住鼻、口及下巴,紧贴面部;防止鼻夹附近及四周漏气,检查口罩佩戴后的气密性。正确摘除口罩的流程;工作人员穿脱防护用品流程。

疫情期间,全员各种类型的感染控制的措施培训达 30 多次,运送人员规范化操作培训 12 次左右,消毒隔离及个人防护培训 20 多次,消毒用品使用的培训 12 多次,发热门诊、核算检测点特殊专业培训 15 次。对全院外包人员日常采取定期及不定期抽查,尤其是个人防护穿戴不规范、洗手不规范、运送感控不到位和戴手套按电梯等现象,力争做到全员知晓院感要求,杜绝院内感染发生。如图 8 所示。

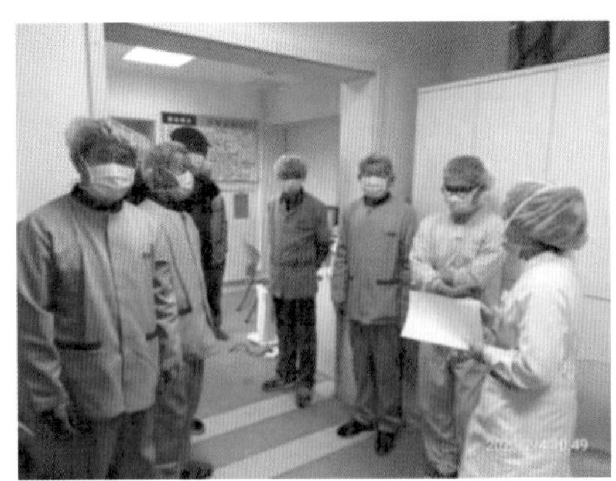
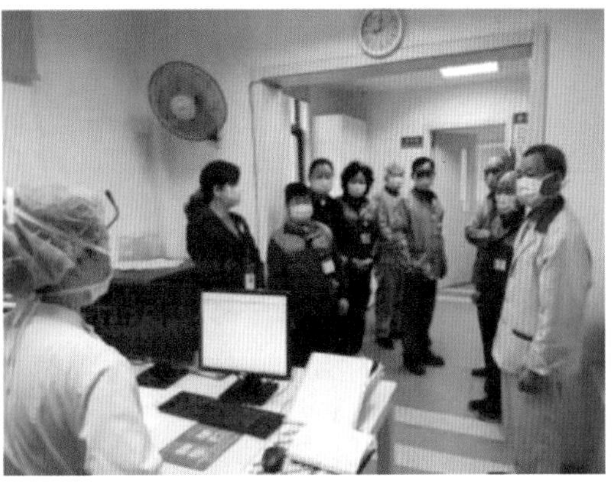

图 8　防护培训

七、医疗废物合规化处置

按照省生态环境厅、省卫生健康委联合发布的《新型冠状病毒感染相关医疗废物收集贮存运输处置技术指南》(苏环办〔2020〕32 号)的要求,对感染相关医疗废物进行规范处置。

医疗废物采用双层包装,包装物密闭、防渗,严禁挤压,防止收集转运途中的破损,包装物及周转医疗垃圾桶上均贴好红色的"高度感染性废物"的标识。指定每日定时定点、专人专线收集医疗废物。医疗废物贮存不得超过 24 小时,在产生的当日进行外运处置。专区贮存不得与其他医疗废物和生活垃圾混合存放,贮存区域设置了"高度感染性废物"的标识,每天对运送工具、贮存地用(含氯消毒液浓度为 1 000 毫克/升)消毒。每次收集、出库必须双签字,严格把关。同时,定期对医废处理场所实施消毒工作,包括紫外线消毒和人工消毒。此外,为了防止患者随意丢弃口罩造成二次污染,在院区各个楼层均设置了废弃口罩专用垃圾桶,最大限度保证院区的环境安全(图 9)。

八、外包监管力度强

根据《苏州市关于加强新型冠状病毒感染的肺炎疫情防控工作的通告(第 6 号)》文件精神,加强物业监管,掌握人员动态、做好物业职工的培训工作,落实好职业技能相关培训,包括生产安全、个人防护等内容。同时,按照医院新冠肺炎工作领导小组的规定,复工或新招人员上岗前,需要提供体温监测、苏城码、苏康码、14 天轨迹查询和社区证明等内容(留底以便溯源),经后勤严格审核后,满足要求方可上岗。

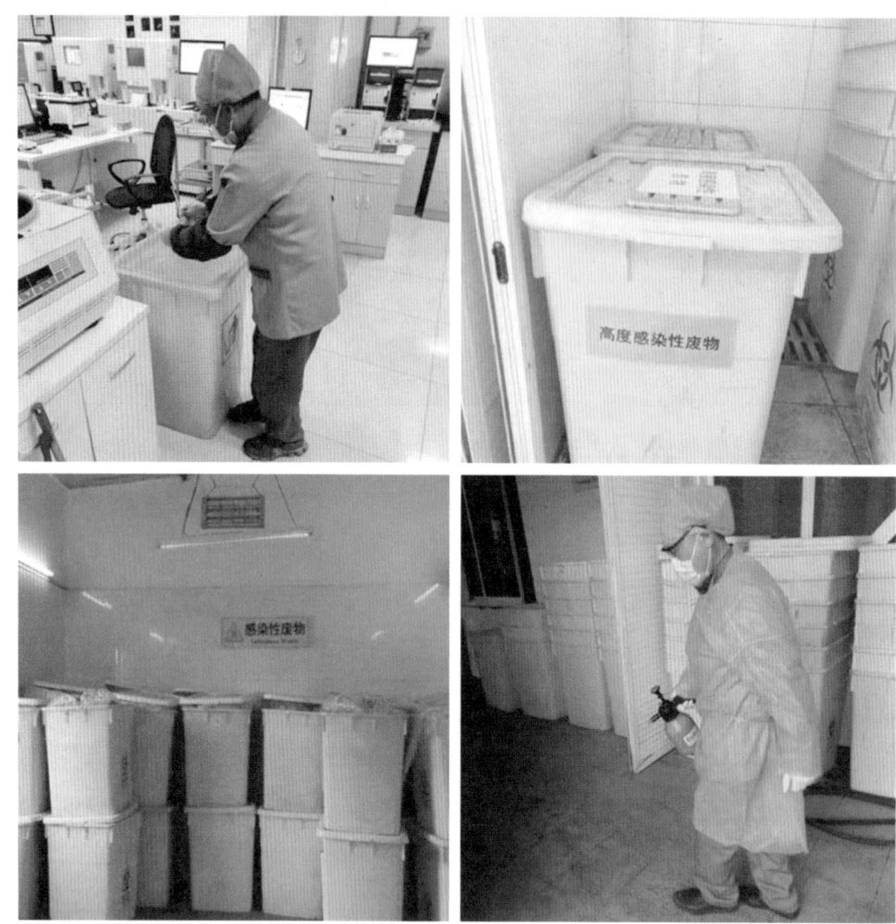

图 9　医疗废物规范处置

制定外包人员疫情期间监测的相关要求及做好异常人员上报流程：①每天各公司需及时对员工准确监测体温状况，发现异常人员及时将异常信息提交上报后勤联系人，物业公司项目经理作为异常人员跟踪责任人。②体温异常人员如有相关流行病学史到发热门诊就诊；无流行病学史到其他科室就诊。相关诊疗事项结果由跟踪责任人及时拍照上报给后勤联系人。③所有体温异常人员不得带病工作，无须住院治疗的应居家休息。④相同工作区域同时发现 3 人及以上发热的，必须立即汇报后勤及医院感染管理处。⑤每日各公司根据监测情况填写日报表，每位员工需签字确认，日报表留存各公司保存备查，日报表汇总信息于每日早上 8 点前提交后勤联系人，后勤人员应每个月核查表格。

对服务外包人员做好宣教工作，疫情期间不参加聚会、不走亲访友等。注意自身身体状况，如有发热、咳嗽等症状必须及时就医或隔离。做好员工的情绪管理，既要高度重视也不能恐慌，坚信通过全社会的共同努力，一定可以战胜疫情。

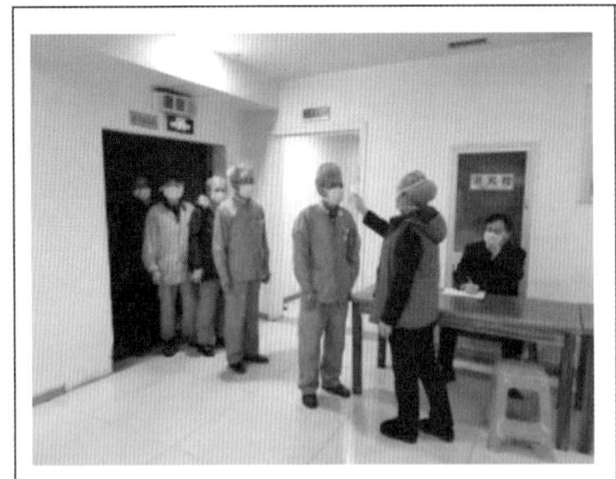

疫情防控日报表

日期：2020.2.6

序号	姓名	体温	近期有无发热咳嗽	近两周内，有无湖北、浙江温州等疫情重点地区停留、旅行、居住史	近两周内，有无接触过来自或经过湖北、浙江温州等疫情重点地区人员	身边有无新型冠状病毒感染的肺炎疑似，确诊病人，或有多名人员出现发热咳嗽等症状的	岗位	签名
1	丁卫玲	36.1	无	无	无	无	13区	
2	张国超	36.4	无	无	无	无	33区	
3	张国能	36.8	无	无	无	无	7区	
4	钱秀凤	36.3	无	无	无	无	7区	
5	吴秋香	36.7	无	无	无	无	6区	
6	沈福官	36.7	无	无	无	无	58区	
7	周家妹	36.5	无	无	无	无	58区	
8	段荣英	36.4	无	无	无	无	58区	
9	唐兰英	37	无	无	无	无	5区	
10	周仕生	36.4	无	无	无	无	5区	
11	徐守海	36.5	无	无	无	无	5区	
12	严定梅	36.7	无	无	无	无	5区	
13	吴祥松	36.6	无	无	无	无	33区	
14	王秀梅	36.9	无	无	无	无	11区	
15	李雪兰	36.6	无	无	无	无	11区	

图 10　每日监测体温并填写日报表

九、加强疫情期间污水处理

苏大附一院为接收新型冠状病毒感染的肺炎患者或疑似患者诊疗的定点医疗机构，所产生的污水作为传染病医疗机构污水进行管控，根据《关于做好新型冠状病毒感染的肺炎疫情医疗污水和城镇污水监管工作的通知》（环办水体函〔2020〕52 号），消毒接触池的接触时间≥1.5 小时，余氯量大于 6.5 毫克/升（以游离氯计），粪大肠菌群数＜100 个/升。

污水处理站在原有工作基础上增加巡查及水质检测频率，并根据出水口余氯及时调整次氯酸钠消毒剂加药量，强化杀菌消毒，消毒接触池接触时间在 1.5～3 小时，并每 4 小时检测一次余氯（以游离氯计），检测结果在 6.5～10 毫克/升。不定期环保局、排水处及第三方进行水质检测并提供水质报告，各项指标达到《医疗机构水污染物排放标准》（GB 18466—2005）的相关要求。

十、食堂服务更规范

为了确保医院餐饮服务保障工作有序，全面地配合好疫情防控期间的工作程序和节奏，后勤服务中心食堂特别制定了一系列措施，强化服务意识，完善服务程序，严控服务环节，确保万无一失。

①对每个进入餐厅的人员进行分流体温检测，严禁有呼吸道症状及腹泻的职工进入；入口处提供自动免洗消毒液，并在入门明显处设立相关提示牌，安排专人于入口处进行排查。②疫情前期，禁止堂食，提供打包盒，将餐食打包带回；单独用餐，防止人员聚集；后期

逐步开放堂食,在食堂就餐最多两人一桌,两人一桌时,必须交叉就座,禁止面对面。③严格遵守食品安全有关制度规范,对餐厅所进原材料,如蔬菜类、水产类、肉类和米面油进行复查,规范加工流程。④职工如有发热、咳嗽、乏力等异常症状者不得上岗,确保餐厅工作人员身体状况良好。

截至目前,我国疫情防控取得了有效成果,但境外疫情依然严重,国内个别省市零星出现聚集病例,因此严防境外输入,严防疫情反弹任务依然艰巨。疫情当前,后勤在先。病毒不散,我们不退!后勤员工站好岗、担好责,同心协力、全力以赴,以实际行动为打赢疫情防控阻击战贡献自己的力量。

(撰稿:贲能富　王国海　朱小洁)

浅谈新冠肺炎疫情防控的医院后勤保障工作

——盱眙县人民医院

盱眙县人民医院是一所集医疗、教研、预防、保健、康复和医养为一体的三级现代化综合医院，下设有临床科室、医技科室、行政后勤科室等。后勤管理科室主要包括总务科、保卫科、基建办和设备科等，在分管院长的领导下，各后勤科室各司其职、互相配合，积极主动为医护人员及患者提供优质后勤保障服务且秉持生命至上的工作原则，始终坚持不懈地为医院未来的创新发展艰苦奋斗。新冠病毒疫情防控期间，各后勤科室的工作人员坚守在防控工作的第一线，始终以新冠病毒疫情防控为工作重心，遵照从院部防控工作的部署，在新冠病毒抗疫中作出了应有的贡献。

一、新冠病毒新冠病毒疫情防控

1. 隔离病房改造

新冠病毒疫情初起之际，为防止其引发的肺炎疫情在本县域内暴发，院领导紧急组织各科室召开新冠病毒疫情防疫工作部署会议，就后勤管理工作进行部署。其中关于隔离病房的改造结合医院实际优势，因盱眙县人民医院感染科设立在单独一栋楼内，并且在楼宇设计和装修上考虑感染性疾病的特殊性，其通风、安防、隔离等基础性能较好，病房数、病床数、床单元的数量也相对充足，能够充分容纳新冠病毒疫情期间疑似症状人数。在新冠病毒疫情期间，感染科的病人数量较少，院领导研究决定将感染科的病人安排至普通住院楼顶层病区，并把感染科改造成隔离病房，且在一楼设立发热门诊。

在院区醒目位置挂贴发热门诊指向标，对有疑似症状者由预检分诊工作人员引领至发热门诊。医院内部迅速组织专业医疗队员入驻隔离病房，医疗队员的成员主要由感染科、呼吸内科、重症医学科、检验科、药材科和财务科等科室组成。根据院新冠病毒疫情防控工作领导小组的要求，各后勤科室积极参与隔离病房改造，保障隔离病房水、电、气安全使用以及应急防控物资的及时供应，加强发热门诊专用医疗废物通道管理，在感染楼四周拉隔离警戒线，安排安保人员 24 小时值守，重点区域重点监控确保新冠病毒疫情防控工作稳步进行。图1为一组后勤同事在隔离病房改造中的工作照，其中包括新风系统的清洗消毒、水电维修、病房整理等。

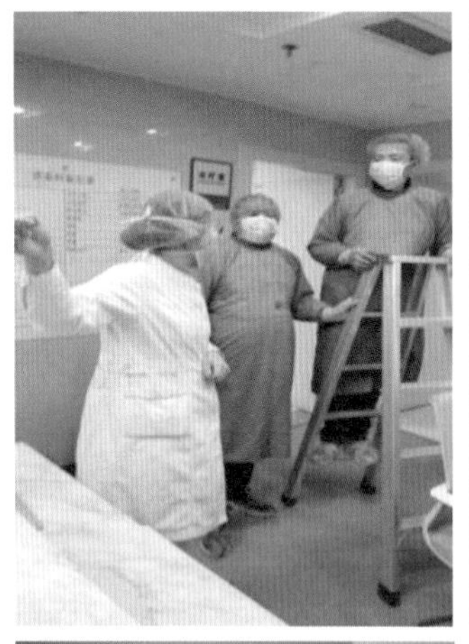
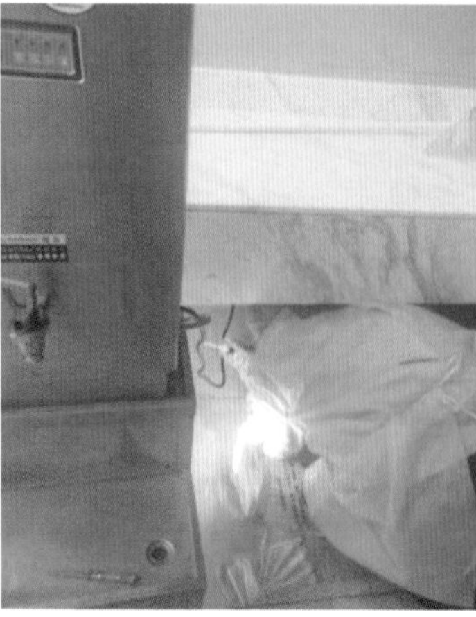
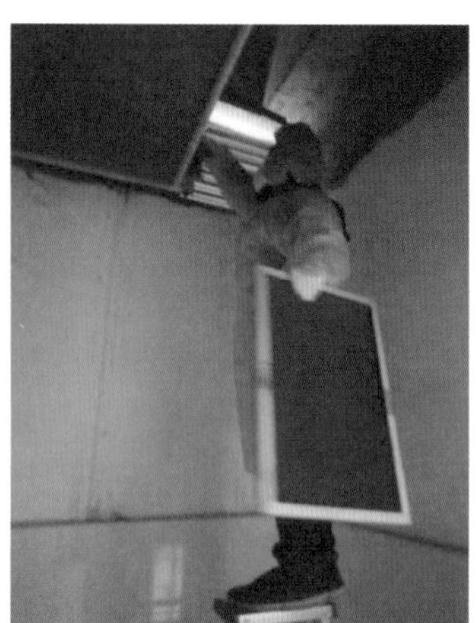
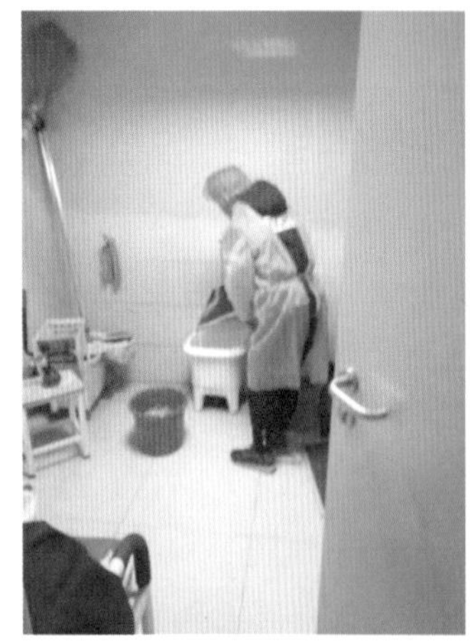
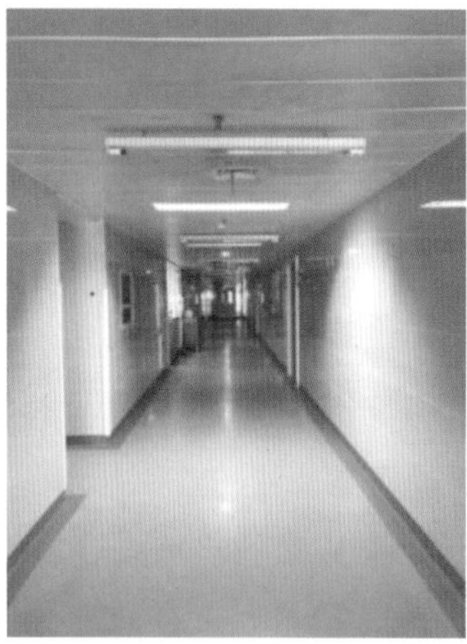
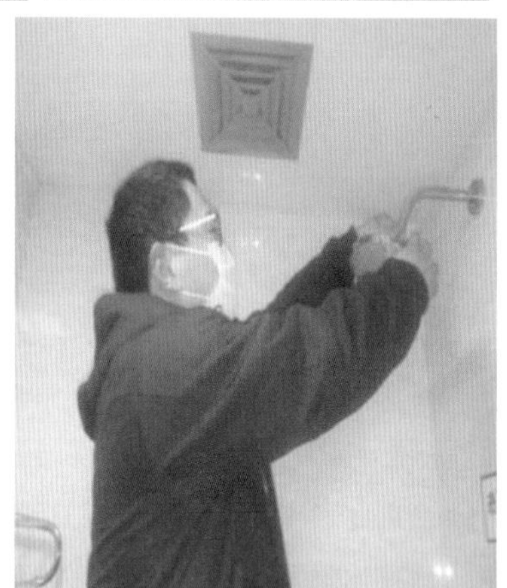
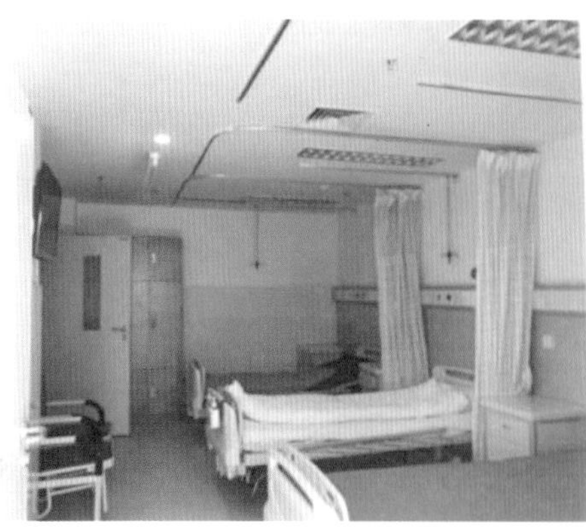
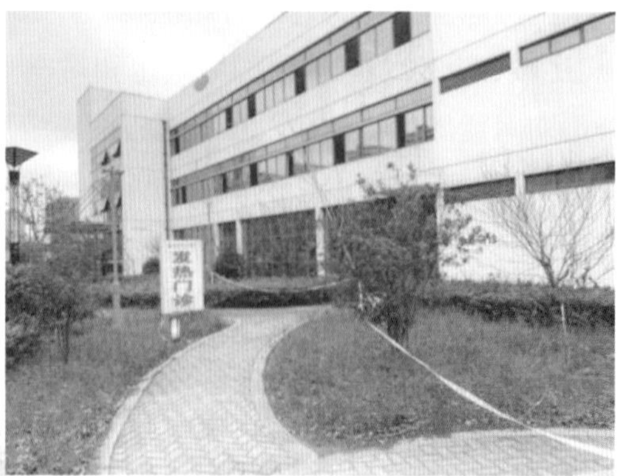

图1 隔离病房改造

2. 负压病房改造

为切实做好新型冠状病毒感染肺炎的新冠病毒疫情防控工作，确保我县新型冠状病毒感染肺炎人员能够得到有效收治工作，结合本院实际情况，经院领导班子研究决定对本院感染楼三楼的四间病房进行负压病房改造。

因新冠病毒疫情形势严峻，时间紧、任务重，本院紧锣密鼓的推进负压病房改造，选定招标代理、召开视频会议、图纸设计，并请省内院感专家把关等同步进行。分管领导组织后勤成员成立项目推进小组，研究上级规定，把关推进方案，明确推进思路，并为推进小组工作人员动员鼓劲，以高度的使命感、责任感完成这项政治任务。为安顿好施工队衣食住行，基建办做起保姆式的服务，从施工队人员信息核对、三餐定制、床单被褥，到施工原材料订购由基建办件件把关、样样督促。施工方正式进入本院负压病房施工场地后，医院第一时间为施工人员安排免费体检，岗前防疫培训。经过整整一个月沟通、加班，本院的负压病房不仅实现了从无到有的突破，而且还将在抗疫中起到关键作用。

本项目的顺利交付为本院做好新冠病毒感染的肺炎防控工作提供了硬件支撑，交付后，基建办将继续保持与维保单位对接，发现问题及时处理，确保负压病房发挥应有作用。负压病房改造工作，是对本院应急战斗力中后勤保障队伍的一次锤炼，过程中也发现了一些问题，下一步本院将加大培训力度，健全行政后勤人员医务知识培训，进一步提升本院整体防控能力。图 2 为负压病房改造后的景象。

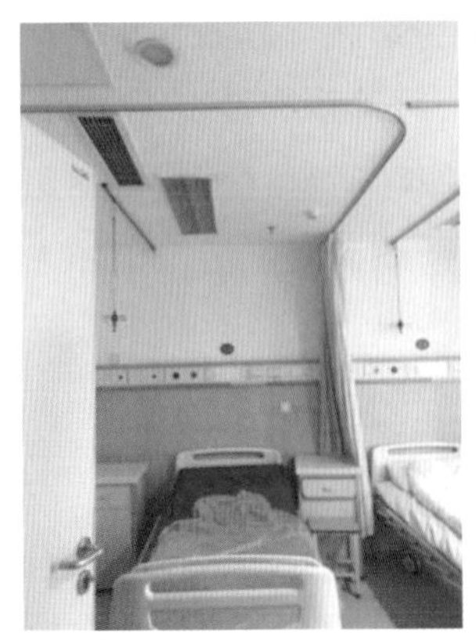
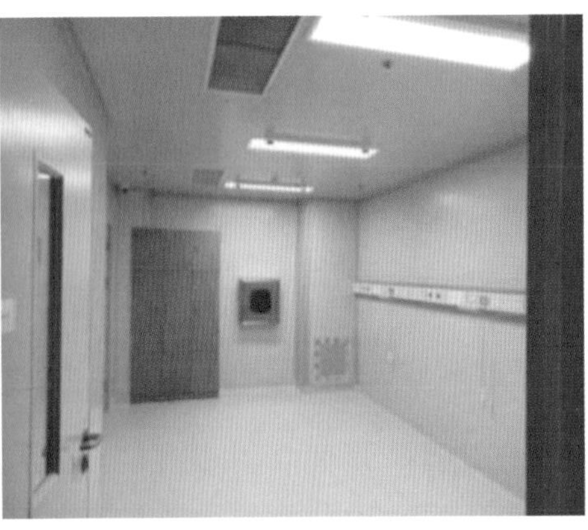
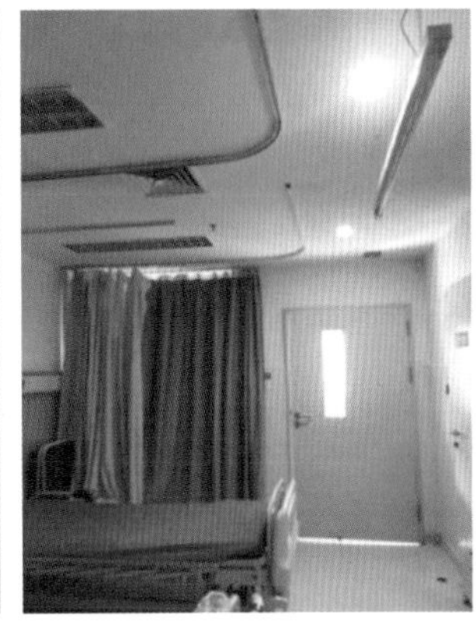

图 2　负压病房改造后

3. 新增预检分诊

根据院领导关于新冠病毒疫情防控预检分诊管理部署，将在医院大门入口处、门急诊入口处、住院部入口处均新增预检分诊临时办公区。由总务科负责预检分诊新建工作,根据领导指示迅速制订采购计划,联系厂家采购急需物资。期间规划预检分诊具体摆放位置,安排水电班同时排管布线,确保预检分诊处的正常用电用能安全。后期又组织人员连夜加班加点紧急搭建临时帐篷和活动样板房,建立预检分诊。图 3 为新增的预检分诊。

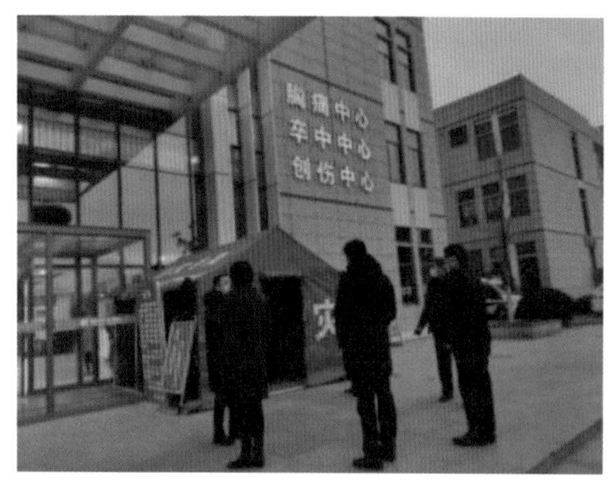

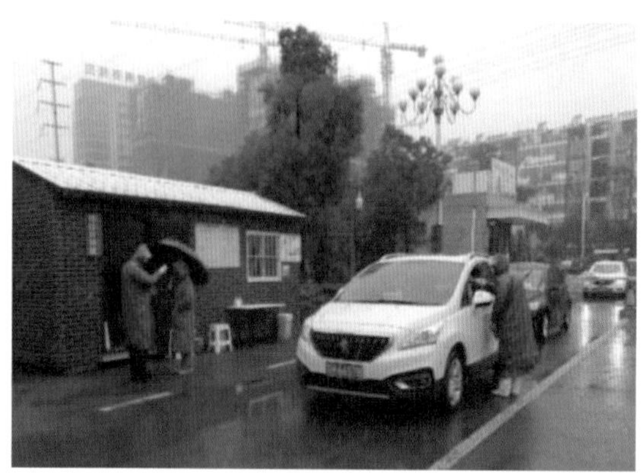

图 3 新建预检分诊

4. 生活区改造

在隔离病区与发热门诊的医护人员日常工作既繁忙又高度紧张,每天都要穿着一层又一层的防护服,佩戴护目镜,日常超负荷的工作已使他们身心十分疲惫。为了保障他们能够得到充分的休息、缓解心理压力,特将 5# 楼 3 楼改造成医护人员生活区。总务科牵头负责生活区改造工作,首先安排水电班组、空调班组查看生活区水电、通风系统是否正常,若发现问题及时抢修确保各项用能安全;其次,安排物业保洁人员克服时间紧、任务重,加班加点打扫生活区,为医护人员调配被服和生活必需品。期间,不间断地询问生活区工作人员的生活情况,了解他们生活所需并及时供给。

5. 医疗废物处置

在盱眙县人民医院的医疗废物日常管理中,由护士、保洁、暂存处工作人员三方协作,护士和保洁员当面完成称重、封口、贴标签并记录后,再由保洁员与暂存处工作人员二次核重交接,确认无误后由暂存处工作人员运送至医废暂存处临时存放。严格按照院感要求,感染性废物由专用黄色垃圾袋包装,损伤性废物由黄色锐器桶存放。新冠病毒疫情期间,对发热门诊、核酸监测点、中心实验室以及隔离病房产生的医疗废物统一消毒后,采用鹅颈扎口且双层包装扎口确保密封性,袋外加贴红色高度感染性废物标签,存放区别于其他医废、单独置于临时暂存处,该临时暂存处是由活动样板房临时搭建。以上所有医废存放于暂存处后,由第三方服务公司上门进行收集后运送至淮安处置。医废收集过程中,暂存处工作人员进入高度感染性废物产生区域，严格按照要求穿戴隔离服、佩戴护目镜及防护靴，医废收集暂存完毕后，统一将防护用品置于紫外线灯下消毒。图 4 为临时搭建的医废暂存处。

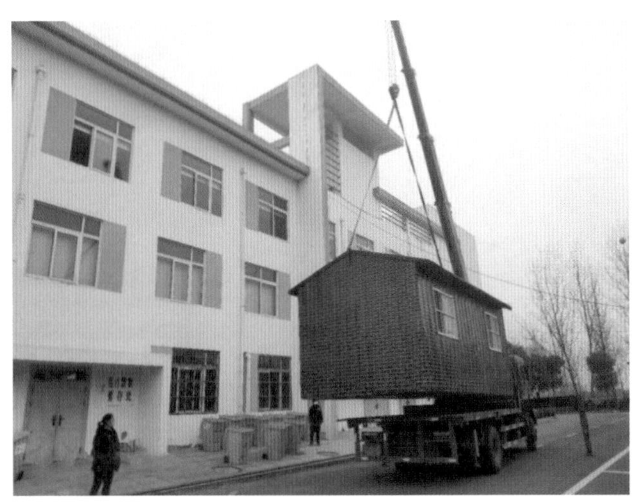

图 4　医废临时暂存处

6. 院区主通道封闭

盱眙县人民医院日常开放西、北两侧大门，疫情防控期间，为了方便进出院区人员的管控，封闭医院北大门而只留西大门正常开放，并在西大门处设有员工通道和非员工通道，每个卡口处配有专人测量体温并张贴淮上通二维码，所有入院人员必须佩戴医用口罩、测量体温正常和淮上通扫码成功后方可入院。在车辆管理方面，保卫科为了方便管控车辆的进出，特制作了 500 张职工车辆进出医院通行证，一车一证要求张贴在车前窗左上角的醒目位置。

在院区内，为防控院区住院楼、门诊楼、急诊楼等各通道人员分散流动，特将相关通道进行封闭式管理。保卫科紧急联系生产厂家根据院内实际要求定制通道封锁脚架、封锁铁皮、标识牌等，及时封闭相关通道，确保在第一时间做好管控工作。图 5 为现场安装封闭通道及张贴“因新冠病毒疫情防控需要，此门暂时关闭”宣传标识语。

7. 环境消毒

全院的环境卫生清洁工作交由外包物业公司负责，定期将由总务科科长带队对物业公司保洁员仪容仪表、清洁规范、台账记录及卫生清洁情况进行督查考核。在新冠病毒疫情防控期间，防保科、院感科、护理部和总务科分别对物业保洁人员进行防控专职培训，始终强调保洁人员在切实做好日常工作的同时注意加强个人的防护，要严格遵守医院和物业公司的相关新冠防控制度规定。图 6 为防控知识现场培训场面。

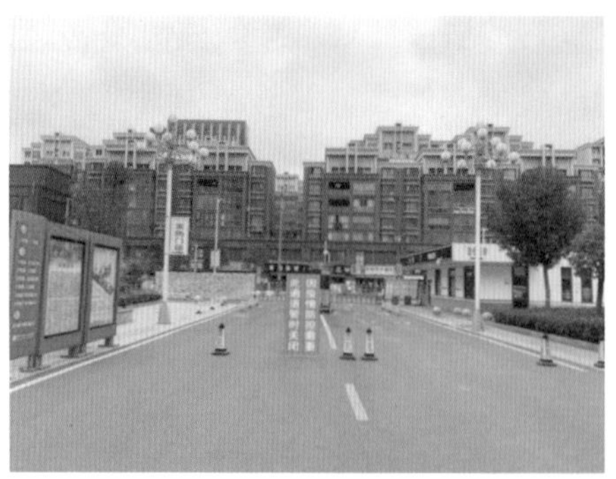

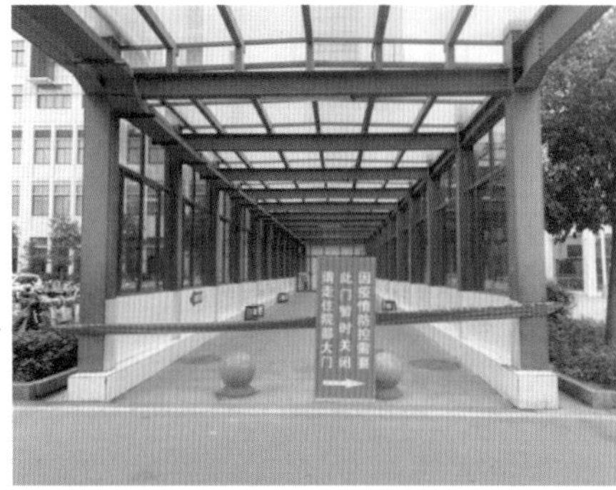

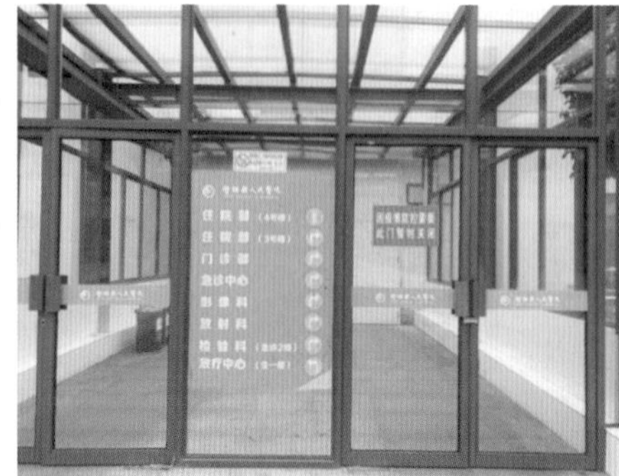

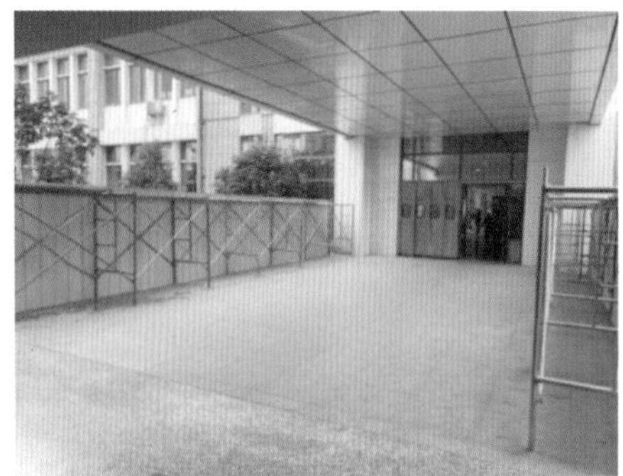

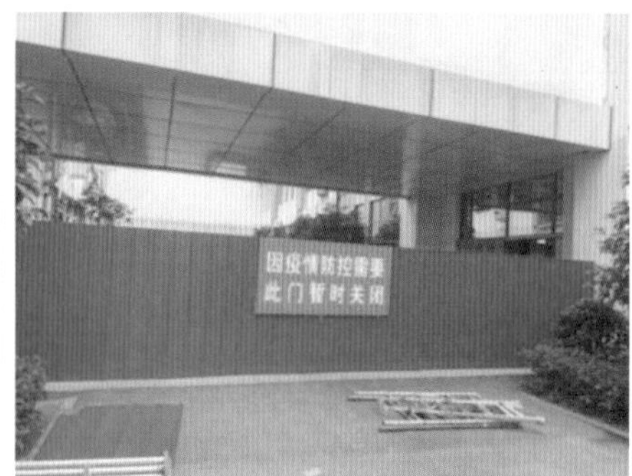

图 5　封闭通道的搭建

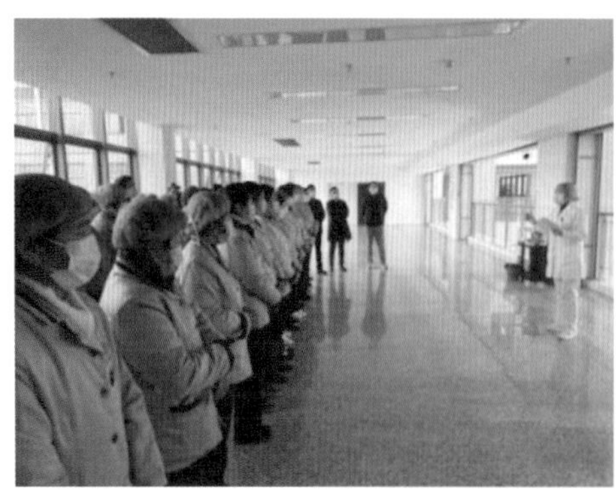

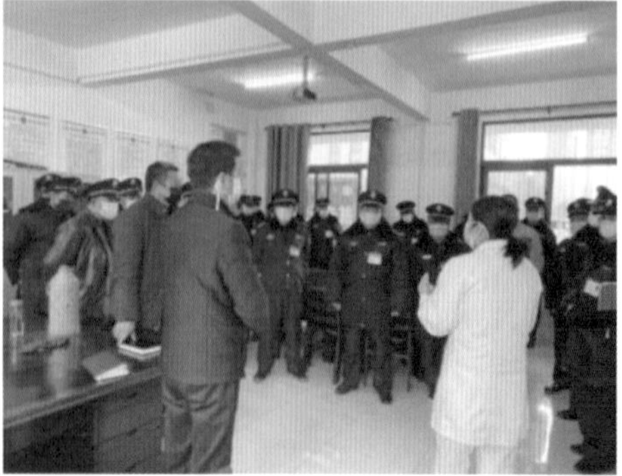

图 6　防控知识专场培训

为了保障全院各个角落的环境消毒工作落实到位，消毒液的配制是由次氯酸钠、二氧化氯、84 消毒片严格按照一定浓度配比，达到灭菌消毒要求。诊区、病区、门急诊收费窗口、挂号排队区、候诊区、办公区、地面卫生、门把手、门窗、设备仪器、候诊椅等用消毒液擦拭消毒，为了防止消毒液对设备仪器等含铁器具的腐蚀，半小时后再用清水对其进行擦拭；楼道、走廊、楼宇公共部位、院区外部环境的消毒，每天有专人配备大型喷雾器，上午、下午各一次全范围消毒；院区内共有 25 台电梯，为防止电梯内的交叉接触、飞沫等病菌的传播，电梯门、按钮、扶手每天由保洁员用消毒液擦拭。所有的消毒工作结束后保洁员都记录登记台账，再由物业主管复查、审核签字，每道程序都井井有条、认真仔细，确保消毒到位。图 7 为环境消毒工作照。

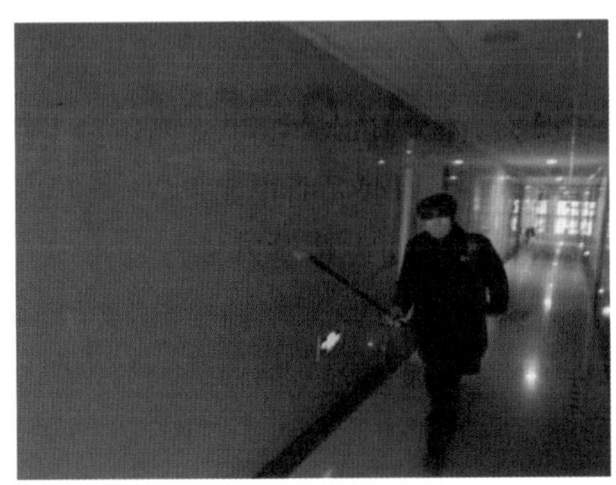

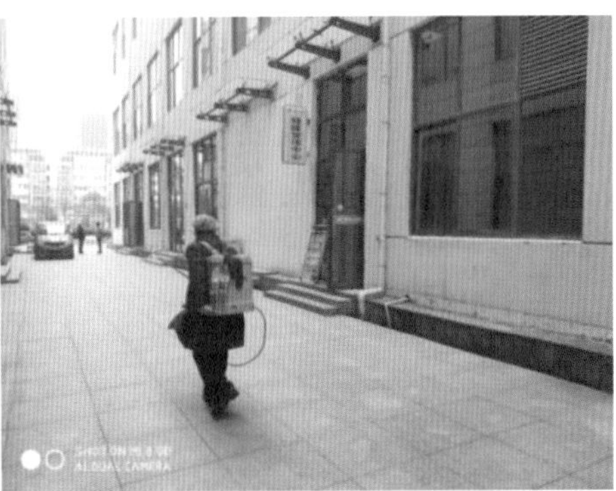

图 7　楼道及户外环境消毒

8. 餐饮服务保障

食堂是重要的后勤管理端口，也是每周安全检查的必查之处，为患者及家属、职工提供健康饮食的保障。盱眙县人民医院食堂分有职工餐厅和患者餐厅，并且两个餐厅的就餐通道不同。新冠病毒疫情期间全院住院人数、门急诊就诊人数显著下降，但食堂始终对患者及职工提供一日三餐，并且切实做好食品健康安全。

膳食科分管食堂的管理工作，严格要求食堂工作人员必须穿戴工作服、隔离防护用具上岗，并确保所有人的健康证在有效期内并张贴在食堂的公告栏内。食堂在日常的环境消毒工作中，对厨房、配餐间、污洗间和就餐大厅等做全方位的消毒并记录有消毒登记台账。为了防止人员聚集就餐、禁止就餐人员在食堂餐厅就餐，要求就餐人员将饭菜打包带走；为了减少就餐人员窗口等待时间，增加排队窗口，工作人员提前将打包盒整理出摆开，便于打包节约时间；食堂也承担起了隔离病区工作人员的日常饮食责任，为了保障隔离病区工作人员饮食的营养均衡及用餐安全，制定详细的一日三餐周餐菜谱，不仅每餐品种多、花样多而且荤素搭配，口味基本都能满足大家的要求。每餐都分装在打包盒内，食堂的工作人员用专用小推车配送至隔离病房。

9. 外包服务公司管理

目前,本院的外包服务单位较多,主要负责食堂、超市、物业、安保、零星维修及设备维保等。新冠病毒疫情期间,外包服务单位的工作人员始终坚守在各自岗位,为全院职工及患者提供优质的服务。院感科、防保科定期组织外包单位关于新冠病毒疫情防控及个人保护相关知识的培训,外包单位员工进入医院前必须佩戴口罩并在大门卡口处测量体温,体温正常后方可进入院区。员工每天上班后上报体温,分为上午上班体温和下午上班体温,统计后的体温上报防保科存档记录,便于院领导追溯员工的体温状况。

10. 探视管理

新冠病毒疫情期间为了切实保障患者及探视人员的身体健康和生命安全,根据《中华人民共和国传染病防治法》《江苏省突发公共卫生事件应急预案》等法律法规要求,结合目前的防控形势及本院实际,患者住院期间谢绝探视,如需探视需先提交探视申请,经科主任、护士长同意后方可进入病区探视,原则上每次探视人员最多不超过2人。探视人员必须佩戴口罩进入院区,需在院区各卡口配合测量体温,体温正常后方可进入病区,在进入各楼层病区通道口的登记台处需再次测量体温、登记进出事由。所有关口层层把关,确保患者及外来人员的健康安全。

二、结语

现阶段新冠病毒疫情已在全球范围内大暴发,许多国家的新冠病毒疫情形势十分严峻。目前,国内新冠病毒疫情在全国人民及医务工作者的共同努力下得到了有效的控制,在新冠病毒疫情防控及疫苗研发等工作均取得突出成绩。作为医院的后勤人员,虽不能像医生护士一样身穿白衣奔赴在抗疫一线帮助患者战胜病魔,但我们始终坚守在自己的工作岗位,始终为医务工作者及患者提供优质的后勤保障服务,为他们保驾护航。

(撰稿:蔡海滨　赵建明　张苏徽)

疫情下医院后勤保障的实践与探讨

——南京市妇幼保健院

自新型冠状病毒肺炎(COVID-19)疫情暴发以来,医护人员在救治一线没日没夜的抗击疫情,医院的运营压力也在不断增加。如何在后方做好全方位保障,让白衣战士无后顾之忧,考验着后勤部门的智慧与力量。

对于医院后勤工作而言,其覆盖面广、场景多样、工种繁多,再加上此次新冠病毒传播速度快、传播方式复杂、潜伏期长短不一的特点,很容易出现防疫缺口,一旦出现问题,很可能直接影响到医院的正常运转和诊疗秩序。此次"疫考"对后勤保障部门的服务与防护都提出了更严的要求。

现综合疫情抗击的实际情况,从保障医院建筑设施正常运转、保障后勤全员覆盖与参与、完善优化后勤服务流程(图 1)三个维度进行实践探索。

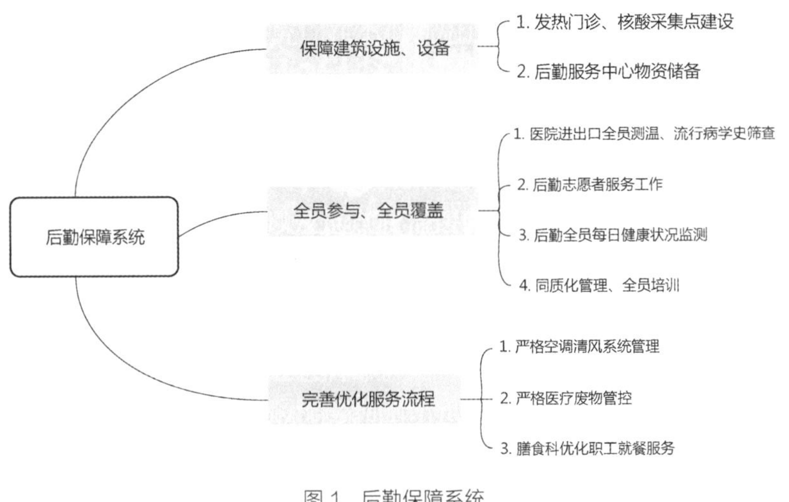

图 1　后勤保障系统

一、保障疫情期间设施设备的运行

为了有效隔离、治疗疑似患者,南京市妇幼保健院需要满足核酸采集和发热门诊的诊区设置与配置要求。因此,后勤保障部门需要在短时间内完成院内的设施改造与施工任务,同时还必须满足院感防控的要求。时间紧、任务重，为了能够尽快完工，院领导、科长亲临一线，与工程队确认方案、落实细节，强有力地推动了发热门诊与核酸采集处的建设，为疫情期间医院的正常运行管理提供了保证。

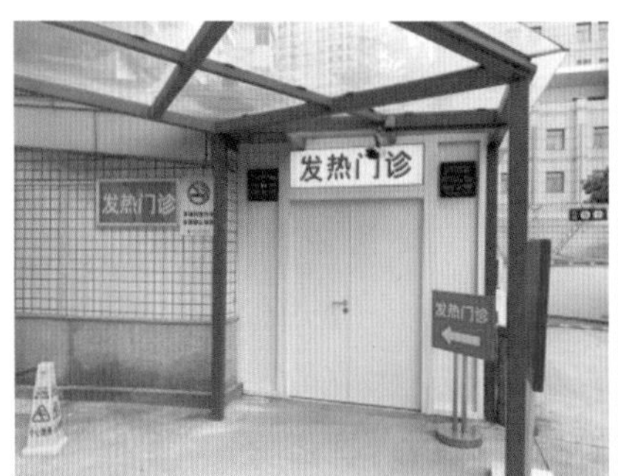

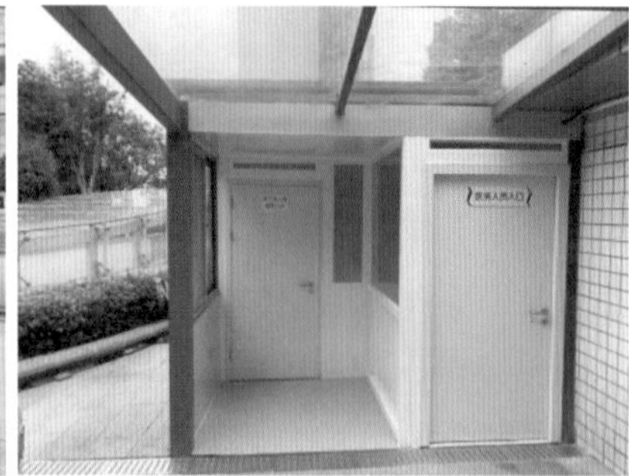

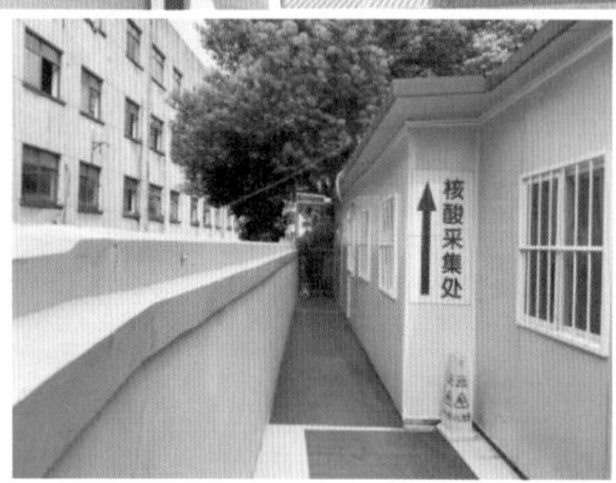

图 2　改建成的发热门诊与核酸采集处

由于疫情暴发是在春节这一特殊时段，除了医疗物资的匮乏之外，各病区、科室所需的日常维修、保养、更换的零配件也可能出现紧缺状况。因此，总务科后勤服务中心防患于未然，在多数厂家还未复工复产的情况下，通过各种渠道，紧急采购了各类物资，保障医院内设备的正常运行(图 3)。

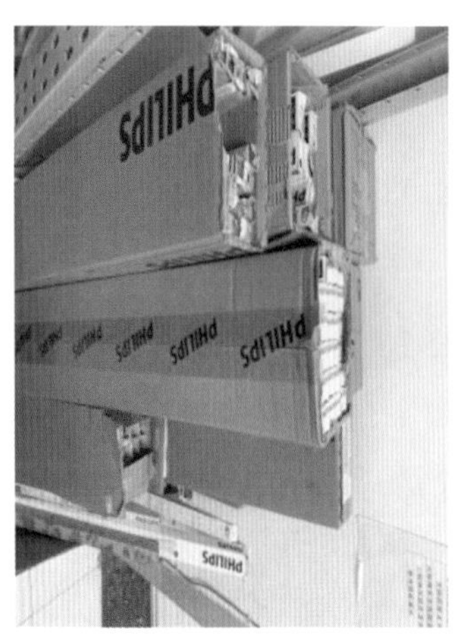

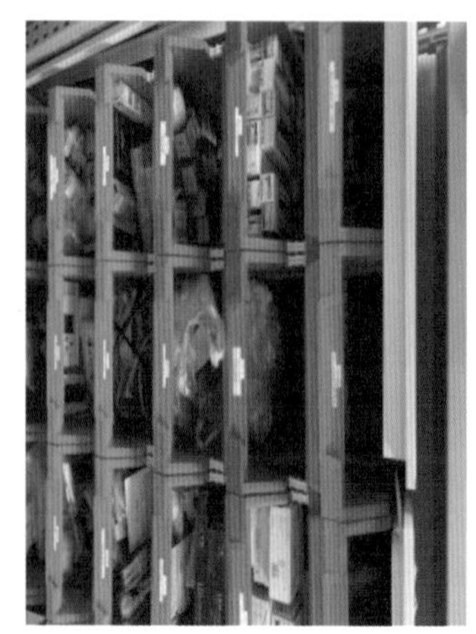

图 3　设备零配件备品

二、全员参与、全员覆盖，落实防控细节

医院作为一类特殊的专业化场所，平日门诊的人流量巨大，为了防止院内交叉感染与病毒传播，对出入医院的人员管控就变得异常重要，这也是本次新冠肺炎疫情防控中后勤保障的重要一环。针对疫情期间的特殊防控需求，南京市妇幼保健院积极规划出入口路线，开放部分进出口；并利用隔离带规划出路线，配备志愿者，对进入医院就诊的患者及家属进行测温和流行病学史筛查，14 天内去过重点区域或接触过该区域内有发热症状或呼吸道症状的人，将视为有流行病学史；对于没有流行病学史且体温正常者，才能予以放行（图4）。作为进入院内的第一道防线，责任重大又潜藏风险，再加上全程穿着防护服，有些患者家属的不理解、不配合，给志愿者的身心带来极大考验。但正是在这种情况下，后勤支部的117 名职工积极踊跃报名，92 名参与了志愿服务，用实际行动参与到防疫战中，为医院做好坚实的后盾。

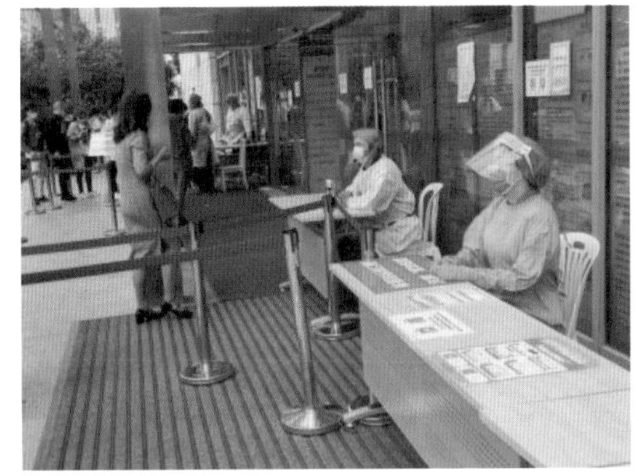

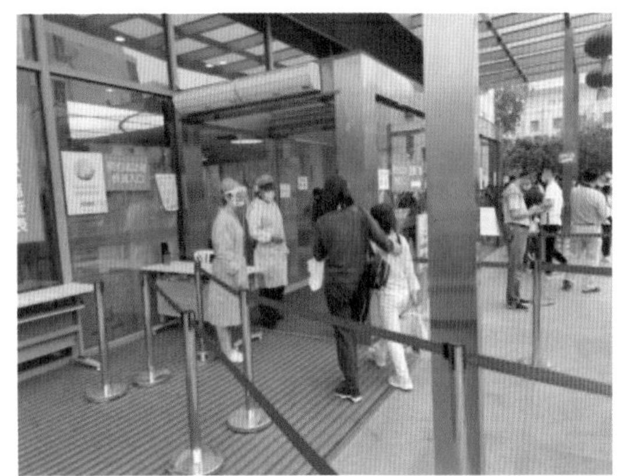

图 4　出入口路线规划

为了提高效率，在一站式服务和急诊入口处安装了无感红外线热成像测温仪，做到远距离、大客流测温，且测温精度高，遇到体温异常人员通过时能够自动报警，具备数据回溯功能，大大减少了人力投入，提高了测温效率，从而降低了感染风险，进一步满足患者快速就医需求。

医院作为直面疫情的“战场”，为了确保每一名后勤人员的健康，加强对员工本身的健康监测异常关键。首先将具体要求传达到后勤的各个科室与班组，然后由各个科室与班组负责人牵头，落实每一名在岗人员的体温监测工作，对大于 37.3℃ 人员落实就医措施。除此之外，还通过手机端二维码方式来统计全员每日健康状况及离宁行程，囊括了

所有本院职工和第三方人员(图 5)。同时采用同质化的员工保障措施,由于后勤保障队伍中有很大一部分是外包物业人员,他们对医院的归属感不同于本院职工,因此在配发防疫物资时,对所有人员均采用相同的标准,为在岗的每一名员工配发医用防护口罩,每一个班组配发洗手液,增加其参与防控疫情的安全感与使命感。除此之外,考虑到后勤人员大多是非医学专业人员,缺乏相关的理论知识,在院内需要频繁处于医疗区域以及密切接触患者使用物的情况下,在对疾病的了解和危险信息的辨识方面存在一定欠缺,可能会存在防疫操作落实不到位的情况。为此,后勤开展了全覆盖、有针对性的培训,以便能够应对高强度的工作。对一线员工,重点关注实际操作过程,严格按照院感防控要求落实各项措施,尤其是操作前后的消毒杀菌。积极参与完成院感科组织的新冠肺炎知识的学习任务,对消毒以及新冠肺炎相关知识进行线上答题,不合格需要重新学习,直到符合要求。

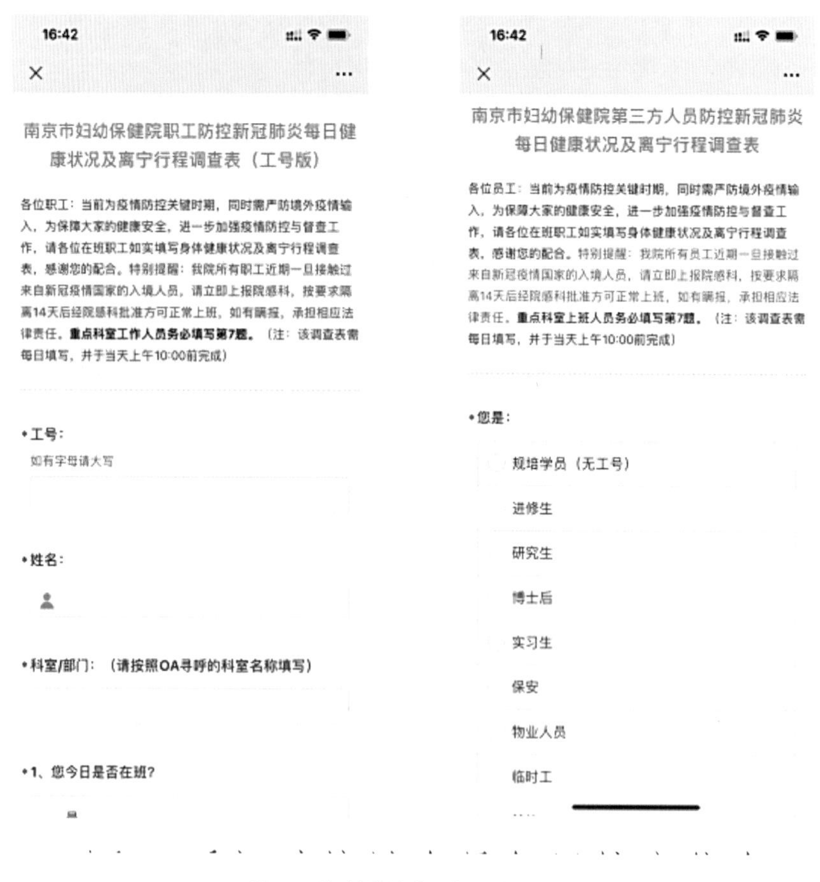

图 5　手机端统计全员每日健康信息

三、完善优化后勤工作流程

1. 严格空调通风系统管理

为保证新冠肺炎流行期间南京市妇幼保健院内的空调通风系统的安全合理使用，防止因为空调通风系统的开启而导致新冠肺炎疫情的传播和蔓延，最大限度地保护医护人员和院内患者。①关闭全空气系统地回风阀，采用全新风方式运行；②风机盘管加新风系统的空调系统必须确保新风直接取自室外，同时保证排风系统正常运行；③对于采用单体空调的办公室、宿舍等区域，勤开门、勤开窗，加强空气流通；④新风采气口及其周围环境必须清洁，增加对新风采气口滤网的更换频率，工作人员全程佩戴口罩，确保新风不被污染；⑤对于消毒的要求，明确空调通风系统的清洗消毒应当符合《公共场所集中空调通风系统清洗消毒规范》(WST 396—2012)，使用 250～500 毫克/升含氯(溴)或二氧化氯消毒液进行喷洒、浸泡或擦拭，作用 10～30 分钟；⑥一旦发现新冠肺炎确诊病例和疑似病例时，在医院感染科的指导下，对空调通风系统进行消毒和清洗处理，经疾病预防控制中心检验合格后方可重新启用。

2. 严格医疗废物管理

生态环境部于 2020 年 1 月 28 日印发《新型冠状病毒感染的肺炎疫情医疗废物应急处置管理与技术指南(试行)》，后勤部门迅速响应，立即组织相关人员学习消化，第一时间做出部署。结合医院工作实际和本次新冠肺炎病毒飞沫传播的特性，完善了南京市妇幼保健院医疗废物处置流程，从收集、运送、暂存三个节点出发，坚决落实新冠医疗废物应急处置相关要求，尤其是对疑似病例接触过的医疗废物和生活垃圾进行严格管控，由专人负责移交至有资质的合作单位进行专业化处理。加强收集与暂存、转运和处置的管理，特别是加强人员卫生防护，责任到人，防止感染情况发生。

3. 优化餐饮管理服务

疫情当前，形势严峻，如何最大程度减少人员聚集就餐，如何在特殊时期更安全地提供餐饮服务，保障餐饮食品安全、供餐安全、人员安全，防止疫情在团餐环节扩散，是疫期团餐工作的重中之重。南京市妇幼保健院严格保质保量保安全地为职工、患者及其家属提供放心的后勤保障。由于疫情暴发是在春节假期这一特殊时段，农贸市场、超市等人员聚集场所均未复工复产，给本院职工的日常生活带来了诸多不便，考虑到这一情况后，后勤部门积极联系供货商，为本院职工带来了物美价廉的各种食材以及加工熟食。同时，在提货现场进行有序的组织,从而有效提升了疫情期间职工的生活品质(图 6)。

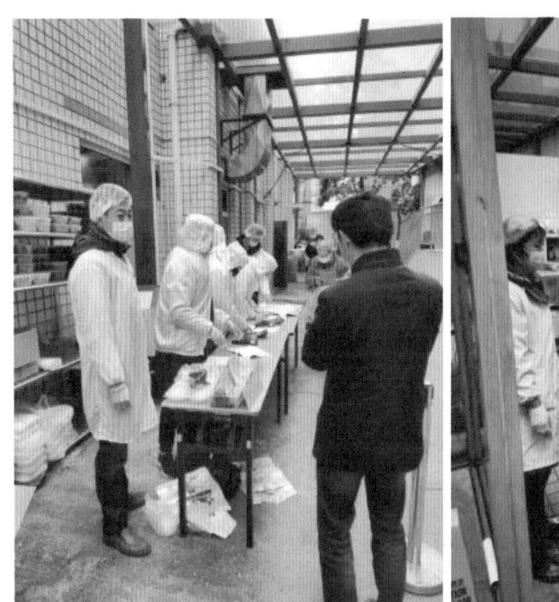
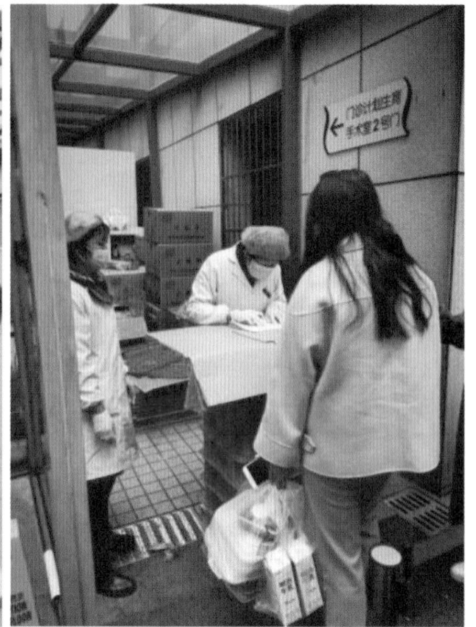

图 6　后勤部门为职工采集的各种食材

后勤作为医院重要的保障部门,后勤人的"初心"就是用心、用情、用脑,脚踏实地、立足本职,不断提高政治素质和业务能力,强化责任担当,在平凡岗位上,竭尽所能为临床一线做好保障服务。

四、后勤保障的探讨

这一次的新冠肺炎疫情再一次为我国医疗机构和卫生系统的建设与运转敲响了警钟,医疗机构的疫情防控常态化势在必行。自疫情暴发以来,国家先后对于疑似和确诊患者的定点收治提出了系列要求。其中有效隔离是最基本要求,这对于医疗机构的发热门诊、隔离病区、核酸采集处等基础设施提出了新的要求。对于已经投入使用的医院,发热门诊和隔离病区的设置不一定能够化解疫情暴发期间对于诊疗需求量的冲击,医院如何重新规划与设计发热门诊,如何规划疑似病例的转运路线,避免与员工及其他患者的接触至关重要。这也是当前各级医院在抗击疫情时普遍存在的问题和需要关注的区域,值得后勤管理团队进一步探索。当然,这对于正在建设以及未来建设的医院也提供了非常重要的启示,需要考虑突发疫情的情况下,收治医疗机构的隔离需求,合理建设发热门诊、隔离病区、负压病房等成为必须。

然而，医院的后勤保障体系如何应对疫情的持续考验？如何立足更精准、更有效的防控？如何优化完善后勤物资的采购与储存？做到常态化防控与复工复产两不误，是每一名后勤管理者在后疫情时代必须思考的问题。

1. 发热门诊的建设规划与公共卫生应急系统的硬件建设做到完美的结合

发热门诊与核酸采集处采用一体化建设，选址于院内相对独立的区域，与普通门诊、病区有一定距离，标示醒目，建筑规范，符合医院感染预防与控制的要求，便于患者就诊。并且积极通过改进流程、制度、消毒隔离等方面来弥补硬件设施上的不足，完善整体设置。

医护人员和患者分别独立设置专用通道，增设清洁物品和污染物品的出入口，避免发热病人与其他人员接触，导致交叉感染的发生。同时发热门诊还需设有污染区、缓冲区、清洁区，严格分区设置，并有醒目标志。

采取疫情期间与非疫情期间相结合的措施，最大化地利用发热门诊，疫情期间按平时发热门诊独立运行，在非传染病流行期间，可加强收治各类非传染性的感染病、疑难危重感染性疾病，提升医疗业务量。一旦出现传染病疫情，立即投入疫情的防控。

2. 应用大数据助力防控疫情

为了做到不漏一名疑似患者，医院前后共派出上百名志愿人员，遍布院区每一个出入口、每一个病区，牢牢守住每天进出的医院关口，由于疫情暴发在春节期间，人员的调配捉襟见肘，再加上长时间穿着防护服带来的不便，人员疲乏、矛盾凸显。

因此，充分利用政府资源、通信运营商的数据共享，利用大数据分析为精准抗疫、高效防疫提供科技支撑。健康码的应用，使医院的流行病学史筛查压力大大减轻，人员效率大幅度提高，患者及家属不再因为长时间的排队等候而焦躁不安，同时也缓解了人群聚集所带来的风险。在做好科学应用健康码的同时，为了确保院内院外环境整洁、秩序井然，在大门出入口、建筑物出入口安装红外测温仪，在病房楼安装测温 + 人脸识别，通过人脸识别的方式方便医护人员进出，第一时间筛选出发热病人，也减轻了每个进出口都必须配备人员的压力。

3. 面对“役考”，后勤管理改进点的新思考

后勤服务的社会化，使得后勤管理更应注重科学性、时效性、服务性。疫情来临，终极的目标是控制住疫情的蔓延、稳定住医院的运行，但是，只有先保护好自己，才能更好地服务于一线医护人员以及患者。对于后勤管理者而言，针对在此次抗疫过程中的薄弱环节，更应该关注后勤培训体系的建立，加强对医院感染防控的关注度。由于新冠肺炎是首次发现，员工对于疾病的认知有限，对于自身防护、疾病控制、消毒隔离的知识不能满足疫情防控的需要。这也提醒后勤管理人员，对工勤服务员工的日常管理还存在不足，未能建立起

工勤服务岗位员工的职业技能培训体系，以至临阵磨枪。这在后续的管理工作中还需要进一步规范化与常态化。

后勤设施设备、后勤保障队伍的全员参与和覆盖、后勤服务流程优化等工作是保障医疗工作正常运行的重要组成部分。在突发疫情状态下，医院后勤保障队伍积极响应守土有责、守土担责、守土尽责的精神，较好地完成了医疗工作的后勤保障任务，但也看到了不足，这也为未来的改进和发展指明了方向。

（撰稿：陈敏　焦昆）

新冠肺炎疫情背景下探索医院后勤管理「四保障」新模式

——浙江省人民医院朝晖院区

新冠病毒肺炎疫情发生后，“生命重于泰山，疫情就是命令，防控就是责任”。习近平总书记发起号召，浙江省人民医院在医院领导的指挥下迅速反应，始终奋战在防控前线。浙江省人民医院后勤管理中心为确保打赢这一场没有硝烟的疫情防控阻击战，守土有责、守土尽责，第一时间启动了特殊时期工作模式，自主探索出新冠肺炎疫情大背景下的医院后勤管理“四保障”新模式，与医务人员一同凝聚起阻击疫情的磅礴力量，共筑了一条新型冠状病毒肺炎疫情防御的“安全线”。

一、背景概述

浙江省人民医院成立于 1984 年，是集医疗、科研、教学、预防、保健和康复于一体的大型综合性三级甲等医院，隶属于浙江省卫生健康委员会，学科齐全、设备先进、技术雄厚，以“院有品牌、科有特色、人有专长”享誉省内外。医院核定床位 2 200 张(其中朝晖院区 1 700 张，望江山院区 500 张)，年门急诊人次、出院患者和手术台次分别超过 219 万、9.95 万和 7.38 万。

疫情警报拉响后，浙江省卫生健康委将浙江省人民医院(图 1)确定为新冠肺炎定点收治医院，医院第一时间组建应急队伍，全面落实防控措施。

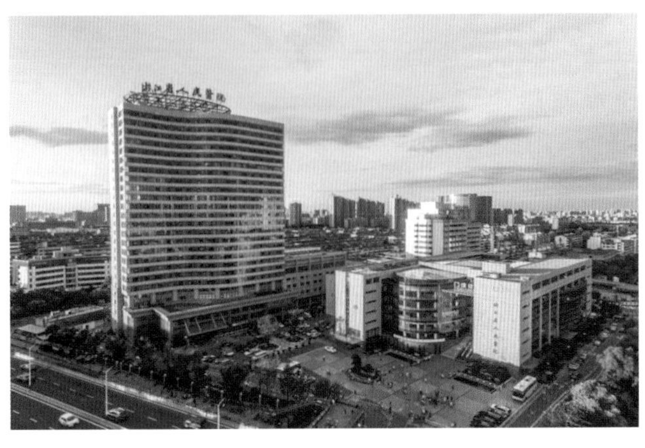

图 1　位于杭州市下城区的浙江省人民医院朝晖院区

由于疫情暴发突然,且传染性强,给医院的后勤保障带来了多方面挑战。首先,时间的特殊性给物资采购带来挑战。本次新冠肺炎疫情暴发正值春节假期前夕,医院部分后勤工作人员已按原计划放假返乡过节,难以临时到岗,使得人力出现暂时短缺。春节假期也造成了部分物资供应链的中断,生产各种防护用品及医院紧急改建需要的建筑材料的生产厂家已经放假停产,紧急采购更加困难重重,且物流公司也因为春节假期原因,导致运输人力不足。

其次,疫情的传播性给现有后勤管理模式带来挑战。新型冠状病毒肺炎传播途径复杂、传播速度快,早期对病毒的传播途径不清楚,由于没有及时采取相应的防护级别,致使处在疫情中心地区的部分医院出现了医护及后勤人员感染。另外,传播性疾病也对医疗废物的管理、医院环境的清洁与消毒等感染防控要求提出了更严格的要求,现有的运送、安保、餐饮等工作方式具有交叉传染的风险而急需改变。

面临上述诸多困难,浙江省人民医院后勤管理中心保持迅速调整工作思路,后勤所有中层干部和党员取消春节假期,迅速到岗,制定工作计划和内容,并开展水电气排查保障、后勤上岗人员的院感培训、情况摸排、人员检测等工作,维护好医院治安保卫、入院秩序,保障全员膳食等工作。通过多措并举,确保疫情防控后勤保障工作不留死角、不留隐患,严格防止疫情传播扩散蔓延,并在实践中自主探索出后勤管理"四保障"新模式,持续开展高效工作,为医院打赢新型冠状病毒肺炎防御战提供了一个坚强有力的后盾。

二、探索后勤管理"四保障"新模式

除了消毒、餐食保障,后勤管理中心承担着各项维护、维修类保障工作,包括水、电、气、暖,甚至运送标本、处理垃圾等。此次疫情期间,浙江省人民医院后勤管理中心多措并举,自主探索出了物资保障、基建保障、保卫保障、总务保障四方面后勤管理"四保障"新模式。

1. 物资保障:确保速度与温度

1) 驰援武汉,刻不容缓

1 月 25 日农历正月初一,武汉新型冠状病毒感染的肺炎疫情严重,根据国家卫生健康委统一安排,驰援武汉刻不容缓。作为浙江省国家紧急医学救援基地的承建单位,发挥"招之即来、来即能战、战即能胜"的精神,根据浙江省卫健委要求,即刻响应。在院领导的指挥部署下,后勤管理中心立即投入紧张的物资准备工作中,进行任务布置,列出详细的物资清单,落实到相应的负责人,进行物资采购、集中运输、清点数量及分类放置等(图 2),高效地完成了物资装箱前的准备。

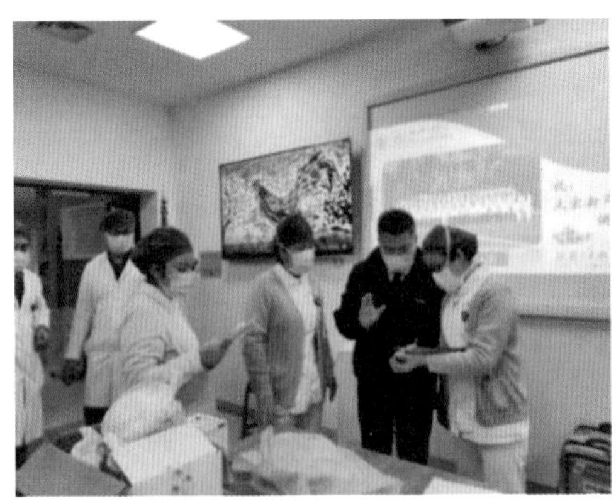
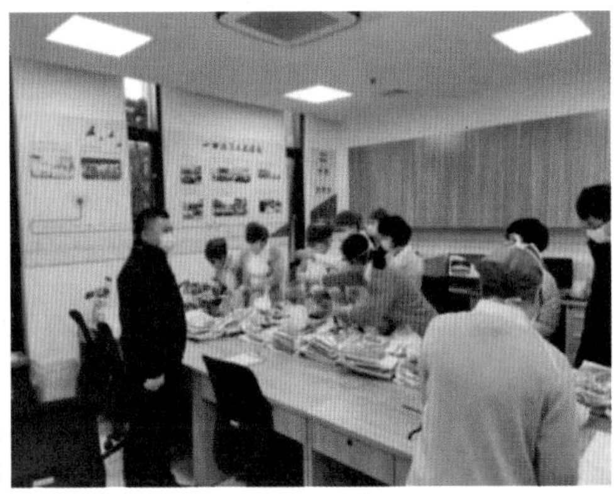

图 2　为援鄂医疗队准备物资

后勤管理中心工作人员、保安、工勤人员自愿放弃休假时间，加入物资准备任务工作中。1 月 25 日、27 日、28 日分别进行了三批物资准备工作。在物资采购调集过程中，政令统一、科学筹划、周密布置、多部门协作、合理分工，共调集各类医用防护服、防护口罩、一次性手套和帽子鞋套等 10 万余件(套)，以及耳温枪、体温计、面屏、酒精消毒棉片、手消液及洗手液等应急用品。同时还为医疗队准备了维生素 C 泡腾片、克力之、阿比多尔和白苓胶囊等药品，以及一些生活必需品、食品和办公用品等 1 000 多份，总共完成 320 人的救援物资装备，顺利送达武汉。

2）开拓物资保障应急调拨渠道

疫情初始，在供给端，一边是不断新增的病例，一边是不断告急的医疗物资的匮乏，再加上不断激增的易耗品物资院内配送需求，后勤保障中心面临着前所未有的困难。面对医用防护物资短缺的紧急情况，后勤管理中心第一时间成立防护物资专项管理小组，及时制订应急防护物资管理制度，调配全院防护物资，拓展渠道联系供应商，及时为医院筹备了医用口罩、防护服、隔离衣等物资。并深入工厂一线购置了相关物资，完善了物资应急调拨程序，力保临床需要。如图 3 所示。

在大多厂商停止营业、物资运输车辆匮乏的情况下，后勤管理中心主动作为，改变了以往商家—中间商—库房的配送模式，直接自行采购，这极大减少了中间商周转物资的时间，也省去了很多项目物资成本。另外，在疫情高暴发使医护人员面临严重不足的情况下，工作人员还主动承担起大量咽拭子、核酸检测标本运送的工作，不仅有效减少了医务人员的工作量，也使其将更多的时间和精力投入到对患者的治疗服务上。

2. 基建保障：疫情背景下刷新“基建新速度”

1）突击完成病区改造

“火神山”“雷神山”医院让世界见证了中国基建“狂魔”的速度。当全国人民都在“云监

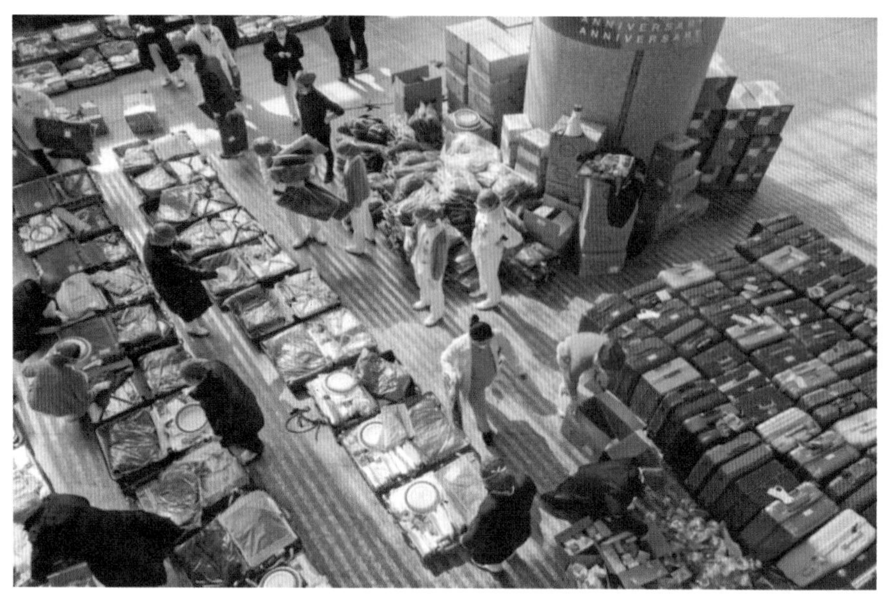

图3　筹集防护用品、生活用品等物资 10 万余件(套)

工”火神山、雷神山建设工地之时,为积极应对随时变化的疫情,浙江省人民医院基建科第一时间配合院部完成了留观病房、隔离病房等应急调整工作。

做好物理隔离和防护措施是保障疫情防控工作持续高效开展的前提,对于整个疫情防控起着至关重要的作用。在春节期间工人紧缺的情况下,利用现有材料,积极协调施工人员在相关病区安装隔断、加装门禁、增加空调和洗手池等。在项目施工期间,安排了专职管理人员 24 小时蹲点项目工地,负责各工种之间的配合协助。

总务基建协同配合,1 月 24 日(年三十)完成感染病科临时隔离病房隔断和加设生活热水器,年初二完成发热门诊临时隔断,年初四完成检验中心核酸检测 PCR 实验室传递窗的工作。为了让一线医护人员有个更加温馨舒适的休息场所,仅用一天时间就将正在装修中的病房布置成温馨舒适的休息区。同时,还顺利完成各类协助工作,如为出征武汉医疗队布置会场、物资搬运、人员引导、车辆管控和用餐保障等,创造了浙江省人民医院自己的“基建速度”(图 4)。

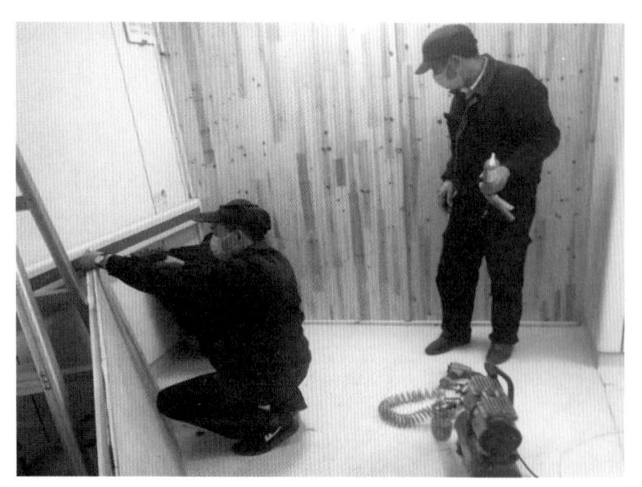

图4　浙江省人民医院基建人刷新“基建速度”

2）全院施工人员健康统一管控

疫情持续，但工程进度却不等人。自1月21日起，基建科全体工作人员24小时随时待命，只要临床科室有需求，随叫随到，确保以最快速度完成科室维修和改建需求。每天至少有两组施工队进场执行改建任务，工人的流动作业带来了较大的防控风险。面对这个情况，基建科对全院施工人员实行统一管理，进行健康检测实时报告。每一名进场的施工人员要做到每天早晚2次测量体温(图5)，随时抽查员工是否正确佩戴口罩情况、上岗严格执行洗手洗消程序，从源头上杜绝病毒的传播。

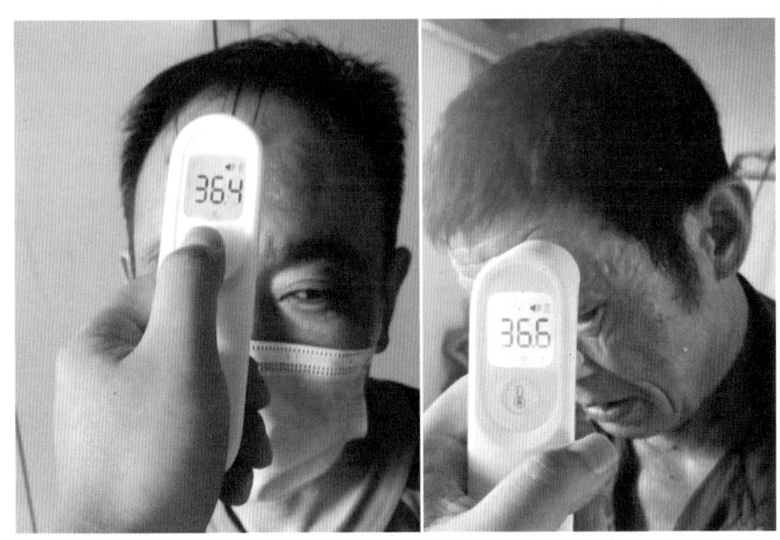

图5　施工人员正在测量体温

3. 保卫保障：严控入院第一道关

1）防疫通道常态化

根据医院新型冠状病毒防控工作组部署，保卫科关闭了多余进出口通道，安排保安在门诊区域搭建防疫通道，关口前移，严防死守把好进院检测关(图6)。对每个进入医院大楼的人员进行测量额温，体温大于37.3℃者，立即送至发热门诊就诊并报告医院主管部门，做到严防死守，确保不放过一车、不遗漏一人。疫情暴发至现在，检测进院车辆超过10万辆、测温超过60万人次、发现体温异常人员1 000余名并带到发热门诊。后疫情时代，防疫通道将进一步常态化，疫情一天不结束，防控一日不停止。

2）多途径开展防疫宣传

为有效阻断病毒传播，后勤管理中心组织物业安保人员严格对进出医院人员进行体温检测；加强车辆管理，登记鄂籍车辆；严禁外卖和快递人员进入院区(图7)。同时，通过张贴海报、发放宣传单、微信平台等方式，多渠道、多途径开展抗击病毒、防范疫情的宣传教育。

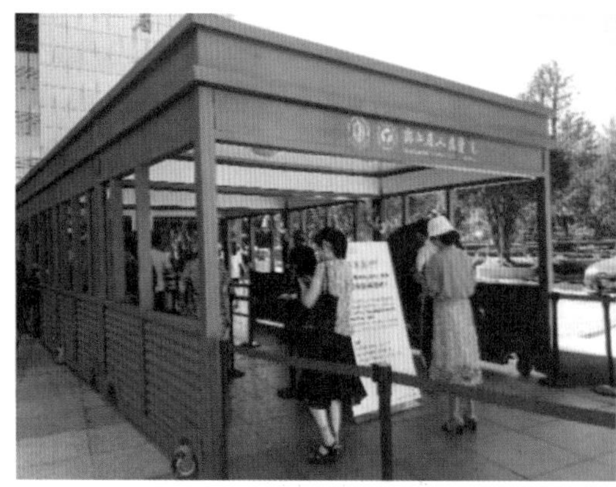

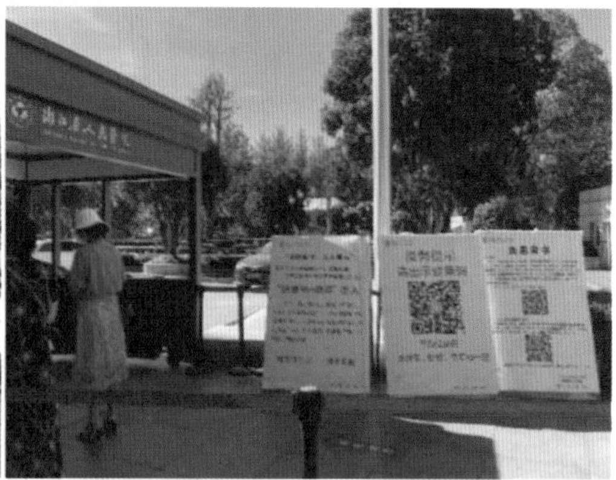

图6 着眼长期防控,设计制作半永久防疫测温通道

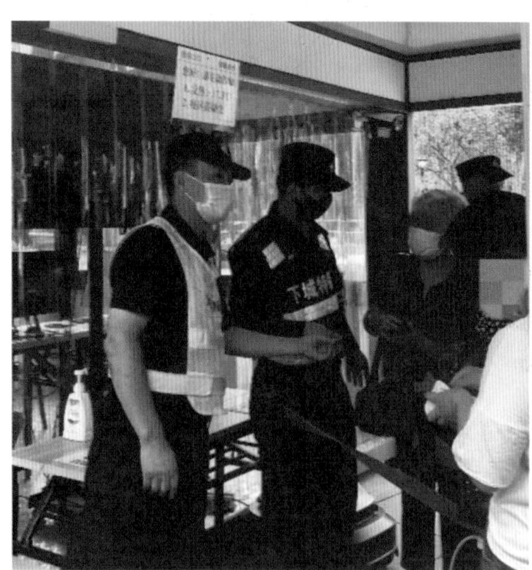

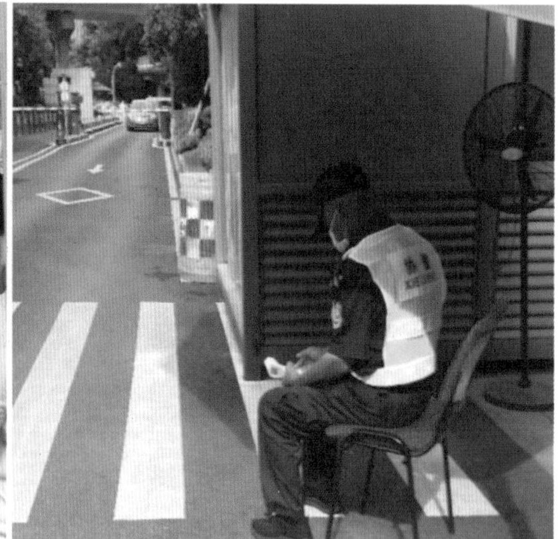

图7 保卫科工作人员为进院人员、车辆测量体温

3）模拟应急演练

疫情警报拉响后,保卫科及时进行人员清点,统计春节期间在岗人数及请假人员去向和返回时间,同时进行人员岗位重新排布。春节期间安保部全部停休,积极应对疫情工作。全体保安承担了春节期间医院各出入口对就诊患者进行体温检测、探视登记和安全检测的工作,仔细询问就医患者是否去过疫区等信息,同时对部分出入口进行封闭管理,保证无一漏检,对于消防安全也做出了特殊的安排和部署。

同时,保卫科还开展了应急演练,对不配合体温检测、安全检测和恶意传播病毒的事件开展了模拟应急演练,提高相关事件的处置能力。

4. 总务保障:确保一线抗疫人员24小时有求必应

1) 膳食供应:"你来吃"改为送上门

疫情集中暴发时期,为避免人流集中取餐和用餐交叉感染,根据浙江省人民医院新型冠状病毒防控工作组研究,关闭了食堂就餐区,取消餐厅集中选餐、就餐,实行分餐打包外带。医务人员由以往的集中前往餐厅,改为在各自科室就餐,相互之间保持一米以上距离。各科室安排专人集中定餐、统一取餐,或由膳食中心安排专人前往配送。为了保障发热门诊及隔离病房一线职工营养全面,膳食中心以一日五餐的标准,将热乎乎的饭菜送到他们手中。发热预检门诊及隔离病房产生的一次性餐具,弃置于双层医疗废弃物包装袋内,分层封扎,按感染性医疗废物进行管理。

疫情趋于平缓后,膳食中心对食堂进行了重新布置,食堂桌椅之间保持空间距离。工作人员每天对餐桌、餐位凳子全面消毒,后厨、售菜间每天3次消毒,职工使用一次性餐具。餐桌上放置温馨提示牌,提醒大家"少交流,少讲话,专心致志好好吃饭"(图8)。每日用餐高峰过后,食堂空间进行消毒清洁,保持空气流畅。

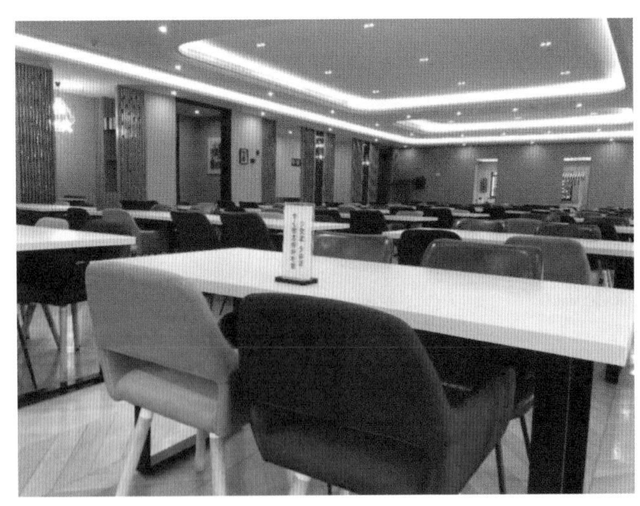

图8 膳食中心设置"少说快吃"防疫提示

2) 全院消杀,不留死角

总务科迅速反应,对发热门诊、留观病房、隔离病房区域的空调、新风、消防排风、管道井与其他区域的联系进行了全面检查,停开了带有回风的中央空调系统。疫情期间,保洁人员穿行于楼栋之间,承担起医疗区和行政区的保洁和消杀任务,从门诊、病区、楼梯间到电梯间、电梯轿厢、垃圾桶、门把手和水龙头,都用消毒液仔细喷洒,不放过任何卫生死角。电梯间、门把手等位置大幅增加消毒频次,其中门把手每2小时就要消毒1次,电梯间也由每天1消变成了4消。

依据《集中空调通风系统卫生管理规范》要求，对全院的新风机房进行了除尘和消毒，将门诊、地下空间等处的通风由自动改为手动控制，延长排风时间，按照 1∶1 000 毫克/升配比含氯消毒制剂，对中央空调回风口滤网用消毒水全面浸泡清洗；对风机盘管送风口、回风口进行消毒与擦拭清洗，并根据门诊量适当增加消毒的频次，努力提升空气流通质量。

为严防病毒传播扩散，总务科抽出专人进行电梯专项消毒作业，每天上午和下午两次全方位停机消毒。如遇到明显咳嗽、打喷嚏的患者或不佩戴口罩的患者乘梯后，立即用75%酒精或含氯消毒液对电梯进行消毒处理，保障使用者安全，尽最大努力筑起院内防疫消杀安全网，降低医院内交叉感染风险。

三、“后疫情时期”医院后勤保障工作思考

随着疫情局面的逐步好转，我们即将迎来“后疫情时期”。这次疫情，一方面给我们的社会带来了巨大的冲击；另一方面，也给医院后勤保障工作带来了挑战与变革。

在新冠肺炎疫情暴发初期，全球医疗系统经受了前所未有的考验，医院的运营压力也相应倍增。随着救治工作进入胶着状态，全国范围内很多医院都暴露出较多问题。除了医护人员发生感染导致医疗人力资源缺乏之外，较突出的问题就是医院后勤保障系统受到冲击后，医院的医药物资运输、病区环境卫生保洁、检验标本运输及医疗废物处理等后勤工作都受到不同程度的影响，给临床救治工作的开展造成了较大困难。

在国际公共卫生紧急事件暴发之时，后勤服务作为保障医疗业务顺利开展的前提，如何保障后勤支撑系统能够正常运转，是医院后勤保障部门必须思考的问题。如何确保后勤保障系统能及时响应，让后勤服务不停顿、有秩序，不仅对于抗击当前的新冠肺炎疫情有着非常重要的现实意义，更是我们未来医疗体制改革目标之一。建立适应当前医疗发展的先进后勤保障服务系统，同时完善各种应急补救预案，将有利于我们未来处理各种突发公共卫生事件，以及新冠肺炎这种重大的传染病疫情。

（撰稿：张朝阳　王楠）

新型冠状病毒肺炎疫情形势下老年慢病医院应急管理实践案例

——浙江省人民医院望江山院区

一、院区简介

浙江省人民医院是浙江省规模最大的集医疗、科研、教学、预防、保健、康复、疗养于一体的大型综合性三级甲等医院之一，是浙江省卫生健康委员会直属最大医院、是杭州医学院附属医院。浙江省人民医院望江山院区（图 1）占地面积 176 亩，医疗用房建筑面积约 5 万平方米，绿化覆盖率达 50 以上，以康复医学、老年医学、ICU—综合支持治疗、肿瘤内科、消化内科、中医针灸推拿、体检保健和肾内科（血液透析中心筹）等治疗为特色的综合性医院。开设内科、外科、妇科、儿科、中医针灸推拿科、眼科、耳鼻喉科和口腔科等门诊及放射、药剂、超声、检验及特检等医技科室，同时推出骨质疏松、睡眠障碍、胃癌早期筛查及小儿推拿等特色服务。拥有 CT、DR、进口超声、纤维胃镜、骨密度、16 人高压氧舱、成套检验检查设备和自动包药机等先进医学设备，并开通直达朝晖院区的 PET-CT、3.0 磁共振、640 排 CT 等高新医疗设备的检查预约服务。同时是：浙江省国家紧急医学救援基地、浙江省康复中心、浙江省康复研究所、浙江省企业家保健服务中心、浙江省干部保健基地、一期临床实验基地和全科医学规范化培训基地等重大项目所在地。

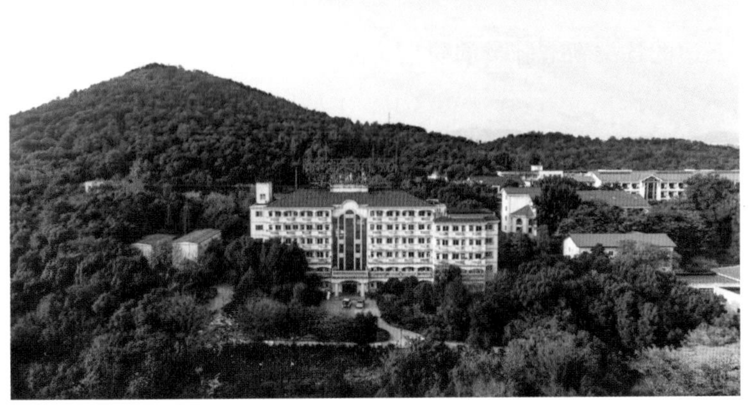

图 1　院区鸟瞰图

二、案例背景及内容

随着新型冠状病毒肺炎疫情暴发,全国各地均积极投入到疫情防控状态。浙江省人民医院望江山院区(以下简称望江山院区)作为省直机关离休干部疗休养及慢病康复治疗基地,迅速推出各类举措,启动突发公共卫生事件应急管理体系,建立起一系列严密有效的患者及医务人员管理机制,完善紧急状态下的后勤保障系统,对门诊、病区根据自身特点实施分层次多种模式相结合的管理方式,使得疫情期间医疗工作得以有序进行。

新型冠状病毒肺炎(以下简称新冠肺炎)已被列为国家乙类传染病,并按照甲类传染病要求进行管理。由于人群普遍易感,导致全国在短时间内出现大量的感染患者。并且,病毒呈现全球蔓延的趋势,2020 年 2 月 28 日,世卫组织新冠肺炎情况每日报告,地区及全球风险级别均提升为最高级别“非常高”;3 月 11 日世界卫生组织总干事谭德塞宣布新冠肺炎疫情已具备“大流行”特征,为流感的最高等级。为了有效控制疾病传播,浙江省将疑似和确诊病例转入定点医院统一收治,未被列为定点医院的医疗机构需要对就诊患者进行有效甄别并及时安全转运。浙江省人民医院望江山院区隶属于浙江省人民医院,占地 11 万 2 千平方米,距院总部约 25 公里,是以省直机关离休干部疗休养、老年病、慢性病治疗及康复医学为特色的综合性医院,现收治省级离休干部近 400 人,康复患者近 200 人及肿瘤慢病患者近 100 人,同时开设有门急诊(不含发热门诊)、ICU 等科室。院区特色鲜明,患者多为高龄或需要康复、化疗等对症支持治疗的免疫功能较低的人群。为了抗击疫情,做好院区患者医疗保障工作,力争疫情期间住院患者及医务人员零感染,医院积极调动资源,建立专项工作组织架构,从门急诊的严格筛查,到住院病房的封闭式及半封闭式管理、院内感染防控、后勤保障等领域,有序推进。现将医院在疫情期间的应急管理措施汇总如下。

1. 医务人员的培训及管控

全院深入学习国家紧急下达的各类新冠肺炎的防控诊治文件,积极响应党中央、国务院、省委省政府及省卫健委有关重大决策部署,院领导及中层干部取消春节休假,各部门严格履行工作职责,坚守岗位,进一步加强院区防控力量。

(1) 建立应急组织架构:根据院党委关于做好新型冠状病毒感染的肺炎防控工作要求,2020 年 1 月 18 日,分管院长立即召集医疗护理、行政后勤、门诊相关人员,第一时间成立了院区疫情防控工作组,由分管院长任组长,医疗、护理负责人任副组长,相关职能科室负责人、重点临床科主任及护士长任组员。制定“新型冠状病毒感染防控应急预案与工作流程”,梳理各个关键环节,全面启动院区疫情防控工作(图 2)。工作组会议主要通过钉钉视频会议等信息化平台以减少人员聚集,主要工作职责为统一指挥、协调、管理和研究及部署院区疫情防控工作；听取工作汇报，确定工作方案，部署应急救援工作；研究解决疫情处置工作中的重大问题。

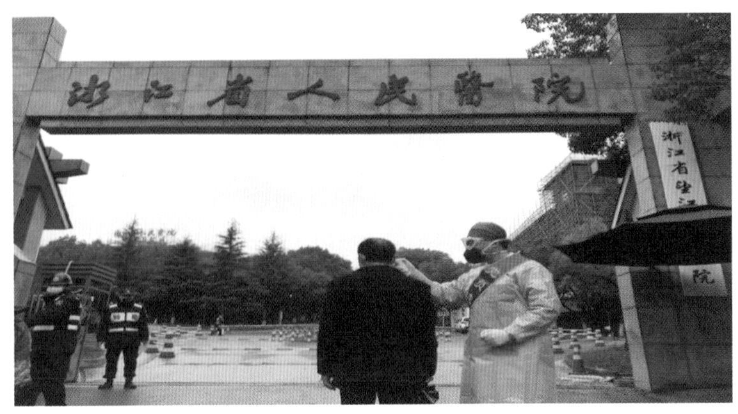

图 2　设立党员志愿岗

（2）建立院科两级的培训体系：本次疫情传播途径主要为飞沫传播和接触传播，为减少人员聚集，院区采取了院科两级全系统多模式的培训方式。2020 年 1 月 20 日，院区即组织开展了全院性“新型冠状病毒感染的肺炎诊疗方案”“新型冠状病毒感染的肺炎院内感染防控”“新型冠状病毒感染的肺炎标本采集、保存、运输及相关生物安全”等文件材料的学习，强调了此次防控工作的必要性及重要性。此后，以科室为单位对医务人员再次进行强化培训并考核，由医疗办督查，培训覆盖率 100%。疫情期间，医院积极采取网络培训与实地指导检查相结合的方式，进行全方位有针对性的培训，医务人员自行在钉钉、华医网等平台学习省卫健委指导、省医学科技教育发展中心主办的浙江省新冠肺炎课件及“卫技人员新冠肺炎个人防护系列课程”和最新版国家和省级诊治方案及本院防控相关工作指导等内容，为防控工作的顺利开展做好保障。

（3）建立工作人员监测系统：此次疫情的暴发正值春节假期，人员流动性较大，浙江部分城市被列为高危地区，做好对院区员工和外来人员的排查对防控工作至关重要。院区第一时间对全院职工进行排查，近 14 天内有疫区接触史的员工要求居家隔离满 14 天后，无症状者方可复工。2020 年 2 月 3 日起以科室为单位，每天对全院职工（包括临时工、外包人员、陪护和家属）进行体温测定（上午 8：00、下午 2：00）并有记录，对发热人员进行登记并做好隔离措施。对疫情期间与确诊或疑似病例有接触的工作人员积极配合疾控做好流调工作及隔离措施。

2. 门诊区域的管控措施

本院区不设发热门诊，但承担普通门诊的各项工作，如何做好发热患者筛查，预防输入性感染，是门诊疫情防控的重要工作。

(1) 要求所有工作人员必须按照自身工作岗位做好相应防护工作,在各醒目位置增加相关标识标牌,自门诊入口处即设立患者通道及员工通道进行分流,以降低院内交叉感染的风险。

(2) 根据政策制定并实时更新院区“门诊发热患者筛查流程”,加强就诊患者预检分诊的管理,结合浙江省出台的健康码及实时体温检测,对持红码或黄码患者及体温≥37.3℃的成人和体温≥37.5℃的儿童,引导至具有发热门诊的医疗机构就诊,并做好登记回访工作。

(3) 布局全方位视频监控系统,医院在出入口、病区分隔点、门诊、收费窗口、电梯和走廊等人流密集和医疗活动关键场所安装高清视频监控系统。管理部门针对外来人员可随时通过视频监控系统调阅其活动轨迹,这在本次疫情防控中起到重要作用。2 月 19 日下午,浙江省人民医院接疾控中心通知,一名女性 COVID-19 确诊患者曾于 2 月 17 日来我院门诊就诊,医院入口处保安进行额温测量,显示正常,患者及丈夫进门急诊大厅预检分诊点,护士询问流行病学史并测量耳温显示 37.8℃,告知本院未设置发热门诊并引导至附近设有发热门诊的医院就诊,患者滞留医院时间共约 7 分钟。2 月 19 日疾控中心通知本案例为确诊病例后,医院疫情防控小组迅速调阅该患者在院的全过程监控视频,排查密切接触者,按照疾控要求进行相关人员隔离并紧密追踪,分析防控漏洞,迅速对门诊就诊流程及公共场所布局做出相应调整。

3. 住院病房的管控措施

接到上级防控任务后,院领导及中层干部取消春节休假,各部门严格履行工作职责,坚守岗位。春节期间所有科室确保充足的工作人员值(备)班,进一步加强院区防控力量。各科室患者实行体温监测,新发发热患者每日 2 次上报医疗办,进行甄别、处理、随访。

(1) 干部病房的管理体系:在老干部病区工作的所有人员(包括家属、陪护、工勤人员等)一律佩戴口罩,院区定期统一发放,各病区人员间减少互相走动。除常规防控要求外,还采取了下列举措:①根据杭州市“冠状病毒肺炎”防控指挥部令第 6 号文件相关规定,首先调整了春节期间老干部传统聚餐,改为在各自居住房间独立就餐,膳食科加强人员力量,为老干部配送一日三餐。传统的餐饮服务模式会增加人员流动与聚集的机会,增加病毒传播风险,我院区对所有餐饮服务均进行了整改,采取分区就餐,原则上所有人员仅提供盒饭,并要求尽量打包外带就餐,对食堂餐位按照一人一桌一座调整。②对老干部活动区域进行封闭式管理。院内各类公共活动场所一律关闭,除医务人员及工作员工外,外来人员不得进入老干部各住院楼层,加强春节期间老干部请假管理,除特殊情况外,医生不允许请假外出。增加安保力量,采取路口设卡、楼层设点的形式,由相关医务人员进行筛查。加强老干部住院管理,做好疫情防控宣教工作,春节期间,劝阻老干部请假共计 52 名,劝阻 100 余名家属来院探望。对 100 余名已请假的老干部及家属进行耐心细致地劝导其尽早回院,对回院的老干部做相对隔离,有发热者(因感冒和其他疾病引起)积极诊治并隔离观察。③完善疫情期间各类医疗安全制度，不接受发热患者，对新收治的患者进行详细询问了解旅居史、接触史等相关情况，入院后安置相对独立病房加强观察，3月1日起对新入院患者一律先进行肺部CT扫描。制定院区"新型冠肺防控患者探视制度""疫情期间收治患者管理规定"等，并按照疫情进展动态调整，严格执行。④强化对陪护人员管理。各病区的陪护人员由三替公司做好排查登记工作，进入病区前由科主任、护士长再次测体温、问询接触史等排查工作，并发放陪护证，陪护证做到人证照片统一。⑤疫情期间不安排门急诊区域的检查、会诊等，以减少和社会患者接触；老干部检查、治疗、会诊均在本病区内完成，大型仪器检查（CT和骨密度）实行预约，避免等候时间过长。原则上，暂取消到总院的检查、会诊（除必须外）。⑥公共卫生事件突发后开展及时有效的心理危机干预是国家救援体系的重要组成部分，院区精神卫生科特别针对老年患者心理健康提供疏导；为提高患者机体免疫力及不间断相关康复治疗，中医针推科医生深入病房为老同志诊治，开具个体化中药处方或床边理疗。以上工作获得了老干部们的高度认可及支持。如图3所示。

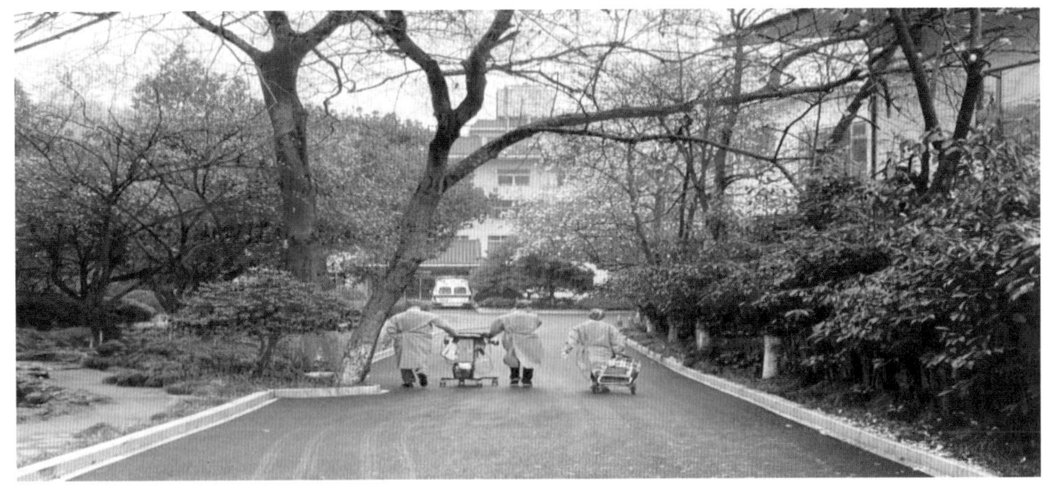

图3　医疗服务到床边

（2）康复、慢病病房的管理体系：院区目前设有康复、肿瘤、全科、心理和重症等学科，疫情期间临床心理科病区暂不开设，ICU-综合支持病区仅负责接收院区内转诊患者，为本院区危重症患者诊治提供保障。其余科室相对于干部病区实施半封闭式管理，对所有准备入院的患者进行严格筛查：近14天内有武汉市及周边地区，或其他有病例报告社区的旅居史；近14天内曾接触新冠感染者（核酸检测阳性者），或与来自武汉市及周边地区或有病例报告社区的发热或有呼吸道症状的患者；有聚集性发病史的患者暂不办理入院，并劝阻其居家隔离观察。体温≥37.3℃的患者暂不办理入院，引导其至有发热门诊的医院进一步检查治疗。对所有新入院的患者进行单间收治观察，集中管理，待14天观察期满后按普通患者管理。已入院患者原则上不接受探视，陪护或家属做好登记备案，原则上不更换。对必要的诊疗活动,如康复患者的康复治疗,做好院感防控,对相应仪器设备进行每日消毒、专人专管;对治疗所需的活动场所,严格限制人数上限,避免聚集性行为。

三、疫情下老年慢病医院应急管理总结与分析

老年患者往往伴发多种疾病,导致更易罹患肺部感染等疾病,且比年轻患者有更高的病死率,相对于病毒性肺炎和社区获得性肺炎,前者有更高的死亡率。2020 年 2 月 29 日,国家卫健委发布《中国-世界卫生组织新型冠状病毒肺炎(COVID-19)联合考察报告》,公布了对新冠肺炎的最新研究结果与应对措施。报告指出,新型冠状病毒是一种新出现的病原体,传染性强、传播速度快,在无防护下通过飞沫和密切接触在感染者和被感染者之间发生传播。在医疗机构中或可存在因医疗操作产生气溶胶而发生空气传播的可能。新冠肺炎病毒几乎人人易感,多数患者为轻症可痊愈,重症和死亡高危人群为年龄 60 岁以上。望江山院区收治的近 400 名老年患者,2019 年平均年龄达 90.6 岁,面对传染性强的新型冠状病毒肺炎,不言而喻是非常高风险的易感人群。鉴于此,在新冠肺炎肆虐时期,如何采取果断举措,切断传染性疾病的外源性传播和内部交叉感染,防范聚集性发病,将是老年病工作者的工作重点。因此本院区作为专门接收老年慢病患者的医疗机构,疫情防控工作显得尤为重要。在此过程中,我院的应急管理体系经受了实践的考验,但与此同时,在面对大型突发公共卫生事件过程中存在的一系列问题也值得我们深思,并在后续进一步完善与加强。

(1) 提高医院面对公共卫生突发事件的应急反应能力:新冠肺炎传染性强,疫情来势汹汹,此时,尽早出台管理决策对医院以后的整体防控工作至关重要,且管控手段必须果断,防控网络必须严密。随着疫情进展,管控措施还需根据疫情形势、国家政策、周边区域疫情实时变化层层递进。

(2) 优化医院应急管理体系:完善医院公共卫生体系建设是确立公共卫生突发事件的流行病学应急处理对策的必要手段。通过加强公共卫生体系建设可以为突发事件的应急处理奠定领导基础。自三甲复评以后,望江山院区已更新相应的应急管理机制,但在面对突如其来的疫情时仍可发现许多问题。尤其在物资的储备与管理方面,对院区提出了更高的要求。本次疫情发生以来,防护物资告急成为普遍现象,如何将应对烈性传染性疾病疫情诊治的防护物资纳入应急管理清单并建立物资统一调配与使用模式仍需探索。此外,院区未开设感染、呼吸等专科病房,学科完整度存在局限性,我们已建立了两院区间相关病例的会诊体系,但如何与总部全方位互联互动,充分利用好总部的医疗管理资源,仍待进一步总结实践。

(3) 完善医疗管控机制:本次疫情,我院区对门诊、面向社会群体的慢病康复病房、干部病房三大区域根据自身特点制定了不同级别的管控措施,应急启动早,收到的效果良好。

但是，严密的管控措施对患者带来一定的心理压力，尤其在康养患者群体中，失去部分陪护及探视的自由，难免造成情绪上的负面影响。望江山院区对此已推出精神卫生科疏导等积极举措，但如何更好地打开沟通之门，如通过互联网等信息化手段加强对住院患者的精神关爱，还值得深思。此外，面对逐步萎缩的离休干部群体及逐年增多的社会患者，院区的管控将面临新的挑战，我们需要制定更加人性化个体化的应急预案，以适应不断变化的服务人群及各类紧急情况。

(4) 加强工作人员的调配与管理：近年来，医院医护人员的应急调配均有了明显的改善，但对于陪护、安保等外包单位的人员，供应压力更大。由于这部分员工普遍由外包单位管理，医院对员工没有直接的调配与管理权限，需要通过外包单位协调与配置，较为被动。同时对这部分人员的培训与管理是否要做到与本院职工一体化，可进一步协调。本次疫情期间，望江山院区开展的院科两级防控知识培训，做到了医务人员覆盖率100%，但对后勤管理人员以及外包人员的培训仍需加强，并要常态化。根据近期科室院感上报数据显示，随疫情蔓延、防控工作的升级，工作人员手卫生的依从性较前有明显提高，我们可以此为契机，从心理上、根本上加强医务及医务相关的工作者对院感重要性的认识。

(5) 全面升级在突发事件中信息技术的应用：新冠肺炎疫情的流行让人民群众的健康受到了严重的威胁，也让全国的各项工作遭受到重大的损失。近期有不少报告显示在医院、商贸市场等相对封闭、人流量大、传播风险高的场所发生疫情传播的情况，这让我们更加意识到，对于传染病防控的难点是如何有效控制传染途径，切断病毒传播，防止疫情扩散。望江山院区作为提供医疗服务的公共场所，且主要收治对象为免疫功能较差的患者群体，对人群的排查与识别成为必要工作。但对于人员的筛查管控难度空前，急需信息技术的支撑，使医院能够实时掌握来院人员的近期动态，如旅居史、近期的健康状况、体温等，从而更好地帮助医院阻断输入性感染。

(撰稿：张威　杨其刚　喻雯　陈冲平　朱涛)

新冠肺炎疫情下医院后勤保障的战「疫」措施及探讨

——中国科学院大学附属肿瘤医院（浙江省肿瘤医院）

2020年春节前夕，突如其来的新型冠状病毒席卷全国，因其传播速度快、防控难度大，成为全国性重大突发公共卫生紧急事件之一，对人民群众的健康造成极大的威胁。各级医院作为救治患者的第一阵线，全面打响这场没有硝烟的新冠肺炎战"疫"。在这场来势汹涌的抗疫阻击战中，医院的后勤保障服务是临床诊治及医院正常运行的坚实后盾，落实好医院感控安全、临时医疗用房建设、各类物资供应、人员管控和生活供应保障等工作，为医院疫情防控构筑起重要的后勤保障防线。

一、深刻剖析　直面战疫"三不足"

1. 后勤应急保障人员不足

疫情发生时正临近春节假期，医院后勤各部门工作人员及保洁、保安等第三方服务人员中，有大部分人员均未离乡返院，院内值守的后勤保障人员紧缺。同时，作为医院的后勤保障人员，虽然懂一些基础的院感知识，却并非专业的医护人员，针对疫情防控的规范处置能力相对缺乏。医院的防疫工作需要大量的后勤保障力量作为支撑，人员防疫经验和能力不足，且后勤保障工作也需要交叉穿梭在抗疫的一线，在抓好安全生产的同时，还要面对诸多不确定的突发事件且存在职业暴露的风险，后勤保障人员对疫情缺乏专业的认知和自我防范的能力，容易引起心理恐慌。同时，对疾病快速蔓延的不确定性和对医院人流复杂带来的恐惧，许多家属对医院后勤保障人员、第三方服务保障人员来院工作百般劝阻，各地区交通管制和防疫管制等政策不同等原因，造成人员无法及时返岗、到岗，后勤保障人员无法得到动态、有效的补充，医院后勤部门战"疫"应急力量凸显不足。

2. 各类应急物资储备不足

疫情暴发期间，医用外科口罩、防护服等防疫物资消耗量巨大，而医院自身仅按常规储备防疫物资，尤其是紧缺的手持测温枪、红外线测温仪等特殊防疫物资没有库存。防护用品生产商、消毒用品供应商、物流运输单位等因春节员工放假，产能锐减，短时间防疫物资极度紧缺。同时，后勤应急保障人员因抗疫所需的配套测温通道建设、基础设施改造、防护物资供给等所需的建设材料等物资供给短缺，如何保障物资供应，是后勤保障部门急需攻克的难题之一。在全国物资紧缺的大环境下，医院后勤部门战“疫”应急物资储备不足。

3. 规范化处置不足

疫情暴发初期，在《中华人民共和国传染病防治法》《中华人民共和国国境卫生检疫法》还未对新型冠状病毒肺炎进行定义时，在《新冠肺炎疫情防控技术指南》正在修编时，如何规范做好患者核酸检测、人员规范防护、区域专项消杀和医废专项处置等，如何做好手术室净化系统维护、密闭空间规范管理、发热分诊点规范消杀等，如何做好空调使用、新风系统规范管理等均不清晰。专项消杀工作的频次及消杀药水的配比，后勤从业人员发生非新冠肺炎引起的发烧等症状如何处置，如何有效完善人员自身防范能力，诸如此类的问题均没有规范化的参考依据。

二、步步为营　后勤战疫“闯三关”

1. 全覆盖　守好“人防关”

自疫情发生以来，医院党委迅速响应，成立了由院党委书记和常务副院长挂帅的疫情防控领导小组和防控督导组，疫情防控领导小组下设救治工作组、后勤保障工作组、舆情管控工作组和职工健康管理工作组四个工作组，按各自的职能开展防疫工作。如图 1、图 2 所示。

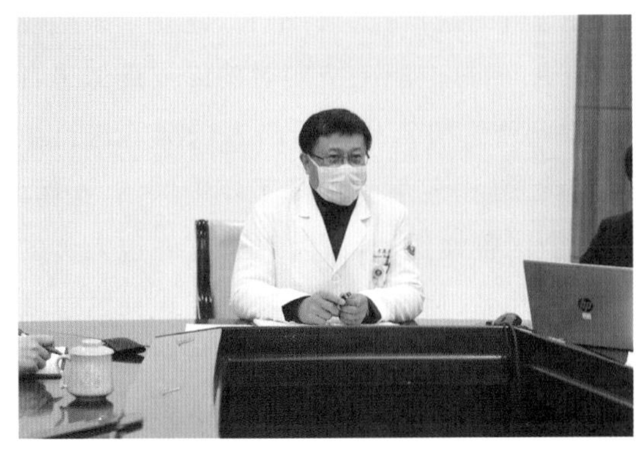

图 1　医院党委书记于恩彦亲自挂帅

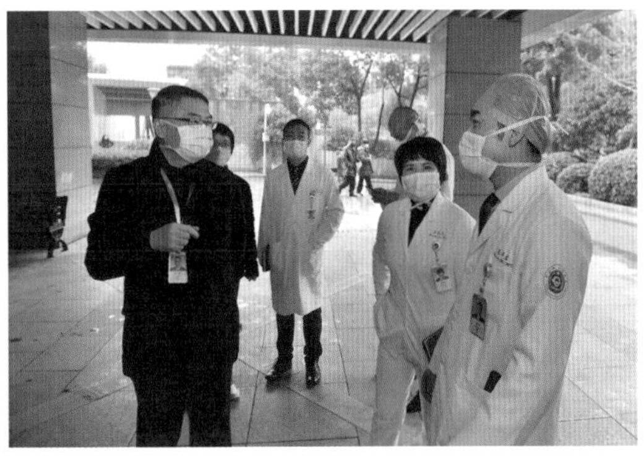

图 2　医院常务副院长(左一)对院区陪客管理点进行摸排

其中,后勤保障工作组由分管后勤副院长担任组长,统一调配人、材、物,切实履行和高效落实好疫情防控领导小组和防控督导组布置的各项工作任务,充分发挥基层党组织的战斗堡垒作用和党员先锋模范作用,将医院里的党员、志愿者、群众等协调调动起来,形成合力,共同抗疫(图3)。在疫情防控中,后勤保障人员每天都会接触大量的人员,受到职业暴露风险相对较高。在确保临床一线防护物资的同时,为后勤保障基层工作人员提供足量的防护物资,妥善解决好防控一线值班人员的御寒、值夜、交通等问题,消除他们的后顾之忧。邀请医院医务、院感、护理等部门专业人士,形成MDT团队,为一线人员提供相应的心理疏导和感染防控专业培训。

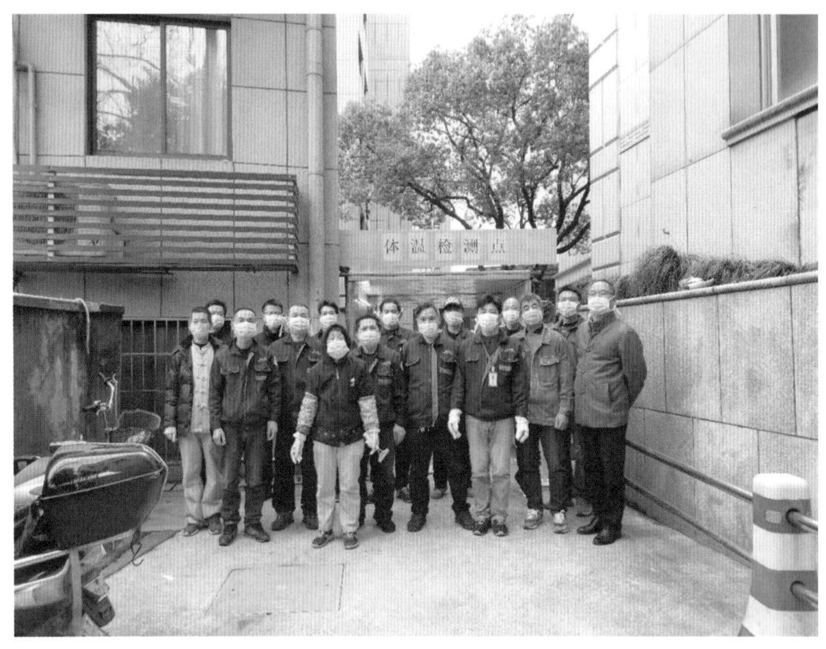

图3 后勤部门的党员、志愿者、群众等共同完成体温检测点搭建

动态监控院内职工,为了做好院内职工的防控工作,医院依托钉钉平台,建立个人防疫事项日报表制度,每日上午8:00自动发送至个人手机,由每位职工按实对确诊或疑似患者接触情况、疫区严重地区往来情况、体温情况、健康码颜色和公共场所出入情况等进行填报,实时掌握每位员工健康状况;严密管控外包服务人员,医院后勤保障工作中保洁、安保、陪护等服务均为外包,在疫情防控期间各类人员从全国各地返回,医院对所有外包人员的信息进行了全面排查,动态登记每位外包服务人员的姓名、籍贯、住址、联系方式和紧急联系人等内容,并由各部门对相关外包人员进行每日个人防疫事项上报;严格筛控来院就诊人员,守好入院关、门诊关、住院关。医院各出入口均加强配备安保力量,其中南门主出入口两侧、手术麻醉停车场通道放置红外测温仪,东门出入口及行政楼车库入口为人工额温枪测温,24小时对进院人员个人防护情况、体温情况及健康码情况进行监管,坚决落实院医

院党委和医院疫情防控领导小组提出的“不错过、不遗漏任何一个人”的重要指示，做到来院人员体温筛查全覆盖（图 4）。

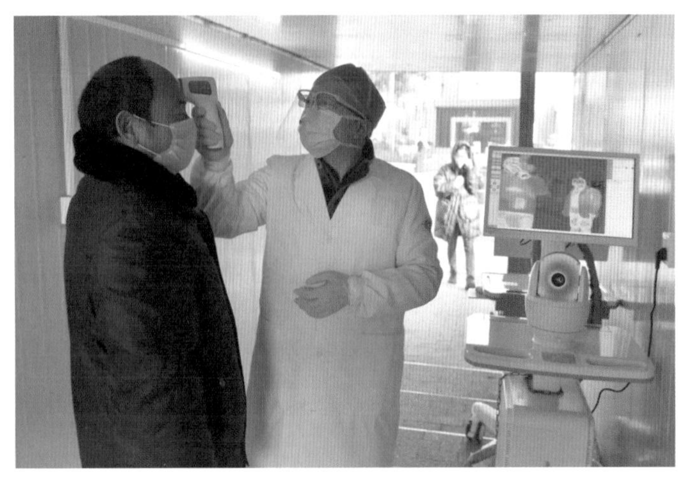

图 4　来院人员体温筛查全覆盖

2. 强建设　筑牢“物防关”

充分运用信息化智能系统，实现对疫情相关信息的动态跟踪和管理，通过一系列软、硬件设施的共同提升改造，实现“人防 + 物防”的双重效果。对物资储备和发放进行梳理和统计，对各类人员流动去向定期定时报备。

搭建入院的“第一道防线”。后勤保障部门根据医院疫情防控领导小组对医院出入口管控点位设置的具体要求，群策群力，探讨并设计了体温测量板房通道搭建方案。摸排建筑材料和五金配件，联系建材供应单位对施工主材、辅材进行筹备，连夜召回在杭的各班组专业技术人员 15 名。紧急采购红外线测温仪，并完成设备安装、调试。通过“节点明确、任务清晰、责任到人”的管理方式，合理高效组织各专项人员，在 24 小时内，为院区迅速搭建了 3 个高质量的体温测量板房通道和 2 个体温检测点的设施配备，为医院开诊前开展的入院前体温测量提供保障。在今年 4 月初，在医院门诊楼、住院楼、出入院准备中心等空旷区域户外搭建了约 300 平方米的遮阳雨篷，并在篷内加装风扇，为来院就诊患者提供更多便利（图 5）。全面启动“一人一陪客”管理制度，做好陪客人员的核酸检测，各主要楼宇入口智能化道闸系统也即将启用，人员管控更精准。

保障留观区域的“一应俱全”。作为肿瘤专科医院，医院无发热门诊，仅设置发热分诊点，为了更好地应对疫情防控可能出现的突发情况，组织技术人员，在 12 小时内对原门诊输液病房进行规范隔断，合理规划医务人员及患者通道，增设配套防护措施，作为疑似患者的备用留观隔离病房。为了保障该病房内医务人员得到充分的休整，将他们安排至院区

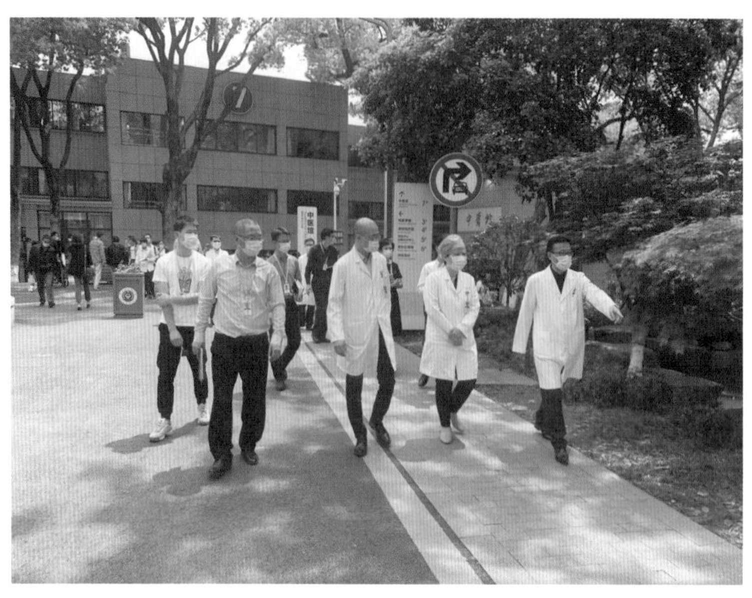

图 5　后勤分管副院长（右一）现场指导户外遮阳雨篷搭建方案

西北角相对独立的楼宇中，为 13 个房间内配备标准单人床、床上用品四件套、生活洗具和体温计等物品，并安排专员进行点对点对接，落实好各类饮食起居及身体状况动态上报（图 6）。

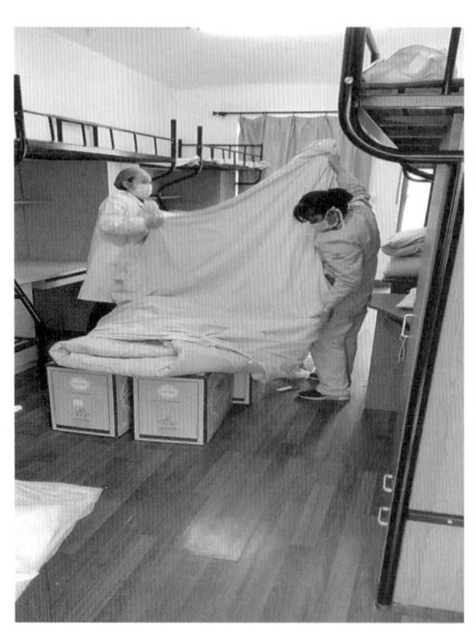

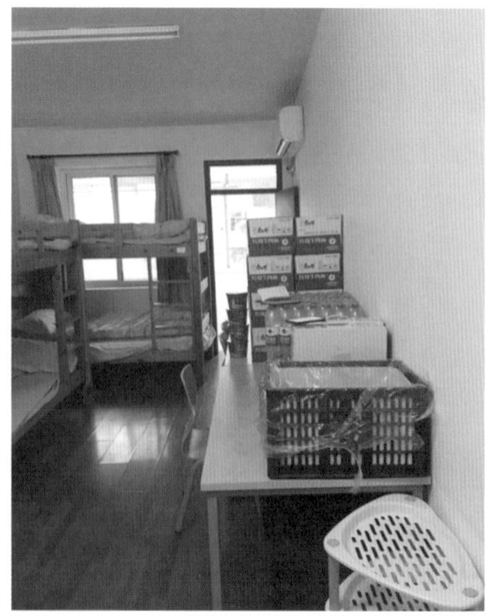

图 6　医务人员休整专用房间

开展核酸检测"刻不容缓"。核酸检测是确诊新冠肺炎的主要检测手段，医院自行检测较之样本外送，可以极大地缩短出报告时间，减轻医院疫情防控的压力。为了确保将分子实验室部分区域改造为符合规范要求的核酸检测实验室，医院在改造前多次组织人员进行现场查勘和方案论证。紧急邀请省卫健委、省疾控中心的专家来院，对分子实验室部分区域改造为核酸检测实验室进行专项论证。在主管部门的指导下，迅速完成改造方案的编制和报备。项目获批后，后勤部门紧急联系专业施工单位从千里之外的外省赶赴医院，由于当时仍处于春节期间和疫情严控期间，施工人员及材料调配难度非常大。后勤部门与时间赛跑，材料不够就去借、人员不足自己上，争分夺秒、通宵达旦，顺利地在72小时之内完成了80平方米的P2加强型实验室改造，为全面开展核酸检测提供了硬件保障（图7）。

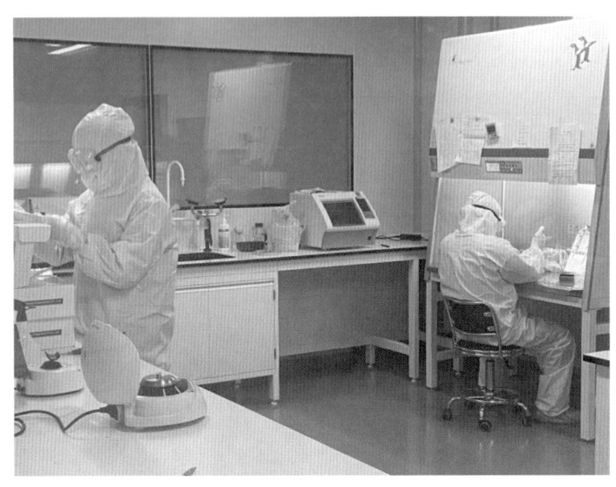

图7　检验人员正在开展核酸检测

此外，为确保体温检测点工作人员防护需求，积极与工作服供货厂家进行对接，紧急调配工作服260套，并为24小时核酸检测人员提供住宿空间及配套物资采购。应政府部门要求，医院在用的租赁协议酒店被征用作为集中隔离场所，为确保院内大量规培、进修人员的住宿得到保障，第一时间解决了人员安置事宜。

3. 重保障　提振“技防关”

坚决落实医院工作部署，从海内外调物资，与同行拼速度，向厂家抢时间，积极与上级主管部门联系，加班加点开展口罩、防护服等急需医用耗材的采购工作。建立防疫物资申领流程，全院防疫物资统一调配，避免个别科室恐慌性申领，严格遵循各类防护用品要求进行采购，做到每日盘库，动态监管，优先保障发热分诊点、隔离病房、核酸采样点等重点区域防护用品的供应。

做好职工和患者的供餐保障，严格管控饮食安全，尽可能减少人员聚集，制订并逐步优化供餐方案。每日定期消杀，取消堂食，分散购餐，尽可能让人员分散就餐。此外，由于受疫情影响，生活物资采购存在诸多不便，医院以“平台订购、集中采购、错峰领购”等方式，为职工统一采购各类冷鲜蔬食,物品新鲜,保障到位。

后勤保障部门联合医务、院感部门,对第三方服务人员,尤其是对全院保洁人员开展“分区域、分类别、多元化”的疫情防控自我防护专业技能培训,由各项目负责人对所管辖职责范围内的人员进行一对一传帮带,确保一线工作人员正确穿戴防护用具。优化生活垃圾和医疗废物回收路线和处置流程,落实发热分诊点、隔离病房等区域定点处置人员调剂和人员管理制度。持续开展各楼宇通道、各病区、食堂、电梯轿厢和卫生间等公共区域物表的专项消杀工作,量化消杀的频次,在既往的基础上扩大消杀范围及深度,按照消杀要求形成详细的台账记录。安排除四害单位加强对院区进行全面彻底的四害消杀工作,增加消杀频次,提高消杀的深度和广度(图 8)。做好口罩的集中处置,在院区各个楼宇的主通道增设废弃口罩专用收集桶,并在院内网做关于院区废弃口罩丢弃的温馨提示,避免废弃口罩随意丢弃而成为二次传染源。

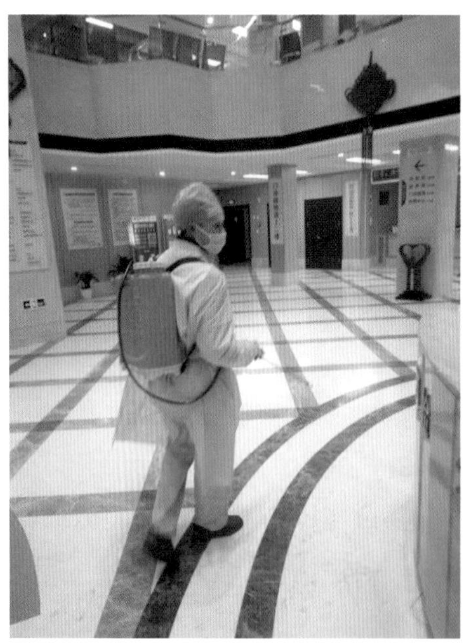

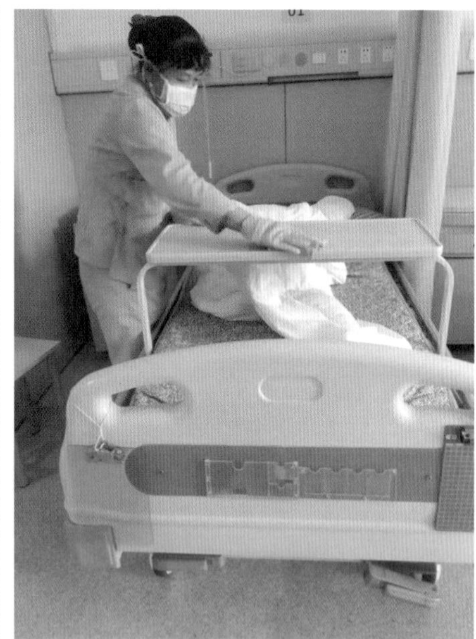

图 8　各区域专项消杀

根据浙江省新型冠状病毒肺炎疫情防控工作领导小组办公室《关于印发浙江省新型冠状病毒肺炎疫情应急响应期间集中空调通风系统使用指引的通知》《公共场所集中空调通风系统清洗消毒规范》等文件要求,集中专业技术力量,完成院内空调、新风系统的专项摸排及清洗,完善应急处置流程。对手术室、ICU 等区域的净化系统的设备设施进行了全面排查,重点检查了送风回风系统的运行状况,确保手术室、ICU 等区域净化设施安全有效运行。

同时,在疫情防控常态化基础上,后勤保障部门及时与各项目负责人对接,制订复工复产项目进度表，高效有序推进院内锅炉房搬迁、超声科用房改造等各类在建项目(图9)。从严从紧落实医院既定的各项防控措施，落实好所有项目人员复工前的核酸检测，做好个人防护，每日上报各项目人员防疫事项日报表。同时，严格监管工地施工区、材料区、休息区用电安全、用水安全、消防安全等工作，做到疫情防控、安全生产、复工复产“三保障”。

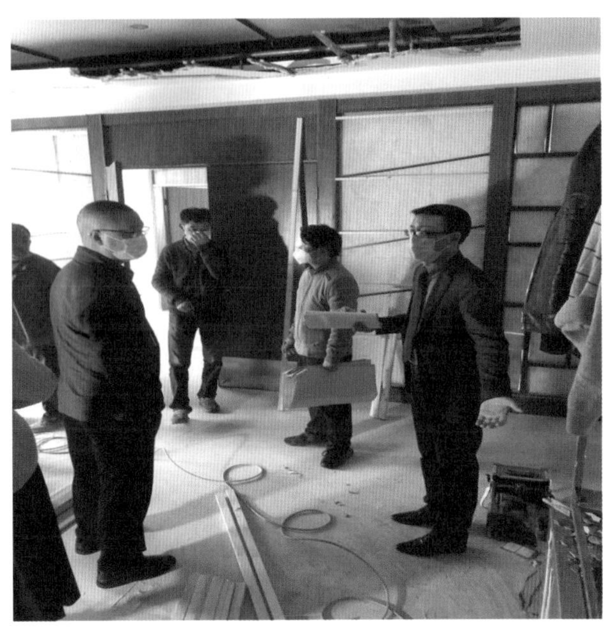

图9 后勤分管副院长(右一)现场指导在建施工项目高效有序推进

三、探讨

在院党委的坚强领导下，在全院各部门的勠力同心、攻坚克难中，医院疫情防控及各项常态化工作稳步推进。经历这次新冠肺炎疫情下的战“疫”，仍有许多方面有待完善和提高。

(1) 构建完善的应急体系建设，遵循“制度管人、流程管事”的理念，按照疫情防控的新形势、新要求，不断完善疫情防控所涉及的救治、后勤保障、舆情管控、职工健康管理的流程和制度。细化物资储备清单，加强应急演练，形成长效、可操作性强的防控应急体系。倡导开展阶段性的疫情防控后评价工作机制，总结现有的防控经验，编制通俗、易掌握的疫情防控制度体系。

(2) 构筑全面的信息管控平台，实现“三位一体”(人员监管、物资供给、专技提升)在线动态监控，做到医护人员、来院就诊人员、第三方服务人员的动态监管，疫情防控宣教动态推送；各类防疫物资储备动态监测、物资供应发放动态更新，为医院统一决策提供大数据支撑;开展线上防控专技提升,为各类人员提供差异化、多样化的学习平台。

(3) 构造医院项目建设中“平疫结合”的理念,合理规划、合理设计、合理布局,在满足结构、消防、环保及节能等方面规范标准的基础上做到“平疫结合”。在符合平时医疗服务要求的前提下,做到开展疫情救治时的快速转换,为快速开展针对性建筑设施改造预留空间。更好地承担筛查留观、住院救治等任务,提高医院自身早期筛查、隔离、救治及转诊等综合实力。

(撰稿:王乃信　吴荣　傅敏俊　黄铭)

新型冠状病毒肺炎疫情下医院后勤保障应对策略

——杭州市妇幼保健院

新型冠状病毒肺炎(以下简称新冠肺炎)疫情肆虐以来,全国范围内展开了一场对抗病毒感染的全民行动。新冠肺炎已被列为乙类传染病,按照甲类传染病进行管理。医院作为收治患者前沿场所,需要积极鉴别和筛查出阳性患者,并给予积极的治疗。由于新型冠状病毒人群普遍易感,主要通过飞沫传播和接触传播,全国各级医疗机构在本次疫情防控中,都面临着巨大的挑战。后勤服务是保障医疗业务顺利开展的基本前提,内容涉及医疗区域的空间布局、院内防控的后勤工作流程、后勤设施设备调配、防护物资调配和后勤人力调配等多个方面。本次疫情暴发在春节前后,我国大部分地区处在寒冷的冬季,医疗防护物资和设备供应链中断,医院后勤员工流动明显等现实问题都直接影响着后勤保障工作的运行。同时,在党和国家的统一部署下,新冠肺炎患者的诊治采取定点集中诊治机制,但大量的非定点医院,每天仍需要接诊大量的患者,以满足其疾病诊治的需要,这就给医院带来了新一轮的挑战,如何在就诊人群中进行有效的健康筛查和有效隔离与转运,防止医院内发生交叉传染和聚集性患病事件的发生至关重要,给医院后勤保障带来了不小的挑战。笔者结合疫情抗击实际,积极开展专门性应对工作,从后勤保障设施设备、后勤保障工作流程和后勤保障队伍三个方面展开探索。同时,新增入口人员健康筛查机制,形成“3+1的后勤保障新模式”。该模式在定点医院和非定点医院的新冠肺炎疫情防控中,均得到了有效的实践,有力地保障了医院在疫情防控期间的诊疗工作,维护了医疗秩序与患者安全。

一、医院在新冠肺炎防控中面临的挑战

新冠肺炎疫情发生在春节期间,正是全国范围内人员密集流动的高峰时段,由于人群普遍易感,患者数短时间内迅速增长,给医院日常诊疗工作带来了很大的考验,后勤保障面临着巨大的挑战。首先,为了有效诊治患者,根据国家统一部署,被划定的定点医院需要腾挪出大量的负压/隔离病房用于收治疑似和确诊患者,非定点医院需要设

置负压诊间/病房,隔离诊间/病房等用于对疑似或观察病例的暂时处置,同时,对需要加强发热门诊的诊区设置与配置要求。因此,后勤保障队伍需要在短时间内完成院内改造与施工,既有时效要求也有医院感染管理要求。除此以外,为了隔离防止病毒传播,医用防护物资的短缺也急需后勤保障队伍解决。其次,由于疫情传播的特殊性,原本后勤保障的工作方式已经不能满足其需求,如对医疗废物的管理、医院环境的清洁与消毒等医院感染管理要求更严,现有的运送、安保、餐饮等工作方式具有交叉传染的风险急需改变。再者,由于后勤保障岗位的特殊性,工作人员大多是外包员工,因此人员流动性大成了巨大的挑战。

为了保障疫情防控工作顺利进行,结合国家陆续出台的政策与《传染病防治法》,医院采取“后勤保障新模式 3+1”进行应急保障,从设施设备运行、后勤保障工作流程、后勤队伍稳定 3 个方面进行流程再造,配合完成患者的筛查与诊治工作;同时,接管医院入口筛查工作,筑实入口人员管理工作。

二、新冠肺炎疫情防控的后勤保障实践

为了配合医院完成对新冠肺炎患者的筛查与诊治,梳理现有后勤保障系统,从设施设备、工作流程、队伍稳定 3 个方面进行了流程再造,并结合国家和省市行政部门对隔离与筛查的要求,严格管理医院入口的人员筛查工作,推行“后勤保障新模式 3+1”,见图 1。

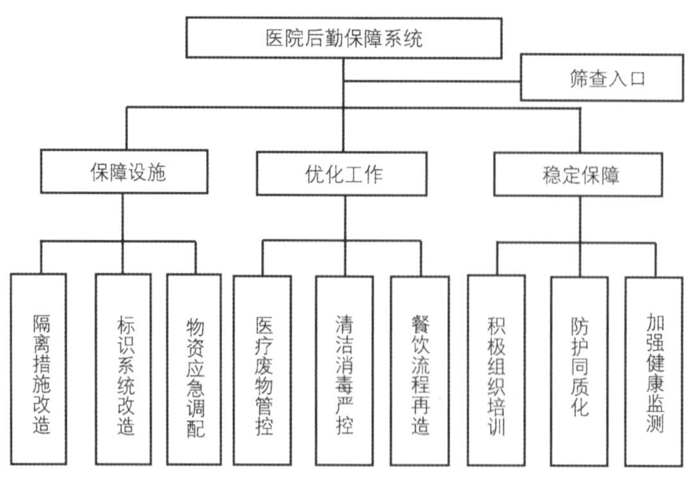

图 1 新冠肺炎下的“后勤保障新模式 3+1”

1. 保障后勤设施设备运行

(1) 完成隔离保障:本次疫情暴发以来,隔离是医院收治患者的第一要务。大量的隔离

需求给医院后勤保障提出了不小的挑战，对于突发公共卫生事件的后勤保障，病房基础设施准备是临床诊疗工作的基本前提，结合以往历次突发公共卫生事件的经验，后勤管理部门需要在短时间内快速腾挪改造出符合要求的隔离病房，规划院内患者转运路线等。隔离病房需要规划出患者入口与员工入口，采用物理隔断并及时完成施工。院内转运路线包括：预检分诊→发热门诊→隔离病房→检查科室如放射科、B 超室等区域，转运车和转运电梯也是隔离保障重要内容，必须做到专车专梯专用专管，防止院内交叉感染与病毒传播。如图 2 所示。

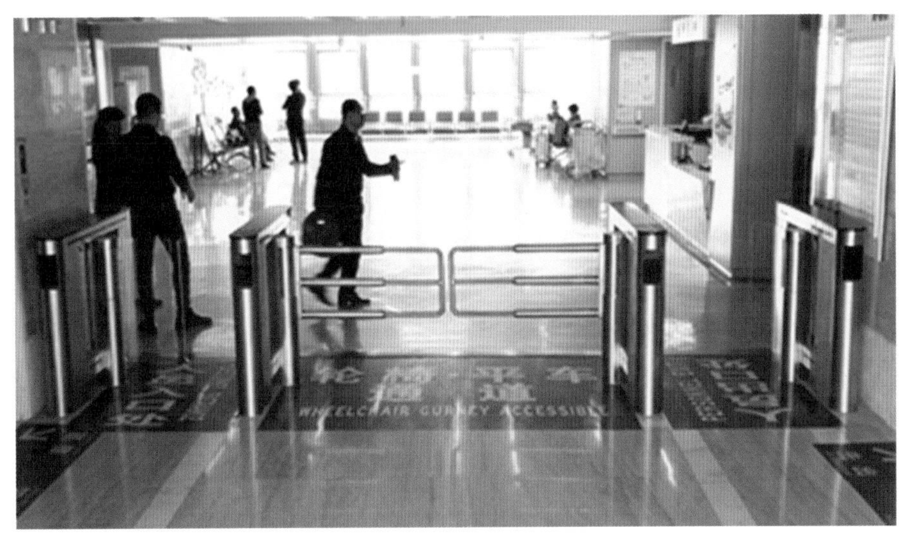

图 2　隔离保障

（2）做好明确的标识标牌：正确的标识能够指引院内人员的正确流动，降低院内交叉感染风险。根据疫情防控需要的新规划和隔断，需要第一时间明确各类标识标牌，标识内容包括隔离病房双通道地标，污染区、半污染区、清洁区地标，转运路线路标与箭头指示地标，专用转运车与专用电梯隔离标识，发热门诊等区域患者候诊时间隔地标，医疗废物处理专用标识等。同时，标识的设置需要及时对院内员工尤其是后勤服务岗位人员给予宣教，积极遵从医院规划开展疑似患者和确诊患者的诊治与转运工作至关重要。

（3）后勤物资配备与调用：由于疫情暴发在春节这一特殊时期，全国范围内均面临医用防护物资匮乏的现实问题。医院后勤管理团队如何调动院内外资源，保障后勤物资供应是关键举措。疫情防控工作启动以来，医院便对后勤库存物资进行了补仓，启动院内物资申领应急流程，所有物资纳入医院统一协调，避免临床科室恐慌性物资申领；同时，第一时间与厂商协调，积极争取外部支援，与上级主管部门保持密切联系，及时上报物资储备及短缺情况，取得支持。

2. 优化后勤服务流程

围绕早发现、早诊断、早治疗、早报告与群防群控的防疫重点，医院后勤保障在流程优化上做了如下工作。

（1）严格医疗废物管控：根据国家紧急下达的各类新冠肺炎的防控诊治文件及《医疗卫生机构医疗废物管理办法》（中华人民共和国卫生部令第 36 号）等法律法规要求，医院对医疗废物进行严格的分类管理与处置，包括感染性废物、损伤性废物、病理性废物、药物性废物和化学性废物 5 大类。在本次新冠肺炎疫情的防控过程中，结合其飞沫传播和接触传播的特性，对相应患者接触或使用过的医疗废物及生活垃圾严格管控。由于本次冠状病毒对含氯消毒剂敏感，因此，将医疗废物一律放入双层黄色垃圾袋中，给予新冠专门标识，用 2 000毫克/升的含氯消毒液喷洒，之后鹅颈式封扎；再次用 2 000 毫克/升的含氯消毒液喷洒，放入密闭转运箱进行转运，确保其不会在储存和转运过程中传播。对损伤性废物，装入锐器盒中，3/4 满时封口，用 2 000 毫克/升的含氯消毒液喷洒后直接转运。对新冠肺炎患者诊治所产生的医疗废物集中存放在医院专门暂存点，由专人负责移交至有资质的合作单位进行专业处置，确保医疗废物处置安全。

（2）严格医院环境清洁与消毒：本次新冠肺炎患者的收治，分疑似病例和确诊病例两类。疑似病例一律收治单间隔离；确诊病例根据病情轻重进行专项收治，轻症患者可以收治同一间病房，危重型患者及时送 ICU 隔离治疗。依据国家发布的防控消毒文件及疫源地消毒原则等文件，所有患者均定点收治，对收治患者的病区及病室，一律按照飞沫隔离和接触隔离要求进行环境的清洁与消毒。①物表、地面等用 500 毫克/升含氯消毒剂进行消毒，每天 2 次；当有肉眼可见的血液、体液等污染时，即时用 2 000 毫克/升含氯消毒剂消毒。②患者床单位清洁与消毒，在日常工作基础上，对每次更换下来的床单、被套和枕套放入双层黄色垃圾袋中，用 500 毫克/升的含氯消毒液喷洒后扎紧口袋，贴上“新冠肺炎”标签送指定公司清洗消毒；如遇到血液、体液、分泌物等污染直接按照感染性医疗废物处置。③对于棉胎、枕芯、床垫等床上用品，采用 3%过氧化氢溶液喷洒，静置 30 分钟；如有血液体液污染时，密封后送专业消毒洗涤公司做消毒处理。

（3）优化患者和员工的餐饮管理：餐饮服务是后勤保障的又一重要工作。在本次疫情防控过程中，为了最大限度减少人员流动与接触，医院重新规划餐饮服务模式。临床科室员工与患者一律网络线上点餐，采用盒饭送餐制，减少人员在食堂聚集的机会。由于企业大部分处在未复工状态，为了减轻餐盒采购压力，鼓励员工自带餐具，工会组织力量集中收集、集中配送，发动全员力量，保障员工餐饮安全。

3. 强化后勤人力资源管理稳定后勤保障队伍

疫情暴发以来，在一定程度上引起了民众的担忧甚至恐慌。医院后勤保障人员，如保洁、安保、运送等队伍属于外包企业员工，其需要密切接触医疗区域，直接接触患者或其用物；然而，其不同于医疗专业人员，对疾病的认知和信息的辨识度上有一定的欠缺。因此，防控疫情的关键措施之一是积极稳定后勤服务队伍，以便能够应对高强度的工作。

(1) 积极组织培训：结合后勤岗位工作人员特点，培训内容以预防、控制医院感染的基础卫生学和相关消毒药械的正确使用等基本知识为主。采用通俗易懂的方式，运用场景教学解释病毒的传播途径、个人防护的重点等知识。后勤保障队伍多是外包单位员工，对医院的归属感不同于本院员工。因此，在防控疫情的后勤保障过程中，医院把后勤管理人员编入服务队伍中，参与安保、运送、保洁等具体工作，尤其是党员带头上前线，发挥示范引领作用，以消除后勤保障人员的心理顾虑。

(2) 同质化员工保障管理：后勤保障人员接触医疗环境，自身防护工作非常关键，而当前医疗防护物资都异常紧缺。医院在物资配备时，对医疗团队、后勤保障人员均同质化管理，采用相同的标准进行防护，配置专门管理人员培训与监督后勤人员的防护措施是否到位，增加其参与防控战斗的安全感与责任感。

(3) 加强员工健康监测：由于后勤员工多为外包，且正值春节，不少员工有返乡经历，加强对员工本身的健康监测异常关键。医院每天动态掌握返乡员工动向，及时宣导避免参加亲朋聚餐等人员聚集活动的重要性，复工后每日上下班测量体温(图3)；严格管理重点区域如武汉、温州等接触史员工的工作范围，必要时给予居家隔离观察等，防止员工工作过程中的感染与传播。为此，医院启用“新型冠状病毒感染性肺炎的疫情期后勤人员信息登记表”进行专项登记与管理。

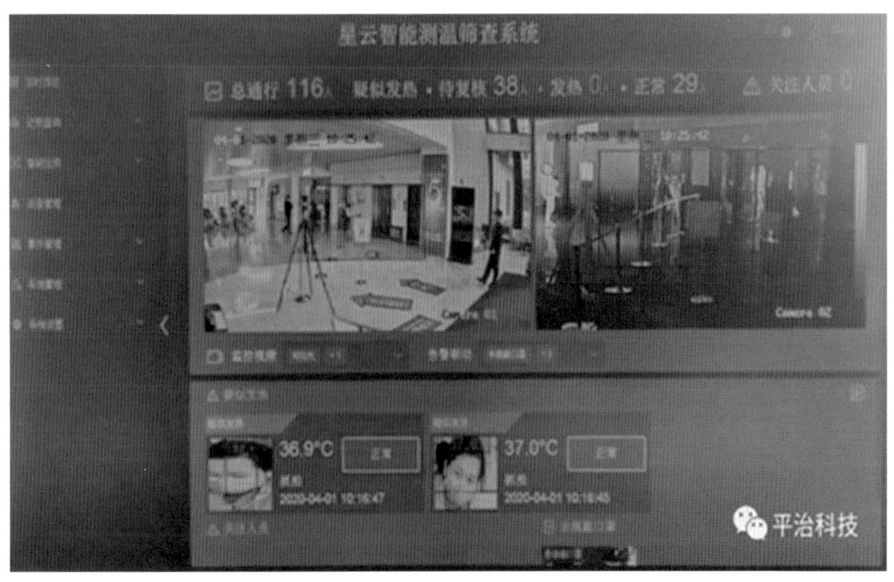

图3　体温检测

4. 规范出入口人员管理

医院作为疾病诊疗的专业场所,人流量密集且难以控制。因此,为了防止病毒传播,医院出入口人员的管控变得异常关键,这也是此次疫情防控中医院后勤保障的重点工作之一(图4)。自疫情防控工作启动以来,医院积极规划医院出入口路线,开放部分出入口,配备医务人员和安保人员对每一名进入院区的人进行体温测量,并询问其流行病学史。根据国家卫生健康委员会发布的系列新冠肺炎诊疗与防治方案,结合浙江省区域疫情防控实际,将湖北地区、浙江省温州市等地区设为重点区域并动态调整。凡14天去过重点区域或接触过该区域的有发热或呼吸道症状者,视为有流行病学史,筛查结果交由医院防控指导小组进行再次评估。对于没有相关流行病学史,且体温正常者给予放行,并在其左侧上臂显眼位置贴上"无发热,无接触史"的专用人员标识,标识上注明日期,防止误用。全院保留一个汽车入口,对于进入医院停车场的所有随车人员进行体温和流行病学史的筛查,确保进入医院的每一个人都不遗漏,最大限度发现疑似病例。

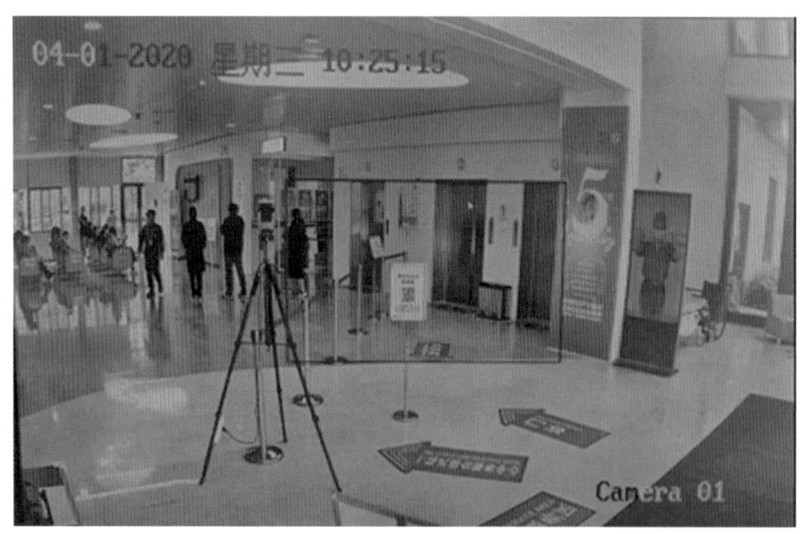

图4 医院出入口管控

三、讨论

1. 医院后勤服务的信息化智能化亟待加强

后勤服务工作范围广泛,大多服务内容采取人工模式。在此次疫情防控中,笔者更强烈地看到后勤保障工作的信息化智能化建设需求,这将是非常时期减少交叉传染、减少人员接触的良好举措。

（1）智能化餐饮服务：此前，大部分医院的做法仍旧是患者和员工到固定食堂就餐。本次疫情防控中，我们第一时间调整为网络订餐并定点配送的方式进行，一定程度上减少了人群流动的机会。但还有进一步的探索空间，如杭州市一处医学隔离观察点，在本次疫情防控中已经采用机器人送餐模式，这也值得在医院范围内推广运用，既能节约人力，也能有效切断传播途径。

（2）智能保洁服务：保洁是后勤保障工作的重点内容之一。到目前为止，人工保洁仍是主流。在面对此次疫情防控的过程中，由于其人群普遍易感，且通过飞沫传播和接触传播，因此，传统人工保洁方式耗时费力，对防护用品的消耗不可低估，也容易引起保洁人员的恐慌甚至拒绝参与一线工作。在武汉、上海等地区，已经有采取智能机器人进行保洁的报道，但其在普适情景下对医院的诊治场所进行有效的消毒及其效果等尚待研究。

（3）运用大数据建立追踪溯源系统：由于疫情发生在人员大流通的时期，掌握准确的人员行动轨迹非常关键，仅依靠患者口述有瞒报和漏检的可能。因此，运用大数据支撑，可以通过关键入口人脸识别，直接反馈过去 14 天去过的地点，以及接触人员等重要信息，通过大数据溯源研判感染疫情等可能性，从被动防御转变为主动防御值得尝试。但由于其涉及公民隐私等信息，需要由卫生主管部门与公安机构联合执行，方能更有利于医院范围内的疫情防控。随着疫情防控工作的逐渐深入，全国各地各领域均进行了不少的探索，如杭州的健康码已经广泛应用在各大医院、商场、公共交通等领域，这一举措还值得进一步研究。与医疗信息系统进行对接和整合，实现患者轨迹与健康状态的实时查询，避免重复筛查与瞒报漏报带来的疫情传播风险。

2. 医院基础建设面临新的挑战

自新冠肺炎疫情发生以来，国家先后对于患者的定点收治等提出了系列措施，其中隔离收治是基本要求。这对于医院发热门诊、隔离病区等基础建设提出了新的要求。对于已经建成的医院，发热门诊和隔离病区的设置不一定能够满足短时间大流量的诊疗需求，医院如何重新规划与设计患者收治和转移路线，避免与员工及其他患者的接触至关重要。武汉防疫现场，各支援医疗队伍还专门配备公共卫生和医院感染管理专家队伍，开展专项工作。这也是当前各级医院在抗击疫情时普遍存在的问题和需要关注的区域，值得后勤管理团队进一步探索。当然，这对未来医院的建设也提出了非常重要的警示，需要考虑大型疫情收治的医院建筑需求，如合理配备发热门诊、隔离病房、负压病房等。

3. 后勤员工职业素养的培养需要常态化

本次疫情发生以来，由于时间的特殊性，对后勤服务最大的挑战是人力的缺乏及工勤岗位员工职业素养的不足。新冠肺炎是首次发现，员工对于疾病的认知有限，对于自身防护、疾病控制、消毒隔离的知识不能满足疫情的防控的需要。因此,医院临时开展了大量的反复的培训,但其实培训内容都是医院常规的制度,完全可以做到常态化的管理。这也提醒后勤管理人员,对工勤服务员工的日常管理还存在不足,未能建立起工勤服务岗位员工的职业技能培训体系,以至于需要临阵磨枪。这在后续的管理工作中还需要进一步规范化与常态化。

4. 后勤应急物资保障体系仍有缺失

由于正值春节,本次疫情防控对后勤的物资供应提出了极大的挑战。为了有效应对疫情防控,医院需要建立应急物资保障体系,包括内部物资分配原则、外部协调机制、应援支持系统等。同时,合理分配和使用也是后勤物资管理的一大重要原则,需要医院统筹调配,全院一盘棋,最大化合理使用物资,保障医疗工作的有序运行。

后勤设施设备、后勤保障工作流程、后勤员工队伍建设等工作是保障医疗工作正常运行的重要组成部分。在应急状态下,医院后勤保障队伍积极响应守土有责,守土担责,守土尽责的精神,较好地完成了医疗工作的后勤保障任务。但也看到了不少差距,尤其在后勤信息化智能化服务、后勤人员应急梯队建设、工勤岗位员工职业素养培训等方面还有待进一步加强,也是未来改进和发展的方向。

(撰稿:陈昌贵　宣君芳　黄晓花　寿红艳　付金宏　王功益　蔡兆斌)

新冠肺炎疫情暴发下的医院后勤防控与保障应对策略

——浙江大学医学院附属第二医院

2019 年 12 月，在湖北省武汉市陆续发现多起病毒性肺炎病例，被诊断为新型冠状病毒感染；2020 年 1 月 12 日，世界卫生组织正式将新型冠状病毒命名为 2019-nCoV。2020 年 1 月下旬，疫情防控等级不断上升，浙江大学医学院附属第二医院（以下简称浙大二院）后勤管理科的各位同事在医院的号召下，毅然结束春节假期返岗，参与疫情防控工作。在疫情防控中，医院后勤感控流程与应急建设是为临床一线医护人员提供安全防线的重要内容，浙大二院后勤管理科从人员疫情防控与培训、参与制定各岗位清洁消毒流程标准、规划医疗废物处置线路和建设与改造疫情防控应急建筑等方面参与疫情防控工作。

一、"战疫"中的人员防控措施

后勤外包人员数量多，而且大多需要乘坐公共交通工具上下班，是疫情感染风险较高的人群。确保后勤外包人员的安全是疫情防控中的重要内容，所以后勤院感防控的第一步要从外包人员的防控做起，浙大二院后勤管理科从以下几方面做好外包人员的院感防控。

1. 每日测量体温及健康筛查

每日对外包人员测温，并填写晨检卡（图 1），外包人员需佩戴晨检卡才能在院内通行。每日做健康筛查记录，并上报医院疫情防控组。

2. 对返岗和新招聘物业人员实行严格的隔离措施

疫情暴发前，许多后勤外包工人请假回家；疫情暴发后，因疫情防控的需要，需老员工尽快回归与招聘新工人补充岗位空缺，但要对返岗和新招聘外包人员实行严格的隔离措施，保证外来人员不会带来感染风险（图 2）。

疫情防控初期，对于疫区工人，禁止其返杭。对于外省和省内其他非疫区工人，未经过疫区返杭的，要求其居家观察 14 天；途径疫区

浙江大学医学院附属第二医院（滨江院区）

已晨检

姓名：____________

有效日期：2020年　月　日（　　--　　）

发证人：____________

注意事项：1.凭证出入；2专人专用不得转借

后勤管理科各外包单位院内服务人员登计表

登记日期：2020年　　月　　日

序号	姓名	所属公司	近2周是否有去过或搭乘相关交通工具途径疫区	近14天是否乘坐公共交通工具返杭	家中是否有居家隔离人员	目前健康状况（如勾选其他，请填明目前症状）	当日进入院内体温监测情况	本人签名
1			□是　□否	□是　□否	□是　□否	□无症状　□其他	□通过红外检测 □通过测温枪检测___℃	
2			□是　□否	□是　□否	□是　□否	□无症状　□其他	□通过红外检测 □通过测温枪检测___℃	
3			□是　□否	□是　□否	□是　□否	□无症状　□其他	□通过红外检测 □通过测温枪检测___℃	
4			□是　□否	□是　□否	□是　□否	□无症状　□其他	□通过红外检测 □通过测温枪检测___℃	
5			□是　□否	□是　□否	□是　□否	□无症状　□其他	□通过红外检测 □通过测温枪检测___℃	
6			□是　□否	□是　□否	□是　□否	□无症状　□其他	□通过红外检测 □通过测温枪检测___℃	
7			□是　□否	□是　□否	□是　□否	□无症状　□其他	□通过红外检测 □通过测温枪检测___℃	
8			□是　□否	□是　□否	□是　□否	□无症状　□其他	□通过红外检测 □通过测温枪检测___℃	
9			□是　□否	□是　□否	□是　□否	□无症状　□其他	□通过红外检测 □通过测温枪检测___℃	
10			□是　□否	□是　□否	□是　□否	□无症状　□其他	□通过红外检测 □通过测温枪检测___℃	

负责人签名：

日　期：

温馨提示：不聚集、戴口罩、勤洗手、咳嗽有礼、开窗通风。
为了您和大家的安全，如有发热或者有呼吸道感染症状，必须尽快至发热门诊就诊，感谢您的配合！

图 1　晨检卡

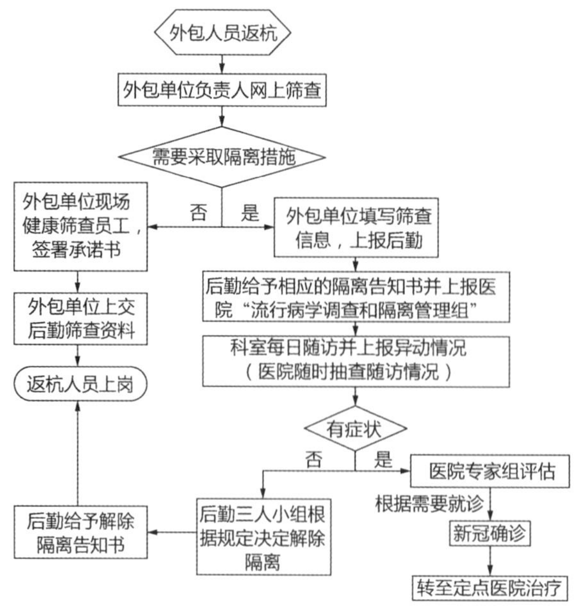

图 2　外包人员返岗前筛查

的，要求其居家隔离 14 天。新增隔离人员的信息每日汇总并上报医院疫情防控组，并每日对隔离中的人员进行随访，医院疫情防控组也会随机抽查随访。

在工人返岗前，进行流行病学史筛查，查询健康码、行程码，签署保证书，经后勤管理人员确认无误后上岗。随着对新冠病毒检测能力的上升，4 月下旬，浙大二院对所有外包人员进行新冠病毒核酸与抗体检测，后续新进外包人员需检测无异常并经后勤管理人员确认后才可以上岗。

3. 个人防护严格按各岗位标准执行

各岗位疫情防控风险不同，其个人防护要求也有所不同，必须要让各岗位工人符合其岗位要求的防护标准（图 3）。

工人经过培训考核合格后上岗，并每日落实个人防护督查：

（1）每天不定期分层抽查防护佩戴是否规范。

（2）员工各自互相督查。

（3）对各部门督查反馈问题及时整改。

浙大二院新冠肺炎防控部分岗位个人防护要求

工作区域/操作	工作内容	一次性外科口罩	医用防护口罩	护目镜/面屏	工作帽	工作服	隔离衣	一次性防护服	一次性乳胶手套	一次性防护鞋套	一次性鞋套/工作鞋	速干手消毒剂	备注
发热门诊	对就诊的发热患者进行分导诊，分流、登记和看诊、采样、保洁医疗废物处置		●	●	●	●	●		●		●	●	
急诊抢救室	急诊患者的分导诊，对发热就诊的急诊患者进行分流和登记，对患者进行治疗、护理、保洁医疗废物处置		●	☆	●	●	☆		☆		☆	●	
特殊门诊	呼吸门诊、儿科门诊、感染性疾病科门诊、肺功能室诊治、护理操作		●	☆	●	●	☆		☆		☆	●	
消毒供应中心去污区	“新冠”肺炎病毒污染物品标识的器械与物品进行回收、清洗、消毒		●	●	●	●	●		●		●	●	单独清洗
隔离病房/隔离单间	疑似/确诊患者进行治疗、护理、保洁、医疗废物处置等		●	●	●	●	☆	●	●（双层）	●		●	
医疗废物院内收集转运	医疗废物收集（疑似/确诊患者的医疗废物）		●	●	●	●	围裙		●（+长袖加厚橡胶手套）		●	●	设单独区域存放
其他医疗区域	标准预防	●	☆	☆	☆	●	☆		☆			●	根据暴露风险选用

备注：●应选择，☆根据暴露风险选择

图 3　岗位要求防护标准

二、“战疫”中的院感防控措施

医院不同区域的疫情感染风险有所不同，各区域都有相应的清洁消毒标准，后勤根据医院疫情防控的要求，制定各个岗位工人的院感防控标准。

1. 全院周边环境清洁消毒(表 1)

表 1 全院周边环境清洁消毒要求表

全院周边环境清洁消毒要求	
疫情前	疫情时期
每日早晨对全院周边打扫 1 次,不使用含氯消毒液,其余时间保洁员循环巡视环境卫生	除常规打扫与巡视外,每日对全院周边环境消毒 3 次(含氯消毒液 1 000 毫克/升),每次消毒后做好记录。消毒工人佩戴外科口罩、手术帽、乳胶手套和一次性隔离衣,发热门诊、新冠专用 CT 机房外围消毒需佩戴 N95 口罩

2. 发热门诊/隔离病区清洁消毒(表 2)

表 2 发热门诊/隔离病区清洁消毒要求表

发热门诊/隔离病区清洁消毒要求		
时期	疫情前	疫情时期
岗位设置	发热门诊安排 1 位保洁	发热门诊/隔离病区分为污染区域与洁净区域,每个区域各派专人清洁消毒 3 次。两个区域白班分为早班与中班两个岗位(6:30—12:30/12:30—18:30),晚班岗位(18:30—次日 6:30)医院宿舍驻守值班
清洁消毒要求	每日清洁消毒 2 次(含氯消毒液 500 毫克/升)	污染区清洁消毒工作每日 3 次(含氯消毒液 1 000 毫克/升),包括床单位消毒、所有物体表面擦拭、地面拖拭、卫生间消毒、收垃圾。 洁净区每日清洁消毒 3 次(含氯消毒液 500 毫克/升),包括所有物体表面擦拭、地面拖拭、卫生间消毒、收垃圾
防护标准	佩戴普通医用口罩、手术帽	污染区工人佩戴 N95 口罩、手术帽、乳胶手套、一次性防护服和护目镜。 洁净区工人佩戴外科口罩、手术帽、乳胶手套
终末消毒	无	患者出院要做好终末消毒,常规清洁消毒工作做 2 次,间隔 10 分钟,并更换窗帘、床帘、被服等织物用品;换下的织物用品使用双层橘红色袋包扎紧后外贴“浙医二院感染物品交接标签”,并注明:新型冠状病毒感染

3. 呼吸科门诊清洁消毒(表 3)

表 3 呼吸科门诊清洁消毒要求表

呼吸科门诊清洁消毒要求	
疫情前	疫情时期
每日清洁消毒 2 次(含氯消毒液 500 毫克/升)	每 4 小时清洁消毒一次(含氯消毒液 1 000 毫克/升)。工人佩戴 N95 口罩、手术帽、乳胶手套和一次性隔离衣

4. 普通病区清洁消毒

表 4　普通病区清洁消毒要求表

普通病区清洁消毒要求	
疫情前	疫情时期
每日清洁消毒 2 次(含氯消毒液 500 毫克/升)每日清洁消毒 2 次(含氯消毒液 500 毫克/升)	每日清洁消毒 3 次(含氯消毒液 1 000 毫克/升)。工人佩戴外科口罩、手术帽、一次性手套

5. 院内公共区域、办公室清洁消毒(表 5)

表 5　院内公共区域、办公室清洁消毒要求表

院内公共区域、办公室清洁消毒要求	
疫情前	疫情时期
每日清洁消毒 2 次(含氯消毒液 500 毫克/升)每日清洁 1 次,不使用含氯消毒液	每日清洁消毒 3 次(含氯消毒液 500 毫克/升)。工人佩戴普通医用口罩、手术帽、一次性手套

6. 新冠医疗垃圾的收集与转运(表 6)

表 6　新冠医疗垃圾的收集与转运要求表

新冠医疗垃圾的收集与转运要求	
新冠医疗垃圾收集要求	新冠医疗垃圾使用双层黄色垃圾袋鹅颈式分层包扎,外贴"医疗废物外包装警标识",填写医疗废物产生科室、时间、种类,并注明:新型冠状病毒感染;放置于专门的医疗垃圾转运箱内,箱上外贴"医疗废物外包装警标识",并注明:新型冠状病毒感染,交予医疗垃圾收集人员之前,做好箱体表面消毒工作(含氯消毒液 1 000 毫克/升)
新冠医疗垃圾转运要求	医疗垃圾工每日 2 次收集新冠医疗垃圾,若有需要可以随时联系后勤加收。新冠医疗垃圾专人、专梯转运,医疗垃圾工佩戴 N95 口罩、手术帽、乳胶手套和一次性隔离衣。新冠医疗垃圾转运完毕后,及时记录收集的科室、时间、箱数及重量。新冠医疗垃圾置于专门的医疗废物暂存点,与医疗废物处置公司交接时,新冠医疗垃圾的交接要有专门的记录
清洁消毒要求	每次转运完成后,对电梯、转运车进行清洁消毒(含氯消毒液 1 000 毫克/升);医疗废物暂存点每日 3 次清洁消毒(含氯消毒液 1 000 毫克/升),每日 2 次紫外线照射各 1 小时

7. 新冠疑似标本运送(表7)

表7 新冠疑似标本运送要求表

新冠疑似标本运送要求	
岗位设置	安排专门的新冠标本运送员,白班、夜班24小时轮班。发热门诊派驻白班1人,夜班1人,专门运送发热门诊新冠标本;运送中心派驻白班1人,夜班1人,专门运送隔离病房新冠标本
运送要求	运送员佩戴N95口罩、手术帽、乳胶手套和一次性隔离衣,使用专用的双锁生物标本转运箱,转运箱使用后立即清洁消毒(含氯消毒液1 000毫克/升)

8. 新冠疑似患者运送(表8)

表8 新冠疑似患者运送要求表

新冠疑似患者运送要求	
岗位设置	安排专门的新冠疑似患者运送员、新冠运送专梯司梯员,白班、夜班24小时轮班
患者转运要求	运送员、司梯员均佩戴N95口罩、手术帽、乳胶手套、一次性隔离衣及护目镜(运送确诊患者必须穿防护服);电梯专人、专用,每次使用后清洁消毒2次(含氯消毒液1 000毫克/升),间隔10分钟,并通风1小时
送CT检查要求	安排专用CT机房检查与专用运送线路。每次检查后,安排专人对CT机房通风系统清洁消毒;专用线路每日3次清洁消毒(含氯消毒液1 000毫克/升)

三、"战疫"中的培训与稽查工作

医院的院感防控要求随疫情的变化在不断更新,必须让后勤管理人员与外包人员及时了解自身岗位的院感防控要求。后勤对所有人员开展持续性培训,使员工及时掌握最新的诊疗指南、防控要求,并应用于工作中。

1. 培训类型及内容

1)全员培训

对全体后勤与外包人员培训,包括医院新冠肺炎防控最新要求和个人防护的注意要点(图3)。

2）分层培训

对暖通班组培训空调管理防疫的注意要点与清洁消毒规范，对物业组培训全院各区域清洁消毒规范、新冠医疗废物转运规范、疑似患者转运规范，对后勤库房培训疫情期间物资管理要求等。

3）重点培训

对高风险区域工作人员重点培训，如隔离病房工人、新冠医疗废物收集工人。根据岗位要求进行针对性培训，具体岗位工作流程、个人防护穿戴流程及注意事项等。

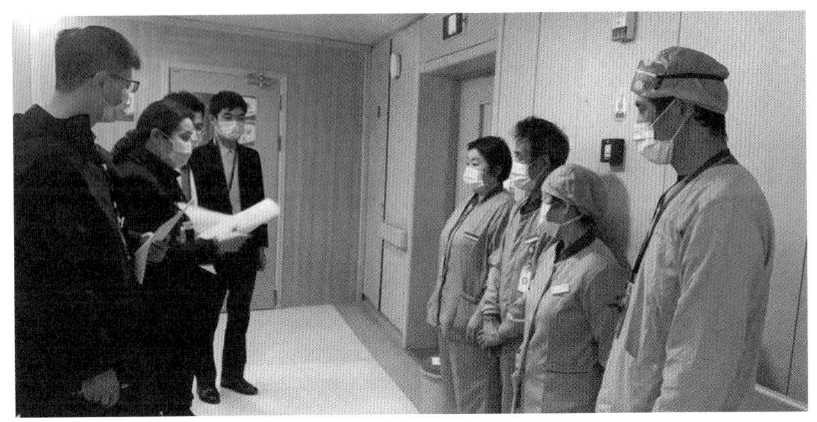

图3　员工培训

2. 培训形式

培训形式包括网络培训和现场培训。

（1）网络培训：新冠肺炎疫情期间，通过钉钉、微信等 App 工具开展网络视频、音频会议，尽可能减少不必要的人员聚集。

（2）现场培训：主要是针对重点人员进行操作性培训，包括隔离病区工作流程、个人防护用品穿戴等培训。现场培训地点为露天或人少的地方，所有人员都保持一定的“社交距离”，有发热或呼吸道症状的人员不能参加。

3. 对物业外包人员持续培训与现场稽查

物业外包人员数量多，平均年龄也偏大，他们在疫情防控中也肩负着重要责任，有必要加强对物业外包工人的培训与稽查力度。一方面依据医院院感防控文件的要求，制作物业外包人员的培训内容与稽查表单（表9），要求物业单位对各个岗位的工人培训与考核，并上交考核记录；另一方面，后勤管理人员也会到现场随机抽查物业工人，并与临床科室积极沟通，及时整改发现的问题。

表 9　物业外包人员培训内容表

疫情初期滨江院区后勤物业部组织培训				
名称	时间	培训内容	培训人数/人	覆盖率
主管岗位技能培训	2020/1/30	工作检查注意事项	333	100%
新冠相关知识培训	2020/2/1	个人防护、发热就诊流程培训	333	100%
日常与工作注意要点培训	2020/2/9	手卫生、不穿工作服进食堂、正确配置消毒液、特殊患者呕吐物规范处理	380	100%
新冠相关运送要求培训	2020/2/11	关于隔离(发热)患者、标本转运相关要求及规定	15	100%
疫情期间消毒规范培训	2020/2/13	公共区域物品表面、地面消毒规范培训	175	100%
医疗废物与消毒要求培训	2020/2/16	新冠医疗废弃物注意要点、电梯与自助挂号机消毒规范、公共区域消毒要求	385	100%
夜班运送培训	2020/2/29	夜班运送准则及相关注意事项	5	100%
院感知识培训	3月、4月持续每日培训考核	手卫生、医疗废物分类、正确配置消毒液、特殊患者呕吐物规范处理、个人防护等	426	100%

四、"战疫"中的应急改造

1. 疫情初期发热门诊改造

随着全国进入"战役"状态,民众对疫情越来越关注,日常中一旦出现感冒、发热等状况,会第一时间奔向医院以确定自身是否感染新冠病毒。作为浙江数一数二的浙大二院,我院发热门诊的门诊量急剧增多,患者候诊时间长,许多患者只能在室外等候,甚至等候到深夜,再加上天气阴湿寒冷,所以急需搭建临时建筑为候诊患者遮风挡雨。

后勤管理科与医院疫情防控组研究讨论后,决定采用"帐篷"的方式搭设户外临时等候区,既有速度快、投资少、寻找搭建材料方便的优点,又符合院感要求、便于院方管理。

1）选址规划

通过多方案综合比选,最终拟定搭建帐篷于发热门诊和肠道门诊前面空地(图 4)。选址理由如下：

（1）在户外独立设置，降低交叉感染风险。

（2）位处发热门诊、门诊、急诊三栋建筑前端，相互照应，便于防疫工作的开展和互相支援。

（3）沿院内主干道设置，便于病患的接送和标本转运。

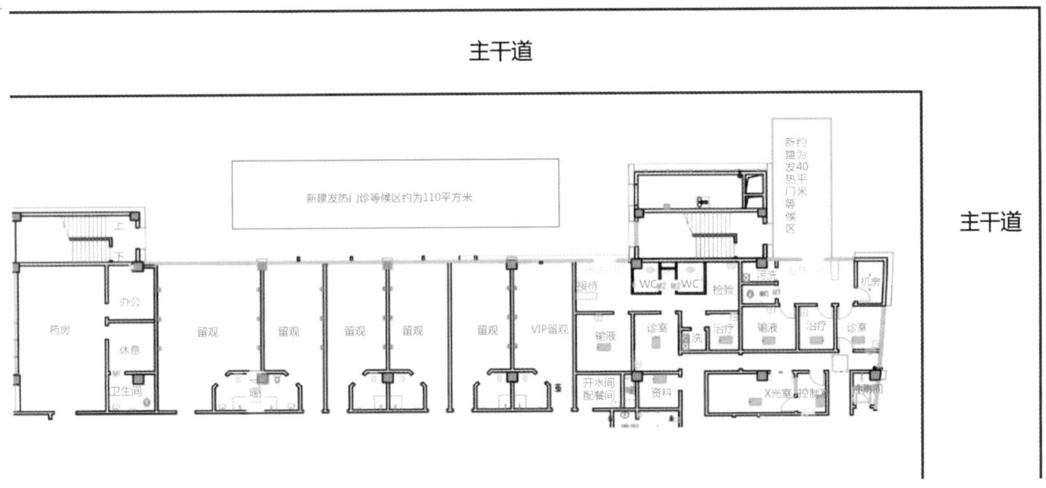

图 4　搭建帐篷选址

2）建设过程

为改善患者就医环境和就医体验，也减轻临床一线的管理压力，后勤管理科加班加点，设计图纸、召集施工人员、材料设备入场等齐头并进，仅用了一个通宵，两间共 105 平方米的发热患者候诊区就初步搭建完毕(图 5)。

后续设施改造逐步进行，包括发热门诊呼叫系统、照明系统、供水系统、供电系统和通风系统等，并更新发热门诊标识标牌等，大大改善了患者的就医环境和就医体验。

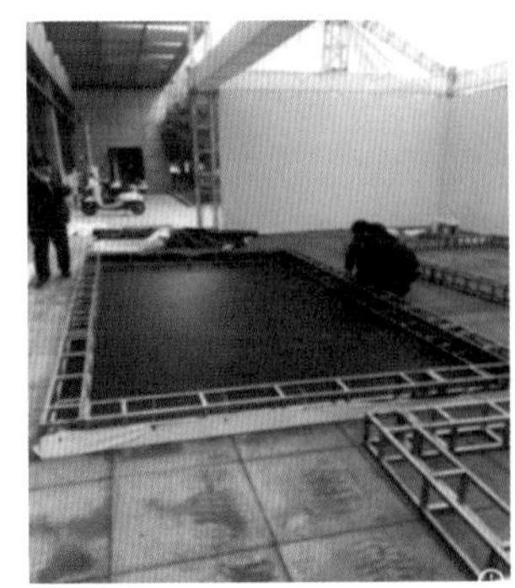
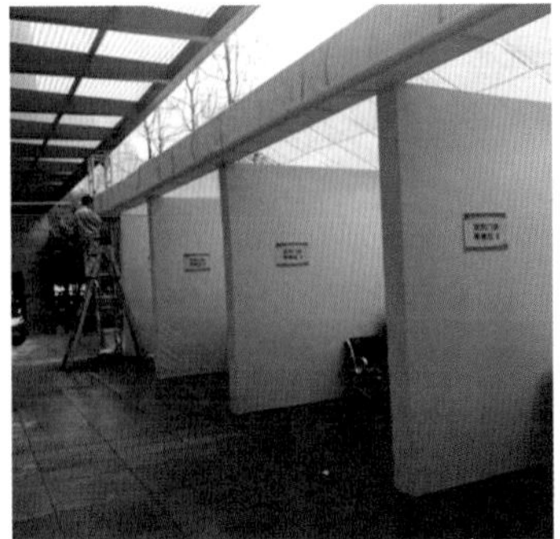
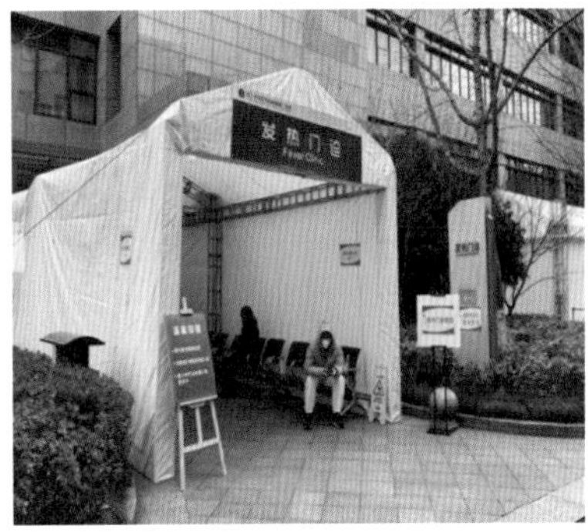

图 5　搭建完毕的发热患者候诊区

3）施工要点总结

（1）帐篷搭建的稳定性是重中之重,室外临建设施不能被风荷载或雨水冲击造成较大的形变,所以采用高强度钢材和膨胀螺丝固定底座,防止帐篷变形。

（2）防止交叉感染是疫情防控的重要内容,所以设置多个隔间从而符合院感规范的要求。

（3）雨水天气时,因帐篷与地面存在一定高低差,雨水有可能会流进帐篷内的隔断间地面,对患者等候造成不便。所以将 PVC 管子对半切开,绑扎固定到帐篷边缘,从而导流雨水。

2. 发热门诊等候区的进一步改造

疫情进入平稳期之后,为进一步提高发热门诊患者的就医环境和就医体验,护理部、院感科、后勤管理科通过现场调研与研究讨论,决定将发热门诊临时等候区改造为阳光玻璃房等候区。

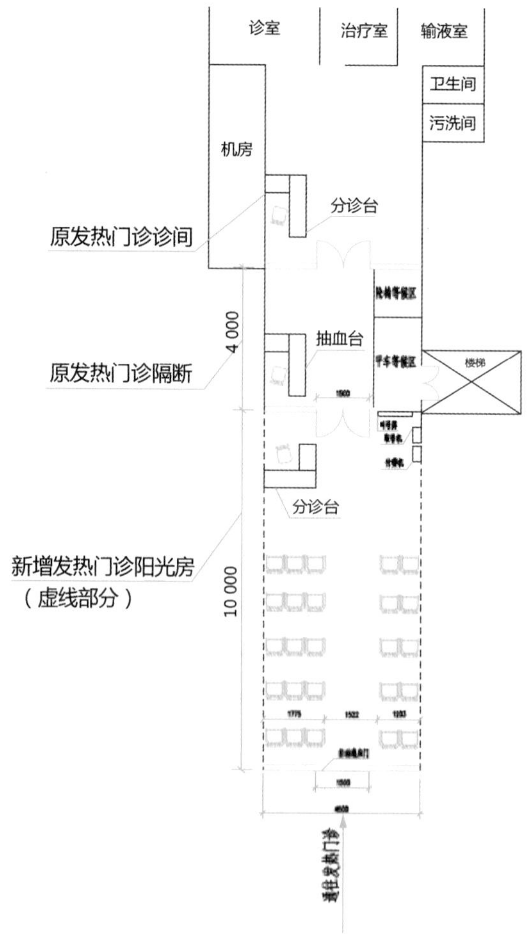

图6　改建后的发热门诊等候区

3. 疫情期间院内其他部分设施改造

（1）因疫情缘故，公共区域中央空调系统关闭，为发热门诊医护人员提供 11 台油汀取暖，为了用电安全，重新对供电线路进行布置。

（2）对隔离病房所有排风口进行封堵，保证符合院感要求。

（3）为中心楼东门、急诊门口加装红外检测设备，并关闭院内其他大门、通道，保证进院人员都经过温度检测与筛查。

（4）为疑似患者专用 CT 机房做隔断，并每日做机房通风系统消毒工作。

（5）在中心楼南门搭建新冠病毒核酸和血清检测综合服务点，满足普通患者和家属的就医需求等。

五、后疫情时期后勤服务工作的思考

国内疫情整体趋稳，但有近期乌鲁木齐、大连的前车之鉴，又有国外疫情的持续暴发，国内疫情管控仍将会持续化、常态化，严防疫情反弹。后勤服务于整个医院，与医院各个临床科室都密切相关，再加上外包人员多而复杂，更要抓住疫情防控这根弦，一点也不能放松。

这次“战疫”，是对全球医疗系统的一次巨大考验，中国表现优秀，浙大二院也表现优秀。但在“战疫”过程中我们也发现了自身工作的不足之处，在全国交通体系“半瘫”、大量工厂停摆下，造成各种常用物资、设备供应不及时、人员不能及时返岗等情况，这给我们的医疗保障和后勤保障工作带来了很大的挑战。

后疫情时期后勤服务工作仍十分重要，为有可能出现的秋冬季疫情反弹，我们要吸取疫情暴发时期的经验教训，提前做好相应的准备工作。

首先，人员的储备工作，发热门诊、隔离病房、新冠标本与患者、新冠医疗垃圾转运等岗位，都需要我们提前安排合适的工人，并做好相应的培训，一旦疫情反弹，能够及时安排人员上岗。

其次，人员防控不放松，避免感染暴发于院内。提前做好空调通风系统的改造工作，能够在疫情来临时符合院感要求，从而正常使用。

最后，做好必要物资的储备工作，防止疫情暴发时导致物资供应不及时。后疫情时期医院后勤工作既需要提供优质的服务，也需要提供最安全的保障。

（撰稿：玄方甲　雷永珍　黄萌　解怡博）

新冠肺炎疫情背景下探索医院后勤安全智能管理平台的研发与应用

——浙江大学医学院附属妇产科医院

一、背景

2019年12月以来，新冠肺炎疫情已经成为全球关注的公共卫生事件，给人民的生命健康造成及极大的威胁。医院作为抗击新冠病毒的主力军，在疫情防控中发挥一线重要作用。而医院后勤保障工作为医院抗击新冠病毒奠定了基础，医院后期保障工作的好坏，直接影响“疫情”下医院的正常运行。

医院后勤设备设施的现代化管理，突破性地实现了安全智能管理平台在医院的改造、实践并成功运行使用，能够为“疫情”下医院的正常运行提供坚实的保障。这是利用当今物联网、大数据、“互联网+”、云平台等新技术应用，并结合医院现有的楼宇自动化系统（BA）、电力综合自动化监控组态软件、水系统可编程逻辑控制器（PLC）及锅炉系统可编程逻辑控制器（PLC），初步实现了“一平台、多系统”的整合，基本将医院多个后勤子系统间的安全管理有机统一到一个平台，能够提高对医院后勤保障的水平，实现医院后勤管理的“智能化、信息化、实时化”。

二、管理平台的研发

1. 医院后勤设备设施分析

浙江大学医学院附属妇产科医院现有3栋楼，竣工验收日期间隔平均将近5年，内部各系统的设备都有相应的软件系统来控制自动运行。有新老3套BA系统控制3栋楼宇，有90年度末期的进口锅炉结合最新的PLC系统锅炉自动运行，有2000年初的电力综合自动化监控组态软件监控配电房的电气参数，有纯水制水PLC系统控制制水，有变频供水系统控制楼层供水，各个系统各自为战，医院需要花费大量的人力去巡视检查，无法达到医院后勤管理的“智能化、信息化、实时化”的要求。

（1）临床医技行政科室：联系设备负责人或服务热线后，才得知某区域排水、供水、供电或供汽出现问题；不能及时联络到设备负责人，或无法在繁忙时间呼入服务热线。

（2）巡检巡护人员：巡检人员在工作时间内进行设备设施的巡检并用手持式巡检机记录数据，每班（8小时）仅记录数据三次，含巡检设备一次；24小时要求有巡检人员，严重依赖经验，不能详细地将情况反馈给设备负责人。设备维护人员仅每月或每季对设备进行常规性巡护，极易超期和遗漏。针对不同设备的运行状态无法进行针对性的巡检和维护，只是重复、机械地进行工作。

（3）设备负责人：仅是人工记录设备故障，无法从数据化的角度进行科学分析，进而做出针对性的维护、修理或改造。

（4）设备信息：仅在手工台账中记录大概的故障时间、次数和修理情况，无法达到高水平现代后勤管理要求的全生命周期管理。

2. 管理平台的设计方向

医院后勤管理要以“以患者为中心”，本质是要为临床、医技提供保障和服务，而后勤的本质即为数据。医院目前实现了自动化控制的系统包括锅炉、纯净水制水，有限地监测的电力综合自动化监控组态软件，这些系统各自独立，互不联通，也不共享数据。现在需要将这些数据集成整合在一个管理平台，利用物联网的联网功能、信息功能、安全功能和管理功能，通过信息的互联互通，运用“互联网+”、云平台将日常工作的信息24小时不间断记录，形成一个关联、兼容又相互协调的管理平台，实现“一平台、多系统”的管理，实现医院后勤管理的“三化两性”，即无人化、自动化、智慧化、实时性与无限性，从而可以大大加强医院后勤设备的医院后勤管理的“智能化、信息化、实时化”。

3. 管理平台研发内容

通过电流、电压、温度、压力和水位等工业传感器作为感知现实世界的器官，为物联网提供最基本的数据，部分PLC系统通过协议用RS485端口传输数据，再用智能通讯模块进行数据的收集、记录和分析，通过集成4G通讯模块连接云平台。另外BA系统和电力综合自动化监控组态软件系统通过TCP/IP协议传输数据到中转服务器，再通过TCP/IP协议发送至云平台。如图1所示。

管理平台可以对电气安全、锅炉安全、二次供水和纯净水制水等系统的设备运行状况进行7×24实时立体化测控，做到安全预警告警、设备管理、数据可视化等多项功能。当设备运行出现异常、故障时，平台会结合运行数据与视频图像对故障信息快速识别及精准定位，并根据故障级别及后勤人员层级分别提供App通知、短信、电话等多方式的分级报警，第一时间通知工作人员，消除安全隐患，实现医院安全的闭环式智慧化管理。同时提供了故障报修、工单管理等后勤体系的全面服务管理跟踪手段。在个性化定制化设计可视化的

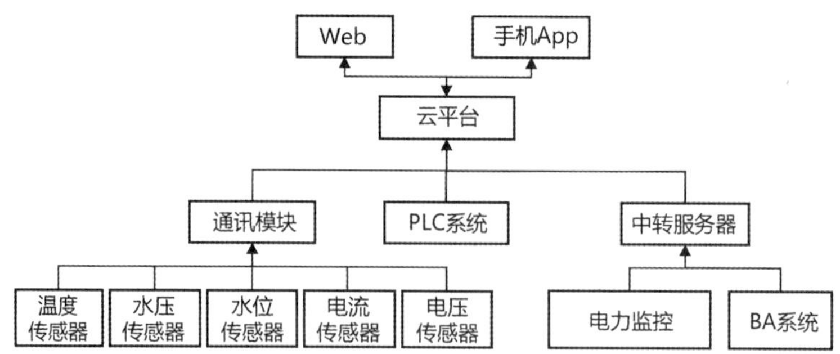

图 1　管理平台组成

Web 端可以看出该账户中所有的未处理告警数量、全部告警数量和管控设备数量,并且可以直观地看出各数据项在最近的实时数据变化情况,进而来判断设备运行状态。

云平台软件系统组成如下。

(1) 设备管理,分别包括以下内容:设备档案、告警列表、工单列表、网关列表和设备列表。

设备档案页面可以看到设备的基本信息:名称、型号、编号、安装时间、启用时间,以及历史记录和编辑、删除信息等。通过"历史记录"可以查看该设备的历史维修记录、保养记录、测点历史数据、历史告警和历史工单,方便设备后期维护。告警列表展示了设备接入以后产生的所有告警信息,包括已处理告警和未处理告警,告警列表包含告警所属的具体设备、网关,以及告警产生的时间等信息。在工单列表中可以看到告警转成的工单,包括名称、所属的设备、所属模块、告警产生时间、处理时间和负责人等内容。在网关列表中可以看到所有网关的基本的信息,包括网关名称、标识、用户名及发布主题等。在设备列表中可以看到所有的信息,包括名称、所属的模块、所在管理域以及所属网关等信息,可以看到该设备测点下历史数据,包括数据走势、测点名称、测点所属网关、测点所属设备、数据上报时间以及测点上报数值,并且可以导出近期的测点数据。

(2) 监测模块,由电气安全、锅炉运行、二次供水和纯净水制水组成。

电气安全监测。通过布置高低压温度传感器、电流传感器、剩余电流传感器和智能监测终端,采集现场设备的运行数据,应用数据传输模块将采集监测数据上传至云平台服务器进行数据处理;另一部分数据通过 TCP/IP 协议共享到云平台服务器,可以进行用电安全、节能分析、设备管理等服务,实现供配电设备生命周期管理。设置了可视化的电气组态图,展示设备的实时数据。组态图可以切换查看不同的工艺组态图。

- 锅炉运行监测。该模块是以锅炉厂商提供的监测系统为数据来源,设置可视化的锅炉组态图实时监测医院锅炉系统的压力、温度等运行工艺参数,保障锅炉系统运行安全。
- 二次供水监测。该模块通过布置压力、水位、电流等各种传感器,利用组态图对设备的实时状态进行在线监测供水首端、末端的状态。

• 纯净水制水监测。该模块是以纯净水厂商提供的监测系统为数据来源，用组态图监测医院纯净水制水系统的压力、开关状态等实时运行工艺参数，对设备潜在故障进行分析并自动调配技术人员进行设备维护，保障系统运行安全。

三、平台的应用效果

截至2020年6月底，管理平台管理建筑面积接近10万平方米，管控各类设备75台，监测各类运行、安全、能源点位1 128个，累计监测数据3亿余条，医院的月平均测点告警率从23%低至9.4%，累计监测到测点告警1 000多条，其中严重告警241条，避免直接损失近百万元，累计节约人力和能耗成本十余万元。

管理平台投入使用以来，使“疫情”之下的医院运行安全得到了本质上的保障，每年为160万人次的门诊患者、近8万人次的住院患者和2万人次孕妇分娩提供了就医的安全保障，把医院领导提出的“将后勤转向智能化、信息化、实时化”落实到位，做好健康医院的后勤保障工作，提升了区域医疗中心建设中的后勤保障质量和医疗服务质量。

基于管理平台的岗位体系，详见图2。平台按照三级告警的顺序，首先将告警信息通过Web和App的可视化界面发出声光报警，通知到医院的值班维护人员，若没有采取相应措施则会以拨打电话、短信推送等方式通知监控人员及远程支持人员。通过医院值班人员、专业人员支持、运行监控等多部门的协同维护，可以大大缩短恢复设备故障正常运行的时间。管理平台的维护人员作为后台支持，则对相关储存的数据进行科学的分析，与医院相关人员一起不断优化预告警模型，指明更加有效合理的预防措施。

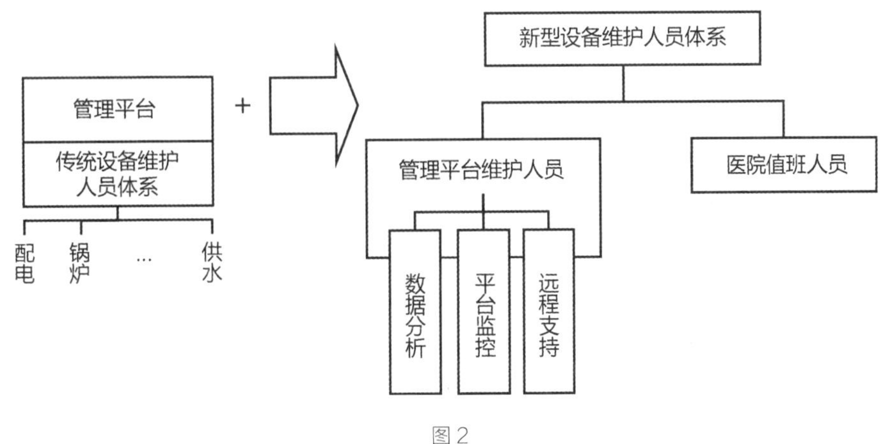

图2

四、讨论

（1）加强后勤管理的“智能化、信息化、实时化”管理，不断提高后勤设备巡检监测维护的效率和质量。利用好物联网、大数据、“互联网 +”和云平台等新技术及时高水平地进行后勤管理，用信息数据分析取代传统的以经验为主导的巡检维护，减轻了后勤管理的工作量，将更多的时间、精力还给设备和工作模式的创新，支撑与保障临床医技为患者提供更加优质的服务。

（2）将创新性思维融入医院发展：医院后勤的管理经常受限于医院的规划步骤、分管领导的支撑力度以及后勤负责人员的观念。信息化、智能化其实离医院建设很近很近，要用科学、专业的管理模式去认识信息化、智能化的发展。

（3）探索平台化管理思路：建立健全现有的管理平台，扩充对电气安全、电梯安全、锅炉安全、医疗废水、二次供水、中央空调、医用气体和能耗系统等系统，充分利用 BIM 等前沿技术，也可考虑与安防系统、消防系统、固定资产及物流系统等其他后勤信息数据进行整合，为医院节约人力成本、提升后勤服务效益。虽然这些医院后勤信息系统相互独立不兼容，但是我们可以通过共享数据来统一管理平台的应用，实现“一平台，多系统”管理。

五、结语

目前，随着疫情局面的逐步好转，我们即将迎来“后疫情时期”。这次疫情，一方面对我们的社会带来了巨大的冲击；另一方面，也给医院后勤保障工作带来了挑战与变革。

后勤设施设备巡检、后勤队伍建设以及后勤管理平台等工作是保障医院正常运行的重要组成部分，在本次新冠肺炎疫情的共同抗击战役中，除了一线医护人员冲在前，比拼的还有后勤工作。在应急响应状态下，医院后勤保障队伍积极响应，以更坚定的信心、更顽强的意志、更果断的措施，加强水电气等“生命线”供给，保障医院正常运行。经历此次战役使我们认识到，后勤管理平台尚需进一步完善建设，后勤人员的应急机制和职业培训等方面亟待完善。特别是后勤安全智能管理平台，要遵循“一个平台、分块建设”，根据各医院信息化发展的特点和现状，利用已有的信息化基础，切合实际、由易到难地建设后勤信息化，这也是我们未来改进和发展的重要方向。

（撰稿：姚文杰）

浅谈疫情期间医院后勤保障工作

——杭州市西溪医院

杭州市西溪医院新建项目始于2003年SARS疫情后，为应对紧急突发公共卫生事件，浙江省、杭州市合建的一所传染病专科医院，建设之初就意在采用“平战”结合模式管理运营：平日对周边居民开放，兼收传染患者和普通患者；紧急、战时全封闭，按烈性传染病收治要求运行。

杭州市西溪医院位于西湖区留下镇，毗邻小和山高教园区，总用地面积89 681平方米，总建筑面积69 113平方米，建设总床位500张(其中烈性传染病200张)，如图1所示。在本次疫情中更是被浙江省卫生健康委员会定为杭州市新型冠状病毒肺炎定点收治医院，承担着杭州市COVID-19疑似和确诊患者收治工作。

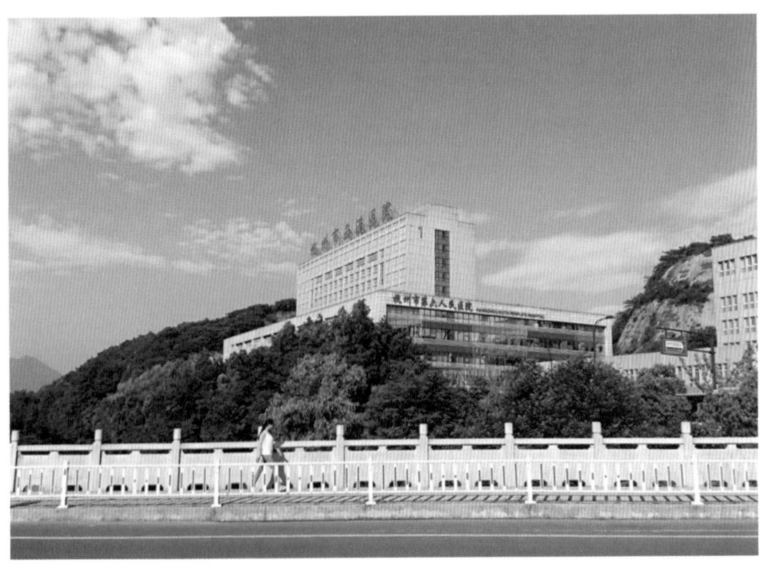

图1　杭州市西溪医院

在这特殊时期，杭州市西溪医院的后勤保障部在医院党委的领导下，针对新型冠状病毒的特点、传播途径，贯彻后勤保障制度，落实保障措施，提高医院的防疫抗疫的基础设施条件，保障了广大医护人员的健康和安全，解除了一线工作人员的后顾之忧。本文就医院在防疫期间后勤保障所采取的保障措施进行了总结汇报，同时针对本次疫情暴露出的不足提出个人建议，供广大同仁参考。

一、人员管理措施

疫情防控关键在于人，只有做好后勤人员建设，提高整体凝聚力，才能落实措施，“五指变一拳”打赢非常时期的攻坚战。

（1）利用杭州市西溪医院内部宣传途径，如张贴海报、发放宣传单、微信平台等方式，多渠道、多途径开展新型冠状病毒预防措施、如何提高人体免疫力等一系列内容的科普宣传，全力打造医院内部的良性舆论阵地，以便其在日常工作过程中，对诸如新型冠状病毒肺炎症状相似的患者，能够做出正确的引导和先期的排查。同时，通过宣传增加医院整体凝聚力，增强后勤工作人员的使命感、荣誉感；更要引导全体后勤工作人员坚信国家方针政策，任何情境、任何时期都能够做到不信谣言、不传谣言，以免造成社会及医院内部人员恐慌。

（2）本次新冠肺炎疫情暴发正值春节假期前夕，杭州市西溪医院部分后勤工作人员已按原计划放假返乡过节，难以临时到岗，使得人力出现暂时短缺。为此，后勤保障部门及时进行人员清点，统计春节期间在岗人数及请假人员去向和返回时间，同时进行人员岗位重新排布，春节期间物业工人全部停休，积极应对疫情工作。另外，后勤保障部成立管理小组，启用“新型冠状病毒感染性肺炎的疫情期后勤人员信息登记表”进行专项登记与管理。每天汇总全体后勤工作人员的身体健康状况以及假期出行情况，明确个人是否有武汉旅居行为，家中是否有身体状况异常的亲人。对于无武汉旅居或密切接触行为，身体健康、体温正常，且家中无身体情况异常的人员，允许其到岗工作；否则必须接受为期 14 天的隔离，降低感染和传播的危险。

（3）加强疫情知识的培训管理，结合各个工种的特点，通过新冠肺炎”医院感染预防和控制手册”，特别要求科室管理人员和班组长熟练掌握各项防控措施及要求，对班组人员进行有效指导和督查。同时，要求管理人员和班组长身先士卒进入防疫第一线，给全体工勤人员起带头作用。

（4）在防疫过程中还需给予后勤防疫人员精神上和物质上的嘉奖。在杭州市西溪医院防疫过程中，医院多次表彰了具有奉献精神的后勤工作人员，院领导多次亲自到第一线去慰问保洁、运送、安保人员。

二、院区

1. 院区出入口管理

医院入口筛查是疫情防控的桥头堡，杭州市西溪医院根据自身环境，在医院横荆路桥头设立岗亭，关闭其他不必要的出入口(图 2)。对每一位进入医院人员进行测温和健康码检查，并询问其行程轨迹，排除重点疫区人员。

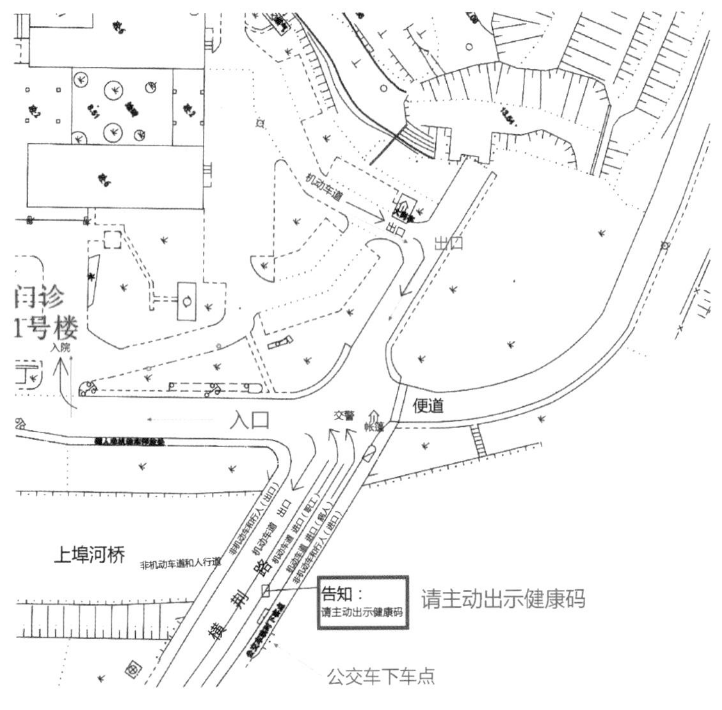

图 2　医院入口布置平面图

2. 区域划分管理

隔离是医院收治患者的第一要务，疫情来临，后勤管理部门根据医院统一部署，在短时间内快速腾挪出隔离病房，规划院内患者转运路线。隔离病房需要规划出患者入口与员工入口，采用物理隔断并及时完成施工(图 3)。

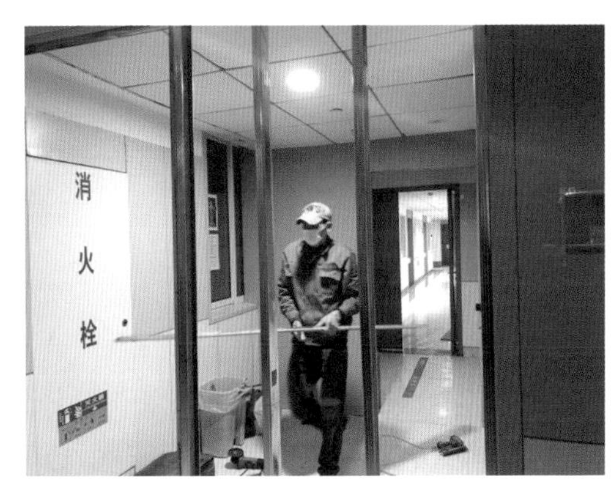

图 3　物理隔断

1）划分三区

清洁区、潜在污染区、污染区分别用蓝色线、黄色线、红色线标志。清洁区包括医务人员电梯通道、更衣室等；潜在污染区包括办公区域、内走廊、治疗室等；污染区包括病室、外走廊等。区与区之间的缓冲间两侧的门不应同时开启，以减少区域之间空气流通。病区门处于常闭状态。负压病室及缓冲间气压符合要求。

2）设置两通道

一号楼5号、6号、7号电梯为医务人员清洁通道，2号、3号、4号电梯为患者通道，1号电梯为污物通道。

二号楼14号、15号电梯为医务人员清洁通道，16号、17号电梯为患者通道，18号电梯为污物通道。一号楼和二号楼的南面连廊为污染通道，北面连廊为清洁通道。

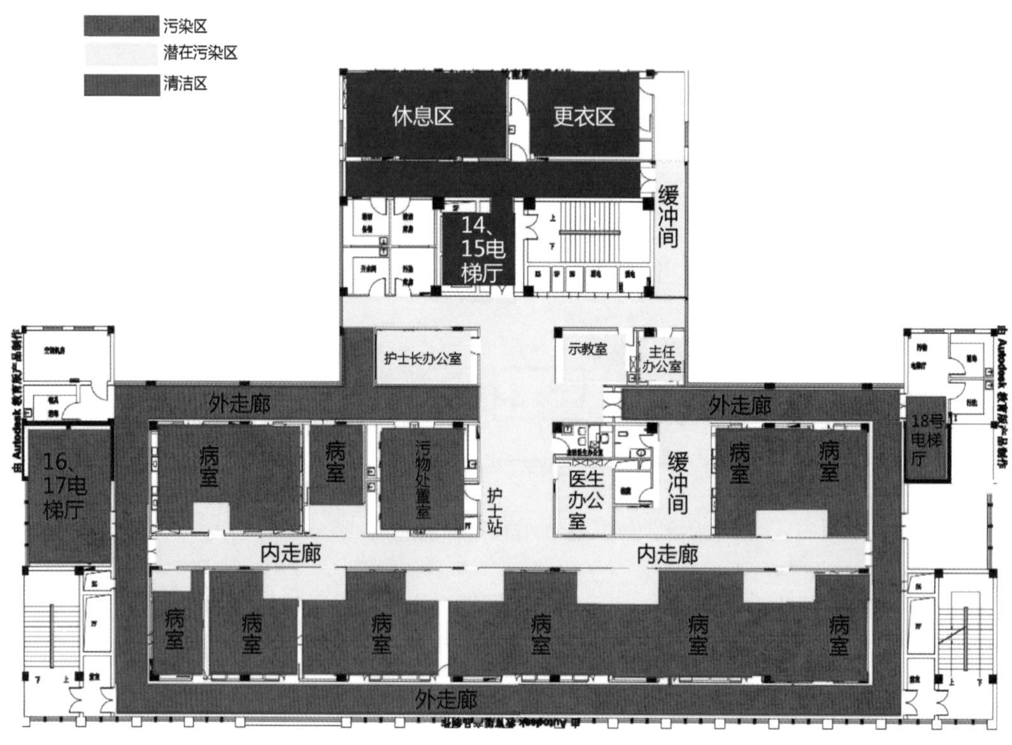

图4 两通道设置示意图

3. 环境物品管理

1）物体表面的消毒

诊疗设施、设备表面以及高频接触卫生表面，如床栏、床边桌、呼叫按钮、监护仪、微泵、门把手、计算机等物体表面、转运车辆、担架等运输工具（使用完之后立即消毒）首选500毫克/升的含氯消毒液擦拭消毒，不耐腐蚀的使用2%双链季铵盐或75%的乙醇擦拭消毒（两遍），若使用一次性消毒湿巾，可清洁消毒一步完成，每天至少3次。遇污染随时消毒。有肉眼可见污染物时应先使用一次性吸水材料清除污染物，然后2 000毫克/升的含氯消毒液擦拭消毒，作用30分钟，再用清水擦拭。清理的污染物可按医疗废物集中处置，也可排入有消毒装置的污水系统。

2）地面的消毒

无明显污染物时可用500毫克/升的含氯消毒液擦拭消毒，每天2次。有肉眼可见污染物随时消毒，先使用一次性吸水材料完全清除污染物后，用2 000毫克/升的含氯消毒液擦拭消毒，作用30分钟后再用清水擦拭。

3）复用物品如诊疗器械、器具的消毒

应当尽量选择一次性使用的诊疗用品。听诊器、温度计、血压计等医疗器具和物品实行专人专用。重复使用的医疗器具应当按照“特殊病原体”中“突发原因不明的传染病病原体”污染的诊疗器械、器具和物品双层密闭运送至消毒供应中心处理，并做好“特殊病原体”标记。患者用过的床单、被套、枕套送洗衣房清洗、消毒，棉絮等送消毒供应中心消毒处理，均应做好“特殊病原体”标记。

4）空气消毒

房间、转运车辆或其他密闭场所的空气终末消毒可采用空气净化设备，如空气消毒机，操作方法、注意事项等应遵循产品的使用说明。

5）医疗废物的管理

患者所有的废弃物应当视为感染性医疗废物，严格依照《医疗废物管理条例》（中华人民共和国国务院令第588号）和《医疗卫生机构医疗废物管理办法》（中华人民共和国卫生部令第36号）管理，要求双层封扎、标识清楚、密闭转运。医疗废物转运车运送结束后，用500～1 000毫克/升的含氯消毒液擦拭消毒，作用30分钟后再用清水冲洗干净（图5）。

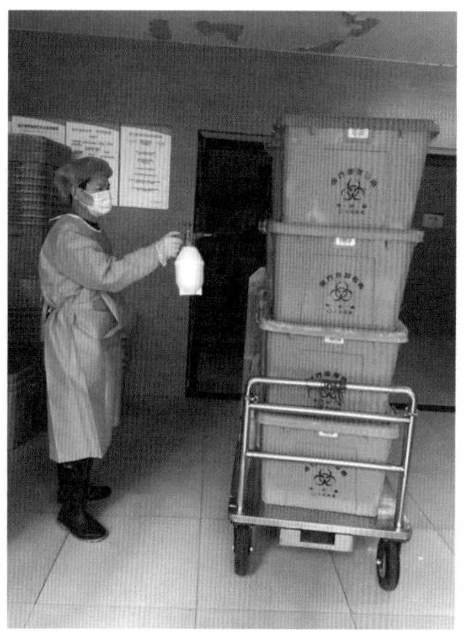

图5　按规定清洗、消毒

6）污水防控

立即启动污水防控应急程序，工作人员24小时值班，保障污水设备运行。实时监测污水余氯值在6.5～10毫克/升范围区间，做好台账登记。

三、能源管理措施

能源的保障是整个医院运行的基础，在疫情期间更是需要万无一失，为做好能源供应，杭州市西溪医院在此期间采取以下措施。

1）用水保障

每天安排人员 24 小时值班，工作人员每天对供水设施给水部件、水箱等进行排查，每天对水质余氯进行监测。在疫情期间加强对水箱的清洗次数，委托具有相应资质的第三方公司进行水质检测。

2）用电保障

（1）根据新冠肺炎疫情的特点，结合重点科室用电需求和电气设备实际配置情况，制订抗击新型冠状病毒重点保障负荷表格。根据表格内容每日巡检并记录重点保障重点科室和重要场所的正常用电需求。

（2）电气工程师对应急发电机彻底检查，保证其处于良好状态。与国家电网杭州城西分公司沟通，配备发电车 24 小时待命。

（3）做好发电机应急柴油储存，柴油存量应满足随时发电需要量。

（4）做好不间断电源维护保养，确保不间断电源放电时间满足 30 分钟以上。

3）用气保障

（1）每天安排人员 24 小时值班，对中心供氧设备 2 小时巡检，同时对液氧储备量实时检测，并与生产厂家签订疫情期间紧急运送协议。

（2）保证医用瓶装气体用量充足，气体存储点每日 2 次消毒，科室更换的医用气体钢瓶使用前用酒精喷洒消毒。

四、物资管理措施

疫情防控期间，受制于物流、社会生产能力以及疫情核心区物资紧缺等一系列问题的影响，杭州市西溪医院所需的各类医用物资、生活物资都很容易陷入紧张。因此，医院根据疫情防控需要在物资管理方面做了如下工作：

（1）疫情防控工作启动以来，杭州市西溪医院迅速成立生活保障组，制订物资申领制度，启动院内物资申领应急流程，所有物资纳入医院统一协调，以科室为单位统一申领。并配合医院财务、纪委检查对物资情况进行全程监督检查，严禁出现私自挪用和恶意领用的情况出现。

（2）后勤采购班组在疫情间期主动与厂商协调，积极争取外部支援，与上级主管部门保持密切联系，及时上报物资储备及短缺情况以取得支持。

（3）生活保障组根据医院统一部署向社会进行募捐公告，争取全社会的支持，缓解医院生活保障方面的困境，为疫情期间医护人员及患者保驾护航。

五、疫情工作常态化后的几点思考建议

（1）本次新型冠状病毒疫情，虽经杭州市西溪医院全体工作人员艰苦努力，疫情防控形势持续向好，但此次疫情防控也暴露出医院对重大疫情的防控救治仍然存在不少能力短板和体制机制问题。随着全球疫情形势的严峻、国际航班的开放，未来一段时间，我们仍将面临较为严酷的国内外疫情风险挑战。本次疫情中医院负压隔离病房、ICU 不足问题凸显，且与《关于印发公共卫生防控救治能力建设方案的通知》（发改社会〔2020〕735 号）要求存在一定差距。除此之外，医院现状生物安全二级（P2）实验室不满足规范要求，影响传染病病原体检验检测及临床研究。因此为落实国家传染病防控政策，提高浙江省、杭州市传染病的控制及治疗能力，提升医院重大疫情医疗救治水平，浙江省卫生和计划生育委员会发布了《浙江省卫生计生委关于杭州市第一人民医院等 12 家医院申请增加核定床位数和明确扩建建设床位规模等有关事项的批复》（浙卫函〔2018〕12 号），同意杭州市西溪医院二期按 500 张床位规模建设，相信经过疫情的洗礼，杭州市西溪医院将会打造成一个全国领先的传染病专科医院，为人民的健康保驾护航。

（2）后勤保障工作涉及面广，人员组成复杂，大部分工勤人员职业素质较低。在本次疫情中许多工勤人员对疫情认识不足，院感知识缺乏，只能通过反复的应急培训强化记忆，但依然会出现常识性错误，给医院工作和工人本身带来风险。因此，院感知识和操作规范的培训应该常态化和规范化，需进一步加强对工作人员的职业素养。

（3）后勤智能化信息化要加快脚步。本次疫情恰好发生在新春佳节，全国人口大流通，而新冠病毒传播主要途径是呼吸道传播具有很强的隐蔽性，同时无症状患者的出现给医院筛查更增添很多困难。因此，通过大数据支撑，智慧城市系统引入，对人脸进行识别，反馈重点疫情地区人员行踪轨迹是一个新的尝试。智慧保洁、机器人物流和智慧点餐等信息化技术已经趋于成熟，值得医院根据自身特点进行选择应用。

（撰稿：余升）

新冠肺炎疫情下医院后勤保障实践与新方向

——宁波市第一医院

一、背景

自2020年1月以来，新冠肺炎疫情在宁波市出现后，市领导高度重视疫情防控工作，第一时间宣布全市进入一级响应状态，宁波市第一医院被列为疫情定点救治医院。收到上级的"召集令"，一场"战役"瞬间打响。而在战役的后方，通过增强后勤支持保障系统运维管理，为医院在新型冠状病毒疫情下更好地为"逆行者"提供有力支撑，成为医院后勤人员关注的重点话题。

作为医院的"发动机"，后勤保障系统的运行，关系着医院的运营发展和医疗救治工作的开展质量。在当前新冠肺炎疫情下，医院医疗救治工作不断加强，后勤支持保障系统既有运维管理模式下的服务保障能力、业务受理响应速度、零星安装改造条件等已不能完全满足医疗救治活动开展过程中对后勤服务的需求。因此，在当下对医院后勤支持保障系统运维管理等方面提出了更高的要求。

二、疫情防控的后勤保障实践

1. 强化责任担当

新冠肺炎疫情发生后，宁波市第一医院领导高度重视，当即取消2020年春节假期，全面部署医院新冠肺炎疫情防控后勤工作。

1）以点带面，加强防控宣传

医院后勤保障部及各外包业务公司营造共同应对新冠肺炎疫情联防联控、群防群控的氛围，科学宣传疫情防护知识，教育引导亲朋好友正确对待疫情，科学预防和应对疫情，积极传播正能量，汇聚精气神。

2）统一"战线"，落实内部防控

要求物业公司严格执行请销假制度，24小时值班调度，隔离区等重点关键防控岗位不失位、不脱岗，每个人都做到守土有责、守土尽责。细化内部防范措施，确保管理不出漏洞、队伍不出问题。做好应急救援和参与防疫行动出动的准备，有力有序有效开展工作。

3）全面覆盖，病房探视从严管理

医院所有病区安装人脸识别门禁系统，医院病房从严管理，实行“一对一”——一个患者至多可有一名陪同家属，同时针对所有住院患者及其陪同家属进行核酸检查排摸，并且通过视频监管，有效杜绝了医院输入型病例。人脸识别门禁系统以无接触式、全线上的登记方式来做统计（图 1），保证了病房出入人员的信息精准性，实现了医院对新进患者及其家属信息掌握的及时性，同时将人员的活动范围限制在与权限相对应的区域内，对人员出入情况进行实时记录管理。实现对指定区域分级、分时段的通行权限管理，限制外来人员随意进入受控区域。

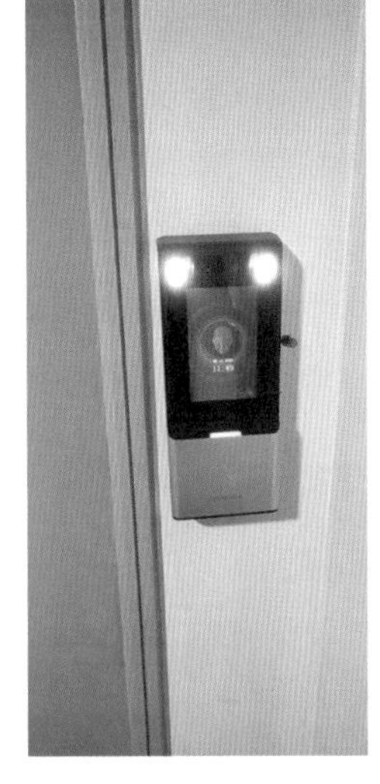
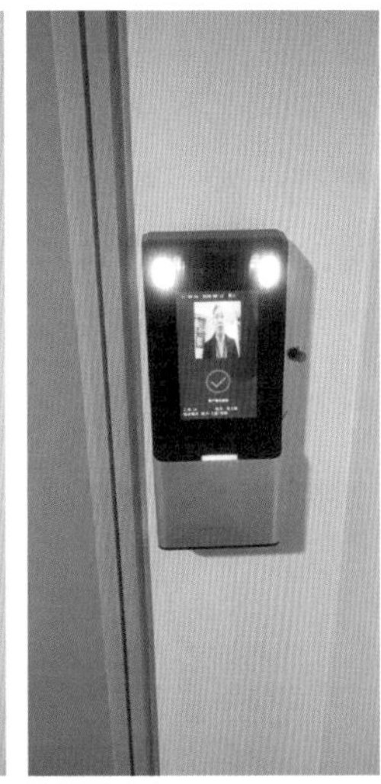

图 1　人脸识别门禁系统

2. 设立隔离区

疫情暴发以来，设立隔离病房是医院收治新冠患者的第一要务，后勤保障部秉承着“人未至，物先备”的理念，后勤保障部在短时间内快速协助腾挪出病房，立刻在普通病房的基础上分割洁净区、缓冲区、半污染区及污染区。并且重新规划医院内运送流程，将隔离病房的运送路线独立于其他病房。同时，医院在发热门诊附近设立方舱 CT，减少感染风险。另外，医院后勤保障部还为医院进入“战场”进行工作的相关医护人员及保洁、运送、安保等人员建立临时住所，配齐生活所需物品（大到床、桌子、热水器和洗衣机，小到镜子、拖鞋、梳子），最大限度地满足在前线战斗的“英雄们”有一个温暖的“临时家”。

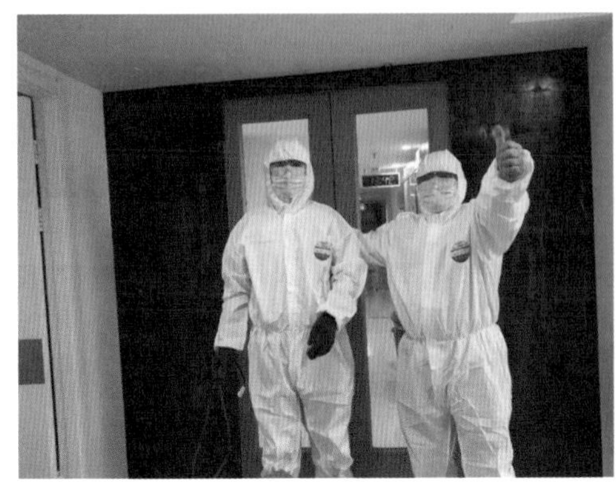
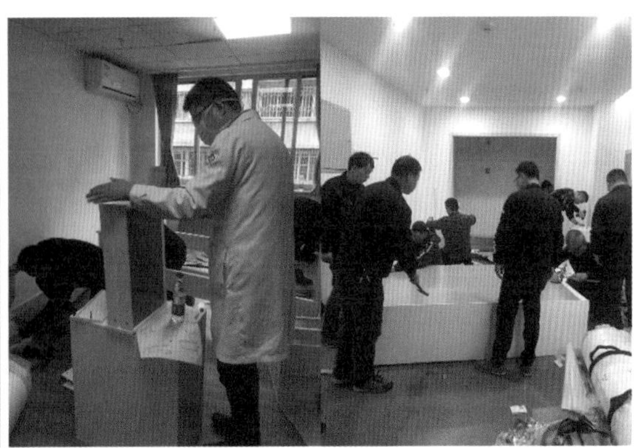

图 2　建立临时住所

3. 排除万难,做好物资保障

后勤物资配备与调用是本次疫情防控的焦点,由于疫情暴发在春节这一特殊时期,在较多厂商还未复工的情况下,全国范围内均面临物资匮乏的现实问题,宁波市第一医院采购中心如何调动院内外资源,保障后勤物资供应是关键举措。疫情防控工作启动以来,医院便对后勤库存物资进行了补仓,启动院内物资申领应急流程,所有物资纳入医院统一协调,避免临床科室恐慌性物资申领。同时,第一时间与厂商协调,积极争取外部支援,与上级主管部门保持密切联系,及时上报物资储备及短缺情况以取得支持。

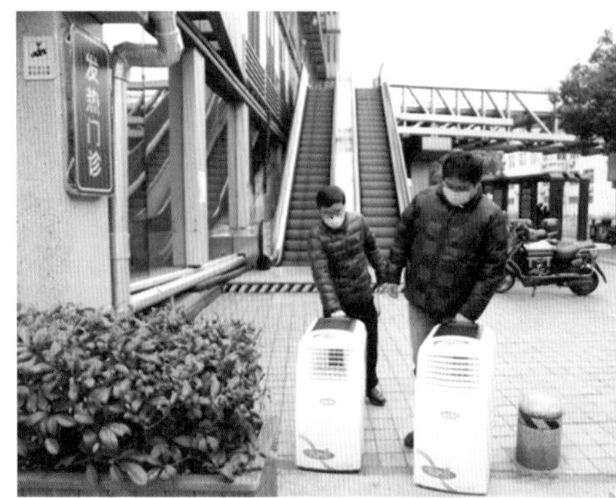

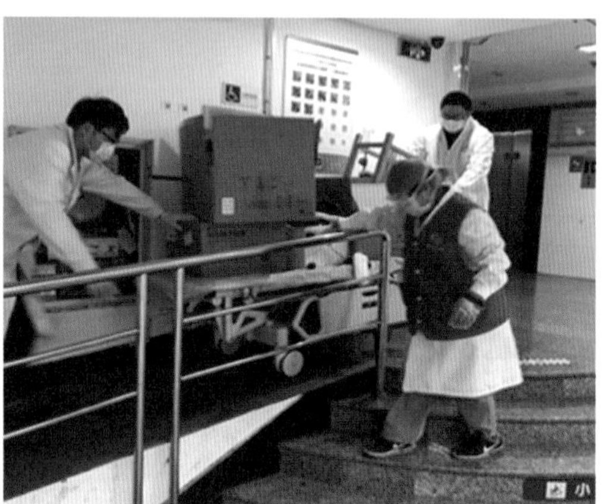

图 3 物质采购

4. 多措并举,"线上线下"强服务

1) 线上的"宁波速度"

新开隔离病房的当天,为保证隔离病房收治患者的效率,信息中心在一小时内即完成整套系统的配置。

2) 问卷调查,提高防控主动性和精准性

医院自助机和门诊医生工作站新增流行病学问卷调查,并对接卫健委"医学观察对象数据库",及时提醒医护人员注意个人防护。

3) 预约诊疗,减少患者聚集

医院门诊实行"全预约"和"全自助",这对于门诊系统、特别是自助机系统来说是一个重大考验;宁波市第一医院迅速联合多方力量,破解了系统接口繁多、功能复杂度高等技术难题,在一天时间就完成搭建新系统配置,第二天系统运行平稳。

4) 远程问诊,搭建问诊平台

为方便疫情期间患者就医,减少现场就诊,同时医院搭建了在线问诊平台,使患者足不出户就能享受到优质的医疗服务。为在系统层面保证咨询回复的及时性，医院引入“专业团队”和“抢单模式”的概念，有效地保证了患者在第一时间得到回复。

5. 不遗余力，驰援武汉

新冠肺炎疫情暴发伊始，院党委高度重视，人力资源部在按时完成上级相关部门对相关信息统计的同时，积极做好各类抗疫人员的后勤服务工作，组织开展新冠肺炎防治一线医务人员、援鄂医疗队员“一对一”帮扶工作；积极落实抗疫人员及家属的慰问和津补贴发放工作；撰写致抗疫一线“战士”家属以及家属单位的慰问信；收集相关素材，上报抗疫期间感人故事。

6. 细化消毒制度

1）病区和病房消毒

对收治的新冠患者的病区和病房，一律按照飞沫隔离和接触隔离要求进行环境的清洁与消毒，物表、地面等用500毫克/升含氯消毒剂进行消毒，每天两次；当有肉眼可见的血液、体液等污染时，即时用2 000毫克/升含氯消毒剂消毒（图4）。

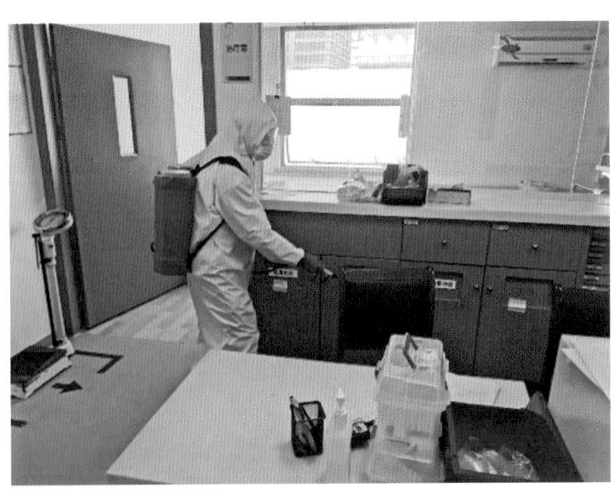

图4 病区消毒

2）床单和被套消毒

患者床单清洁与消毒，在依照日常工作的基础上，对每次更换下来的床单、被套和枕套放入双层黄色垃圾袋中，用500毫克/升的含氯消毒液喷洒后扎紧口袋，贴上“新冠肺炎”标签送指定公司清洗消毒；如遇到血液、体液、分泌物等污染直接按照感染性医疗废物处置。对于棉胎、枕芯、床垫等床上用品，采用3%过氧化氢溶液喷洒，静置30分钟。

3）电梯消毒

箱式电梯每日不少于强制15分钟通风。对扶梯扶手和箱式电梯轿厢扶手及按键用

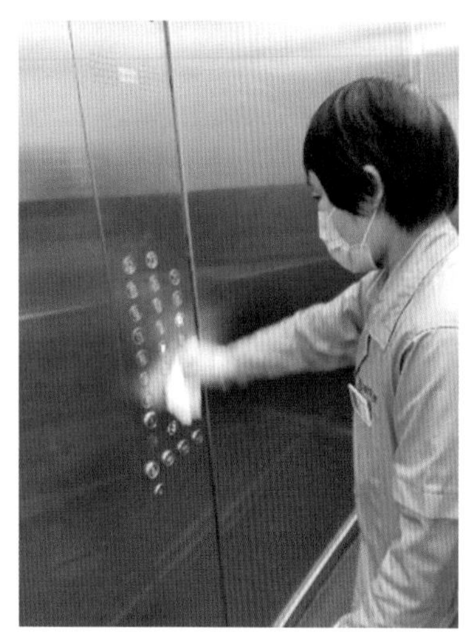
图5 电梯消毒

75%酒精进行擦拭,对空气进行喷雾消毒,平均2次/日。污染区电梯平均1次/2小时消毒。当电梯表面受到污染(如受到唾液、痰液等污染)时,应对轿厢表面,特别是按键部位进行消毒。使用有效氯为500毫克/升的含氯消毒剂或使用75%酒精,进行擦拭消毒,作用时间30分钟。使用含氯消毒剂消毒后用清水擦拭,去除残留消毒剂。

4) 洗衣房消毒

发热门诊被服执行感染织物洗涤标准,严格执行污染区、洁净区单向物流原则,工作人员在污染区和清洁区穿戴的个人防护用品不交叉使用。污染区工作人员应遵循"标准预防"的原则,按照《医院隔离技术规范》(WS/T 311—2009)的要求做好个人防护,穿戴必要的防护用品(工作服、隔离衣、帽子、口罩、手套、防水围裙和胶鞋),按要求进行手卫生。清洁区工作人员应穿工作服、工作鞋,保持手卫生,根据实际需要配戴帽子和一次性手套。使用专机进行洗涤,洗涤前先对织物进行消毒,洗涤水温80℃,时间20分钟。感染性织物应整包投放,不分拣、不展开,带袋洗涤;每次投放至洗涤专机后,应立即使用有效消毒剂对专机舱门及附近区域进行擦拭消毒。每天工作结束后,采用有效氯为1 000毫克/升的含氯消毒剂或使用75%酒精对污染区的地面、台面等进行擦拭消毒,用含氯消毒剂对空气进行喷雾消毒;对清洁区的地面、台面、墙面进行日常保洁。运送污染被服的车辆和运送清洁被服的车辆不交叉使用。运送感染性织物后,使用浓度为75%酒精按照一用一清洗的原则消毒,同时全力保障消毒物资,确保院区消杀工作抓细抓实,提前做好应急物资的采购工作,周密谋划、抓紧准备,切实做到保障有力、有备无患的物资储备。

7. 重点监管医疗废物

根据《医疗卫生机构医疗废物管理办法》(中华人民共和国卫生部令第36号)等法律法规要求,医院对于医疗废物进行严格的分类管理与处置,包括感染性废物、损伤性废物、病理性废物、药物性废物和化学性废物五大类。在本次新型冠状病毒感染性肺炎疫情的防控过程中,结合病毒飞沫传播和接触传播的特性,对相应患者接触或使用过的医疗废物及生活垃圾严格管控。由于本次冠状病毒对含氯消毒剂敏感,因此,将医疗废物一律放入双层黄色垃圾袋中,给予新冠专门标识,用2 000毫克/升的含氯消毒液喷洒,之后鹅颈式封扎;再次用2 000毫克/升的含氯消毒液喷洒,放入密闭转运箱进行转运,确保其不会在储存和转运过程中传播。对损伤性废物,装入锐器盒中,3/4满时封口,用2 000毫克/升的含氯消毒液喷洒后直接转运。对新冠患者诊治所产生的医疗废物集中存放在医院专门暂存点,由医院专人负责移交至有资质的合作单位进行专业处置,确保医疗废物处置安全(图6)。

8. 严控出入人员管理

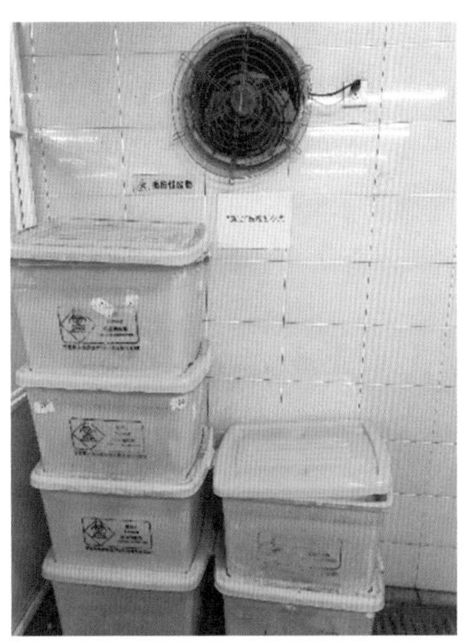

图6　医疗废物分类管理

1）严把"第一关"

宁波市第一医院门口人员流动性大，是疫情防控的重要部位，保卫科工作人员每天 24 小时开机待命，时刻站在医院疫情防控的"第一道关口"，做好应急值守排班表，加大排查检测力度。严格遵守医院防控疫情的相关规定，做好值班情况全程记录、入院人员台账登记、检测患者体温，并询问其流行病学史。根据国家卫生健康委员会发布的系列新型冠状病毒感染性肺炎诊疗与防治方案，结合浙江省区域疫情防控实际，将湖北地区、浙江省温州市等地区设为重点区域并动态调整。发现有发热、乏力、咳嗽的人员将其单独指引至医院预检分诊处，及时发现、迅速上报、妥善处理，确保疫情防控工作有效展开。

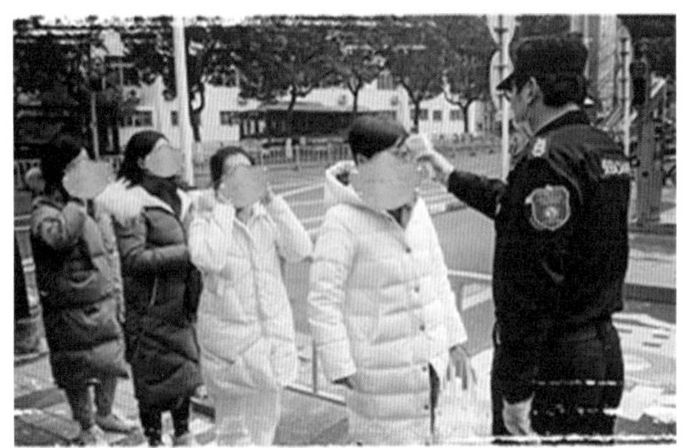

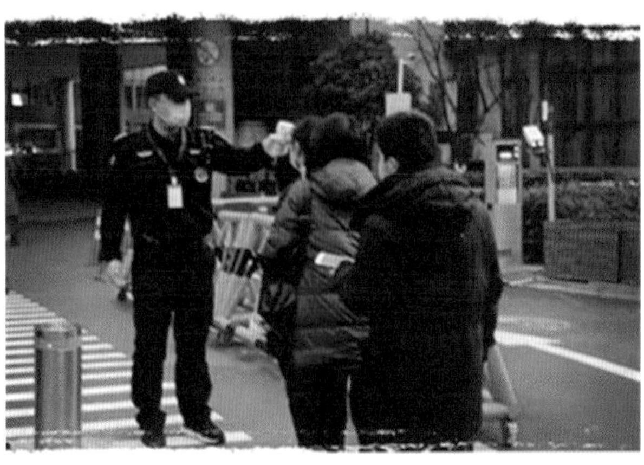

图7　严把"第一关"

在防疫“战争”打响后,院内救护车、私家车出入频繁,保卫科工作人员立即行动,制订疫情防控期间车辆进入医院流程及应对预案,全面升级医院进出人员管控力度。每天不畏严寒,对所有出入医院的车辆进行严格管控并及时消毒。用实际行动筑牢医院防控墙,确保做到不漏车、不漏人、病毒不入院,保障院内职工和患者的安全。

2) 严守“第二线”

宁波市第一医院对普通就诊患者实行预约就诊,通过预约确定就诊时间段,这样有效解决了患者密集聚集的问题。同时医院实施一人一诊的就诊制度,最大限度地避免了交叉感染的风险。

医院在住院管理上,规定对每位患者及其陪同家属,必须进行“核酸”检测,以确保普通患者的安全,并规定陪同家属或探视家属只能 1 名。

三、面对“役考”后勤管理的新方向

1. 需要进一步结合信息化技术

在智能化、信息化、系统化等应用技术的不断完善、不断成熟的大环境下,今后我们将大多服务内容可采取人工智能模式。在此次疫情防控中,宁波市第一医院的人脸识别门禁系统很好地完成了医院住院探视管理任务,这是非常时期减少交叉传染、减少人员接触的良好举措。

1) 智能化餐饮服务

此前,大部分医院的做法仍旧是员工到固定食堂就餐,本次疫情防控中,宁波市第一医院第一时间对各科室就餐人员进行分批次就餐,虽然一定程度上减少了人群聚集的机会,但仍有很大的改进空间,如杭州市一处医学隔离观察点,在本次疫情防控中已经采用机器人送餐模式,这也值得在医院范围内的推广运用,既能节约人力,也能有效切断传播途径。

2) 智能检测系统

关口前移在入口处建立防疫阵地,到目前为止,保安人员进行检测仍是主流。在面对此次疫情防控的过程中,由于其人群普遍易感,且通过飞沫传播和接触传播,因此,传统保安人员检测方式耗时费力,对防护用品的消耗不可低估,也容易引起保安人员的恐慌甚至拒绝参与一线工作。因此,急需充分应用现代化技术手段,采用机器人、自动化等手段,对入院人员进行检测。

2. 需要进一步加强医院后勤系统管理服务意识

医院后勤管理工作具有一定的特殊性。服务内容广泛,服务事项琐碎,服务对象较多,但目前部分后勤服务单位的服务意识不强，其管理模式仍按照简单的物业管理模式，因其经营稳定性较差，面临较大的管理风险是可能随时解除服务关系，尤其在面对类似新冠肺炎这种重大疫情时，如果为医院提供服务的后勤公司没有良好的服务意识，将难以为处于紧急状态的医院提供后勤支撑服务。后勤管理要有一定的公共卫生事业管理专业化，要遵循大健康的公益化，还要考虑人文关怀下的服务化。

3. 需要进一步监管医院外包人员安全教育

医院安全文化离不开安全检查与监督。其中，安全检查与监督分为定期检查和专项检查。简单来说，定期检查包括员工是否接受安全教育，安全教育是否生根，规章制度是否落实，问题整改是否到位等方面。相比之下，专项检查内容则更具针对性。它的检查对象不仅包括疫情期间的消杀检查与人员管控，还要检查员工个人的防护是否到位。对于专项检查中的不合格者，院方有权要求外包公司予以惩处，并提醒其他员工引以为戒。

四、结语

疫情就是命令，防控就是责任，面对在来势汹汹的疫情面前，做好医院的后勤保障，确保临床医技一线顺利运行是我们职责所在！这次疫情对医院来说既是挑战也是机遇，可及时梳理管理流程，完善相关制度，总结宝贵经验，为今后提高工作效率打下坚实的基础。

（撰稿：孙杰　周冬冬　殷一栋　吴立毅　殷昉佶）

管理工具合成化应用于新冠肺炎防控实践

——台州恩泽医疗中心（集团）浙江省台州医院

2019 年 12 月以来，湖北武汉陆续发现 2019 新型冠状病毒（2019-nCoV）感染的肺炎患者，且存在人传人。来自武汉大学中南医院的一篇最新回顾性临床研究指出，由医院相关性传播所导致的新冠肺炎并不少见，占所报道病例的 41.3%（57/138），其中医护人员感染 40 例（29%），住院患者感染 17 例（12.3%）。面对这种高传播力的未知新型病毒，虽然我国根据新冠肺炎的特点发布了一系列诊疗及防控指南，但平时积累的医院感染防控举措在实践过程面临着严峻的挑战，仍存在很多难点亟需解决。浙江省台州医院（以下简称台州医院）是一所三级甲等综合性医院，为新冠肺炎定点收治单位。1 月 19 日收治第一例疑似新冠肺炎危重症患者，1 月 23 日确诊。为了达到新冠肺炎院内交叉感染事件零发生的目标，我院将闭环管理、LEC 风险管理、精益可视化管理、5S 管理和流程优化等多维管理工具应用于新冠肺炎防控实践，取得一定的成效。

一、项目背景

自收治新冠肺炎疑似病例后，台州医院成立防控督查组，启动防控工作。督查组跟踪患者诊疗全过程，流程起始点是患者进入医院，流程止点是医疗废物处理、感染性织物清洗、污水质量监控等。运用医院感染系统追踪方法，根据新冠肺炎诊疗方案、消毒技术规范、医院负压隔离病房环境控制要求和医院污水处理排放标准等，制定“新冠肺炎院内感染控制评价标准”，共 87 项评审内容，按标准进行流程评价，结果发现存在防控缺陷，需重点整改。

台州医院由分管新冠防控工作的院领导牵头成立项目组，设包括门急诊、医技、行政、发热门诊和住院管理等六个组，成员由质量改进部、医务部、护理部、院感科和门诊部等职能部门主任及临床医生/护士骨干组成。项目组依据新型冠状肺炎感染控制评价标准，分组对全院各科室进行感控现场督查。运用层别法将督查缺陷分为防护、手卫生、物表消毒、陪护管理、医疗废物处理、流调及病历记录、标本管理等类别，运用亲和图法将杂项缺陷进行亲和归类。并运用排列图进行分析，确定优先改进区域为流调及病历记录问题、环境物表问题、医疗废物管理问题。

二、项目实施

1. 建立和完善新冠肺炎相关制度/规范，实现一岗一流程

项目组依据国家新冠肺炎诊疗规范、院感要求，结合医院工作实际，建立 57 项新型冠状病毒肺炎感染防控流程(图 1)，包括环境物表清洁清毒及医疗废物管理规范、普通病房新冠疑似患者转感染病区流程、普通病房收治新冠疑似患者终末处理流程等，为标准作业提供依据(图 2)。

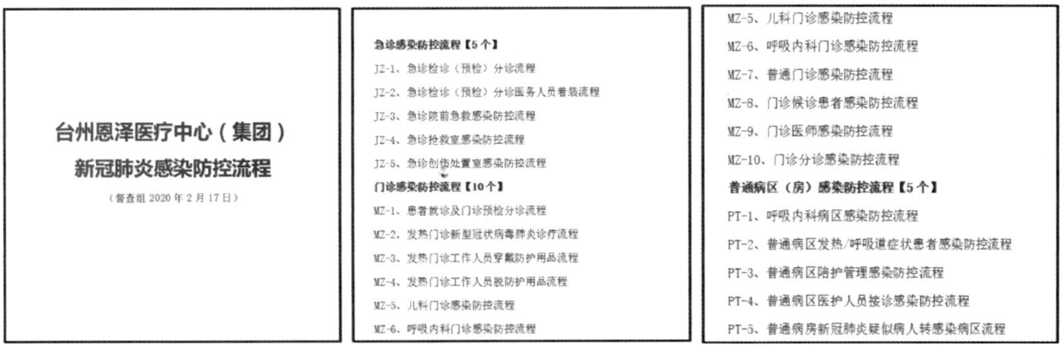

台州恩泽医疗中心（集团）
新冠肺炎感染防控流程
（督查组 2020 年 2 月 17 日）

急诊感染防控流程【5个】
JZ-1、急诊检诊（预检）分诊流程
JZ-2、急诊检诊（预检）分诊医务人员着装流程
JZ-3、急诊院前急救感染防控流程
JZ-4、急诊抢救室感染防控流程
JZ-5、急诊创伤处置室感染防控流程
门诊感染防控流程【10个】
MZ-1、患者就诊及门诊预检分诊流程
MZ-2、发热门诊新型冠状病毒肺炎诊疗流程
MZ-3、发热门诊工作人员穿戴防护用品流程
MZ-4、发热门诊工作人员脱防护用品流程
MZ-5、儿科门诊感染防控流程
MZ-6、呼吸内科门诊感染防控流程

MZ-5、儿科门诊感染防控流程
MZ-6、呼吸内科门诊感染防控流程
MZ-7、普通门诊感染防控流程
MZ-8、门诊候诊患者感染防控流程
MZ-9、门诊医师感染防控流程
MZ-10、门诊分诊感染防控流程
普通病区（房）感染防控流程【5个】
PT-1、呼吸内科病区感染防控流程
PT-2、普通病区发热/呼吸道症状患者感染防控流程
PT-3、普通病区陪护管理感染防控流程
PT-4、普通病区医护人员接诊感染防控流程
PT-5、普通病房新冠肺炎疑似病人转感染病区流程

图 1 新冠肺炎感染防控流程

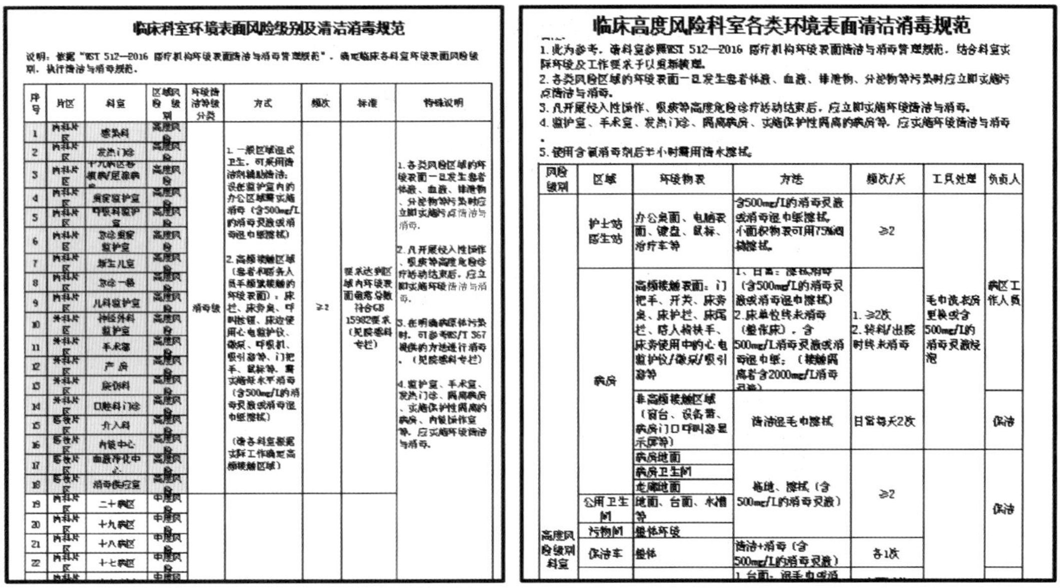

临床科室环境表面风险级别及清洁消毒规范

说明：依据"WST 512—2016 医疗机构环境表面清洁与消毒管理规范"，确定临床各科室环境表面风险级别，执行清洁与消毒规范。

序号	片区	科室	区域风险级别	环境清洁等级分类	方式	频次	标准	特殊说明
1	内科片区	感染科	高度风险	消毒级	1. 一般区域湿式卫生，可采用清洁剂辅助清洁；设在监护室内的办公区域需实施消毒（含500mg/L的消毒灵液或消毒湿巾纸擦拭） 2. 高频接触区域（患者和医务人员手频繁接触的环境表面）：床栏、床旁桌、呼叫按钮、床边使用心电监护仪、微泵、呼吸机、吸引器等、门把手、鼠标等，需实施低水平消毒（含500mg/L的消毒灵液或消毒湿巾纸擦拭） （请各科室根据实际工作确定高频接触区域）	≥2	要求达到区域内环境表面菌落总数符合GB 15982要求（见院感科专栏）	1. 各类风险区域的环境表面一旦发生患者体液、血液、排泄物、分泌物等污染时应立即实施污点清洁与消毒。 2. 凡开展侵入性操作、吸痰等高度危险诊疗活动结束后，应立即实施环境清洁与消毒。 3. 在明确病原体污染时，可参考WS/T 367提供的方法进行消毒。（见院感科专栏） 4. 监护室、手术室、发热门诊、隔离病房、实施保护性隔离的病房、内镜操作室等，应实施环境清洁与消毒。
2	内科片区	发热门诊	高度风险					
3	内科片区	十九病区移植病/层流病	高度风险					
4	内科片区	重症监护室	高度风险					
5	内科片区	呼吸科监护室	高度风险					
6	内科片区	急诊重症监护室	高度风险					
7	内科片区	新生儿室	高度风险					
8	内科片区	急诊一楼	高度风险					
9	内科片区	儿科监护室	高度风险					
10	外科片区	神经外科监护室	高度风险					
11	外科片区	手术部	高度风险					
12	外科片区	产房	高度风险					
13	外科片区	烧伤科	高度风险					
14	外科片区	口腔科门诊	高度风险					
15	医技片区	介入科	高度风险					
16	医技片区	内镜中心	高度风险					
17	医技片区	血液净化中心	高度风险					
18	医技片区	消毒供应室	高度风险					
19	内科片区	二十病区	中度风险					
20	内科片区	十九病区	中度风险					
21	内科片区	十八病区	中度风险					
22	内科片区	十七病区	中度风险					

临床高度风险科室各类环境表面清洁消毒规范

1. 此为参考，请科室参照WST 512—2016 医疗机构环境表面清洁与消毒管理规范，结合科室实际环境及工作要求予以重新梳理。
2. 各类风险区域的环境表面一旦发生患者体液、血液、排泄物、分泌物等污染时应立即实施污点清洁与消毒。
3. 凡开展侵入性操作、吸痰等高度危险诊疗活动结束后，应立即实施环境清洁与消毒。
4. 监护室、手术室、发热门诊、隔离病房、实施保护性隔离的病房等，应实施环境清洁与消毒。
5. 使用含氯消毒剂后半小时需用清水擦拭。

风险级别	区域	环境物表	方法	频次/天	工具处理	负责人
高度风险级别科室	护士站医生站	办公桌面、电脑表面、键盘、鼠标、治疗车等	含500mg/L的消毒灵液或消毒湿巾纸擦拭。小面积物表可用75%酒精擦拭。	≥2	毛巾洗衣房更换或含500mg/L的消毒灵液浸泡	病区工作人员
	病房	高频接触表面：门把手、开关、床旁桌、床护栏、床尾栏、陪人椅扶手、床旁使用中的心电监护仪/微泵/吸引器等	1、日常：擦拭消毒（含500mg/L的消毒灵液或消毒湿巾擦拭） 2. 床单位终末消毒（整张床），含500mg/L消毒灵液或消毒湿巾纸；（接触隔离者含2000mg/L消毒灵液）	1. ≥2次 2. 转科/出院时终末消毒		
		非高频接触区域（窗台、设备带、病房门口呼叫器显示屏等）	清洁湿毛巾擦拭	日常每天2次		保洁
		病房地面	拖地、擦拭（含500mg/L的消毒灵液）	≥2		保洁
		病房卫生间				
		走廊地面				
	公用卫生间	地面、台面、水槽等				
	污物间	整体环境				
	保洁车	整体	清洁+消毒（含500mg/L的消毒灵液）	各1次		
			1. 台面：湿毛巾或消			

图 2 科室环境风险等级及标准作业规范

根据《医疗机构环境表面清洁和消毒管理规范》(WS/T 512—2016),结合新冠肺炎疫情,制定环境表面清洁消毒标准作业规范。确定各科室环境风险等级,明确高、中、低风险区域,明确环境中的高频接触区域,如护士站台面、键盘、病房的护栏、开关及门把手等;针对风险等级及接触频度,制订清洁消毒擦拭的方法、频度、消毒液浓度的选择及意外事项的处理等;对桌面、地面等擦拭方法制作SOP及摄制视频作业规范,采用"S"字形擦拭、拖地方法;对护士站、病室等区域表面日常清洁消毒,制订顺时针或逆时针操作流程,顺序依次擦拭重点部位,避免死角,节约时间;普通病房床单位制订细化终末消毒图文SOP,并摄制操作视频,明确细节擦拭消毒的流程及步骤;对电梯间、候诊区等环境清洁消毒后进行可视化提醒,减轻病友及家属负担。制订病区污物间及保洁车管理规范,强化薄弱环节的管理。

2. 运用信息防差错机制,从源头控制质量

项目组联合信息中心,开发一系列信息防差错机制:①将新冠告知书嵌入电子病历系统,系统自动产生患者相应的信息,对患者实施告知及流行病史调查。流行病史能自动导入入院病历的个人史中,规范病历记录。②实行住院新冠感染风险评估,在住院医生工作站增加新冠状感染风险评估,新患者入院后程序自动触发(图3)。医生填报流行病史、症状、辅助检查相关选项,系统根据结果决定是否自动触发,为临床医生提供处理决策。③启用发热患者诊疗决策流程,如患者出现发热,系统自动弹出评估提示,医生根据提示进行新冠感染风险评估,根据评估结果实施下一步决策方案。48小时、5天后若体温未改善、发热原因不明确,启动感染科会诊、多学科讨论等相应决策。④针对门诊患者体温漏测情况,实施防错设计:如缺体

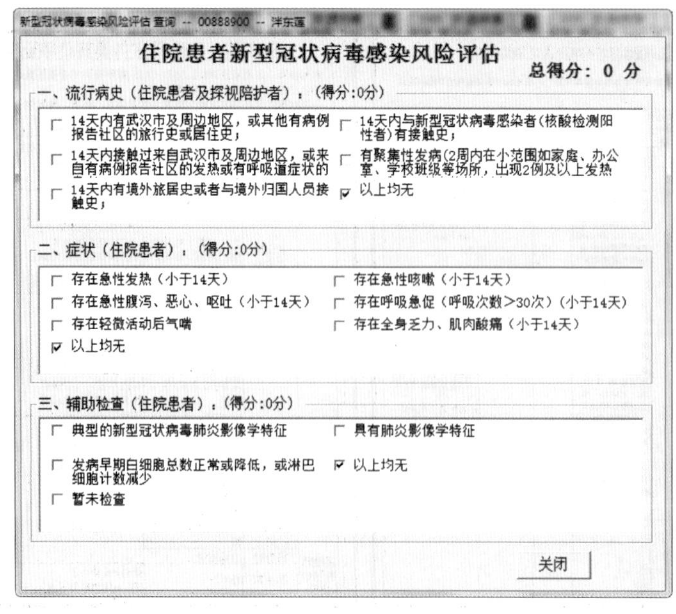

图3 医生工作站的住院患者新冠风险评估

温记录，不能进行分诊。信息化技术，有效控制了人为疏忽产生的质量偏差(图 4)。

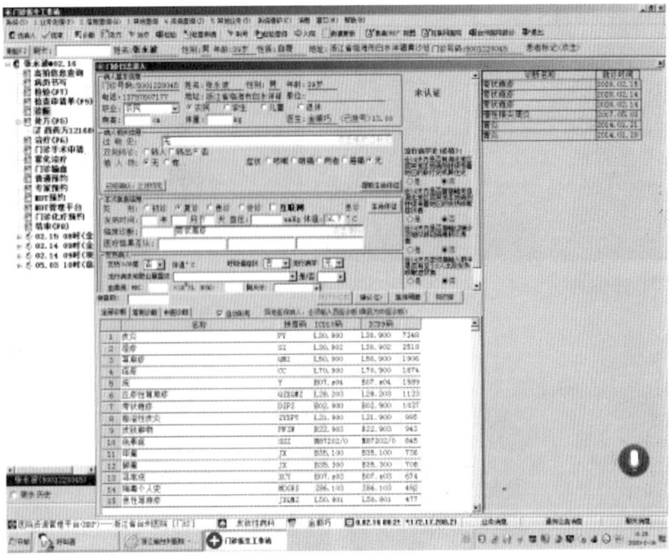

图 4　门诊病历系统体温防错设计

3. 多维培训方式，提升防控能力

项目组针对不同的人群，采取不同的培训形式：①针对医务人员，组织新增新冠相关制度规范的网络及集中培训，并进行在线考核，要求达 100%参与率。督查中随机访谈，提高对制度规范的重视。②建立医废工作人员培训系统，明确培训内容、方式、频度和考核；对保洁、医疗废物收集人员进行重点培训，提高防范意识及对相关操作规范的掌握。③对实施床单位终末消毒的护理员，按标准化作业书、视频进行培训，全员实践考核，人人过关，同时纳入护理质控范围，规范操作。

4. 完善感控督查机制，形成闭环管理

1）建立院科二级督查系统，实施闭环管理

院内感染防控是一个系统问题，单一部门和个人无法提高医院整体防控水平，需要全员、全过程、全方位发挥防控作用。台州恩泽医疗中心成立“新冠肺炎防控督查领导小组-防控督查评估专家组-部门防控监督岗”三级督查体系，明确各个层级职责。防控督查领导小组由中心分院职能领导担任组长和副组长，充分体现医院领导的质量责任。根据临床及医技等各部门的特点，制订防控目标责任书，并与各科负责人进行责任签约，以结果为导向，提高科室的责任意识。设立科室监督岗，指定专人每日自查，及时发现问题组织改进。针对医废、环境物表管理等项目建立细化督查表，督查结果按达标程度，实施可视化红黄绿卡评估并反馈，明确缺陷环节，促进难点问题解决。如图 6～图 9 所示。

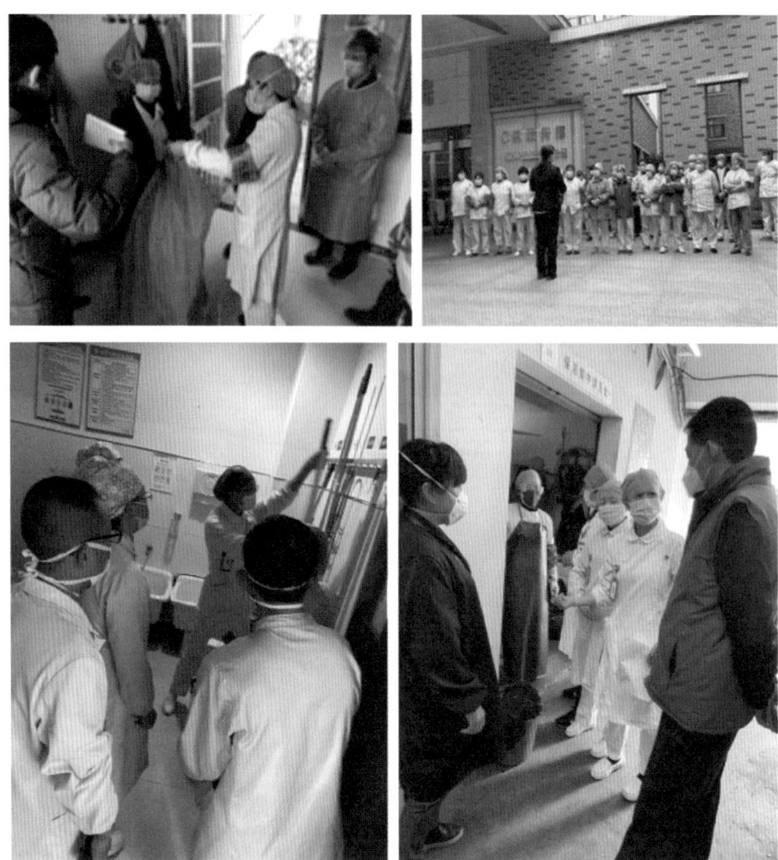

图5　多维培训

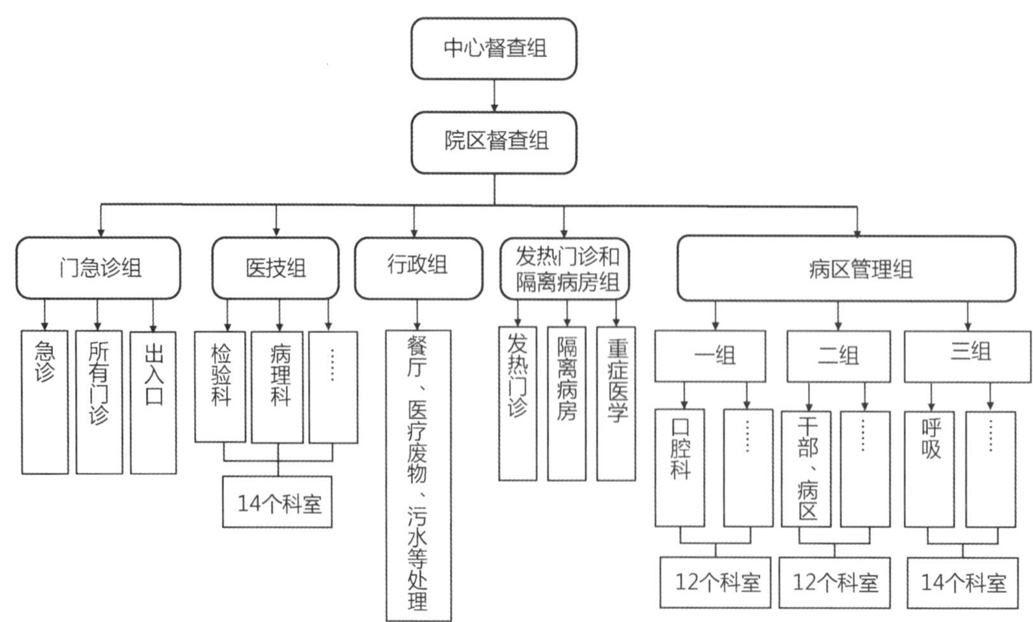

图6　网络化督查管理组织

序号	1	2	3	4	5	6	7	8	9	10	11	12	13	14	15	16	17	18	19	20	21	22	23	24	25	26	27	28	29	30	31	32	33	34	35	36	37	38	39	40	41	42	43	44	45	46	备注
过程	个人防护								分类	收集													运送											暂存								转移			登记		
项目	个人防护								产生	包装容器				包扎方式			消毒			污物间		标本和相	转运箱		专用车			回收交接			转运要求			贮存方式		暂存间						出库交接			记录		
回收/运送人员	防护服	口罩	医用帽	雨鞋	手套	护目镜	手卫生（	洁污分开	分类准确	专用包装袋、利器	无破损、	垃圾桶应为脚踏式	容量≤3/	双层垃圾	分层鹅颈	严禁挤压	消毒液浓	出污染区前装袋或	消毒记录	关闭状态	消毒和整	先用压力蒸汽灭菌	封闭性好	标识规范	手消剂	设备完好	保持清洁	不挤压	交接确认	标签准确	不泄露	不掉落	无接触	单独存放	入库登记	封闭管理	空气消毒	物表消毒	转运车消	日常整洁	应急物资	数量准确	不泄露	交接确认	重量误差	资料保存	
适用人群	收/运	收/运	收/运	运	收/运	收/运	收/运	收/运	收	收	收	收	收	收	收	收	收	收	收	收	收	收	运	运	运	运	运	运	运	运	运	运	运	运	运	运	运	运	运	运	运	运	运	运	运	运	

图 7　医废督查表

普通病房物表清洁专项督查表

日期	科室	物表清洁操作前			操作中					操作后	工作人员姓名	床单位终末消毒			污物间管理			保洁管理					仪器设备物表		存在问题（各类问题说明）
					各区域物表擦拭质量（1.好2.一般3.差）																				
		检查消毒灵浓度1.达标2.不达标	消毒灵测试纸是否配备（1.是2.否）	擦拭毛巾清洁1.是2.否	护士站	医生站	病室	其他区域	擦拭方法1.规范2.不规范	小毛巾处理1.规范2.不规范		处理质量1.好2.一般3差	消毒方法1.规范2.不规范	床单位消毒机使用1.是2.否	医疗废物桶1.规范2.不规范	拖把管理1.规范2.不规范	环境管理质量1.好2.一般3.差	抹巾使用（一巾一换）1.规范2.不规范	擦拭毛巾使用（色彩区分）1.规范2.不规范	保洁车管理1.整齐2.不整齐	地巾毛巾终末处理1.规范2.不规范（自行处理）	病房总体卫生质量1.好2.一般3.差	物表清洁方法1.规范2.不规范	设备擦拭质量1.好2.不好	

图 8　环境物表督查表

普通病房物表清洁消毒专项督查表（3.23-3.27）

日期	科室	物表清洁操作前			操作中					操作后	床单位终末消毒			污物间管理			保洁管理					仪器设备物表		存在问题（各类问题说明）	总条数	达标数	不达标数	达标率
					各区域物表擦拭质量（1.好2.一般3.差）																							
		检查消毒灵浓度1.达标2.不达标	消毒灵测试纸是否配备（1.是2.否）	擦拭毛巾清洁1.是2.否	护士站	医生站	病室	其他区域	擦拭方法1.规范2.不规范	小毛巾处理1.规范2.不规范	处理质量1.好2.一般3差	消毒方法1.规范2.不规范	床单位消毒机使用1.是2.否	医疗废物桶1.规范2.不规范	拖把管理1.规范2.不规范	环境管理质量1.好2.一般3.差	地巾使用（一巾一换）1.规范2.不规范	擦拭毛巾使用（色彩分区）1.规范2.不规范	保洁车管理1.整齐2.不整齐	地巾毛巾终末处理1.规范（集中）2.不规范	病房总体卫生质量1.好2.一般3.差	物表清洁方法1.规范2.不规范	设备擦拭质量1.好2.不好					
3.23	儿科二	1	1	1	1	1	1	1	1	1	1	1	1	1	1	1	1	1	1	1	1	1	1		22	22	0	100%
3.23	呼吸内科	1	1	1	1	1	1	2	1	1	1	1	1	1	1	1	1	1	1	1	1	1	1	32床卫生间尿壶未及时处理 34床抽水马桶未每日清洗	22	21	1	95%
3.23	儿科一	1	1	1	1	1	1	2	1	1	1	1	1	1	1	1	1	1	1	1	1	1	2	配餐间微波炉表面积灰 监护室床头监护仪表面欠清洁	22	20	2	91%
3.23	日间病区	1	1	1	1	1	2	2	1	1	2	1	1	1	1	1	1	1	1	1	1	1	1	6床终末消毒柜子内有衣架、床头氧气压力表未处理 手消剂无开启时间 卫生间台面下架子脏	22	19	3	86%
3.23	新生儿	1	1	1	1	1	1	1	1	1	1	1	1	1	1	1	1	1	/	1	1	1	1		21	21	0	100%
3.23	产科	1	1	1	1	1	1	2	1	1	1	1	1	1	1	1	1	1	1	1	1	1	1	给保洁人员使用的床头桌抽屉较乱，积灰明显。	22	21	1	95%
3.23	肾内科	1	1	1	2	1	1	1	1	1	1	1	1	1	1	1	1	1	1	1	1	1	1	护士站金属牌架积灰	22	21	1	95%
3.23	19F	1	1	1	1	1	1	1	1	1	1	1	1	1	1	1	1	1	1	1	1	1	1		22	22	0	100%
3.23	15F	1	1	1	1	1	1	1	1	1	1	1	1	2	1	1	1	1	1	1	1	1	1	利器盒未卡紧	22	21	1	95%

临床科室环境物表清洁与消毒督查汇总

序号	片区	科室	3.4	3.5	3.6	3.9	3.10	3.11	3.12	3.13	3.16	3.17	3.18	3.19	3.20	3.23	3.24	3.25	3.26	3.27
1	内科片区	二十病区				91%			91%					95%					95%	
2	内科片区	十九病区		91%	91%	95%			86%			91%		95%		100%				
3	内科片区	十八病区		68%	82%	95%			91%	100%	95%		91%		95%			86%	91%	
4	内科片区	十七病区		68%	91%	77%				100%					95%					
5	内科片区	十六病区			82%	91%					100%									
6	内科片区	十五病区			95%	82%						82%				95%				
7	内科片区	九病区													95%		100%			
8	内科片区	放疗科病区		73%		82%						90%								90%
9	内科片区	感染科病区									82%	86%	91%	95%			100%	95%		
10	内科片区	呼吸内科		86%	91%	100%	100%	91%		95%	95%		100%		91%	95%				
11	内科片区	儿科二病区														100%				
12	内科片区	儿科一病区		91%	86%	95%		91%			100%		100%			91%				
13	内科片区	康复科	82%			82%								91%						
14	内科片区	内分泌科	100%											95%					95%	
15	内科片区	肾内科			68%	82%		91%				91%				95%				
16	内科片区	特需病房						84%				100%							95%	
17	内科片区	全科医学	91%			95%					100%									
18	外科片区	十四病区			95%	91%					100%									
19	外科片区	十三病区		91%	91%	91%						86%		95%		95%			91%	
20	外科片区	十二病区			86%	82%					91%									

图 9　督查结果可视化红黄绿卡评估

2）进行部门风险评估，实施精准防控

项目组通过各部门新冠肺炎确诊患者或疑似患者收住人次、发热患者收住人次、防护措施执行、手卫生依从性、陪护管理等指标监测，运用 LEC 评价法对全院 61 个部门，根据岗位服务危险性进行院内感染防控风险预测。根据风险分值 D 值计算，将全院各个部门划分

各部门LEC法风险初始评估级别

片区	科室	风险评估等级	督查频度及内容
门诊	急门诊	特别重大风险	1、医院督查组：每天一次全面督查标准落实情况，发热门诊、隔离病房医务人员防护落实、医疗废物、感染性织物处理等关键环节至少一天2次。 2、科室感控监督岗：按标准每天进行自查，发热门诊、隔离病房重点督查交接班时医务人员防护，医疗废物、感染性织物处理等关键环节感控落实情况。
内科	感染科	特别重大风险	
门诊	发热门诊	特别重大风险	
内科	呼吸内科	特别重大风险	
内科	儿内科	特别重大风险	
内科	重症医学科	特别重大风险	
外科	耳鼻咽喉科	特别重大风险	
外科	手术部	特别重大风险	
外科	口腔科	特别重大风险	
外科	眼科	特别重大风险	
医技	放射科	特别重大风险	
门诊	门诊	特别重大风险	
后勤	医学工程服务部	特别重大风险	
医技	中心实验室	重大风险	医院督查组每天一次进行全面督查，重点督查各标准超扣项执行情况。
医技	检验科	重大风险	
医技	供应室	重大风险	
外科	产科	重大风险	
医技	门诊注射室	重大风险	
内科	急诊科	较大风险	
内科	消化内科	较大风险	
内科	康复科	较大风险	
内科	血液净化中心	较大风险	
外科	心胸外科	较大风险	

图 10　岗位的 LEC 风险评估

为 5 个等级，一级特别重大风险，二级重大风险，三级较大风险，四级一般风险，五级轻微风险。实施色彩管理，红色表示特别重大风险共 13 个部门，橙色表示重大风险共 5 个部门，黄色表示较大风险共 17 个部门，蓝色表示一般风险共 17 个部门，绿色表示轻微风险共 9 个部门。根据评估风险级别，确定督查频度，聚集资源，达到精准防控，提高风险管理能力。一级特别重大风险：关键环节一天 2 次；二级重大风险：每天一次；三级较大风险：隔天一次；四级一般风险：每周二次；五级轻微风险：每周一次。

根据各部门防控指标执行情况，对督查结果采用精益可视化色彩管理，成绩 90 分以上(合格)为绿卡，80～90 分(部分合格)为黄卡、80 分以下(不合格)为红卡。根据评估结果、过程监测指标实施风险等级动态升降管理，可上升或下降级别。同时评估结果以口头、书面、院内网、通报和约谈等途径反馈科室存在问题，针对整改不到位的科室进行专项通报提醒，纪委约谈科主任等形式，提高科室的责任意识，督查组跟进问题的整改。如图 11～图 13 所示。

各部门 LEC 法风险评估级别

片区	科室	风险评估等级	督查频度及内容
内科	呼吸内科	特别重大风险	1. 医院督查组：每天一次全面督查标准落实情况，发热门诊、隔离病房医务人员防护落实、医疗废物、感染性织物处理等关键环节每天至少 2 次。 2. 科室防控监督岗：按标准每天进行自查，发热门诊、隔离病房督查每次交接班时医务人员防护；医疗废物、感染性织物处理等关键环节感控落实情况。
内科	感染科	特别重大风险	
内科	重症医学科	特别重大风险	
外科	手术部	特别重大风险	
外科	口腔科病区	特别重大风险	
医技	放射科（血管介入中心）	特别重大风险/较大风险	
门诊	部分门诊（耳鼻咽喉科、口腔科、眼科、换药室、PICC、泌尿外科门诊、妇产科门诊、无痛门诊）	特别重大风险	
门诊	急门诊	特别重大风险	
后勤	医学工程服务部(洗衣房班组、总务班组)	特别重大风险	
内科	儿科一	重大风险	医院督查组每天一次进行全面督查，重点督查各项标准超扣
内科	儿科二	重大风险	
内科	康复科/皮肤科病区	重大风险	
外科	耳鼻咽喉科	重大风险	

督查成绩（内科片区）

科室	红黄绿卡评估			检查次数	占比		
呼吸内科	3	2	12	17	17.65%	11.76%	70.59%
感染科	2	4	11	17	11.76%	23.53%	64.71%
重症医学科	2	5	10	17	11.76%	29.41%	58.82%
儿科一	0	2	14	16	0.00%	12.50%	87.50%
儿科二	0	1	14	15	0.00%	6.67%	93.33%
康复科\皮肤科病区	2	6	5	13	15.38%	46.15%	38.46%
日间病区	0	0	3	3	0.00%	0.00%	100.00%
放疗科	1	2	7	10	10.00%	20.00%	70.00%
急诊科	1	0	3	4	25.00%	0.00%	75.00%
心血管内科	3	1	6	10	30.00%	10.00%	60.00%
消化内科17F	1	3	6	10	10.00%	30.00%	60.00%
十八病区	0	4	6	10	0.00%	40.00%	60.00%
血液肿瘤内科	2	1	6	9	22.22%	11.11%	66.67%
内分泌科	0	5	3	8	0.00%	62.50%	37.50%
新生儿科	0	3	6	9	0.00%	33.33%	66.67%
神经内科16	2	1	3	6	33.33%	16.67%	50.00%
神经内科15	2	1	3	6	33.33%	16.67%	50.00%
全科医学科	0	3	2	5	0.00%	60.00%	40.00%
肾内科	2	2	3	7	28.57%	28.57%	42.86%
干部病房	1	2	3	6	16.67%	33.33%	50.00%
健康管理中心	0	0	5	5	0.00%	0.00%	100.00%
特需病房	0	0	1	1	0.00%	0.00%	100.00%
中医科	0	0	3	3	0.00%	0.00%	100.00%
精神卫生科	1	0	1	2	50.00%	0.00%	50.00%

新冠肺炎医院感染控制评价结果反馈表								
2月29日共存在问题46项：其中防护问题17项，医疗废物问题1项，物表消毒问题3项，流调及病历记录问题3项，制度、流程不熟悉问题0项，手卫生问题6项，其他问题16项。即时整改37项，整改率80.43%								
片区	科室	风险评估等级	得分					
			2月24日	2月25日	2月26日	2月27日	2月28日	2月29日
	呼吸内科	特别重大风险	100	94	95	95	98	96
	感染科	特别重大风险	86	92	94	92	96	92
	重症医学科	特别重大风险	88	96	92	92	90	96
	儿科一	重大风险	98	95	96	100	96	98
	儿科二	重大风险	100	100	100	98	96	98
	康复科/皮肤科病区	重大风险	82	90	92	96	92	94
	日间病区	较大风险	96	/	100	/	/	/
	放疗科	较大风险	96	/	96	/	96	/
	急诊科	较大风险	/	/	96	/	/	98
	[illegible]	较大风险	98	/	96	/	100	/

图 11 评估结果红黄绿卡评估、风险等级动态管理

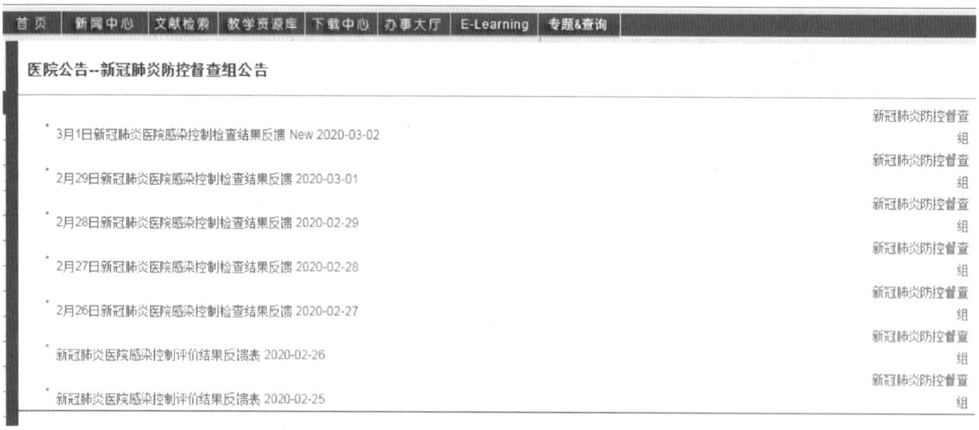

首页
新闻中心
文献检索
教学资源库
下载中心
办事大厅
E-Learning
专题&查询
医院公告--新冠肺炎防控督查组公告
3月1日新冠肺炎医院感染控制检查结果反馈 New 2020-03-02
新冠肺炎防控督查组
2月29日新冠肺炎医院感染控制检查结果反馈 2020-03-01
新冠肺炎防控督查组
2月28日新冠肺炎医院感染控制检查结果反馈 2020-02-29
新冠肺炎防控督查组
2月27日新冠肺炎医院感染控制检查结果反馈 2020-02-28
新冠肺炎防控督查组
2月26日新冠肺炎医院感染控制检查结果反馈 2020-02-27
新冠肺炎防控督查组
新冠肺炎医院感染控制评价结果反馈表 2020-02-26
新冠肺炎防控督查组
新冠肺炎医院感染控制评价结果反馈表 2020-02-25
新冠肺炎防控督查组

图 12 督查结果院内网反馈

3）运用 LEC 法，实行岗位风险管控

根据医务人员作业条件，运用 LEC 评价法对岗位职业安全进行风险分析（图 14）。首先，对全院各岗位风险进行高风险、中风险和低风险分析，从而确定高风险岗位；其次，针对高风险岗位采用 LEC 法进行风险点识别，结合发生新冠肺炎院内感染可能性、暴露危险环境的频率、发生新冠肺炎院内感染的可能结果，以这 3 个方面的乘积 D 来评价风险的大小，$D = L \times$

浙江省台州医院
新冠肺炎防控工作专项通报
浙江省台州医院
新冠肺炎防控工作专项通报

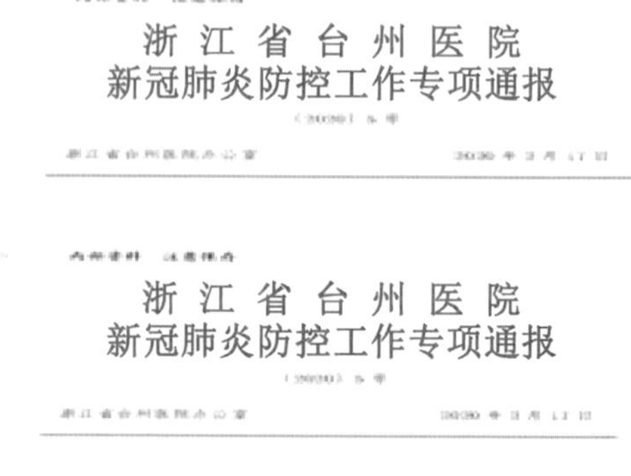

图 13 专项通报

$E \times C$。最后，根据危险性对现行控制措施进行回顾，并提出改进对策。如针对洗衣房洗衣工岗位进行职业安全风险分析，当工人将感染性织物投入洗衣机流程中，有可能被感染性织物污染，针对这一风险事件，医院对感染性织物包装方法进行改进，改用可溶性包装袋包装，这样工人可以将整包感染性织物投入洗衣机，避免改进前感染性织物从橘红色塑料袋挤出的暴露环节，降低员工院内感染的风险。

现行措施下感染风险等级评估表

流程	风险点	现行控制措施	发生事件可能性L	暴露于危险环境的频率E	发生感染后可能结果C	风险发生的危险度（D）	风险等级
标本采集与包装	咽拭子、分泌物采集人员与患者近距离接触，患者飞沫、呕吐物等带大量病毒。	1.医务部严格规定检测频次；减少人员暴露机会；2.规范采集流程培训、考核合格后上岗；3.采集人员三级防护。	1	3	15	45	4
	血液采集时易污染采集人员或物表；针头易刺伤医护人员或刺穿容器。	1.员压静脉真空采血管，避免使用末梢血；2.收集于一次性锐器盒中，不能满于容器的3/4。	1	3	15	45	4
	咽拭子、分泌物、体液标本装入收集容器时，易溢出、倾倒。	1.标本放入带螺旋盖采集管，拧紧后装入透明密封袋中（密封袋和标本均贴上患者信息）；确保密封袋外部清洁。	1	3	15	45	4
	容器破损、未拧紧或打翻导致标本泄露。	1.装有标本的密封袋装入专用螺旋密封罐；2.表面清洁的密封罐再放入专用转运箱并上锁（途中不得打开）。	1	3	15	45	4

改进前、后各风险等级占比

风险等级	改进前		改进后	
	风险点数	占比	风险点数	占比
1级	0	0	0	0
2级	4	16.7%	0	0
3级	9	37.5%	0	0
4级	11	45.8%	21	87.5%
5级	0	0	3	12.5%

图14 检验标本流程岗位的LEC风险评估

5. 标准化、5S现场管理、全流程追踪改进，提高工作效率

由于保洁工具清洗环境狭小局限，布局不合理，对清洗间实施5S，优化现场工作环境。并对保洁工具管理流程进行优化，调整保洁工具清洗调换时间，按片区及楼层位置实施各区域错时调换，在不增加人力及清洗机的情况下，使1台清洗机的清洗量能够满足临床供应需求，减少保洁员二次往返造成时间的浪费。

对医废间环境实施5S管理；围绕医废暂存间使用流程，合理配置各类物资，三定三要

素;根据医废工作人员个人防护标准配置防护用品,定点定容管理。依据医疗废物的分类弃置、收集、回收、转运、入库、贮存和出库7大过程的关键节点,设计专人、专车、专线作业流程,制定疑似、确诊新冠医疗废物作业可视化SOP,转运新冠医疗废物。对科室产生的医疗废物由二次装箱改为一次装箱,减少二次污染风险。在污物间安装无线呼叫器,与护士站联通,医疗废物回收人员无须跑动找人,减少交接时间。

三、成效

经过整改,感控督查组依据感控评估标准,从患者入院至医疗废物处理等再次进行全流程系统追踪,缺陷率由改进前25.6%降低到4.8%(表1)。新冠肺炎院内交叉感染事件零发生。

表1　缺陷率感控评估表

类别	得分符合率	缺陷占比
改进前	74.4%	25.6%
改进后	95.2%	4.8%

卡方 = 11.683, *DF* = 1, *P* 值 = 0.001。

四、结语

医院感染管理是一项系统工程,其工作涉及面广,需全院人员一同参与,管理难度大,效率低下,院内感染情况很难得到有效控制。因此需要对防控工作进行系统性策划。

本项目利用医院感染系统追踪方法学,按照新冠肺炎诊疗规范、消毒隔离等有关规章制度进行全流程策划,制定"新冠肺炎院内感染防控评价标准"进行系统追踪,发现存在的新冠防控缺陷问题。运用故障树进行分析,找出根本原因,并做出决策。通过建立和完善新冠相关制度/规范,实现一岗一流程;运用信息防差错机制,采用LEC法进行风险评估,实施5色动态升降机制;评估结果应用精益可视化管理,优化保洁工具管理流程;运用5S现场管理等多维管理工具进行一系列改进,从而降低了新冠肺炎防控执行过程中的缺陷,达到新冠肺炎院内交叉感染事件零发生的目标。

(撰稿:林福熙)

医疗救治体系中医院后勤保障体系的能力建设

——中国科学院大学宁波华美医院

2020年1月23日收治首例确诊病例，3月9日第108名确诊患者治愈出院，60多个日夜鏖战，国科大华美医院在2019年突发新冠肺炎疫情抗击战中，取得了阶段性胜利，向全市人民交出了一份“硬核”答卷，实现“零死亡”，医护“零感染”。

此次疫情，对我国乃至全世界的应对公共突发事件应急管理来说，是一次大考。历经此次疫情，我们的医疗救治体系应急机制得到了锻炼，也经受住了考验，但是在应急早期还是暴露出了一些问题，值得去思考。

（1）突发事件应急机制不健全，忽视预防工作的重要性，相应的监督管理职能下降，在工作中就会出现漏洞，会导致一些公共卫生突发事件难以早发现。

（2）医疗救治机构不平衡发展，设施落后，装备水平不高，技术力量薄弱，人才短缺。这与国家或地方经费投入有关，经济发展落后，当地政府就难以投入足够资金扶持，局限了卫生事业发展，由此埋下隐患。

（3）公共卫生机构、医疗机构分工协作机制不健全，缺乏联通共享和工作协调。在实际工作中各自为政的情况还是在发生，问题一出现，各持己见，各自行动，处理工作效率就显得低下，影响问题的解决。

（4）公共卫生意识有待提高。平时对公共卫生知识宣传不重视，在疫情暴发时预防措施难以被接受，甚至阻碍公共卫生事业的发展。

（5）公共卫生应急产业发展不强劲；应急事业扶持政策不配套等。

（6）后勤人员缺乏有效的自我防护能力和应变能力，无法及时解决临床需求。

这些与我国人民健康的需求还存在很大差距。因此，必须进一步加强和完善医疗救治体系建设，促进公共卫生事业发展，保护人民群众身体健康和安全。

医疗救治体系框架由医疗救治机构、医疗救治信息网络和医疗救治专业技术队伍组成。后勤保障体系是维持医疗救治机构完整性、可用性的重要保证，完整有效的医院后勤应急保障体系，不仅能确保医院正常运转，而且能有效支撑医院开展各项应急救援活动。

一、医院后勤保障工作现状

1. 点多面广、工作复杂

医院的后勤工作涉及水、电、气、暖、物资采购、膳食供应、电梯、消防安保、基建维修、污水处理、交通和绿化等多方面内容,工作工种多,分布面广。

2. 设施设备品种多

既有大型医疗设备,也有影响整个医院运行的供电、供氧设施、供水系统以及危化品等。在运转过程中安全永远列为第一。

3. 人员素养、能力普通偏低,流动性大

目前医院后勤队伍有正式职工、合同工、临时工等多种服务人员,也存在外包服务形式,人员来源复杂,员工之间学历差距大,年龄跨度也大,学历层次从小学以下文化程度到研究生都有,素养参差不齐。作为医院后勤工作的正式职工,有些也是从临床或其他专业转移到后勤工作的,专业技能不强,更别提外包服务的后勤人员。由于近年来医院成本节约控制,建设投资规模扩大,对后勤的投入相对压缩,支出减少,造成人员流动性大,人员相对短缺,管理难度相应增大。

4. 设施设备维修不能及时到位

医院设施设备多且复杂,给维修也带来一定困难,许多医院的设施设备日常维护保养、巡检停留在形式上,走过场是常有的事。一旦出现故障,相互推诿扯皮,临床抱怨增加。

5. 制度不完善,培训工作重视不够

制度通常是实施行为的保障,完善的管理制度能够规范管理行为。医院后勤管理涉及的区域非常广,大到基建维修,小到一针一线,包罗万象,是整个医院正常工作的保障体系。

目前我国许多医院的后勤管理多多少少存在一些漏洞,制度不全、职责不清,缺乏制度保障,难以有效指导后勤工作开展。再加上对人员的培训不重视,对新技术新知识接受缓慢,解决问题粗放,满意度不高。

分析此次新冠肺炎疫情的应对工作,医院后勤保障体系在新冠肺炎疫情中存在的以下几个方面的问题。

二、医院后勤保障体系在新冠肺炎疫情中存在的问题

1. 自我防护薄弱

突发公共卫生事件的特点是具有随机性和突发性，本次新冠肺炎疫情的发生同样如此，在面对如此紧急防控的背景下，后勤保障人员由于其专业背景的天生缺陷，在日常管理中缺乏相应的职业技能培训，防护意识及其薄弱，面对突如其来的疾病，心理压力增大，离岗辞职的也不少，造成人手紧张，给临床工作带来一定的影响。

2. 应急物资储备不足

此次疫情正好处于传统的春节期间，对医院后勤保障部门来说是极大的挑战。人员短缺是不争的事实，关键是医院在应急物资储备上严重不足，许多物资采购困难重重，对现有的物资管理缺乏有效的管理和统筹调配，运输、人力的不足致使医院后勤无法满足及时向临床一线医务工作者提供必需的防护用品。

3. 应急基础设施建设薄弱

虽然国家在2003年就对公共卫生事件医疗救治体系建设提出了要求，但是大都医院还是存在发热门诊建设不规范、留观病房重症监护病房严重不足，欠缺负压病房，造成无法满足短时间大流量的诊疗需求。门诊、隔离病房布局流程不合理，给工作人员带来巨大风险。

4. 防感染管理制度不完善

突发公共卫生事件中的后勤保障体系中涉及事前的预防、事中的应对和管理、事后的评价和工作总结等方面内容，院感科作为培训的主体责任部门，对后勤人员如何预防应对突发公共卫生事件的日常培训明显不到位，缺少实质性的指导工作，造成后勤人员缺乏有效的自我保护意识，导致工作目标模糊、工作效率低下，其结果是严重影响了疾病控防的实际效果。

所有的突发公共卫生事件，都离不开后勤保障，要提高医院后勤保障体系应急能力建设，补齐短板。

三、提高医院后勤保障体系应对公共卫生事件救治能力的措施

1. 建立完善的后勤保障管理制度

没有规矩不成方圆,针对多次出现的公共卫生应急事件,后勤管理工作者要结合现有的资源,无论从自我组织管理或者进行社会化经营服务,必须建立完善的医院后勤服务管理制度,明确岗位职责,有效落实后勤服务工作。后勤保障制度的建立应具有前瞻性、预见性以及有效性,保证后勤保障工作能够落到实处。作为后勤人员在工作中必须按制度办事,规范操作流程,定期维护保养后勤设施设备,落实物资管理,按需分配,不浪费。注重生产安全和感染风险,提高后勤保障的效率与质量,努力为临床人员与患者创造一个更好的安全有序的就诊环境。

2. 加强后勤员工的培训教育

后勤工作是医院运转系统中的重要组成部分,旨在对医院各项工作和正常生活提供保障。这些工作的好坏,离不开人的因素。作为医院管理层,要摒弃后勤工作没有技术含量,什么人都能干的传统思想,大力引进专业技术人员,补充新鲜血液,充实后勤队伍。同时要改变对后勤人才普遍存在的重使用、轻培训的做法,应分门别类做好他们的职业规划、安全培训及应急演练,强化安全防范意识,掌握必要的预防感染知识,严格规章制度,规范操作规程,提升整体业务水平。

只有尊重后勤工作的岗位价值,肯定后勤应急管理的技术含量,才能充分发挥他们的主观能动性,这也是建立医院的应急文化。

3. 改善医院疫情防范的基础设施

近期发革委、卫生健康委、中医药局联合印发了《公共卫生防控救治能力建设方案》,要求全面贯彻习近平总书记系列讲话精神,落实党中央、国务院决策部署,聚集新冠肺炎疫情暴露的公共卫生特别是重大疫情防控救治能力短板,集中力量加强基础设施能力建设。参照《传染病医院建设标准》(建标 173—2016),加强基础设施建设和设备改造升级,配套建设医疗废弃物和污水处置设施,强化相关物资储备。建设内容加强重症监护病区建设,按照“平战”结合原则,建设可转换病区,改善呼吸、感染等专科设施,加强应急物资储备,生物安全实验达标,目的是构筑起一道保护人民群众健康和生命安全的有力屏障。

4. 健全突发公共卫生事件后勤保障应急机制

为了确保突发公共卫生事件后勤保障的时效性和高效性,医院要结合日常后勤保障工

作事项和以往应对公共卫生事件的经验，制定一套科学、可行的后勤保障应急机制和科学、合理、有针对性的应急预案。应急预案的编制中，应说明应急的全过程处理流程，侧重在各部门如何更好地组织和协调各方面的资源和能力来有效防范和处置突发事件。应急预案的动态管理必须包括脆弱性分析，利用风险评估管理工具开展脆弱性调查，这是制定预案的依据和建议，也是医院应急管理的软实力。对担负重大疫情防治工作的后勤服务保障个人或实体，还要建立经费补偿机制。在重大疫情面前，要鼓励医院积极招收临时后勤人员，特事特办。对于承担疫情防治工作任务的后勤服务一线人员，医院应给予享受一线医护人员同等补贴和待遇，享受政府的表彰奖励，以增强后勤服务人员的荣誉感、归属感、责任感，激励他们积极工作，迎难而上。要建立一支素质高、易动员、防护意识强和能与医护并肩战斗的后勤团队。

5. 加强后勤信息化建设，不断提高应急管理水平

随着现代医院的不断发展，对后勤保障体系建设管理提出了更高的要求，对于后勤这个复杂而细致的综合服务体系更加追求管理的精细化。精细化管理的核心是复杂的事情简单化、简单的事情流程化、流程化的事情定量化、定量化的事情信息化。医院后勤管理涉及范围广，信息数据种类数量庞大，如应急物资采购、设备的调用、病案的记录、医院大楼乃至负压病房温度的舒适性和物品的自动传送等。引入各类信息化智能系统，通过运用先进的信息技术来提升对后勤信息数据的分析处理，优化后勤工作流程，减少人员的直接干预风险，降低工作成本，提升工作效率。

突发公共卫生事件，是对医院所有应急系统的全面考验，对后勤保障体系建设亦是如此，并非一朝一夕之功。创新后勤工作机制，把握“智慧医院”建设未来热点，加强后勤保障体系能力建设，是完善医疗救治服务链体系能力建设的重要支撑，也是未来医院可持续发展、面向现代化、国际化，建设和谐平安医院提供保障的必由之路。

（撰稿：戴金华）

疫情下的医院后勤保障

——中国科学技术大学附属第一医院（安徽省立医院）

一、百年老院　红专并进

中国科学技术大学附属第一医院（安徽省立医院）始建于 1898 年，2017 年 12 月 23 日正式揭牌成为中国科学技术大学附属第一医院（图 1），是一所集医疗、教学、科研、预防、保健、康复和急救为一体大型综合性医院。是安徽省首批三级甲等医院，全国百姓放心示范医院，全国百佳医院，入选复旦大学全国百强医院排行榜，全国文明单位。国家卫生健康委日前发布《2018 年度全国三级公立医院绩效考核国家监测分析有关情况的通报》，在 1 289 家三级综合性医院中，中国科学技术大学附属第一医院（安徽省立医院）在国家监测指标中排名第 31 位，等级为 A+，位居安徽省首位。

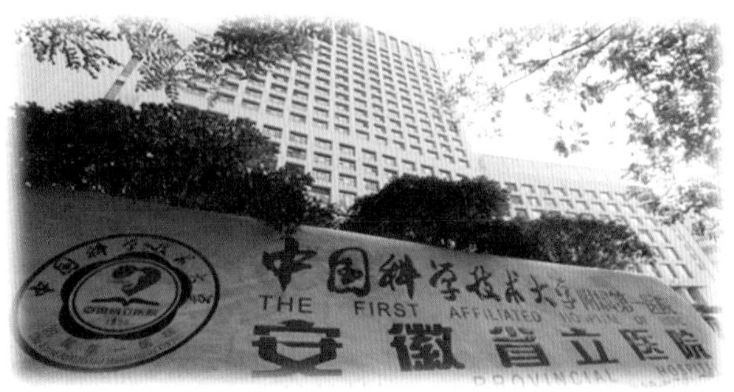

图 1　中国科学技术大学附属第一医院

自新冠肺炎疫情暴发以来，院党委坚决贯彻落实中央、省委和省政府关于新冠肺炎疫情防控工作的决策部署，全力扛起疫情防控的重大政治责任，落紧落实落细各项防控工作，在“护皖”和“援鄂”双线作战中科学部署、靠前指挥，凝聚全院战“疫”强大合力，贡献科技抗疫“硬核”力量，为皖鄂两地打赢新冠肺炎疫情防控阻击战做出积极贡献。医院多次召开会议研究部署疫情防控和疾病治疗工作，第一时间成立疫情防控工作领导小组，成立 10 个专项工作组（含后勤保障组），有效落实防控措施。感染病院区——勇担省重症患者集中救治重任，累计收治 85 名确诊患者（重型及危重型 29 人）治愈出院，收治排查疑似患者 96 例，安徽省最高龄患者（93 岁）、合肥市最低龄患儿（4 岁）、肾移植术后感染新冠病毒患者均从由我院治愈后出院。

疫情期间医院共选派 4 批 162 名医务工作者驰援武汉，其中第 3 批 137 名的医疗队整建制接管武汉协和医院肿瘤中心 Z6 重症病区，通过分层诊疗、人性化护理，在支援武汉协和医院肿瘤医院的 13 支国家医疗队中，实现收治重症患者总数、医疗质量考核“双第一”，团队“零感染”，为湖北疫情防控做出“安徽贡献”。

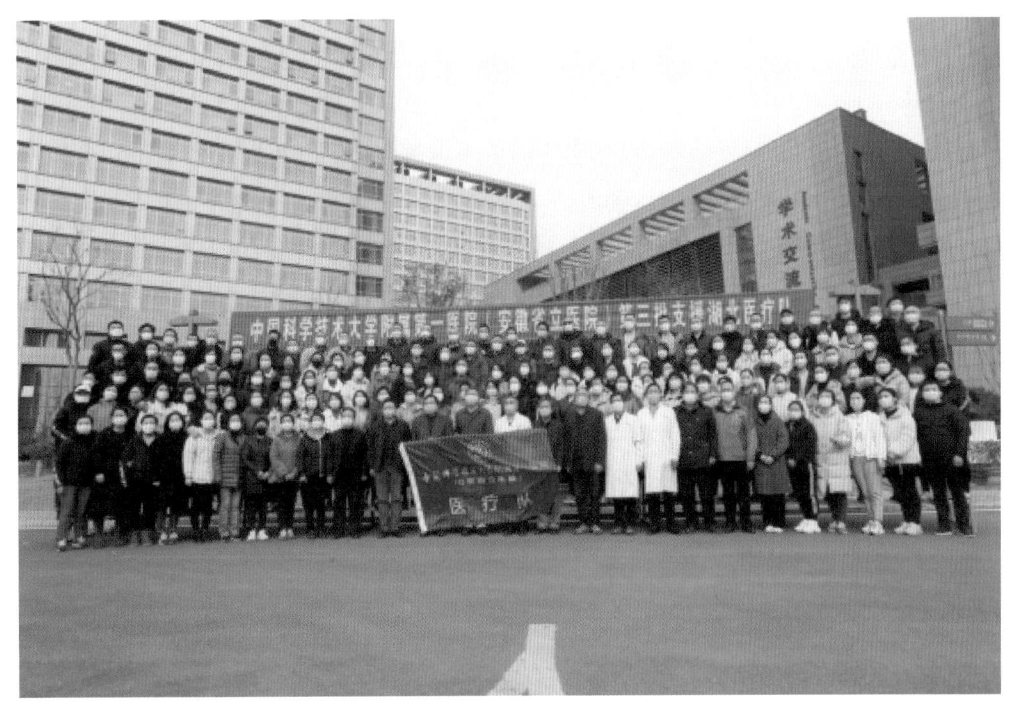

图 2 驰援武汉的我院医务工作者

我院“托珠单抗＋常规治疗方案”被推荐进入《新型冠状病毒肺炎诊疗方案（试行第七版）》，为科技抗疫贡献出“硬核”力量。在国内疫情稳定后，受中国红十字会、国家卫生健康委委派，我院先后派出多位专家赴伊朗、意大利援助，指导该方案使用。据不完全统计，截至目前“中国科大治疗方案”已推广到意大利、伊朗、美国、印度等 20 多个国家。

“万众一心，共同抗疫”，在党中央的领导下，我院党组织冲锋一线，涌现出一批先进模范代表，在众志成城社会各界共抗“新型冠状病毒肺炎”疫情特殊时期，夜以继日地奋战在抗疫最前沿，用忠诚和热血抗击病毒，守护生命。因在新冠肺炎疫情防控工作中的突出表现，在全国抗击新冠肺炎疫情表彰大会上，我院党委获“全国抗击新冠肺炎疫情先进集体”、“全国先进基层党组织”两项国家级表彰。在“安徽省庆祝建党 99 周年暨疫情防控中涌现的优秀共产党员和先进党组织表彰会议”上，我院党委荣获“安徽省先进党组织”称号。

二、后勤保障“常态化　科学化　智慧化”

疫情期间医院工作人员这个群体受到社会越来越高的关注。医院的后勤人员亦从后方走上一线,从机房后堂的水、电、气、暖和餐饮的供应保障,到医疗一线的环境消毒保洁、布草洗涤收送、设备设施维修维护,从一般患者的陪检标本运送,到发热疑似患者的 120 转运,含疑似病原体的医疗生活垃圾、污水的消毒处置,后勤人员承担着繁重的医院抗疫后勤保障工作的同时,与医护人员一起直面接触病毒风险,为医院疫情期间的诊疗运行贡献着自己的力量。

面对疫情他们同样身处险境,毅然坚守岗位不退缩,加班加点不逃避,用平凡的实干书写着不平凡的赞歌。这就是医院后勤人。

1. “科学防疫”做医院后勤行业先行者

习总书记说:“防疫本身是一场需要依靠科学的战争。”

1）科学防疫首先体现在建立具有可推广性的标准和制度方面

早在疫情初期,制订规范的、可复制、可推广的疫情下后勤保障专业管理相关标准,就作为“科学防疫”的一部分,成为中国科学技术大学附属第一医院后勤工作者们的努力目标。牵头编写《新型冠状病毒肺炎疫情下医院膳食供应管理建议》和《新冠肺炎疫情下医疗机构污水处理站运营管理建议》两大管理建议(图 3),经行业专业评议,获中国医院协会后勤专委会采纳推荐,经中国医院协会官方公众号向全国医疗机构推广实施,得到行业协会和媒体的广泛关注和高度肯定。

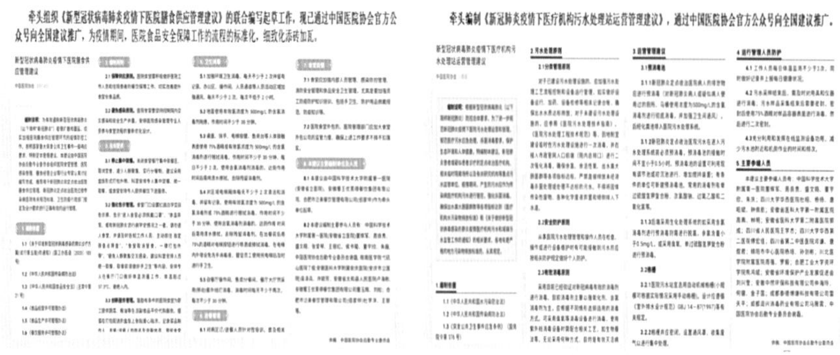
牵头组织《新型冠状病毒肺炎疫情下医院膳食供应管理建议》的联合编写起草工作,现已通过中国医院协会官方公众号向全国建议推广,为疫情期间,医院食品安全保障工作的流程的标准化,细致化添砖加瓦。

新型冠状病毒肺炎疫情下医院膳食供应管理建议

牵头编制《新冠肺炎疫情下医疗机构污水处理站运营管理建议》,通过中国医院协会官方公众号向全国建议推广。

新型冠状病毒肺炎疫情下医疗机构污水处理站运营管理建议

图 3　两大管理建议

2）“科学管控,分区包保”层层压实管理责任

面对突发的疫情,第一时间下发“关于加强新型冠状病毒肺炎疫情下外包人员管理的

通知”，细化明确 14 大类 48 小类岗位人员护物资申领/配发标准。采用医院集中培训、外包单位管理人员培训、人员岗位三种培训形式，为疫情期间在医院保障服务的外包服务人员进行科学系统的防疫培训，确保个人防护用品正确穿戴、严格卫生消毒，落实消毒液正确配比浓度。在疫情期间，依据国家及我省最新抗疫文件要求，医院按诊疗区域接触疫情风险的不同，为后勤人员制定了细致全面的个人防护及消毒制度规范，加以细化培训，人人过关。将用于消毒的含氯消毒液配置使用浓度也从常规的 500 毫克/升提高到 1 000 毫克/升。对电梯轿厢、门把手等人流量大，高风险的感控环节细化落实。以电梯轿厢感染控制为例：为落实消毒工作，让医护和患者们安心，在电梯轿厢内设置插卡式“卫生清洁消毒公示牌”。保洁人员每次消毒后，只需翻一下卡片，就可更新本次消毒时间。各区域主管跟进监督，确保落实，并接受社会和医护人员的监督，在微信群内及时发布现场消毒工作照片，解答医护人员提问。同时，在电梯间粘贴白色红底的温馨提示卡片，提醒疫情期间电梯环境因封闭成为高风险环节，需加强自身防疫保护，倡议不拥挤分散乘梯或楼层不高时从楼梯道步行。

科学制定“关于进一步加强疫情防控分区包保有关工作的通知”，对医院各区域进行分区包保，从后勤保障管理部门到外包单位负责人到各区域主管再到一线员工，突出接触人员多、行动轨迹长的重点人员管理，层层压实工作责任，各负其责。及时采取措施持续改进，做好医院后勤员工之间感染互防：如更衣室错峰使用；取消日常集中例会，改集中交班为岗位交班；综合运用轮休、长排班、弹性排班和分区片排班等方式，最大程度减少人员集聚。率先提出后勤外包人员的防护用品遵循“谁申请、谁负责；谁使用、谁负责；谁管理、谁负责；各司其职，共同担责”的管理原则，相关科学管理举措在行业内得到推广。如图 4 所示。

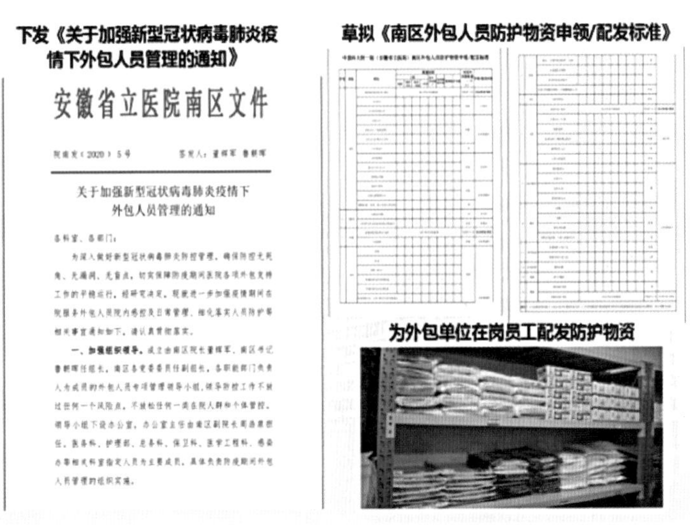

图 4　关于疫情管理下发的部分文件

3）“标准化体系建设，人性化举措实施”获得社会广泛赞誉

疫情期间，在全省率先行动，大力推进无接触送餐服务，将餐厅集中就餐改为餐品打包外带，提供多种套餐供个性化选择。建立可追溯的外带食品安全控制体系，在餐品上标上制作员、送餐员的姓名和体温，同时提供餐厅经理电话，让就餐人员放心。为职工餐盒贴放玫红色心形卡片，印有“白衣天使们，您辛苦了”字样，给防疫一线医护人员送去关爱。

在全国率先开展为医务人员平价代购粮油蔬菜专项行动，保证菜品优质低价。医务人员可通过微信下单，方便快捷。帮助解决疫情期间医务人员工作繁重，难以抽时间进行生活物资采购，且超市人流量较大，存在交叉感染风险的难题。

医院后勤防疫相关工作和做法获得了医院广大医护工作者和行业同道的高度认可和赞扬，并得到了人民网、健康界、今日头条、合肥电视台、合肥论坛等多家媒体的关注和追踪报道（图5）。

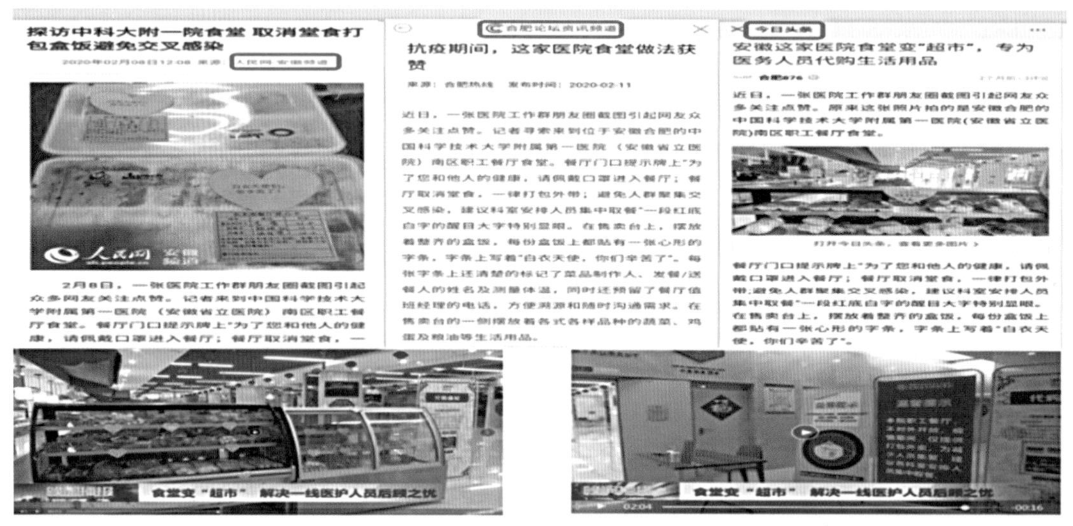

探访中科大附一院食堂 取消堂食打包盒饭避免交叉感染

2020年02月08日12:08 来源：人民网-安徽频道

2月8日，一张医院工作群朋友圈截图引起众多网友关注点赞。记者来到中国科学技术大学附属第一医院（安徽省立医院）南区职工餐厅食堂。餐厅门口提示牌上“为了您和他人的健康，请佩戴口罩进入餐厅；餐厅取消堂食，一

合肥论坛资讯频道

抗疫期间，这家医院食堂做法获赞

来源：合肥热线 发布时间：2020-02-11

近日，一张医院工作群朋友圈截图引起网友众多关注点赞。记者寻索来到位于安徽合肥的中国科学技术大学附属第一医院（安徽省立医院）南区职工餐厅食堂。餐厅门口提示牌上“为了您和他人的健康，请佩戴口罩进入餐厅；餐厅取消堂食，一律打包外带；避免人群聚集交叉感染，建议科室安排人员集中取餐”一段红底白字的醒目大字特别显眼。在售卖台上，摆放着整齐的盒饭，每份盒饭上都贴有一张心形的字条，字条上写着“白衣天使，你们辛苦了”。每张字条上还清楚的标记了菜品制作人、发餐/送餐人的姓名及测量体温，同时还预留了餐厅值班经理的电话，方便溯源和随时沟通需求。在售卖台的一侧摆放着各式各样品种的蔬菜、鸡蛋及粮油等生活用品。

今日头条

安徽这家医院食堂变“超市”，专为医务人员代购生活用品

合肥976

近日，一张医院工作群朋友圈截图引起网友众多关注点赞。原来这张照片拍的是安徽合肥的中国科学技术大学附属第一医院(安徽省立医院)南区职工餐厅食堂。

打开今日头条，查看更多图片 >

餐厅门口提示牌上“为了您和他人的健康，请佩戴口罩进入餐厅；餐厅取消堂食，一律打包外带;避免人群聚集交叉感染，建议科室安排人员集中取餐”一段红底白字的醒目大字特别显眼。在售卖台上，摆放着整齐的盒饭，每份盒饭上都贴有一张心形的字条，字条上写着“白衣天使，你们辛苦了”。

图5 多家媒体的追踪报道

2. 智慧化医院建设——医院智慧后勤迎来前所未有“风口”

截至2020年7月底，奋战在一线的医院后勤人无一感染，后勤工作者们在配合医院“战疫”中发挥的支持保障作用得到广大医务人员和就医群众的认可。而探究背后原因会发现，作为全国首家智慧医院，其后勤保障流程管理服务的智慧化和一体化，通过日常保障工作中不断累积、磨炼出“硬核”功底，才是面对汹涌严峻的疫情，后勤人从容有序打赢这场硬仗的底气。

疫情期间，医院人流、物流、车流合理设计和新技术合理运用的重要性更加凸显，医院的门急诊、医技、住院楼宇布局、电梯设置及门禁管理等需进行全方位的全面考量，上述因

素对新建医院应在最初规划方案时进行整体统筹设计，对已建成的院区则需要通过多方面管理措施去补救改进。

1）防疫陪客管理——医院自助通行系统平台上线

疫情当下，根据国家有关病区和陪客管理工作要求，各级医院全面取消探视——史上最严格的陪客管理制度在全国推行。在2019年年初，医院已开始试运行住院患者和陪客前往病区均需要通过中转层中转、闸机口核验通行，目的是规范病区陪客和探视管理，减轻病区环境和人员管理压力，最大程度、最合理限度减少人力成本和有关后勤运行费用支出。

疫情期间，医院在原管控基础上，联合专业机构探索开发医院自助通行系统，全面对接医院中转层闸机和科室门禁管理，实现电子通行证自助申请、线上审核、在线发放，全面方便在院工作人员、患者、陪客家属、探视人员等各类人员的院内通行和管控（图6）。在疫情防控中取得良好管理效果，有效缓解了临床一线人员的防控和排查压力。

中心药房二部
介入手术室
通往一号楼
To the Building 1
温馨提示
为防止交叉感染，疫情期间，请严格遵守住院部“一床一陪、固定陪客、禁止探视”病房管理制度，感谢您的理解与合作！

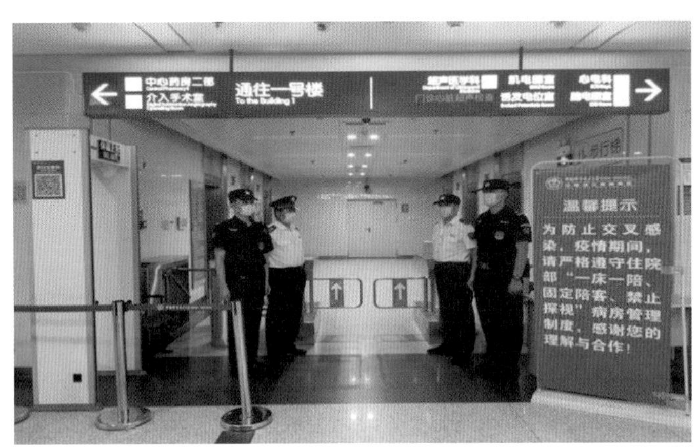

图6　医院自助通行系统

2）后勤保障现场一体化智慧化管理逐步推进完善

在医院领导筹谋指导下，后勤保障团队联合专业科技公司，在开发医院自助通行系统同时，相继完成医院医废溯源管理平台、医院后勤报事报修平台、医院后勤耗材（二级库）SPD管理平台、医院运送陪检平台、医院生活照护管理平台、医院在线点餐与便民生活服务平台、医院后勤在线评价与投诉建议平台、医用气体在线安全监测平台、医院能耗综合管理平台和电梯安全预警平台十个智能化后勤管理平台的上线运行。

2018年，按10086模式打造24小时“后勤一站式受理服务中心”。“微医后勤”小程序及App同步上线，后勤保障类服务采用服务工单模式开展，先期实现：医疗固废监测、报事报修管理、运送服务管理、品质管理等多个功能模块。

2019年，医院安全管理平台数据决策支持系统上线运行。应用物联网、VR等多种技术,采用云平台服务,短信/App/电话多渠道分级报警,24 小时在线远程可视化立体监测。

2020 年战疫期间,一站式后勤服务微平台(后勤保障服务“码”上办)上线运行。通过开发微信小程序,在各医疗区域张贴“后勤保障服务码上办”二维码,需求人员可通过扫码进行“报事报修”“运送陪检”“在线点餐”“生活照护”“便民服务”等多项在院需求发起,大力推行无接触式服务。

3. 后勤物业外包人员绩效管理模式探索创新,推进落实防疫工作常态化

后勤物业外包人员绩效管理模式探索成果:将原固定工资改为职级职务工资 + 岗位工资 + 工时工资 + 服务对象评价。

第一步:职级职务划分。

职级工资分高中低三级,每级分 ABC 三档,职级工资以半年为周期进行考核评定,有突出贡献如技能比赛获奖、重要技术流程改进创新等可破格提升,职务工资为班组长,内分 ABC 三档。

第二步:KPI 考核指标。

岗位工资按百分制依照 KPI 指标进行日常考核,从岗位纪律、专项技能培训、仪容仪表、现场维修和维修评定五个维度进行考量。

第三步:标准工时建设。

推行工分制考核制度,2019 年机电维修方面由院领导组织开展“基于一站式后勤管理平台标准工时绩效管理研究”课题,根据医院实际机电维修工作条目制订电器、暖通给排水三大类共计 196 小项标准工时,荣获安徽省医院协会首届医院科技创新二等奖(排名第一)。2020 年运送陪检方面,结合工作类别、难易程度、完成时效性和服务对象需求等要素,制订运送 5 大类 47 小项标准工时。

第四步:服务对象评价。

通过 App/微信小程序/扫描服务二维码多种形式推动需求发起者进行服务评价,确保工单任务在院内实施过程的可溯源闭环管理,将服务评价按星级评分,直接与服务工单得分进行挂钩,监督服务质量,助力流程改进,确保服务品质。

在后勤物业外包人员绩效管理探索的基础上,医院针对一些共性、难点后勤问题,特别设置增加了专项绩效考核点。控烟管理、楼梯走道等卫生死角管理、公共卫生间设施设备完好性管理是医院后勤常规管理的难点,医院通过灯光字闪动提示禁烟、语音广播播报提醒控烟、楼梯走道插卡式巡扫和卫生间定岗保洁员信息公示制度等管理实施,通过改变传统的平均分配模式,科学建立专项绩效点和合理运用激励制度,奖优罚劣、奖勤罚懒,充分调动后勤员工的积极性,同时与服务评价挂钩,促使后勤管理各项常态化工作稳步推进,效果显著。

三、思索后疫情时代

做一名合格的医院后勤管理者需要充分关注安全、服务、成本和效率四个维度，不计成本地把事情做好已不能算是优秀的后勤管理者。少花钱、科学借力才是医院后勤希望所在，这种成本关注、经营思想体现在医院后勤节能降耗、文化建设、满意度管理和共享增值服务等方面。

医院能源费用支出通常占后勤费用总支出的一半，如何做好后勤节能降耗，要求我们后勤人要把节能的理念深入学习并付诸行动。在此之外，医院后勤文化建设、满意度管理尤为重要，真正做到以患者为中心，设身处地地为患者考虑，提升患者的就医感受，成为医院后勤努力的目标和方向。

1）有选择性合理引入共享经济，是对传统后勤管理的变革补充

在全省率先引入投放共享轮椅，考虑到 App 下载和租金退款带来轮椅租借的不便，联合研发了基于支付宝信用免租金和免 App 下载功能的升级版共享轮椅，大大减轻一线医务人员的管理压力和成本的节约。此后，更相继完善并引入投放了共享充电宝（站）、共享便民购物柜、共享陪护床、共享微波炉、共享烹饪锅、共享洗衣机和共享便民快递包裹寄存柜等共享设施设备；完成地下停车库信息化系统改造升级，提升使用效率；公开招标引入品牌连锁便利超市，提升医院便民服务水平。

2）营造人文就医环境

探索先行将书吧引入医院，成功打造安徽省首例集阅读、休闲、文化为一体的阅读文化便民服务空间。给来院就医的患者、陪客家属提供舒适的阅读空间和宁静的等候场所，营造一种充满人文的就医环境，深入落实政府医疗服务改善工作要求，探索医疗事业与文化产业融合的新模式，是传统医院向人文医院转变的探索实践。此举得到了新华社、新华网、合肥电视台、万家热线和环京津网等多家媒体的关注和追踪报道，其中新华社的报道在线阅读人次在不到 10 小时时间里就已突破 80 万人次。2019 年末，合肥新闻联播里以该案例为切入蓝本，展现了时光剪影中合肥人文阅读和城市共同发展的景象（图 7）。

3）后勤管理质控考核管理协调机制建立

力求做到“管理无盲点、服务无瑕疵、患者无不满”的管理与服务追求。

为避免临床报修时分不清对口负责部门，通过提供一站式服务，满足临床需求。智能扫码报修打通部门边界，实现在线维修可追溯、可流转、可评价的闭环管理，同时建立畅通的多部门联合协作通道，对涉及需多部门共同协调的问题，通力合作推进解决。

对于涉及成本管控、服务效率方面，进行管理理念的变革升级，压缩管理层级、推行扁平化管理、网格化管理，运用阿米巴经营管理思想，精简管理力量，创造平台，提升管理效率。

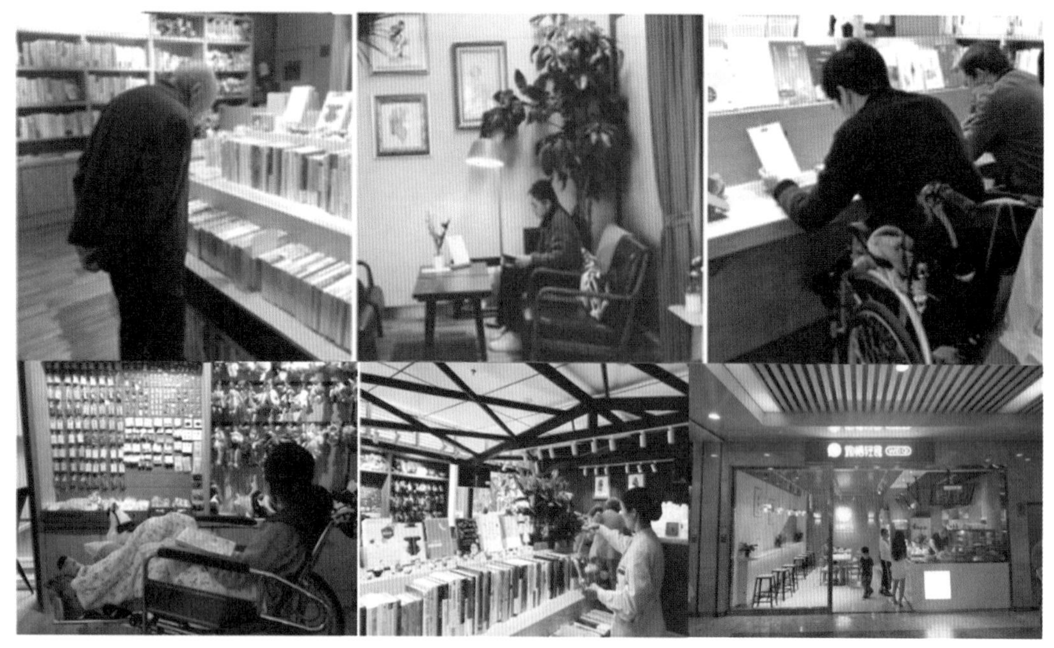

图7　时光剪影中合肥人文阅读

四、结语

这场突如其来的新冠肺炎疫情,不仅仅是对我国全社会及公共卫生保障体系的检验,更是对全人类的一场考验,我们每一个人都身处其中。世界卫生组织对我国在此次抗击新冠肺炎疫情中的表现给予高度评价:“为全世界的抗疫提供了良好的借鉴。”大浪淘沙,百炼真金。始终把人民生命健康放在首位,正是社会主义制度的优越性,我们终将取得这场战役的最终胜利。

(撰稿:董辉军　王成军　盛文翔　董宇欣)

医院物业管理在新冠肺炎防控中的实践与探讨

——安徽医科大学第一附属医院

医院物业与医院的日常运行关系密切，其管理水平更是影响到医院工作的整体效率。在此次新冠肺炎疫情防控中，物业管理科如何引领和带动物业公司取得这场战役的胜利，是医院物业管理者需要认真思考，并通过工作实践、总结、改进等综合措施，以满足医院后勤标准化、规范化、安全化服务的需求，增强医院物业保障，提高后勤的服务质量。

医院物业为医院各部门和各科室提供层次多样的各类服务，如环境保洁、医疗辅助运送、电梯服务、机房维护和医疗废物处置等，具有高度的专业性和复杂性。物业管理是确保医院各项工作健康有序开展的基础和前提，更是提升后勤管理水平、改善医疗环境、提高医疗服务质量的不可或缺的部分。特别是新冠肺炎疫情暴发以来，医院物业承担着前所未有的压力和考验，但我们通过员工培训、规范工作流程、成立应急小分队等系列措施并有效落实，取得了疫情防控的阶段性胜利，得到全院各部门的高度认可和广泛赞誉。

一、加强组织领导，提高应急响应能力

2020 年 1 月 19 日，安徽医科大学第一附属医院（以下简称安医大一附院）接到医院疫情防控任务后，物业管理科快速响应，取消全体员工休假，并要求所有人员参加医院感染管理科组织的关于“新型冠状病毒感染性肺炎的防控”会议及相关内容的学习和培训，提高防控意识（图 1）。同时，迅速成立以科长为组长的新冠肺炎防控领导小组，以各外包物业公司项目负责人为组员，明确物业各部门经理岗位职责，正确认识此次疫情防控的重要性，确保疫情防控各项工作的有效落实。

二、成立新冠肺炎应急小分队，随时处置各种应急及突发事件

物业管理科根据医院的整体部署和工作需求，24 小时内成立发热

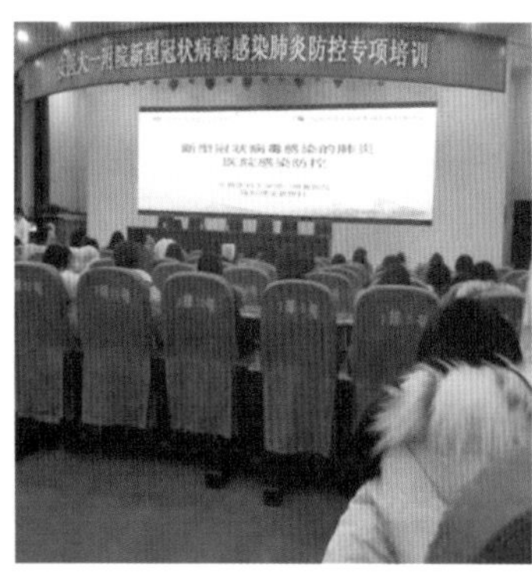
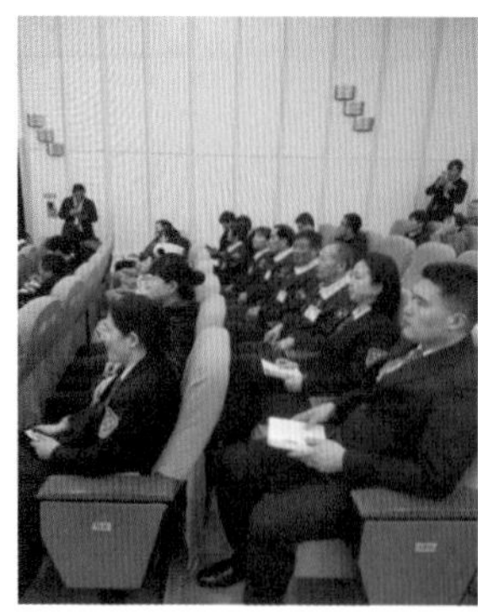
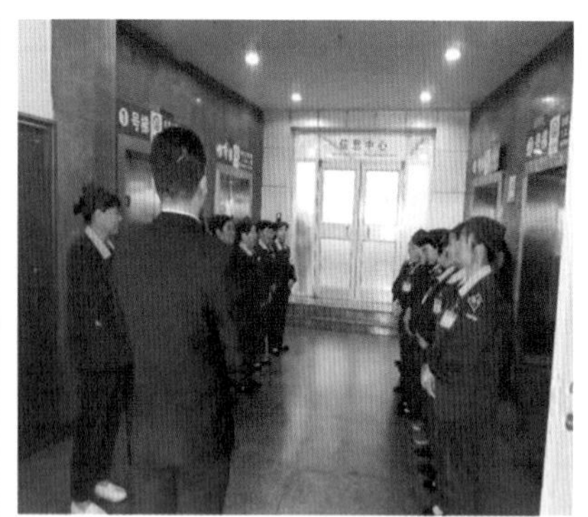

图 1　学习培训现场

门诊组、预检分诊组、陪送陪检组、机房设备维护组、公共区域消毒组、病区消毒组、隔离病房组、医疗垃圾处置组、布草洗涤组及餐饮服务组等，并制订相应的岗位职责和工作流程。各组组长均由素质较高的管理人员担任，服从物业管理科的统一调配，分工明确但又相互协作，他们在各自岗位上，根据各部门的特点，利用互联网、微信群或者“一对一”方式对员工进行专业知识、职业技能、消毒隔离、个人防护和心理素质等培训。另外，各组长根据部门工作性质和特点，对日常工作及其存在问题，及时进行沟通和协调，收集汇总相关部门及科室对物业工作的意见和建议，并向物业管理科和项目负责人汇报，共同制订整改措施并监督落实。特别是在发热门诊和隔离病房取得了良好的效果，未发生一例因物业工作不合格而引起的意外事件，服务满意度得到大幅提升。

三、落实标准预防，严格消毒隔离

疫情期间，隔离是医院收治患者的第一道防线，病房基础设施是临床诊疗工作的基本保障。根据医院应急指挥部的通知，将感染楼病房整体改建为隔离病房，规划患者院内转运路线，明确不同区域的标识内容，在隔离病房采用物理隔断，区分患者入口和员工入口。做到专梯专用专管，防止院内病毒传播和发生交叉感染。此外，定期检查设施设备，保证设施设备的正常运行，确保医疗支持系统的生产安全。

1. 明确医院环境清洁和规范消毒流程

新冠病毒对紫外线和热敏感，56℃加热 30 分钟，或乙醚、75％乙醇、含氯消毒剂、过氧乙酸和氯仿等脂溶剂均可有效灭活。对收治患者的隔离病房、医院其他区域清洁消毒的频率，一律按照国家卫健委和医院感染管理科的相关要求执行。

（1）医院走廊、楼梯、电梯间等地面或物品表面每日使用 1 000 毫克/升的含氯消毒液进行擦拭或拖洗不少于 2 次/日，隔离病区使用 2 000 毫克/升含氯消毒液，每天 4 次。规范床单元的物品摆放，严格终末消毒。

(2) 电梯按钮、轿厢、扶手使用 75%酒精每日擦拭 2～3 次；电梯轿厢表面、地面每日使用 1 000 毫克/升的含氯消毒液擦拭 2～3 次；隔离病房区或与隔离病房连通的电梯，使用 2 000 毫克/升含氯消毒液消毒，专用电梯发现明显污染或有确诊病人乘坐后，应使用 2 000 毫克/升的含氯消毒液进行彻底消毒处理。

(3) 医疗区卫生间每日消毒不少于 2 次，用 1 000 毫克/升的含氯消毒液进行擦拭，每次消毒 30 分钟。发热门诊、隔离观察区等区域的卫生间，应使用 2 000 毫克/升的含氯消毒液进行彻底消毒处理。

(4) 院内公共区域清洁消毒措施增加院内公共区域消毒频次，重点部位如门诊扶梯扶手、吧台、电梯按钮等，遇污染立即清洁消毒。电梯班组每天增加电梯的消毒频次，负责在电梯内外放置电梯专用抽纸，严防因乘梯而引起交叉感染的发生；门诊区域、发热预检分诊处、发热门诊和隔离病房严格落实医院感染管理的感控要求，增加消毒液浓度和消毒频次。根据不同作业环境和作业对象，选择不同的消毒方式，主要包括擦拭消毒、喷洒消毒、空气消毒机消毒、紫外线照射消毒等，每次消毒后及时予以登记和签名。

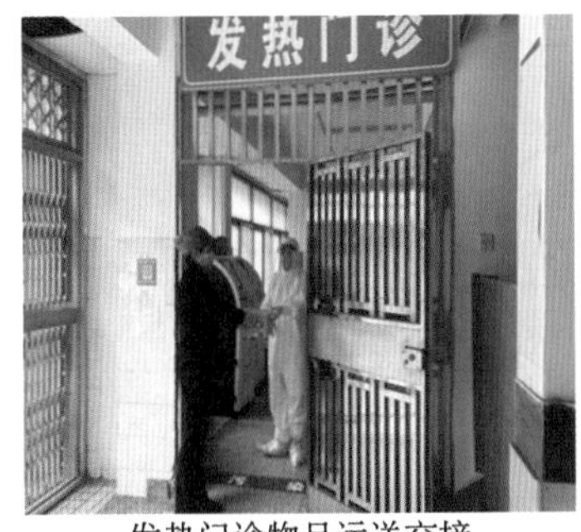

发热门诊物品运送交接

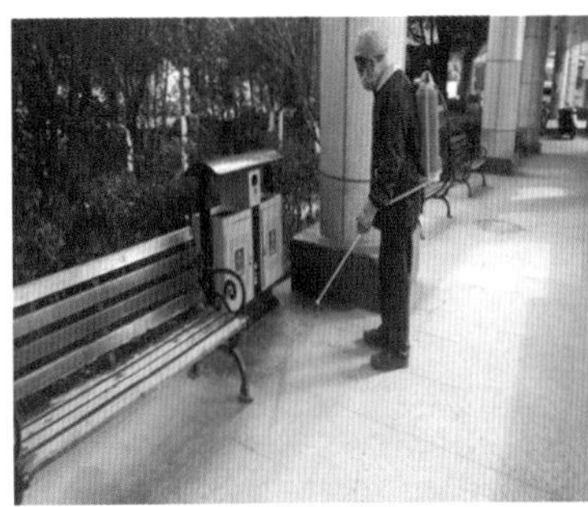
医疗环境消杀

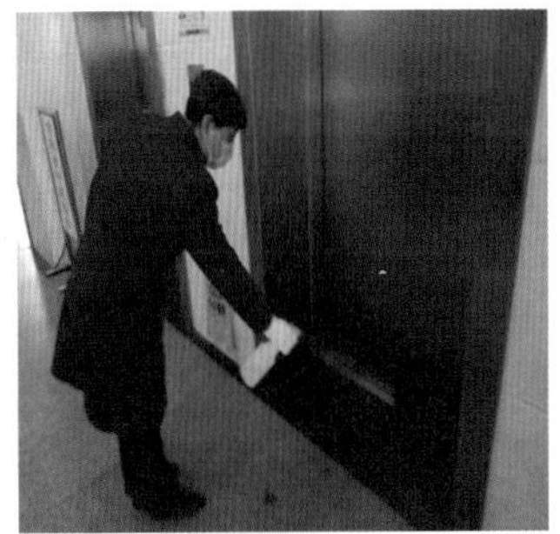
电梯公共区域消杀

图 2　不同区域的消毒措施

2. 严格按照规范进行医疗废物处置

按照《国家卫生健康委办公厅关于做好新型冠状病毒感染的肺炎疫情期间医疗机构医疗废物管理工作的通知》(国卫办医函〔2020〕81 号)文件等要求，疫情期间，所有废弃口罩、收治疑似及确诊患者的发热门诊、隔离病房产生的废物，包括医疗废物和生活垃圾，一律按医疗废物进行集中处置，新冠肺炎感染医疗废物与普通医疗废物分开暂存，并有明显标识，由专人负责移交至有资质的合作单位进行处置，确保医疗废物处置规范安全。

1) 新冠肺炎医疗废物处置操作规程

(1) 严格遵守卫健委关于新冠肺炎医疗废物管理的相关要求，指定专人负责收集转运新冠肺炎隔离病区、发热门诊的医疗废物。收集人员须经过严格感染防控再培训。进行医疗废物的收集转运时,穿戴必要的防护用品,包括工作服、工作帽、工作鞋、佩戴口罩和手套等,进行近距离操作或可能有液体喷溅时,应当佩戴护目眼镜,疫情防控期间收集人员需穿防护服。

医疗废物封口标签应标明医疗废物产生部门、产生日期、类别和重量等。在医疗废物收集过程中,应检查医疗废物包装袋有无破损或渗漏,发现问题应当及时纠正并向有关部门责任人进行反馈。医疗废物的包装袋破损或疑似污染时,应当增加一层包装袋。

新冠肺炎医疗废物转运应固定路线,转运时避开人群密集区域和诊疗高峰时段;转运过程中转运人员不得离开转运车,转运车辆应密闭并做好防渗漏处理;转运过程中,若有渗漏或遗洒,应及时清洁并用 2 000 毫克/升的含氯消毒液进行消毒。新冠肺炎隔离病房的医疗废物直接转运到暂存点的指定区域,与固废处置中心指定的人员进行交接并登记。交接转运完毕,暂存点的墙面、地面、周转箱和附属设施使用 2 000 毫克/升含氯消毒液进行消毒。

(2) 医疗废物收集转运的专职人员,每次作业后应当及时按规定进行手卫生清洗和消毒。防护用品有破损时应当及时予以更换,若防护用品在操作中被感染性废物污染时,应及时对污染处进行消毒处理。工作人员在工作中发生被医疗废物刺伤、擦伤等伤害时,应当采取相应的处理措施。

2) 医疗废物收取转运流程图(图 3)

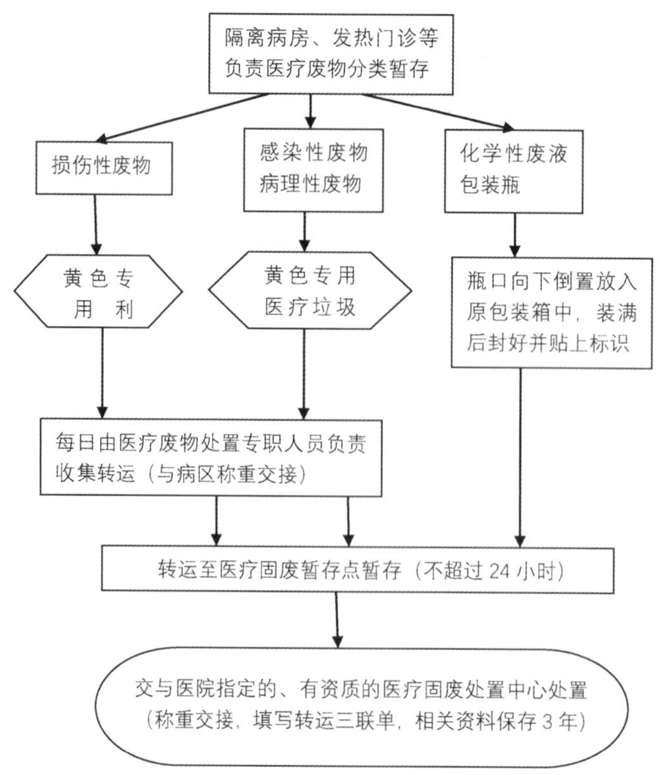

图 3 医疗废物收取转运流程

3）现场监督管理

新冠肺炎疫情期间制订了“新冠医疗固废工作巡查表”“医疗固废暂存点每日消毒记录表”“医疗固废消杀记录表”“固废人员每日体温监测表”等相关管理制度和巡检表，并严格遵照执行。指定管理人员每日巡查，对医疗固废收集转运严格把关（图 4）。

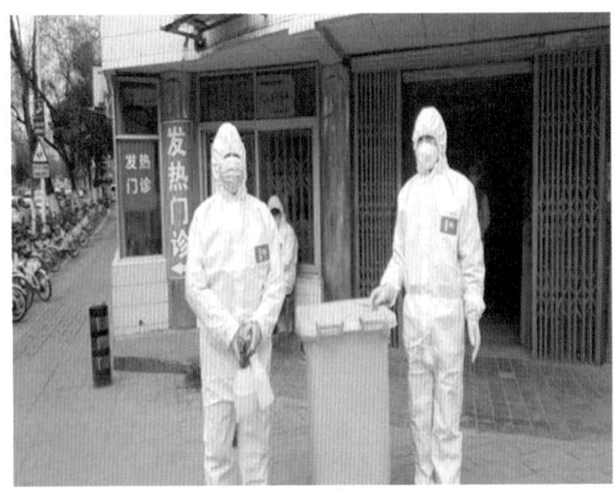

发热门诊医疗废物收集

感染病科（一病区）
肝病（一病区）

隔离病房医疗废物收集

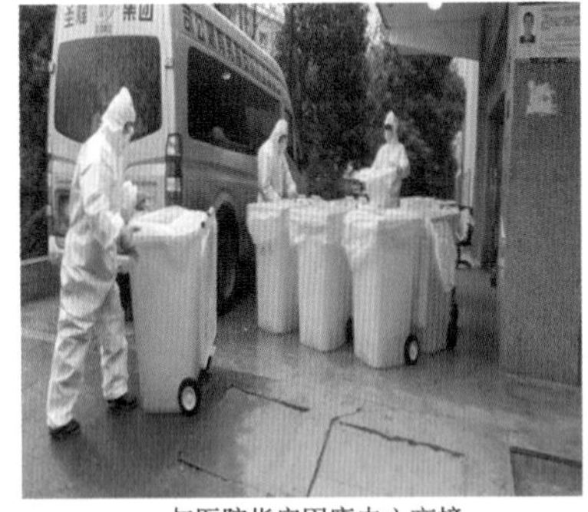

与医院指定固废中心交接

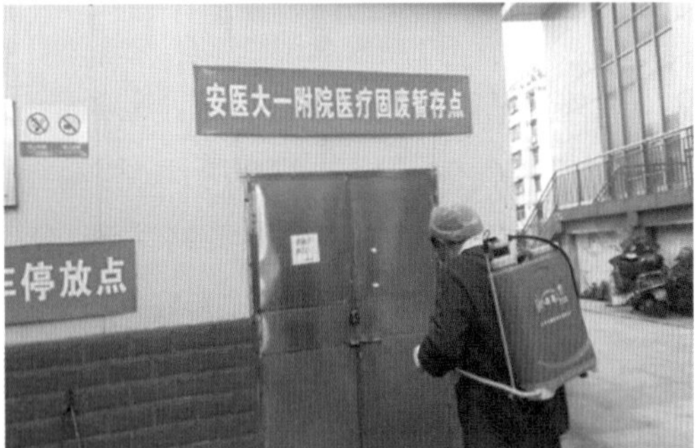

医疗固废暂存点环境消杀

图 4　医疗固废收集转运

4）疫情期间隔离病房和发热门诊医疗废物收集转运数据统计（图 5）

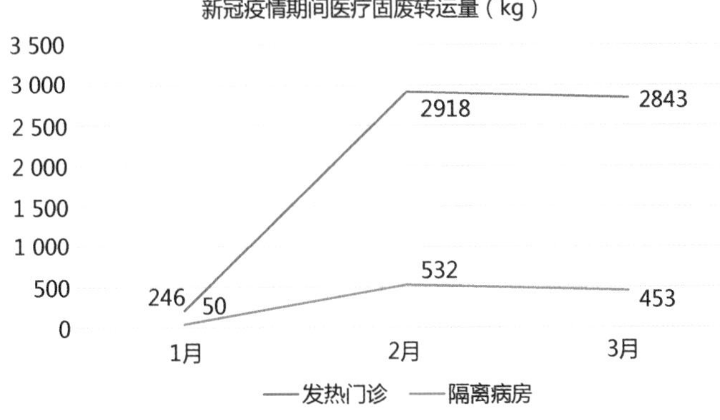

图 5　医疗废物收集转运数据统计

四、建立风险管理体系，实现全面风险管理

在人员紧张、留守人员存在恐惧心理、防护物资短缺等诸多不确定因素下，物业管理科积极协调各物业公司的负责人，亲临现场参与疫情防控的各项工作，共同制订并实施各项管理措施。同时对员工进行多方位的心理疏导、人文关怀等，消除大家的恐慌心理，稳定物业团队；同时在防疫物资极度缺乏的情况下，物业公司通过各种渠道尽可能地弥补防疫物资的不足，对现场管理存在的问题，认真分析并提出整改措施，这种物业管理科和物业公司现场办公协同解决问题的模式，对医院外包物业起到了积极的正向引导作用，也开启了物业工作的新模式，取得了良好的社会效益。

五、建立反馈机制，认真履行后疫情时代监管职责

针对国内外疫情防控的新形势，贯彻落实常态化疫情防控，遵照“外防输入、内防反弹”的要求，紧密结合安医大一附院的实际情况，遵循流行病学规律，探索行之有效的方法，及时开展疫情形势分析研判，提出防控策略建议，进一步提高疫情防控的科学性和精确性，以总务处物业管理科牵头召开医院相关科室（医务处、护理部、门诊部、感染管理科、保卫处及临床科室的护士长代表等），总结前期疫情防控取得的成绩和存在的不足，提出后疫情时代外包物业的具体管理措施。

（1）建立健全监管制度

目前安医大一附院外包物业监管组织管理架构为：分管后勤的副院长、总务处、物业管理科，由物业管理科负责门诊三级预检分诊、住院病人核酸检测等物业具体工作标准制定及实施。

（2）日常监督与指导

物业管理科的工作人员，每天对院区的内外环境进行全方位的检查，特别是疫情防控重点区域，如发热门诊、发热预检门诊等进行重点巡查，及时纠正员工在个人防护、保洁消毒、标本运送等方面的不规范行为，经过现场不断的 PDCA 循环改进，各项工作取得了满意的成效。

（3）总结与表彰

新型冠状病毒肺炎是近百年来人类遭遇的影响范围最广泛的全球性流行病，对世界来说是面临一场严重危机和严峻考验，而我国采取最全面、最严格、最彻底的防控措施，有效阻断病毒传播链。其中，数以万计的物业人，他们和医务人员一起并肩作战，坚守在最危险

的疫情一线,为打赢疫情防控阻击战贡献着自己的智慧和力量。安医大一附院和物业公司对服务于疫情防控工作中表现优秀的员工及时予以表彰,精神鼓励和物质奖励相结合,极大地提升了员工的工作热情和服务质量。

六、结语

现阶段,疫情防控虽然取得阶段性成效,但常态化的疫情防控仍在继续,医院外包物业管理的质量和标准已逐渐影响到医院的感控、医疗、护理,甚至医院的整体运行。物业管理科和外包物业公司通过组织领导、创新管理理念、增强技能培训、优化服务流程和建立激励机制等,极大地提升了外包服务质量,为疫情防控提供了优质的后勤保障。同时也开启和创新了物业服务新模式,为后疫情时代物业公司的服务理念和服务品质得到全面提升提供了实践依据。

(撰稿:费永秀　周应羽)

后疫情时代医院后勤服务社会化监管走向思考

——安庆市立医院

2020年，全世界都笼罩在新冠肺炎疫情的阴影之下。此次新冠肺炎疫情暴发在春节期间，时间特殊，且传染性极强、传染速度极快、传播途径复杂。随着新冠肺炎疫情的发展，虽然世界疫情尚未得到全面控制，但对于国内医院来说，疫情中最关键的时刻已经过去。疫情既是对医院的考验也是对医院社会化后勤服务公司的考验，公司运营的好坏在抗击疫情期间显而易见。疫情过后，对于医院后勤社会化外包服务公司在疫情中暴露出的应急不足、人员短缺等问题，安庆市立医院后勤管理团队（图1）通过实践，探索了一些后疫情时代需重新审视医院后勤社会化外包服务公司的招标采购要求和条件设置及一些监管做法，希望对加强医院后勤社会化外包服务公司的监管走向提出的建议能供同行参考。

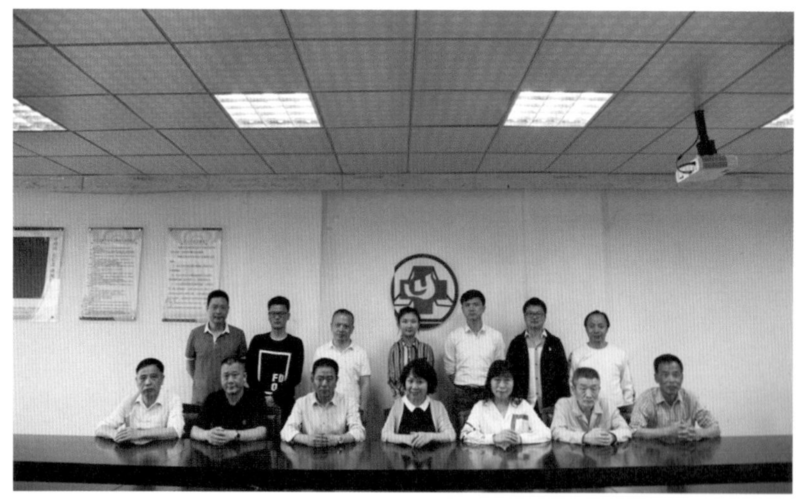

图1　安庆市立医院后勤管理团队

一、疫情中的医院后勤和社会化服务公司

1. 全力保障疫情中的医院后勤运行

因春节返乡和恐慌心理，部分员工的离职导致社会化外包服务公

司的首要任务是全面协调和调配项目人员，管理人员、“多面手”员工就显得尤为重要，需安排在特殊岗位和重要岗位以确保安全。有担当的公司会全力保障疫情中的医院后勤运行，甚至举公司之力优先确保定点医院后勤的运行。但也不排除部分公司驻足现状和当前利益，无法满足疫情中医院后勤服务运转需要的公司，处处掣肘医院后勤的运行，暴露出因人员不足、管理不到位而带来的诸多问题，严重影响到医院后勤及医院的整体运行，甚至可能造成院内感染事件的发生。

2. 以稳员工之心为主要管理策略

医院后勤外包服务公司人员长期在隔离区域和定点医院协助一线医务人员抗疫，他们防护意识不强，对疫情认识不足，心理压力大。此时社会化外包服务公司以稳员工之心为主要管理策略，防止大规模的员工恐慌和离职现象出现。因此，部分社会化外包服务公司采取公司高层管理人员坐镇定点医院，中高层管理人员从事隔离病房保洁和新冠字样标本院内运送、送餐和收发布草等一线工作以及提高疫情期间员工福利待遇、密切关注员工等各种方式稳定人心，但也有部分社会化外包服务公司直接影响到了疫情中医院后勤的运行。

3. 将院感防控和管理人员行为作为日常监管的主要工作

为做好疫情防控工作，各医院要在改堂食为送餐分餐制基础上，确保医护人员和患者能及时就餐，甚至随时就餐；定点医院隔离病房布草单独清洗、消毒和配送，增加清洗前的高温消毒环节；院内新冠标本运送，隔离病房和CT、检验等科室保洁力度和院感要求要加强，不同岗位员工需执行不同等级的个人防护要求。疫情中暴露出部分医院和外包服务公司对医疗废物及院感消毒、个人防护等相关事宜管理依旧不到位，员工恐慌，但个人防护又不重视，执行不到位，抱有侥幸心理，而外包服务公司人员较多，监管到个人难以实现。因此，医院日常监管应以社会化外包服务公司管理人员的管理行为和院感防控为主，并强化层级管理。

4. 医院后勤的高效运行需要所有社会化外包服务公司的高效参与

疫情中，各医院均会增加诸多非常规事宜，隔离病房和发热门诊增加，需要部分科室搬迁和区域维修改造；医护人员工作和隔离期的临时住宿，需要工程维修和改造；所有改造区域保洁开荒；医院各处增设专用指示标牌、院内就诊秩序维护；增加医务人员和隔离患者的就餐送餐；隔离区域脏布草单独收集和运送；全院区域增加消毒；增加大量临时物资采购和院内临时物资运送等都需要各社会化外包服务公司在克服人员不够充足的情况下的更加高效的配合运行。

1）临时改造增加隔离病房和发热门诊

疫情期间，医院需要临时增加隔离病房、发热门诊甚至员工住宿区，需要变“后勤”为

"前勤",改造后物业相关专技人员(水、电、木、瓦、空调工)对疫情防控重要区域包括空调排风、过滤网及水电安全等一应后勤设施设备等均需进行一次彻底自查工作,确保后勤设备的运维,并保障后勤安全,严格落实院感防控要求。如图 2 所示。

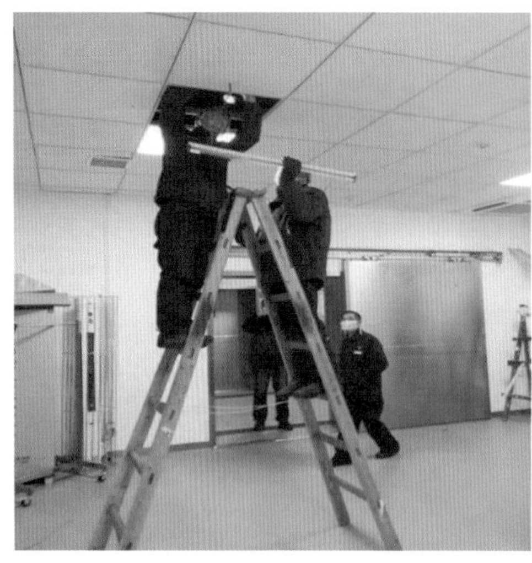

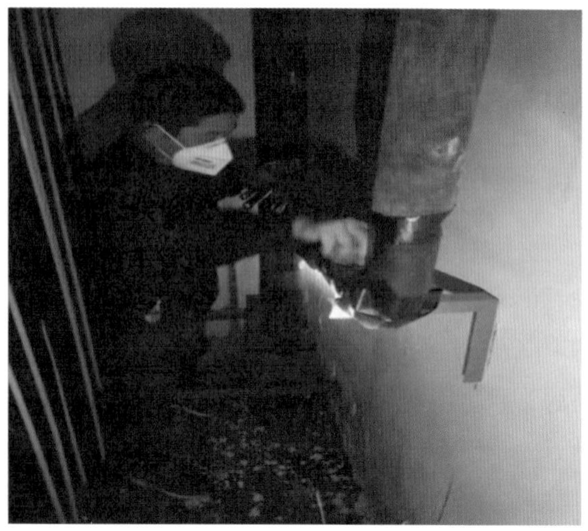

图 2　医院后勤检查维护

2) 人员分流更明确,标识标牌更清晰

医院严格限制车辆、人员的进出,把好入院第一关做好人员的分流和预检分诊,并为患者就诊做好流调及体温检测等基础工作。正确的标识能够指引院内人员的正确流动,降低院内交叉感染风险(图 3)。标识内容包括隔离病房双通道地标,污染区、半污染区、清洁区地标,转运路线路标与箭头指示地标,专用转运车与专用电梯隔离标识,发热门诊等区域患者分流,医疗废物处理专用标识等。

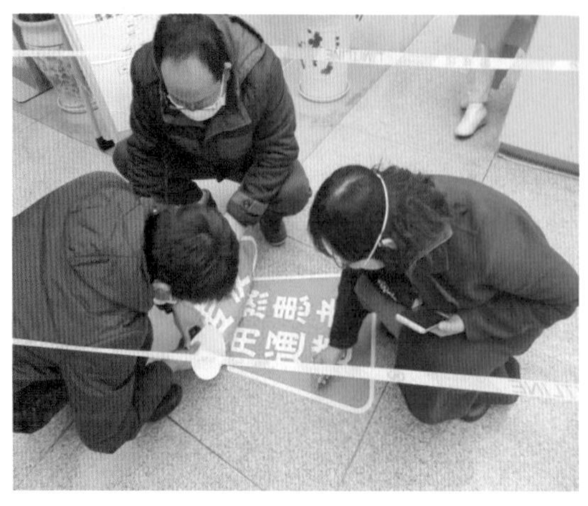

图 3　布置标识

3）加强院感防控落实与监管

隔离区域与普通区域社会化外包服务公司员工的个人防护，新冠患者的陪检与运送，带新冠字样的标本运送，不同区域的不同要求的保洁消毒，带新冠字样医疗废物的特殊处理标准与规范，不仅要严格控制个人防护和消毒隔离标准要求，还要增加有效氯含量和消毒频次，既要落实又要监管和培训。

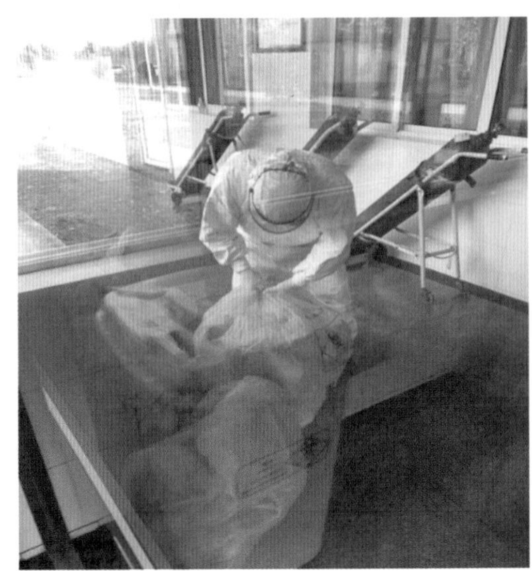
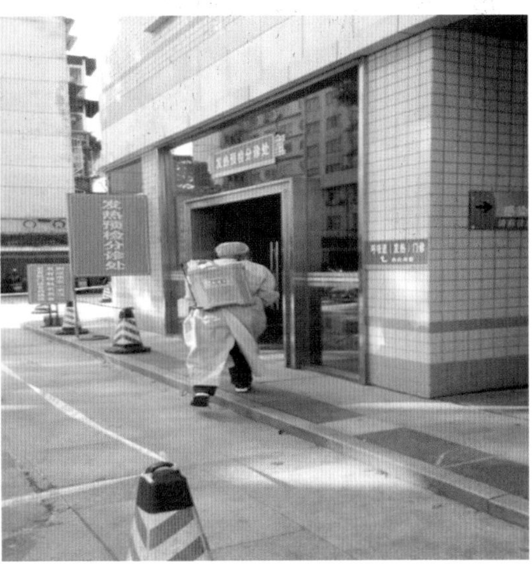

图4　加强院感防控监管

4）盒饭、布草、物资的单独配送

疫情期间，堂食改为分餐送餐，送餐量大、时间集中、人员分散；隔离病区布草单独配送，污布草双黄色医疗垃圾袋鹅颈节封口运送单独清洗消毒；生活区、新改造区区域大量物资配送，缺物资缺人配送，需要大量人员四处挪借和院内运送。

二、疫情中的社会化服务公司监管

1. 加强疫情中院感及个人防护培训

所谓临阵磨枪不快也光，疫情中，院方对社会化服务外包公司最主要的监管是管人，既要管人做事又要管人健康。医院和社会化外包服务公司都要着重加强院感和疫情相关专业知识培训，既要让员工正确认识疫情、正确对待疫情，思想上高度重视，又要保障员工能做好个人防护，确保实现院内零感染。疫情期间，医院实行扁平化管理，采取理论培训与实践培训、分散培训与单独培训、专项培训与常规培训及日培训和周培训相结合的方式开展全面的培训工作，培训主要以院感人员分区专项培训为主，监管部门监管和公司现场指导为辅（图5）。

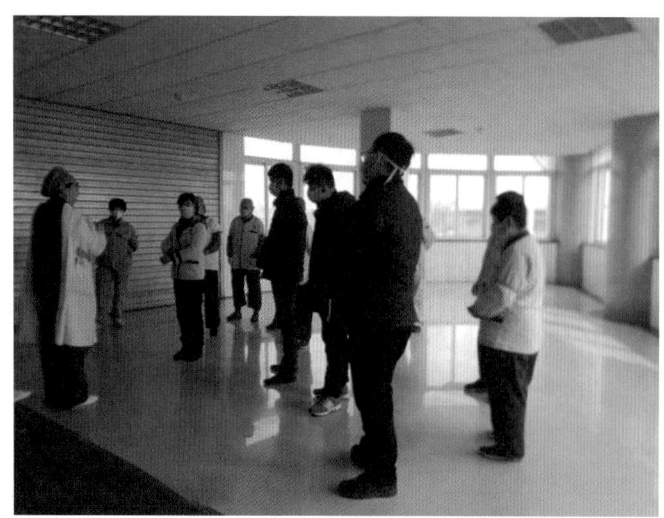
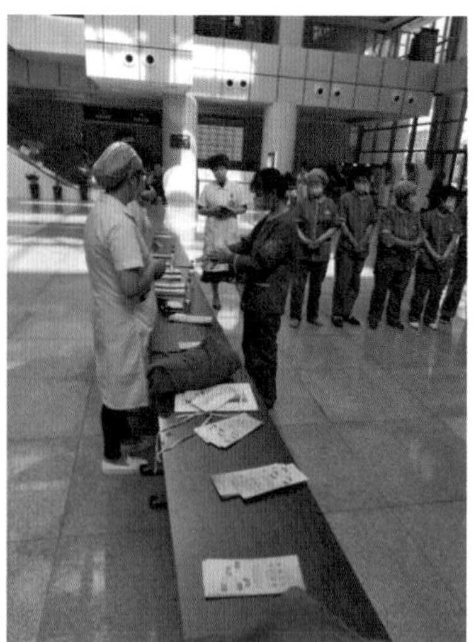

图5　培训场景

2. 重视社会化外包服务公司员工的心理疏导

疫情初期,无论是医务人员还是普通工作人员,都有恐慌心理,为了消除和减轻员工的恐慌,正确对待疫情,医院在避免人员聚集的同时,需要加强员工的心理疏导,注重关心和关爱员工的生活和工作。为此,一方面,医院将月例会改为周例会加培训,并要求社会化外包服务公司周例会改为日例会加培训的模式,例会分小片区,减少人员聚集,院方监管人员尽量多参与社会化外包服务公司的例会,增强对员工工作的重视程度;另一方面,院方监管部门,部门领导和管理人员以及要求社会化外包服务公司管理人员,用自身行动打消员工的恐惧心理,增加与员工的接触机会,院方接受的捐赠物资将外包服务公司员工一起纳入分配,让员工感受到医院的关怀。

3. 发挥模范和榜样的作用

俗话说乱世出英雄,疫情既是挑战也是机遇,疫情中有人丢了"乌纱帽",但也涌现出大批的先进人物。因此,疫情中医院可充分发挥院方监管人员和公司管理人员、班组长的带头作用,寻找表现积极、个人防护规范、操作规范的模范和榜样员工予以表扬和鼓励,对表现消极和不够规范的员工用表扬代替批评,鼓励员工做好本职工作。

4. 为员工做好后勤保障工作

因疫情原因,新增诸多临时事宜且不便开展,此时院方要作为坚强的后盾,做好员工的后勤保障工作,管吃管住管通行。疫情期间出行不便,部分员工不便居家居住,需要与家人隔离,医院理应安排员工的院内住宿,并提供饮食;社会化外包服务公司防护用具短缺,根据工作需要一视同仁发放，确保社会化外包服务公司员工的工作正常开展；部分员工工作积极，却得不到家人的谅解，回到小区甚至都不能进门，医院和公司应尽量予以协调。

三、后疫情时代医院后勤服务社会化监管走向

1. 重视社会化服务公司在疫情中的表现

首先，对社会化外包服务公司，员工整体素质较低，确保院内零感染是第一大考验；其次，外包服务公司面临大量人员短缺的同时，却增加了大量临时工作，需要做好人员加班安排和岗位协调工作，及时落实院方后勤管理各项事宜，对公司尤其是各个项目部的管理是现场管理的又一大考验。因此，疫情中各社会化外包服务公司的表现，将是医院对公司管理的一个重要的考评衡量标准。

2. 重新审视社会化服务公司引进准则

1）需要更加重视公司的应急处置能力

根据调研，安徽省医院后勤外包服务公司的招标采购，目前大多仅要求投标公司有完善的应急处置预案，即多停留在文字阶段。从此次疫情来看，应急处置工作需要更深入和完善，不可仅处于文字阶段，因为各种突发情况都很可能即刻发生。因此，对应急队伍的建立和人员组成需要有一定的考量，需求投标公司有实际应急处置案例和实施方案，注重应急处置方案的可行性、可操作性、预期效果以及组成人员具备忠诚度等（图 6），而此次疫情将是考核社会化外包服务公司业绩的重要基础。

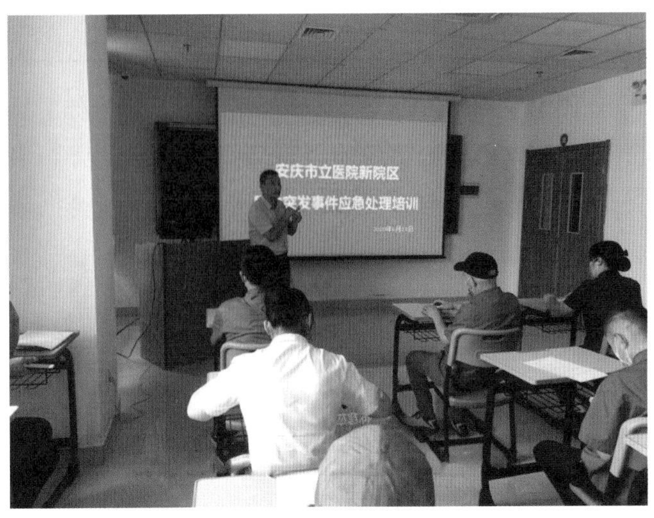

图 6　应急培训现场

2）加大公司培训体系和培训内容权重

疫情暴露出了院感培训和个人防护培训的不足，尤其是对于传染病的院感和防护培训，平时除要求医疗废弃物双层包装和防止针刺伤等基本要求外，普通病区的培训甚至为零。对于临时抽调的隔离区域工作人员，尤其需要加强员工院感和个人防护要求培训，仅靠临时的培训远远不够。疫情过后，一方面，医院和社会化外包服务公司要通过预防性的培训，日积月累，增强员工的院感意识和个人防护意识；另一方面，需要要求加强“多面手”的培训和培养。

3）更加明确日常监管内容，扩大日常监管范围

对于社会化外包服务公司的监管，不能再局限于现场的监管，更要注重于内涵的监管，并扩大监管范围，我们对安徽省 12 家三甲医院的调研显示，调研医院对社会化外包物业服务公司的监管主要集中在工作质量、服务态度和公司管理情况三大方面，而社会化外包物业公司的企业文化建设，几乎没有医院将其纳入监管范围，在列举的监管内容中员工精神面貌、组织活动、员工奖惩和人员经费支出也少有监管，具体详见表 1。

表 1　调研安徽 12 家医院对物业外包服务公司监管内容统计表

监管内容	医院数/家	占比	监管内容	医院数/家	占比
人员费用支出	3	25.00%	员工行为	9	75.00%
规章制度	6	50.00%	员工奖惩	3	25.00%
工作质量	11	91.67%	组织活动	3	25.00%
服务态度	11	91.67%	物资配备	4	33.33%
员工培训	7	58.33%	员工精神面貌	2	16.67%
公司管理情况	11	91.67%	企业文化建设	0	0.00%

对医院后勤社会化外包服务公司的监管远不能局限于常规工作的监管，要在日常工作中积累员工的社会责任感、团队精神、协作能力等，更要将社会化外包服务公司监管内容，如应急处置、培训、公司文化建设等监管要求纳入招标内容、写进合同，并落实到日常监管内容之中。

4）需提高项目经理和管理人员要求

疫情期间，项目经理单纯依靠岗位赋予的权利强势管理，只会导致员工的离职。要想发挥强大的团队作用，激发员工的协作力和凝聚力，优秀的管理人员更多的是依靠个人魅力，用自身影响力来协调和管理员工。疫情后，对于医院后勤社会化外包服务公司的招标，应更加重视项目管理人员的个人素养，不能仅限于学历、工作年限等量化考核标准要求，要更多注重管理人员的个人综合素养评价和工作经历轨迹。对于管理人员务必要求年轻化，

要能充当“多面手”，年轻人通常业务学习能力强，个人防护相对到位，疫情中他们的一岗多能发挥了不可磨灭的作用。

3. 增强社会化服务公司企业文化监管

此次疫情，对于定点医院，有社会化外包服务公司员工辞职，也有员工主动请缨走向发热门诊和隔离病房，这体现的是公司员工对医院和社会化外包服务公司的双重归属感和忠诚度。疫情后，对于医院后勤社会化外包服务公司，要与国内外大型企业相接轨，重视公司的文化养成，提高员工满意度，培养员工的双重归属感。笔者在调查中发现，所在医院物业基层员工超过 50%的员工希望科室对他们进行监管而非公司进行监管，公司包括职业防护措施、素质拓展活动开展等人性化管理相对不足，这是影响公司发展的一大因素，也阻碍了公司所在医院后勤服务质量的进一步提升，医院后勤社会化外包服务公司企业文化监管也应是后疫情时代医院监管的一个走向，应予以重视。

4. 标准化管理，制定管理标准化流程

此次疫情，中国医院协会后勤专业委员会联合各省医院协会后勤管理专业委员会制定包括污水、膳食等 7 个医院后勤管理指南和标准，并予以向全国推广，协助全国各医院加强疫情中的医院后勤管理，尤其是院感防控管理，提高消毒隔离要求。疫情过后各医院更要全面加强社会化外包服务公司的监管，不能顾此失彼，需制定标准化监管流程和内容，优化流程，争取在重点监管的基础上，尽量扩大监管范围，增强公司软实力监管，在提高公司实力的同时，提高医院的服务质量。

5. 强化信息化与机械化要求，充分运用共享理念

信息化与机械化是医院后勤发展的必然趋势，疫情中的信息化与机械化，可以减少人工操作，避免人工荒，不仅提高了工作效率，更多的是降低了用人风险。减少用人是疫情的关键，此次疫情加速了医院后勤信息化与机械化的需求。信息化与机械化要求的提高，也促进了共享理念的运用，通过共享理念实现就诊患者服务自助，提高服务质量的同时也降低了人力成本，减少人员接触。

四、结语

后疫情时代，对于医院社会化外包服务公司的监管走向，首先是要加强社会化服务公司引进管控，加强招标采购管理，从引进条件上选择合适的外包服务公司；其次还是要加强监管，除了日常常规工作的监管外，还要加强公司应急处置能力、管理人员素质和员工院感

防护培训、文化建设等软实力的监管,督促社会化外包服务公司在医院的服务质量和服务能力的双提升;最后是制定标准化的流程,通过标准化、精细化的管理来增强社会化外包服务公司的整体服务能力,并做到全面的监管。

(撰稿:吴泽兵　吴平乐　唐月霞　王琼　董金飞)

新型冠状病毒肺炎疫情下精神专科医院后勤安保团队抗疫保障实践

——芜湖市第四人民医院

2019年12月，新型冠状病毒肺炎(以下简称新冠肺炎)疫情在武汉出现，并逐渐蔓延至全国其他地区。新型冠状病毒传播迅速广泛、传染性强、人群普遍易感，在一定程度上引起公众的担忧和恐慌。

受新冠肺炎疫情影响，疫情期间前来就诊的精神障碍患者大多病情重、精神症状丰富，医院的安全诊疗难度加大。同时，由于严重精神障碍患者生活自理能力差，住院周期长，导致医院感染的易感性增加。在抓好疫情防控的同时，我院结合本次新冠肺炎疫情特点及精神专科医疗服务需求，以科学管理为基础，组建安保抗疫保障团队，在门急诊、病房设置相应安保岗点，保障疫情期间精神障碍患者的管理治疗工作平稳有序运行。

一、精神专科医院在新冠肺炎疫情防控中面临的挑战

精神障碍多为慢性病程，做好病情管理十分重要。各类人群在疫情期间承受着较大的心理应激，极易引起原有精神障碍病情波动，极端情况下可能出现自伤自杀、暴力攻击等行为，影响疫情期间社会稳定和疫情防控工作大局。我院作为皖南与皖江地区唯一的三级甲等精神专科医院，承担着本市及周边市县精神障碍患者的收治及诊疗任务，精神障碍患者的送、诊、收、治均面临巨大挑战。①每年春节前后1～3周是精神障碍患者出入院、请假返院的高峰时期，出入院流动大，特别是部分收治入院的流浪患者，接触史不明确，疫情防控难度加大。②疫情期间就诊患者大多为出现明显精神症状、情绪暴躁，或行为冲动等病情不稳定患者，安全保障难度加大。③由于疫情传播的特殊性，原有的后勤物业人员分工已不能满足现有需求，急需转型改变。④由于后勤保障岗位的特殊性，工作人员大多是外包人员，春节时期部分人员处于返乡状态或辞职造成人力资源紧缺。

二、新冠肺炎疫情下的后勤安保人员抗疫保障实践

1. 组建安保抗疫保障团队

根据《突发公共卫生事件应急条例》《新型冠状病毒感染的肺炎诊疗方案(试行第六版》《关于落实常态化疫情防控要求进一步加强医疗机构感染防控工作要求的通知》文件精神，为贯彻落实常态化疫情防控工作中“外防输入、内防反弹”的工作要求，医院制定新冠肺炎疫情工作方案、防控应急预案及工作流程，下设防控专家组、疫情报告组、医疗检验组、宣传组和后勤保障组，层层压实责任，细化分工。结合精神专科医院特点及当前疫情防控形势，后勤保障组结构快速转型，构建了一支责任心强的安保抗疫保障团队，将日常主要负责的维稳、绿化、保洁等班组进行整合分工，设立门诊安保岗、病房安保岗、机动安保岗，以满足疫情处置需要，兼顾医院安全与质量(图 1)。

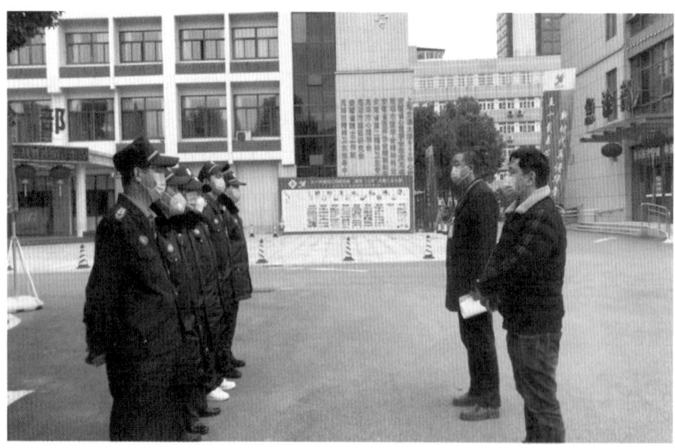

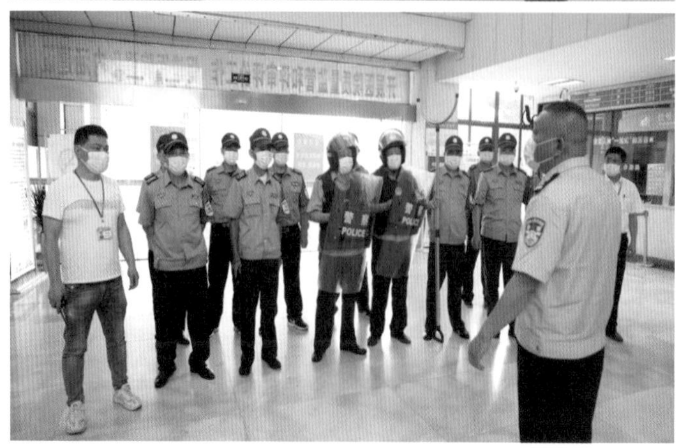

图 1 疫情期间组建安保抗疫保障团队

2. 维护安保抗疫保障队伍稳定性

随着疫情防控形势日益严峻，在一定程度上引起公众的担忧和恐慌。安保抗疫队伍的岗位性质需要密切接触各类就诊患者，然而，不同于医疗专业人员，他们对疾病的认知有一定欠缺，因而需要落实相关措施稳定安保抗疫队伍：①结合岗位特点，采用通俗易懂的方式积极组织培训，培训内容包括病毒传播途径、个人防护重点、医院制定新冠肺炎疫情工作方案、防控应急预案及工作流程等知识。②加强员工健康监测。每日上下班测量体温，及时宣教"勤洗手、戴口罩、少出门、少聚集"的防控观念，动态掌握员工动向，严格管理高风险地区旅居史员工，必要时居家隔离观察。做好专项登记和管理，每周一上报院感科。③医院物业人员属于外包单位员工，对医院的归属感不同于本院员工，为此，医院把本院后勤管理人员、党员志愿者编入安保抗疫队伍中，参与安保、运送、巡视等具体工作，以消除物业外包人员的心理顾虑，并改善人力资源紧缺局面。④遵照《新型冠状病毒的肺炎防控中常见医用防护用品使用范围指引（试行）》规定，安保抗疫队员采用标准防护，正确穿戴工作服、戴一次性外科口罩、一次性圆帽等防护用具，在接触发热患者、疑似或确诊患者时应及时提高防护级别。配置感控监督员，负责监督安保抗疫队员的防护措施是否到位，增加其参与防疫战斗的安全感和责任感。如图 2 所示。

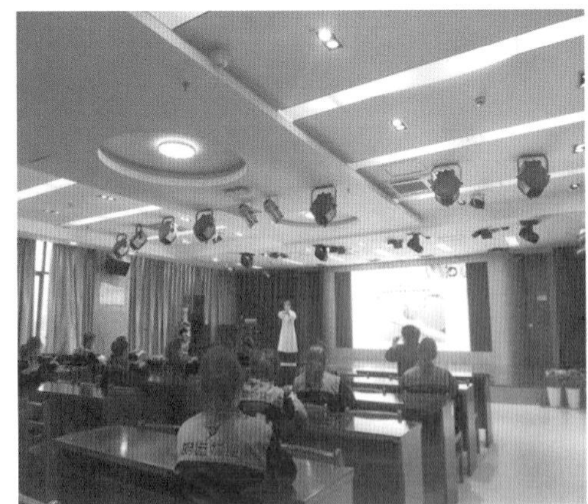

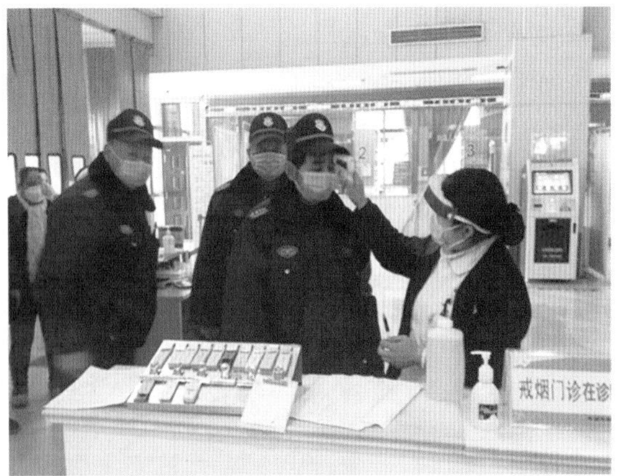

图 2　员工培训和健康监测

3. 疫情防控需求下安保抗疫团队岗点设置

1）门急诊

为保障就诊安全，医院充分发挥安保抗疫团队的保障作用，执行二级安保管理：

（1）大门入口处的预检分诊台设置"预检分诊安保岗"，每日 2 名安保人员值班，负责引导和维持秩序，督促落实门诊预检分诊管理要求。要求所有入院人员（含预约挂号患者）正确佩戴口罩，并核查安康码、监测体温，询问流行病学史、完善信息登记等，压实门诊预检分诊的“前哨”责任（图3）。

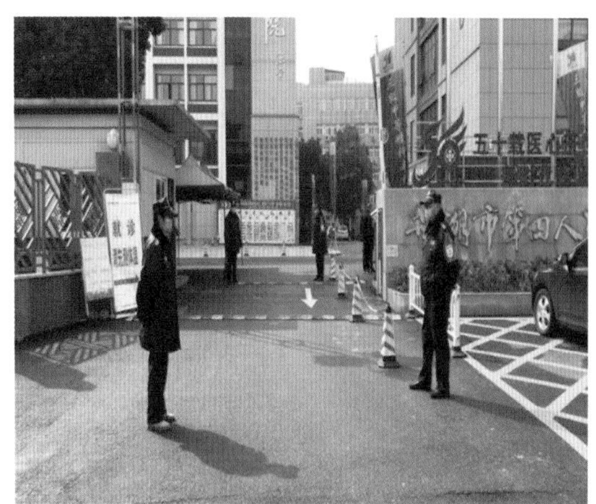
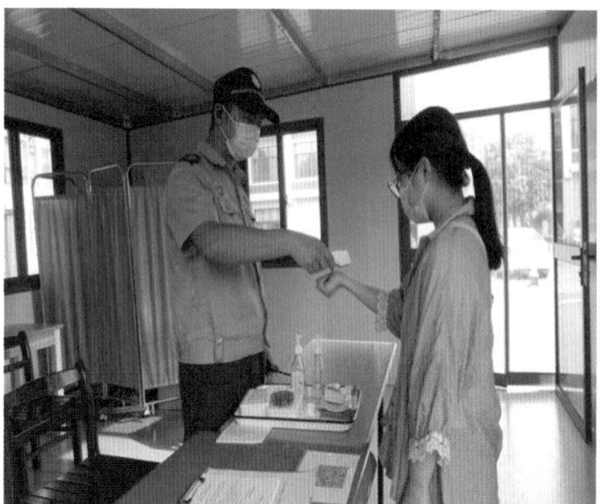

图3　预检

（2）门急诊候诊区、医师诊室设置“巡视安保岗1”，每日2名安保人员值班，负责维持急诊区核酸检测处的秩序，协助护士严格执行分时诊疗，引导就诊者保持距离候诊；巡视诊区，随时处理各种突发事件。如有发热患者或新冠肺炎疑似、确诊患者，立即按指定路线带至隔离室，报告医务人员进一步处理，不得擅自允许患者自行转院或离院，降低交叉感染风险。如图4所示。

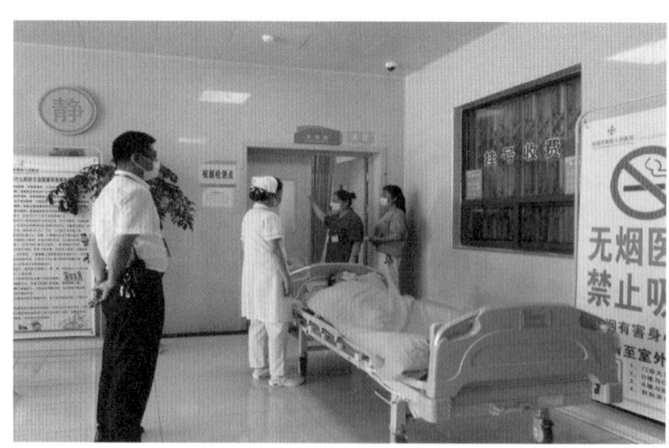

图4　核酸检测区域

2）病区

当前的精神障碍患者住院模式大多分为封闭式病房的非自愿住院或开放式病房的自愿住院两种住院模式。受新冠肺炎疫情影响，疫情期间前来就诊的精神障碍患者大多病情重、精神症状丰富，病房的安全保障难度加大。医院根据病房收治患者性质和数量，结合工作强度和岗位特点，因地制宜，在病区设置相应安保岗点，每天各安排1～2名安保人员值班。

（1）开放病房　设置“巡视安保岗 2”，负责病房的入口管理、巡视、维稳工作。督促进入病房的患者及家属在消毒门垫上停留，提醒患者及家属少走动，做好个人防护，并进行登记、体温监测、手卫生等。此外，开放病房的安保人员还需协助食堂的无接触式送餐服务，最大限度减少人员流动和接触。

（2）封闭式过渡病区　根据本区域的疫情形势和风险等级，医院严格执行“四类人员”相关管理要求，腾空男、女病区各一个，设置为过渡病区，用来集中收治疫情期间封闭病房的新入院患者，并在病区内设置“巡视安保岗 3”，主要职责为：①防护监督作用。负责督促患者做好手卫生、合理垃圾分类、正确佩戴口罩等。②巡视维稳作用。巡视病房，协助维持病房秩序，协助护士处理冲动伤人、毁物等高风险患者。③安全保障作用。安保人员定点病区，一方面提高医务人员安全感，另一方面对患者积极的心理暗示，避免患者故意出现暴力、毁物等行为。

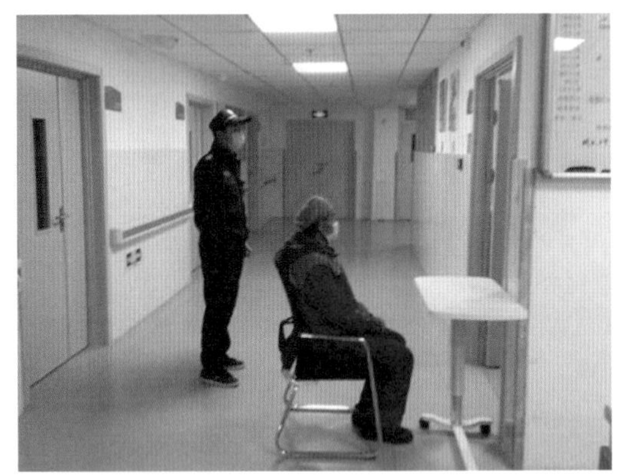
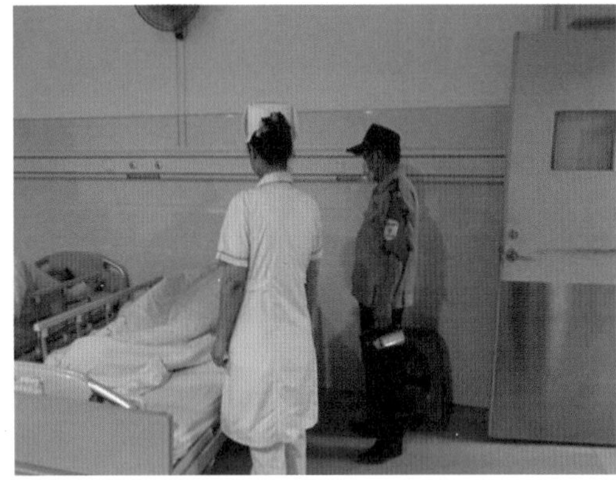

图 5　封闭式过渡病区

（3）完全封闭式病区　完全封闭式病区是为适应疫情防控需要，禁止探视、陪护和收治新入院患者的病区。医院有完全封闭病区 11 个，设置了“机动安保岗”，各病区配备对讲机、一键呼救服务，确保病区出现安全隐患时，安保人员及时到场协助处理（图 6）。

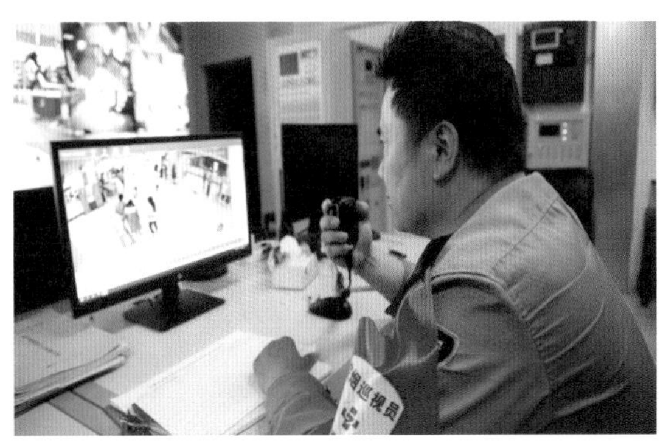

图 6　机动安保岗

3）医院内其他区域

设置“巡视安保岗 4”，该岗位人员兼完全封闭式病区的“机动安保岗”，对医院内各重点区域每小时巡视一次，积极劝阻吸烟，处理安全隐患，晚夜间对门急诊的留宿人员、无陪护证的开放病房家属进行劝离（图 7）。

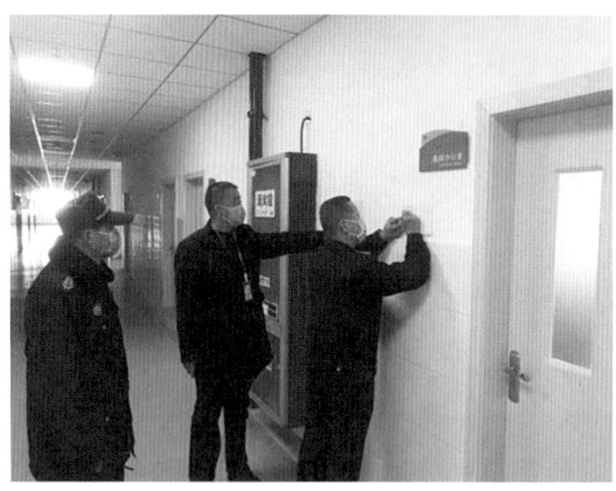

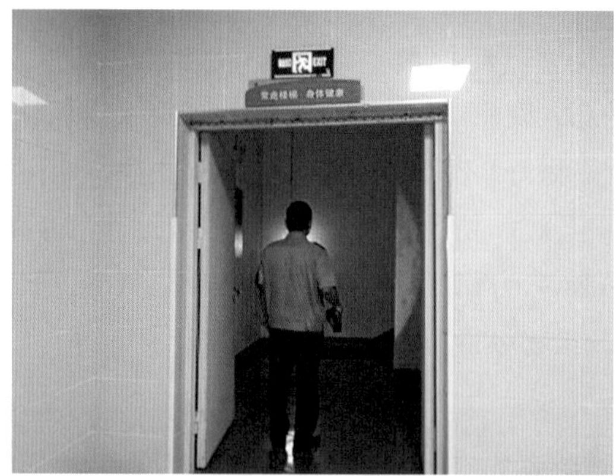

图 7　巡视安保岗

三、初见成效

通过设置安保岗点，我院实现了安全诊疗与疫情防控工作的齐头并进，两手抓，两不误。疫情期间，我院未发生一例严重安全事件。同时，在安保岗点设置前、后 5 个月，采用自制问卷对门急诊、病区的 102 名护士进行工作压力和工作满意度测评，结果显示如下。

1. 中国护士压力源量表

该量表衍生于英国版的护士工作压力源量表和美国版护理工作压力量表，二者为国外常用的护士工作压力源量表。李小妹等在结合我国国情的基础上，对量表进行重新设计开发，形成中国护士压力源量表。量表由 35 个条目组成，信效度好，使用广泛，能较好地反映国内护士的压力源。如表 1 所示。

经过 5 个月的运行，安保抗疫团队岗点设置有效缓解了护士的工作压力。护士工作压力源中的工作量及时间分配方面、工作环境及资源方面、管理层及人际关系方面 3 个维度的评分分别从（2.39 ± 0.50）分、（2.50 ± 0.51）分、（2.22 ± 0.70）分降至（2.06 ± 0.24）分、（1.78 ± 0.43）分、（1.94 ± 0.54）分。

表 1　安保抗疫团队岗点设置前后护士工作压力评分比较($\bar{x}\pm t$)

时间	人数	护理专业及工作方面	工作量及时间分配方面	工作环境及资源方面	患者护理方面	管理层及人际关系方面
实施前	102	2.39±0.50	2.39±0.50	2.50±0.51	2.50±0.70	2.22±0.70
实施后	102	2.50±0.51	2.06±0.24	1.78±0.43	2.61±0.51	1.94±0.54
t 值		−1.000	2.915	6.648	−1.458	2.557
P		0.331	0.01	0.000	0.163	0.02

2. 自制护士满意度调查表

依据 Herzberg 的双因素理论和 Vroom 的期望理论以及陶红等研究的护士工作满意度量表，结合我院护士工作实际，自行设计调查问卷，包括工作压力、职业安全、领导管理方式、与同事关系、家庭支持 5 种维度。如表 2 所示。

表 2　安保抗疫团队岗点设置前后护士工作满意度比较

分类及项目	抗疫保障团队岗点设置前护士满意度	抗疫保障团队岗点设置后护士满意度
工作压力	74.51%	86.27%
职业安全感	50.98%	79.41%
领导管理方式	62.75%	64.71%
与同事关系	74.51%	77.45%
家庭支持	65.69%	82.35%

本次调查中，工作压力、职业安全感、领导管理方式、与同事关系和家庭支持等 5 个维度的护士满意度均有提高。尤其是在工作压力及执业安全感方面，护士满意度由疫情初期的 74.51%、50.98%上升到 86.27%、79.41%，说明安保抗疫岗点的设置有效降低了护士工作的压力，减轻了护士执业安全顾虑。

四、结语

新冠肺炎疫情的暴发，对精神专科医院的管理诊疗工作提出来新的要求。我院在疫情防控期间，结合精神科封闭病房、开放病房以及门急诊的工作性质，因地制宜的设置安保岗，对疫情期间精神障碍患者的管理治疗工作平稳有序运行有极大的推动作用。但我们也看到，本次疫情发生以来，因时间的特殊性，对抗疫保障队员最大的挑战是人力的缺乏和员工职业素养的不足,医院临时开展了大量的反复培训。由于队员日常任务重,未能阶段性和持续性培训,有待今后进一步加强规范化和常态化管理,建立后勤安保员工职业素养培训体系。同时,疫情期间保障任务剧增,大多保障内容采取人工模式,迫切需要加强医院智能化建设,引进信息化手段,如机器人送餐模式、智能导诊服务等。希望通过不断的实践和总结,及时发现不足,不断完善安保抗疫团队的保障作用,团结一致,共同努力,打赢疫情攻坚战。

（撰稿:吴秀梅　樊菲　何厚红　王平）

应对新冠肺炎疫情医院后勤服务实践

——淮南市第一人民医院

2020年初突如其来的新冠肺炎疫情，打乱了人们工作与春节假期的计划。疫情就是命令，时间就是生命，防控就是责任！针对疫情，我院后勤立即进入战时状态，通过完善制度、落实责任、全院清洁和病毒消杀及膳食安全等，为我院新型冠状病毒感染肺炎防控工作提供了坚强有力的后勤保障，为奋战在一线的逆行者提供最好的守护。

在武汉处于严重的疫情暴发的形势下，广大白衣战士积极报名请战，逆行奔赴武汉抗疫前线。我院医务工作者也响应党中央及省市政府及卫健委的号召，组建了医疗队赴武汉的方舱医院，加入全国支援武汉的抗击新冠肺炎疫情的战役中。淮南市第一人民医院作为淮南市唯一的三甲医院，按照市委市政府的统一安排，在本地抗疫工作中发挥主导作用，成立了"新型冠状病毒感染的肺炎疫情防控工作领导小组"统一工作部署，定期召开医院新冠肺炎疫情防控工作通报会，安排布置具体疫情防控工作。作为医院后勤总务部门，虽然没有直接面对新冠患者，不能直接参与抢救新冠患者，但仍在各项防控新冠肺炎工作中，做出突出贡献。

一、完善制度，明确责任

针对新冠肺炎疫情的防控，我院制定并不断完善了"淮南市第一人民医院新冠肺炎疫情防控后勤保障工作实施方案""淮南市第一人民医院新冠肺炎疫情下环境消毒管理办法""发热门诊、隔离留观病房、隔离病房医疗垃圾收集运送管理规定""隔离留观病房危重患者转移至ICU过程消毒工作管理规定""淮南市第一人民医院新冠肺炎疫情防控物业外包人员的管理办法"等文件，从制度上明确责任，落实到人。

二、贯彻落实，突出重点

（1）淮南市第一人民医院所有职工在省市卫健委的动员令及我

院“致广大医务人员的倡议书”的号召下,放弃休息,在岗在位,做好后勤保障工作。克服春节期间各供货商均不上班的困难,24 小时不休息为医院发热门诊、隔离留观病房、重症监护病房、淮南市第一人民医院传染病院区等准备了大量的后勤物资,共计 287 种 41191 件货,确保了上述科室及院区的正常运行和诊疗。

(2) 支援首次启用的传染病院区,对其全区进行清洁、保洁工作,为收治新型冠状病毒感染的肺炎患者做好准备(图 1)。安排专职人员驻点传染病院区,规范和完善传染病院区行政后勤物资的库房管理、行政后勤物资的入库出库领用程序、明确库房人员的工作职责。从药品设备到床单元等大量物资转运,到原有病区的改造,所有后勤工作都是在总院的支持下,紧张有序地完成。对于传染病院区紧缺的行政后勤物资进行统计上报总院,经总院审批同意后,协助完成总院对传染病院区行政后勤物资的调拨与对接,解决传染病院行政后勤物资紧缺问题,以保障防疫工作的正常开展。完成每日疫情重点防护物资的库存量、每日消耗量、需求量向市卫健委的及时上报工作,对于卫健委物资的调拨、分发、相关物资需求统计的对接,卫健委下发的资金事宜及财务相关文件及时传达。保证了对淮南 27 例新冠确诊患者的救治工作。

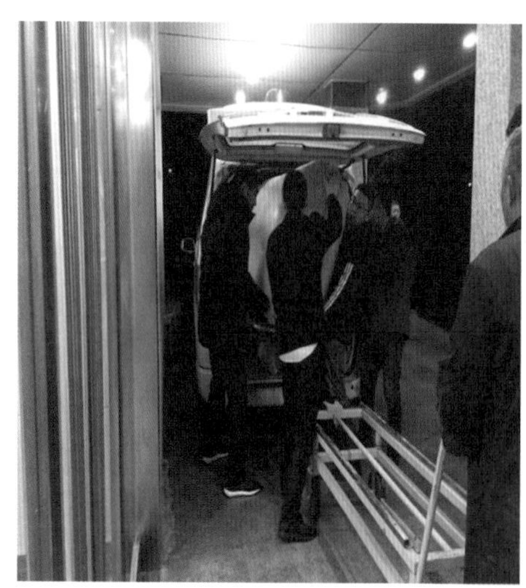
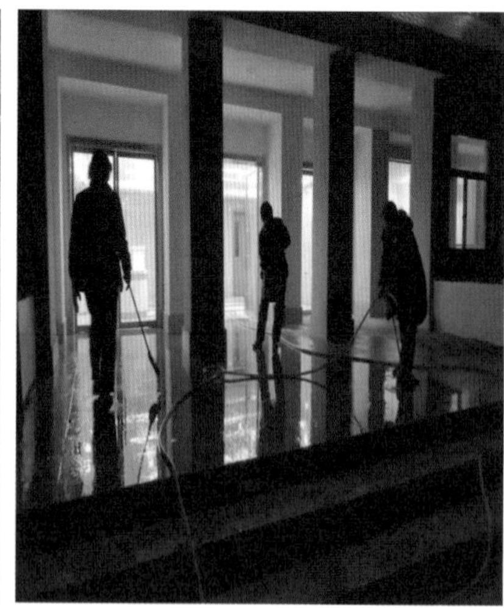

图 1　对启用的传染病院区进行整理清洁

(3) 召开后勤所有人员及物业公司负责人会议,要求加强全员感控的再培训,在做好全员个人防护的同时,增加对医院公共区域卫生消毒的频率,对电梯、门把手这些身体经常触碰的部位,进行不限次数的擦拭消毒,对外围公共区域每天不少于两次的喷洒消毒,确保医院公共环境安全。

(4) 加强对物业员工感控管理,深入培训,不断督促检查(图 2)。

全力以赴加强感染管理,筑牢“安全防线”。制订院区消毒计划,每日对院区进行全面消杀。针对隔离病房、发热门诊、预检分诊、门急诊和应急梯队等不同岗位人员,邀请院感控办主任举办防护用品规范化和疫情防控知识培训，确保人人熟练掌握，做好自我防护。同时，组织标本转运外勤人员、医疗废物转运人员、医疗废物暂存处工作人员、院区消杀人员和保洁人员在医护员通道、保洁人员通道、消杀人员通道、患者入院通道及电梯通道进行了模拟演练。不定期督导检查，确保所有物业人员严格按照要求做自我防护，防止交叉感染。经过不懈努力，实现了零感染的目标。

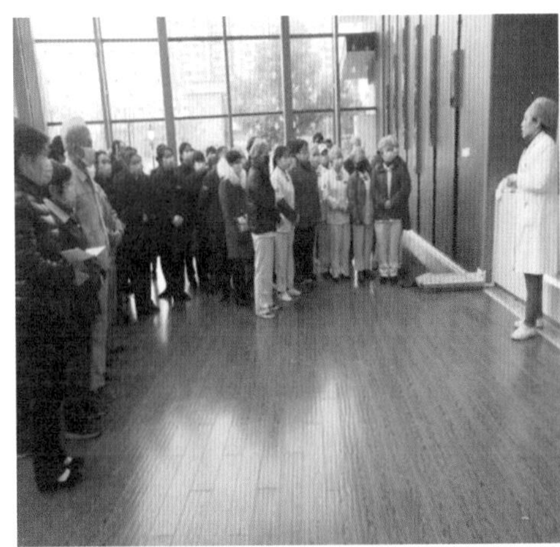
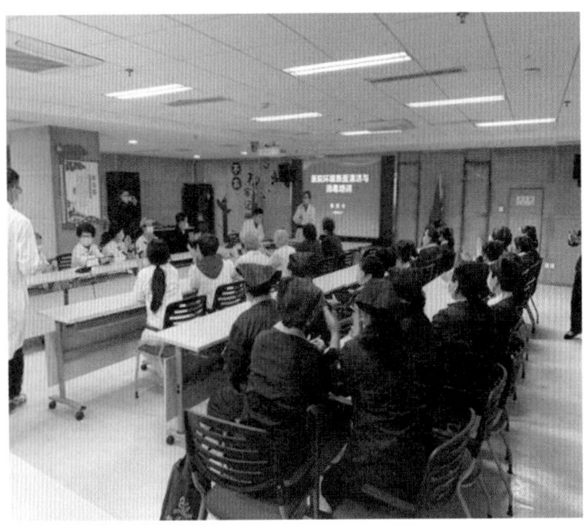

图 2　员工培训

（5）规范收集医疗垃圾，加强对医疗废物和医疗废水的管理。

在疫情之初，就与淮南市康德医疗废物处置有限公司反复沟通，最终确定发热门诊、留观病房及急诊检验科等涉及新冠肺炎的医疗垃圾必须当天运走，不得留存在固废暂存间（图 3）。根据 2020 年 2 月 2 日国家卫健委新闻发布会上，中国疾控中心传染病处研究员冯

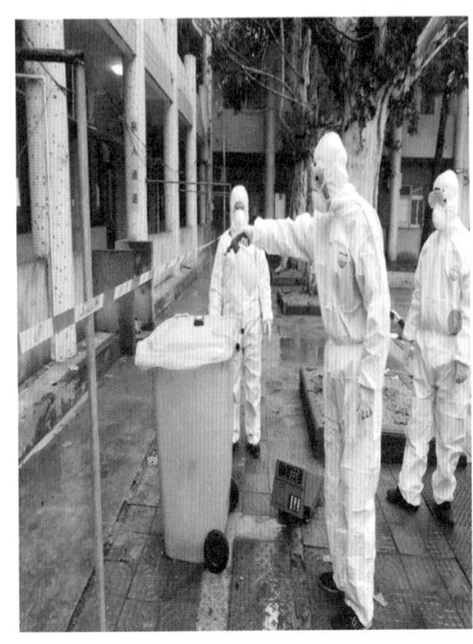
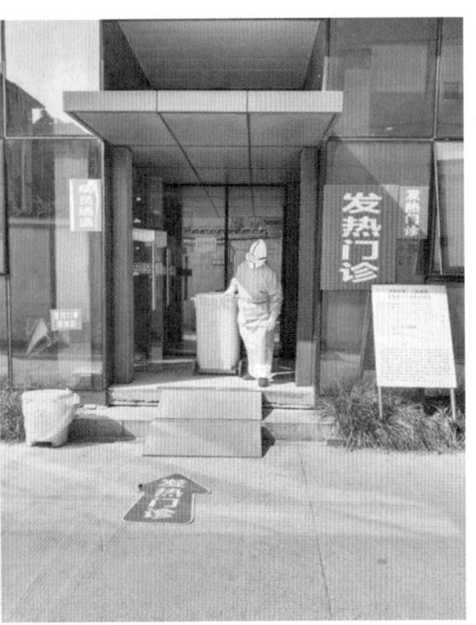

图 3　固废处置

录召回应说，这两天在武汉、深圳甚至在美国的首例病例中都发现确诊患者的粪便中检测到了新型冠状病毒后，又立刻制订污水处理管理措施，加强污水处理管理，要求加大对医疗废水处置的投药量和检测频率，达标排放，以保证污染源不扩散。

（6）积极协助相关科室做好后勤保障工作。快速反应，压实责任。做到守土有责、守土担责、守土尽责。疫情就是命令，防控就是责任。此次疫情防控恰逢农历春节期间，在全社会对人员聚集进行防控，实行居家隔离的时候，自农历小年夜开始，总务后勤及物业人员一直奋战在岗位一线。对院部下达的指令，落实到人，落实到点，确保各项工作能够高效完成。因发热门诊之前没有预留淋浴间，为了解决发热门诊医护人员洗澡问题，到现场查看，针对电线负荷、管路走向进行逐一审核，在确保用电安全的情况下，最终安装了热水器，解决了医护人员的洗澡问题(图 4)。同时为了解决医护人员休息问题，又协调相关科室，安装值班床；对 5 号楼院相关科室进行搬迁，并按照感控要求对其进行分区改造，并制作分区及通道的标牌标识，将整个 5 号楼改造成隔离留观病房，连夜对紫外线灯具进行布线及安装换气扇。同时，每层楼走廊加装隔断及缓冲间隔墙，确保了留观病房能够及时启用。为确保危重患者可以得到及时救治，又对重症监护室负压病房进行改造，增设了淋浴房，安装了隔断及电动感应门。

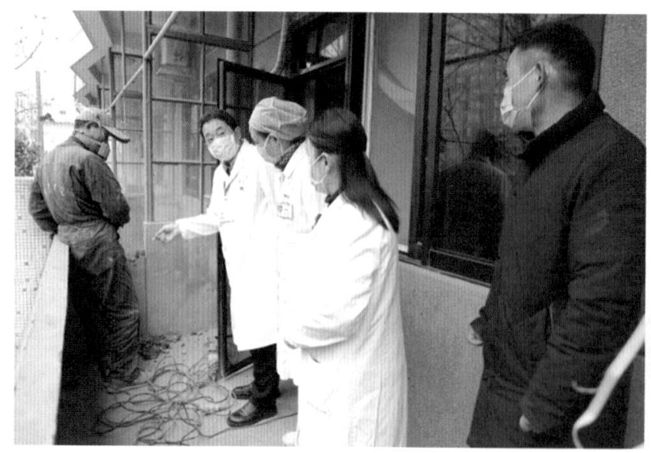
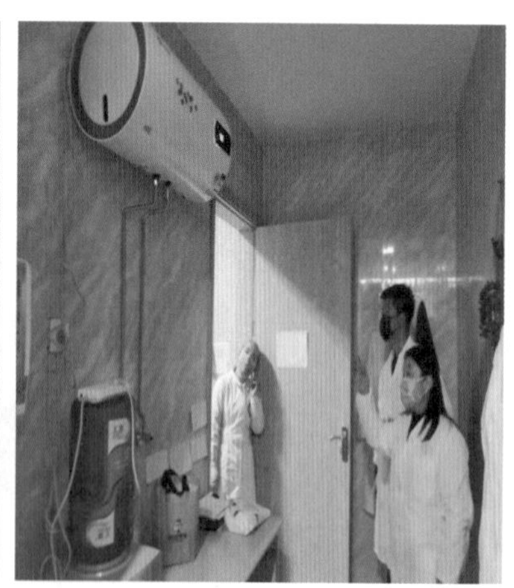

图 4　及时安装淋浴设备

（7）对外包公司人员进行流调，并上报流调情况。

为掌握外包公司员工新冠肺炎病例发病情况、暴露史、接触史等流行病学相关信息，做好密切接触者的排查，防范新冠肺炎病例的蔓延和传播，根据淮南市第一人民医院新型冠状病毒感染的肺炎疫情防控工作领导小组统一工作部署，对所有外包公司人员进行流调，如：①14 天内有武汉市及周边地区，或其他有病例报告社区的旅行史或居住史；②14 天内与新型冠状病毒感染者（核酸检测阳性者）有接触史；③14 天内曾接触过来自武汉市及周边地区，或来自有病例报告社区的发热或有呼吸道症状的患者；④目前有呼吸道感染症状(发热、咳嗽等)的员工。所有员工如实上报,不得隐瞒,违者必究并承担相应的违法责任。

(8) 关爱物业外包人员,发放口罩、牛奶等防护用品及福利(图 5)。为了克服物业员工恐惧心理,共计给物业外包人员发放口罩 1 万多只,牛奶约 1000 箱,从防护及员工福利方面对物业员工进行关爱,稳定员工情绪,更好地为医院服务。

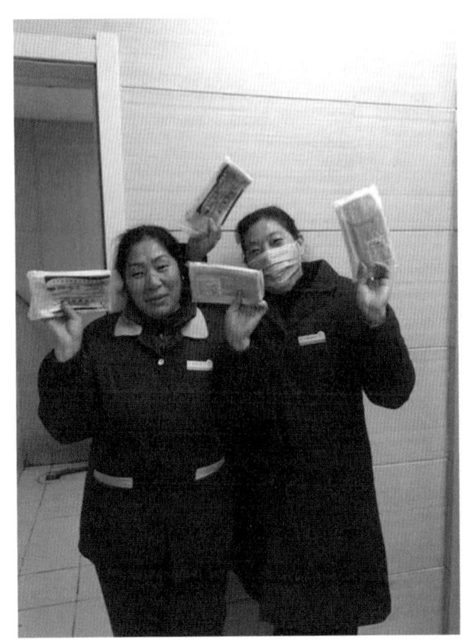
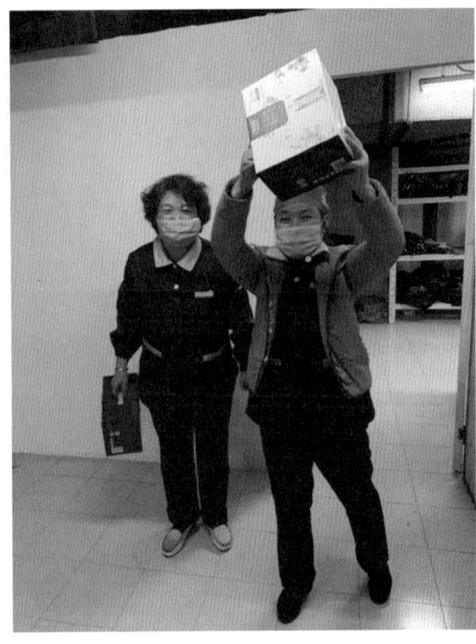

图 5 关爱物业外包人员

(9) 开拓思维模式,对发热门诊由于感控及流程的要求,首先把中央空调系统分开,隔绝了新冠空气传播的重要途径;其次由于疫情期间,针对武汉及其他地域分设了诊区,同时核酸检测及候诊区也是分设的,致医疗区空间不足,临时租用两个移动式集装箱,对其进行密封并安装了空调,解决了发热门诊的流程及通道问题(图 6)。而且目前新冠肺炎疫情防控工作已经作为常态化要求,移动式集装箱也就做了长期租用,用于核酸检测的采样间。

(10) 改革就餐模式,确保用餐安全。

作为新冠肺炎疫情防控常态化工作,我院按照国家卫健委的要求,已经实施了院区及病房的封闭式管理,为避免医患人员就餐时聚集排队,交叉感染等事故发生,由总务科科长牵头,组织召集工会、团委、食堂及物业相关负责人开会,会上针对各方提出的种种设想进行细致讨论,决定对现有食堂售饭模式进行改革。制作餐券,实行订餐制度,每天由科室人员进行订餐,并将订餐信息通过 OA 系统传至总务科,总务科汇总后派发给食堂,由食堂人员前去科室收费发餐券,医患人员凭餐券在规定的时间到病房楼一楼大厅,从由院团委统一安排的志愿者手中领取盒饭。此项改革,彻底改变了就餐人员长时间排队、人员聚集的

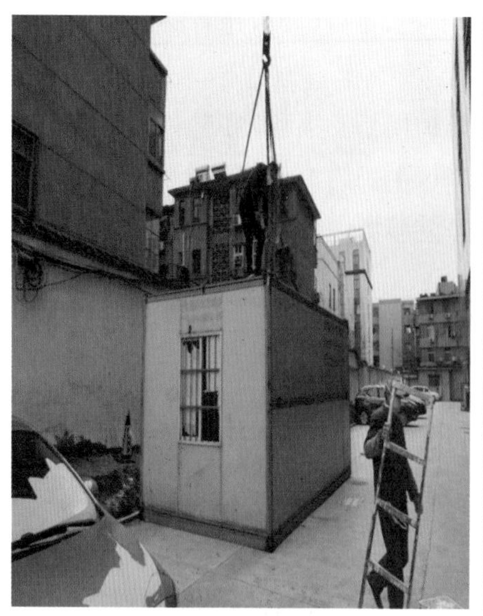
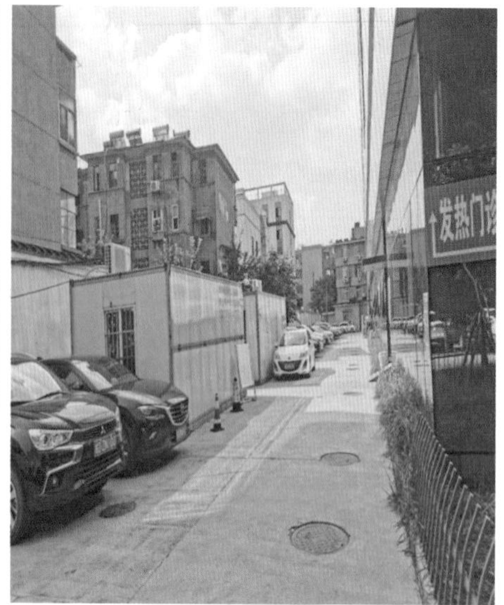

图6 核酸检测采样区域

问题。同时安排专人将一日三餐送至发热门诊及隔离病房，为医护人员及患者解除后顾之忧。此项改革，获得广大医患人员的一致赞赏，纷纷表示这样即防止人员聚集，而且也能吃上热乎可口的饭菜。

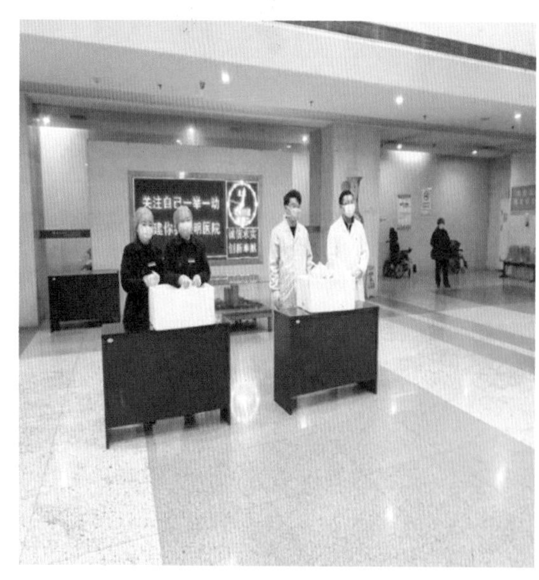
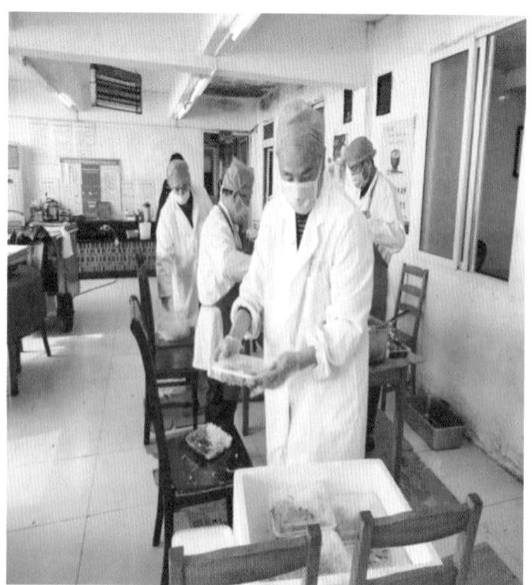

图7 盒饭发放现场

(11) 疫情期间，我院白衣战士执甲逆行，迅速组建赴武汉方舱医院医疗队，后勤保障及时跟上，连夜购置冲锋衣及双肩包，保证了我院援鄂医疗队的物资支撑。同时医院又组织援鄂医疗队员所在党支部，进行一对一的结对帮扶，我们后勤总务负责给每个援鄂队员家庭及后来的援京及援沪医疗队员家庭，每天采购一份新鲜蔬菜，解决医疗队员的后顾之忧，支持我院抗疫一线的战士们(图 8)。

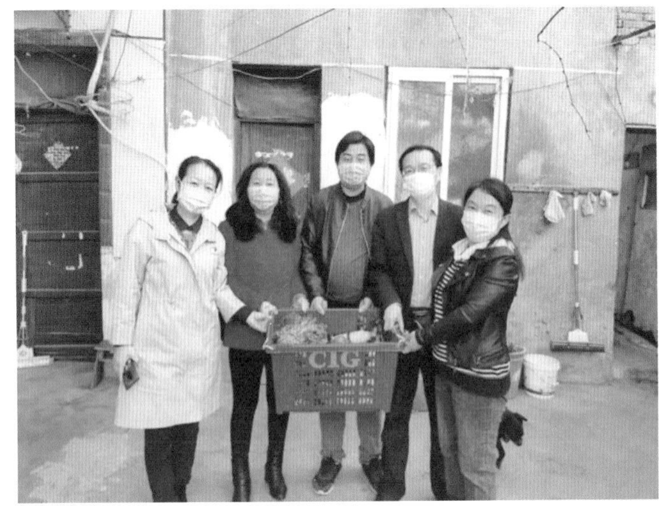

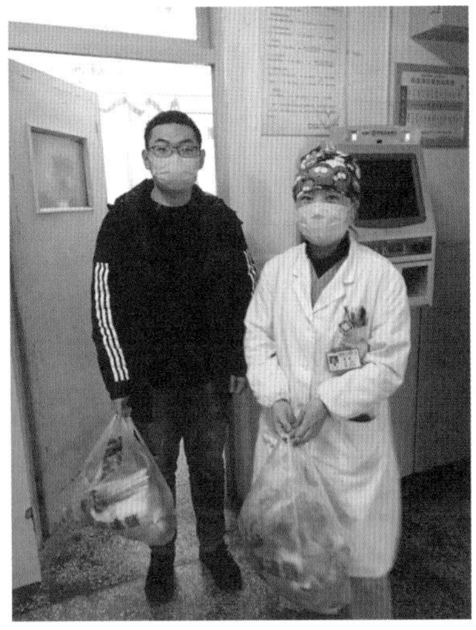

图 8　对援鄂医疗队的后勤保障

(12) 因受疫情影响，医院领导考虑广大医务人员的理发需求，为防止交叉感染，设立临时理发店(图 9)。我院后勤总务克服春节期间人手紧缺、材料缺乏，连夜腾空房间，临时装修了一间两个工作位的工作室，并对工作室进行改造，改造工作室线路，安装镜子、热水器、面盆等，保障了理发师们 2 月 15 日一早能来为医护人员进行理发服务，解决了医务工作者理发难问题。

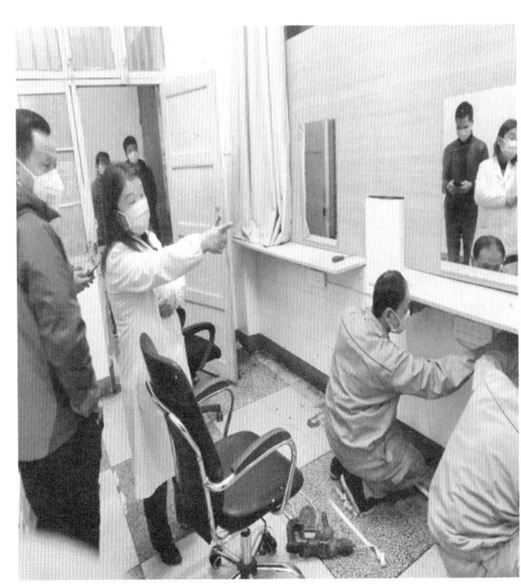

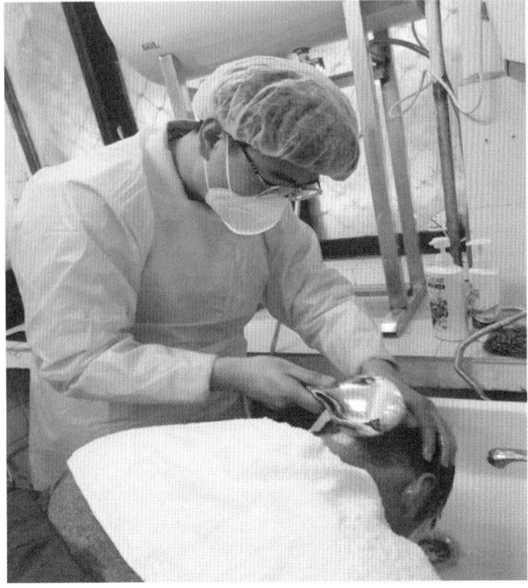

图 9　临时理发场所

(13) 为解决医务人员的工作休息问题,我院向市防疫指挥部报告请示,租用了附近的宾馆,作为医务人员下班后的休息场所,很好地解决了医务人员因上下班交通不便而影响到正常休息的问题。

(14)“外防输入、内防反弹”,加强疫情防控常态化管理。

根据国务院应对新冠肺炎联防联控机制综合组印发的《关于落实常态化疫情防控要求进一步加强医疗机构感染防控工作的通知》精神,我院针对上述前期院内后勤防控工作开展回头看,排查漏洞,开展整顿,补齐短板,实现常态化管理。对感染防控重点部门(如发热门诊、隔离病房等),特别是易发生输入性疫情和聚集性疫情的重点环节,以及防控基础设施、基本流程逐一进行梳理排查,对发现的问题和风险点立即进行整改。加强病房管理,增加安保及物业人员,对全院各楼宇进行封闭式管理,制定严格的陪护、探视制度。鼓励视频探视,对必须陪护或探视的,严格限制人员数量和时间,并做好个人防护及体温检测、健康状况和信息登记等工作。现各项后勤保障工作均已按照“外防输入、内防反弹”防控原则,进入常态化管理。

自疫情暴发以来,我院后勤部门一直坚守在防控第一线,肩负着后勤人应有的责任与担当,圆满完成了每一项后勤保障任务。在这场没有硝烟的战斗中,后勤人将始终肩负使命、坚定信念、勇往直前,用实际行动为医院做好安全保障工作!

(撰稿:曾兆波　魏芳)

新型冠状病毒肺炎疫情对医院后勤保障影响的思考

——皖南医学院第一附属医院弋矶山医院

2020年春节期间，突如其来的新型冠状病毒肺炎疫情打破了节日的宁静祥和，给我国的医疗体系带来巨大的挑战和考验。皖南医学院弋矶山医院作为安徽省省级定点收治医院之一，医院的后勤保障系统也经受了多种考验。笔者通过对本次疫情保障工作的经验总结，结合医院后勤保障系统在应对此次公共卫生事件时的实战情况，进行了粗浅的思考分析，希望为日后的工作提供参考和提示。

一、疫情背景

1. 疾病特殊性

新型冠状病毒肺炎以呼吸道飞沫传播和密切接触传播为主要传播途径，在相对封闭的环境中长时间暴露于高浓度气溶胶情况下也存在经气溶胶传播的可能。疫情早期由于对该病毒的不了解，没有及时采取有效的防护措施，导致在湖北省特别是武汉地区出现了大规模的传染现象，包括部分医护人员的感染。普通群众对医院敬而远之，对于进入医院内部工作更是充满恐惧和排斥。

2. 时间特殊性

此次疫情暴发恰逢春节，一方面大部分工作人员都按原计划放假返乡过节；另一方面各地政府为遏制疫情蔓延，均采取了封城、封闭小区、限行等严格的管理措施；同时国家还延长了春节假期，整个社会几近停摆。而疫情期间医院因为防疫需要工作量急剧增加，更加剧了人力、物资阶段性短缺的情况。

3. 基建特殊性

2020年年初，我院的感染性疾病门诊区域（以下简称发热门诊）正按计划进行改造。改造中的发热门诊显然不能满足此次新型冠状病毒肺炎的就诊要求，医院必须重新规划，再建诊区。

二、应急保障工作

在新冠肺炎疫情期间,后勤管理科以新冠后勤保障为核心工作,在院疫情防控指挥部的领导指挥下,逆转不利局面,全力以赴保障医院防疫和日常医疗工作的正常运转。

1. 有力组织

2020 年 1 月 25 日,后勤管理科接到医院新型冠状病毒感染的肺炎防控指挥部(以下简称:院疫情防控指挥部)通知后,积极与医务处、护理部、感染管理科和医技等部门联系,了解本次疫情的范围和特点及发热门诊建设时须注意的要求。在分管领导的指挥下,后勤管理科科长组建了新冠肺炎疫情后勤保障队,并安排了副科长为联络员,实时更新上级领导下达的任务,为领导的决策及制定后续的工作提供准确的参考数据。

2. 选址确定

医院先后在院门口警务室和后山停车场附近考虑选址,最终结合医务处、感染管理科等部门的意见,决定选址在后山停车场附近,可最大程度地与普通就诊患者实现入院分流、诊治分区。

3. 火速建设

后勤管理科直接联系厂家,紧急购置了 13 个集装箱房,搭建了发热门诊和预检分诊区(图 1);完成了集装箱发热门诊的供电铺设任务和空调安装、调试任务,并配备了办公和开诊所需的各项物资。以上工作均在接到任务后的 24 小时内圆满完成。随后,作为应急方案的升级保障措施,后勤保障队完成了将医院八号楼改造成发热患者留观病房的工作,并对全院的空调及新风设施进行了消毒及检查。

4. 灵活管理

在疫情防控期间,结合医院疫情防控指挥部联防联控的要求,对后勤各班组工作时间进行了适当调整。首先是根据岗位要求,交替出勤,避免出现人员聚集的交叉感染风险,也保证了工作人员能在高度紧张的工作中得到充分休息,降低感染的风险。其次采用网络讨论方式安排布置各项工作,防止人员聚集导致的感染隐患。

5. 应急预案

针对发热门诊、急诊科、感染科等疫情重点诊区,组织班组进行了应急演练,模拟了所

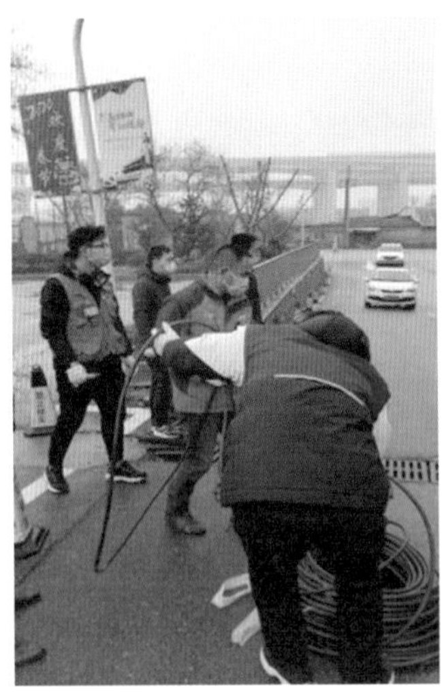
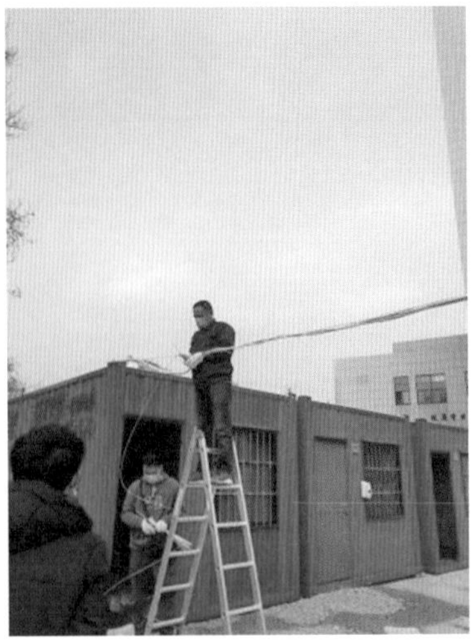
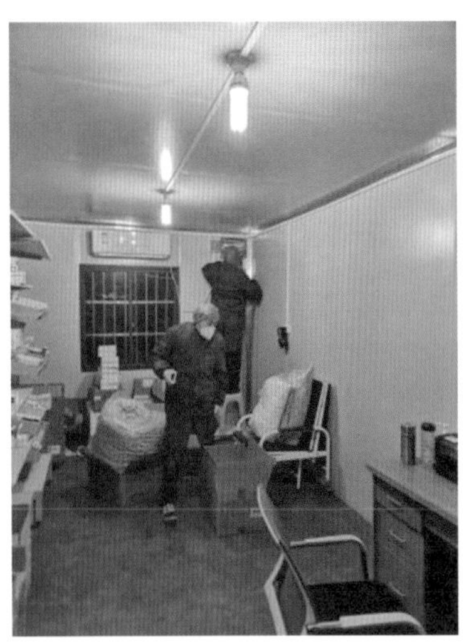

图 1 集装箱发热门诊铺设电缆

有突发应急预案，确保实际实施过程顺畅。在演练过程中针对新型冠状病毒传播特点进一步优化流程细则，确保预案切实可行。

对各后勤设备除计划性保养外增加临时性巡检，确保设备安全、平稳运行。针对需要进入隔离区的非医疗设备，提前做好检查保养工作，确保疫情重点诊区水、电、空调等后勤设备始终处于良好的工作状态，有效降低因故障进入隔离区维修的风险。如图 2、图 3 所示。

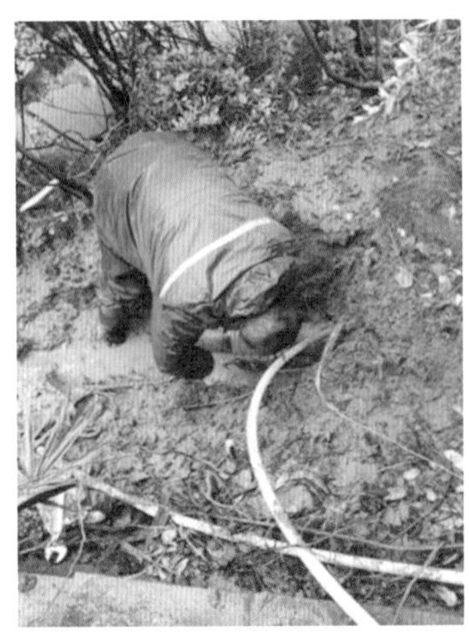

图 2 主水管道抢修

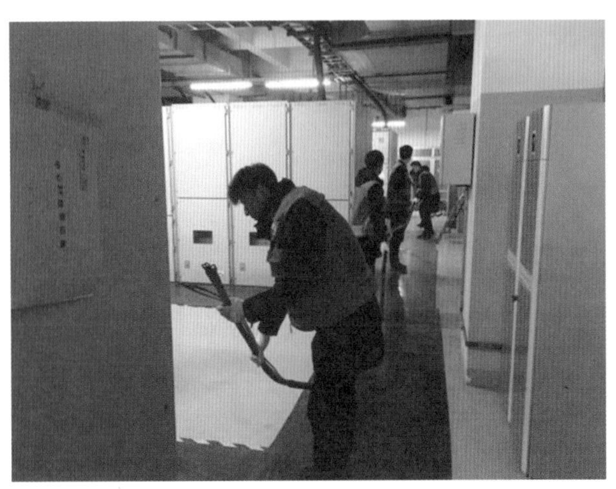

图 3 疫情期间电房检查

三、实践体会

1. 风险早期应对

此次疫情在武汉传播的初期,医院就捕捉到了风险信息,后勤管理科也密切关注疫情的发展,并着手准备应对措施:统计整理了现有后勤应急物资储备情况,并适当增加应急物资储备量;与各物资供应商沟通,通知其适当增加备货量以备疫情需要;与各外包服务公司沟通,要求其做好相关准备工作。

1 月 23 日,院疫情防控指挥部发布了应急预警、启动了应急预案(图 4)。后勤管理科积极响应,通知全科人员取消春节假期、24 小时待命,保障了在和疫情的赛跑中没有输给时间。

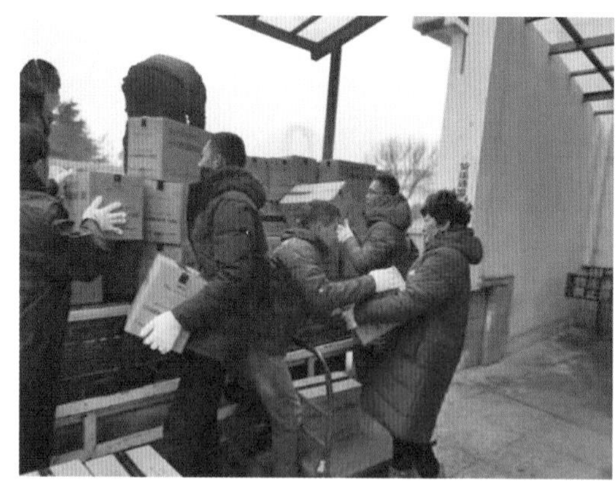

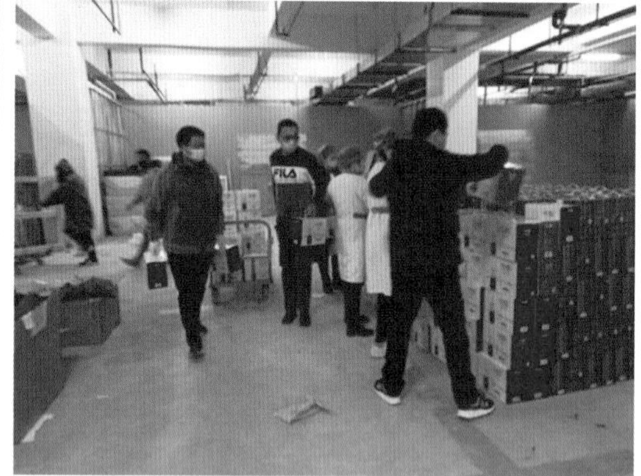

图 4　疫情期间物资搬运

2. 人员风险管理

后勤社会化的趋势在医院的后勤管理中已经日渐成为主流做法。医院后勤社会化的改革,确实给医院带来诸如简化管理、节约运行成本等益处,但在应对突发公共卫生事件时,是否能经得起考验,本次疫情就是一场严峻的考察。

据有关媒体报道,本次疫情暴发中,武汉有部分医院的后勤保障系统在疫情冲击下,已经无法正常运转。其原因多为大部分后勤人员为临时工或后勤人员全部外包,此类人员招收条件较低,薪资水平低,流动性大,契约意识和责任意识也较差;同时,人员队伍的松散和日常管理教育不到位,也可能导致人员素质难以保证等问题。人员队伍的不稳定直接影响医院后勤系统的正常运行。

目前,我院采用了后勤服务模块化的管理方式,仅将部分工作外包社会化,如食堂、物业、绿化和电梯维保等,并由科室安排管理员进行日常监督管理;而医院的供水、供电、锅炉、中央空调运行及日常零星维修等核心工作,则由医院自行管理,并下设了班组,由科室安排班组长直接进行管理。

在本次的疫情中,我院后勤管理科既能积极发挥对外包公司的质量监管效力,对其进行实时的监管,也用健全和完善后勤管理责任追究机制为保障,切实提高责任追究制度的效力。本科室组建的队伍,在疫情中不会出现因大量人员的离岗而导致后勤工作全线崩溃的情况,保障了医院后勤保障工作的正常运转。这说明,现有的模块化管理在危机爆发时,自有队伍和外包队伍可以形成一个双线保障,能够有效地保证医院后勤工作的稳定运行。

3. 风险联控联防机制

本次疫情中也反映了在医院应急管理中多部门联控的重要性。医院内部设置了院疫情防控指挥部,对医院的医疗救治、后勤保障、宣传外事等进行统筹管理,并由各职能部门领导担任负责人,明确职责、分工协作、落实责任追究制度。保证了疫情防控策略可以随着疫情的发展及时地做出各种动态调整(图 5),为有效开展医院疫情防控工作发挥了积极的作用。

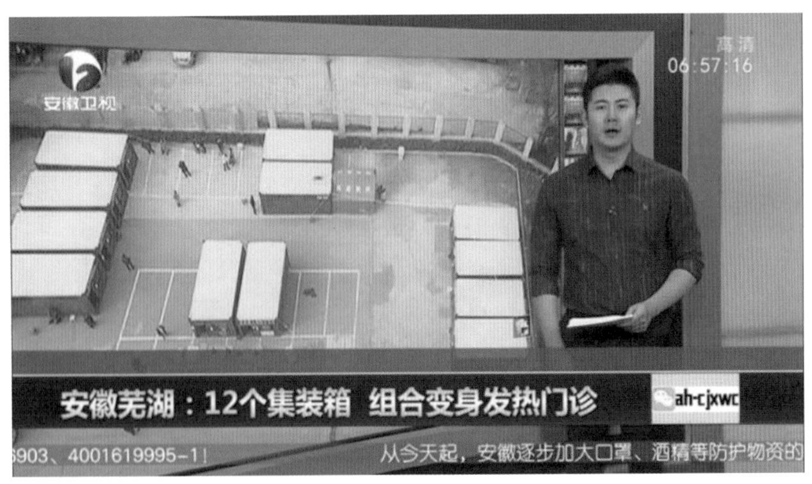

图 5 媒体报道

4. 风险管理反思

本次疫情中暴露出我院后勤管理工作中存在的问题:没有充分考虑到重大改造工作的时间跨度影响,没有充分预估改造工作间断的影响。发热门诊改造工程跨春节假期,疫情暴发时,风险隐患也随之浮出水面。尚在改造中的发热门诊,不符合新型冠状病毒肺炎诊疗的要求,医护人员得不到有效的安全保障;越来越多的发热患者前来就诊,病患之间存在交叉感染的问题;施工人员因春节、疫情等原因无法返工。没有适合可用的基础设施,给此次疫情中的后勤保障工作带来了急迫的压力。

四、结语

医院后勤管理作为医院管理的重要环节,风险管理是确保后勤服务保障在突发公共卫生事件时服务不停、保障有序的重要支撑。身为亲历过此次疫情的医院后勤工作者,深深感受到需要用科学严谨的方式及时处理所面对的问题,并迅速总结经验,优化管理机制,才是战胜疫情的正确打开方式。

同时疫情过后,我们还需思考如何更好地做好保障工作。如建立风险补偿机制等,现在国内已经有较多医院尝试引进医务社会工作服务(社工),有的还设立了专门的社会工作管理部门。通过引进社会工作服务专业人才,在面对突发公共卫生危机时,可以快速地补充到现有后勤保障系统乃至医院其他系统中。医务社会工作服务在为患者、患者监护人、医院人员提供专业医务社会工作服务同时,还可以考虑拓展其工作领域范围,甚至参与部分公共卫生应急救援工作等。秉持拓展视野、“瞻前顾后”、先“险”一步的后勤思维,把医院后勤的保障加宽、垫厚,在风险来临之时更加有力可靠。

(撰稿:袁宏)

疫情期间发热定点医院总务部门对接其他职能科室工作经验分享

——安庆市第一人民医院

新型冠状病毒(2019-nCoV)自2019年12月在全国流行以来,在三四线城市,作为发热定点医院的压力是非常大的。本文以作者身处的安庆市第一人民医院龙山院区总务科为例,重点分享疫情期间刚开业新院区的工作背景和在抗疫工作中面临的困难和应对措施,其中包含龙山新院区整体背景分析和总务科内外关系处理浅析。

一、安庆市第一人民医院在疫情期间的大致背景情况分析

1. 安庆市第一人民医院龙山院区软硬件配套服务尚处初步阶段

安庆市第一人民医院龙山院区坐落于美丽的安庆北部新城,北枕风景秀丽的大龙山,东接安庆北高速出入口,西邻206国道、毗邻安庆师范大学龙山校区、安庆大龙山高速路口,南依安庆市宜秀大道,环境优美,交通便利(图1)。院区规划用地总面积282.7亩,拥有床位共2 700张,其中,三级甲等综合医院设床位1 500张,老年养护院设床位1 000张,职业病专科医院设床位200张。同时配套建设全科医生培训基地、儿童医院、妇幼保健院、检验中心、影像中心和健康信息中心(图2)。医院瞄准医学前沿,先后购置了一大批大型医疗设备:如西门子高端后64排128层CT;3.0T核磁共振系统;单光子发射计算机化

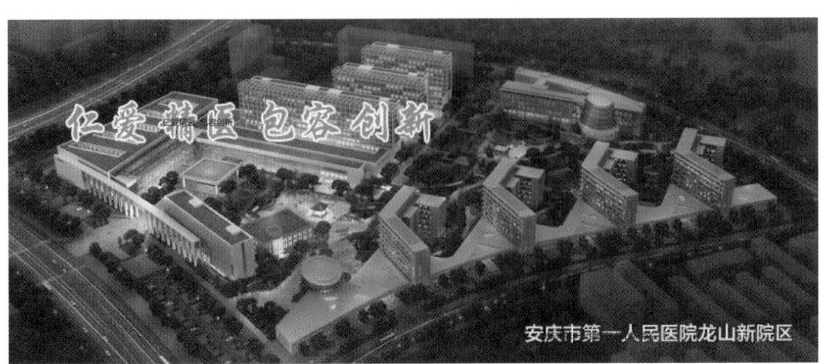

图1 安庆市第一人民医院龙山院区

断层显像系统（SPECT）系统，全数字化平板探测器血管造影机（DSA）系统，进口C形臂X射线系统，东芝全数字化SSA-880型专用心脏彩超；四维彩色超声诊断仪；进口外科手术显微镜；多款高清内窥镜（腹腔镜、宫腔镜、胃镜、小肠镜）等；眼科准分子激光治疗仪等高尖端医疗设备；先进的肿瘤放疗设备；进口血液透析机及国产水处理系统。2 000余件（套）常规医疗设备，为临床诊疗提供了有力技术支撑。龙山院区致力于建设成为“皖西南一流医疗领跑者”，打造“医疗服务优质典范、学科深度交叉平台、临床技术创新中心、医学人才培养基地”。

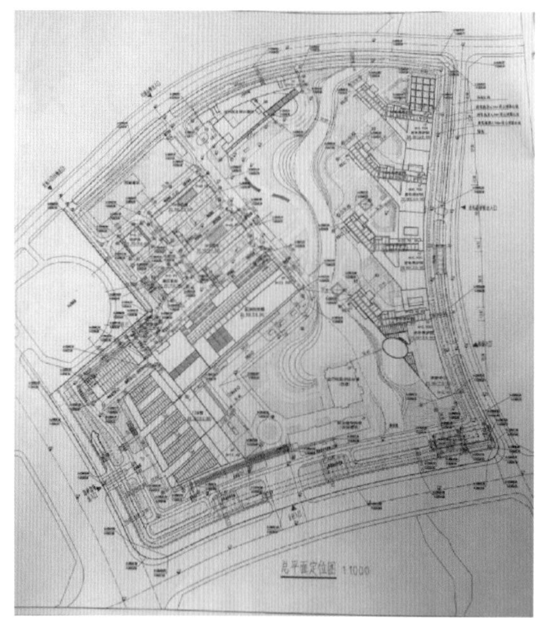

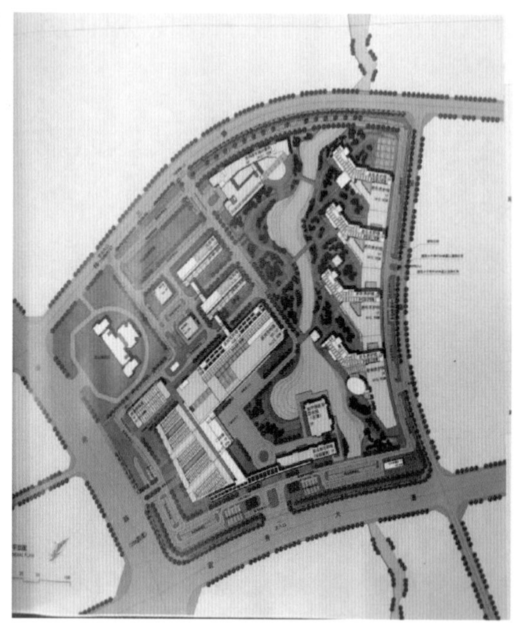

图2　院区规划图

但是以上均属第一人民医院龙山院区在满额配置下的完全体状态，作为第一批进驻安庆市第一人民医院筹备开业的开荒专班成员，我见证了安庆市第一人民医院龙山院区从泥地到铺设沥青路。安庆市第一人民医院龙山院区在2月早期疫情期间的实际情况如下。

1）软件方面

市一院龙山新院区2019年12月19日正式开业运营，在开业初期，大量人力物力资源尚在市中心的安庆市第一人民医院本部，市一院院内各医疗及行政科室原本正在统筹规划，预备在年后一步步搬迁至新院区。同时，时赶春节院内很多患者提前回家过年，在除去后来规划并投入使用的疫情感染楼外，当时已运维的实际床位不到300张。各医疗及行政科室内成员状态多为老带新，即科室负责人骨干率抗压能力强的新人入驻新院区开荒。

2）硬件方面

2020年2月的龙山新院区尚处百废待兴的阶段，例如：在新院区内的基建工程队按照临床科室进驻后的要求，对原设计区域需做局部修改；院内物流需求的配套运输量及运输班次在不断增加；新增需求的医疗和行政办公家具仍在配套安装的过程中；新院区的新核磁共振设备采购项目还在省内审批中，后续还需在市公管局挂网进行招标采购。

2. 安庆市第一人民医院在疫情初期、中期、后期运维背景变化

1）疫情对策的专项转型

市一院拟暂停部分诊疗项目（急诊抢救除外）：

（1）胃肠镜检查暂时停诊；

（2）肺功能检测、幽门螺旋杆菌检测暂时停诊；

（3）纤维支气管镜检查暂时停诊；

（4）有流行病学史患者的择期手术暂停；

（5）口腔科只保留必要的口腔颌面外科急诊，仅处理外伤、颌面部间隙感染等急症，其他诊疗活动全部停诊；

（6）眼、耳鼻喉科只保留必要的急诊，仅处理外伤，其他诊疗活动全部停诊；

（7）体检中心暂停各项体检项目；

（8）专家门诊周六、周日停诊。

此举避免交叉感染，减少人流量同时进行集中资源加大对抗疫的投入。

2）围绕疫情感染病房楼的各项配套服务及运维系统变得熟练完善

（1）增设抗疫感染病区及改建现有病房资源熟练化；

（2）新增抗疫感染病区应急服务配套人员的响应速度提高；

（3）物资及其他困难克服经验学习；

（4）社会其他团体支援力度加大。

二、市一院龙山院区应对疫情防控的部署

接到市疫情防控指挥部各项指示后，市一院立即召开专题会议：针对作为发热定点医院的龙山院区，行政后勤方面成立疫情反应专班，为一线抗疫医疗工作者提供完善的服务。

（1）针对疫情中发热门诊的需要，市一院龙山院区专班组针对现有门诊，提出利用原门诊车道侧门作发热门诊进行人员就诊分流，对划分为发热门诊的区域进行拉闸、防火门等隔离措施。

（2）针对疫情中发热病区楼房的需要，根据市一院龙山院区现有建筑布局，会议快速讨论对比符合条件的楼房，对其查缺补漏进行完善改造。

(3) 针对疫情病区各类物资的需要,加急派人对周边地区和各种途径(本地网购)寻找货源,紧缺物资无法获得需及时向疫情指挥部汇报。利用现有资源进行合理整合调配。

三、市一院总务类行政科室应对措施

在接到增设抗疫感染新病区要求后,所有后勤行政科室从响应命令直至发热患者入住新病区,整个行政、后勤、医疗团队部署完成的时间周期从最早期的 3 天完备一个发热新病区,后缩短至 1 天。期间各个科室需在高压力下,高度协调地逐一推进各自任务,以便为其他科室下一个工作环节提前做好准备。

1. 疫情期间市一院总务科自身任务准备环节

基本介绍:市一院龙山新区总务科疫情期间常驻值守人员为 3 人,分别为 1 名科长、1 名副科长、1 名科员,物业疫情外勤组成员约为 50 人。要求全部人员春节期间不得离开安庆,手机 24 小时开机随时待命。

正科主要负责科内所有任务进度总规划、现场调度等工作。

副科主要负责科部分总务类日常院内工作、任务现场总指挥等工作。

科员主要负责现部分总务类日常院内工作、物资转运现场的调度、现场行动等工作。

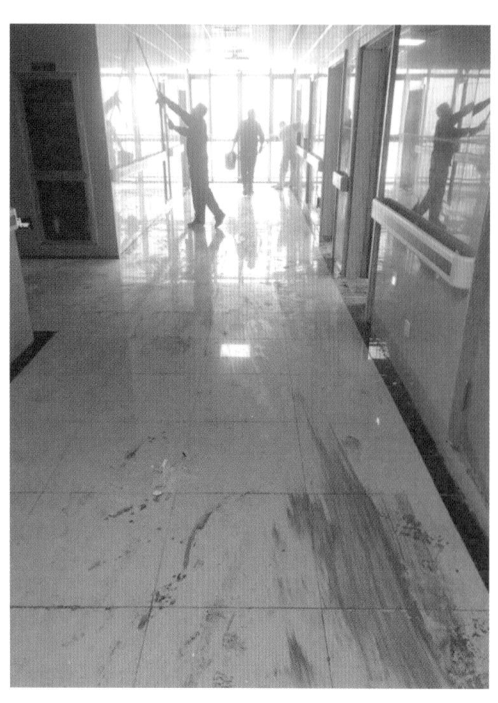

图 3 环境清理

物业在疫情期间组建的应急外勤小组主要负责开荒保洁、物资清运等工作。

1) 组织本院物业外勤组对指定病区位置进行高强度开荒作业

(1) 病区内的基础环境开荒保洁和卫生整备(图 3);

(2) 病房内的病床及护士站、医生会诊室配套家具和医疗器械的搬运工作;

(3) 要求物业上报定点定岗的病区卫生保洁人员,做好日常消毒及其他配套服务。

2) 协调、清运、调拨院区内现有总务类物资

(1) 在物资运输受限的情况下,发热病房紧缺床单元用品(床上用品:床垫、垫絮、盖絮、枕头、床单、被套、枕套)。应对方法最重要的是如何利用好医院内现有空余资源。时值过年前

后，其他住院病区内的住院患者数较少，总务科负责人牵头对其他住院楼各楼层去协调物资进行调配，短时间内通过对全院住院楼 14 个病区进行说服工作，协调调度到床单元 30 套，为发热病房顺利启用做好准备。同时在公共区域投放了 10 个一次性口罩收集桶，避免出现二次污染（图 4）。

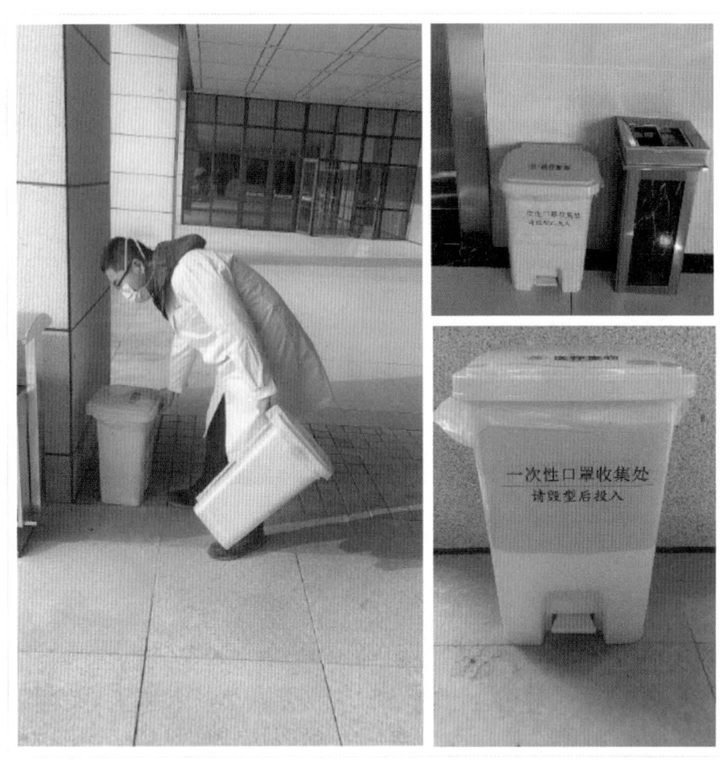

图 4　投放一次性口罩收集桶

（2）随着发热病例的逐渐增加，医院面临其他大件物资紧缺的困境。市一院龙山院区原发热病房、门诊由于采用分体空调，导致了部分区域温度不高，发现这一情况后，市一院龙山院区第一时间联系本部，希望能够尽快解决。时节大年初二，街上店铺基本都处于休业状态，总务科几天时间跑遍了大街小巷采购各类物资设备均无货源，最终通过联系大范围商家，总务科不仅紧急筹备到了取暖器，还筹备到了一定数目的其他总务物资，包括被套 70 件、被褥 50 套、床单 62 件、200 个枕头、一次性枕头套 68 件和黄色垃圾桶 12 件等。并在物业人手不足的情况下，迅速合理调配和组织人员为发热病区运输、调配、搬运了大量物资，缓解了临床的物资紧缺压力。后续随着发热病区的不断增加，工作经验增加，很多时候，在临床科室还没想到时就已经将开展工作所需要的物资送到一线，大大提高了临床开展工作的效率。

（3）办公家具供货商疫情运输及生产受限，发热病区及医生住宿急需增设基础办公家具。应对方法是：办公桌、床头柜不够可以向食堂借；休息铺床不足可以从住培宿舍里拆；疫情期间，接疫情指挥部要求食堂内不允许人员聚集，故要求食堂就餐人员打包带出食堂，在通过与食堂协商后，闲置在食堂内的餐桌餐椅可作为应急家具储备，具体储备范围可包含床头柜、床边椅、办公桌。

助力

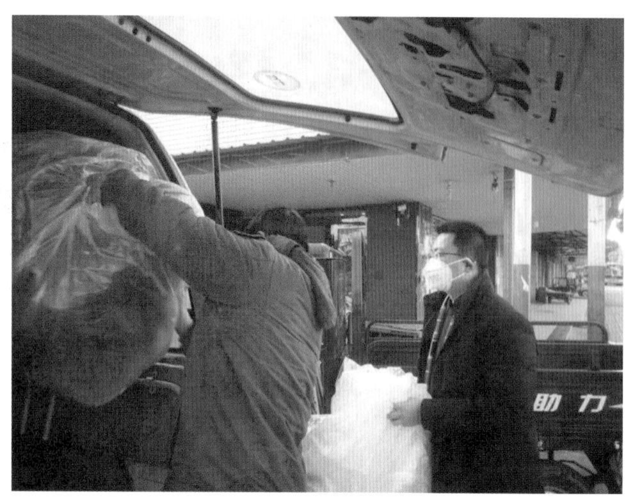

图5　调配物资送达

3）确保疫情期间食堂食物的卫生安全

为了确保疫情期间不交叉传染和保障食品安全，总务科负责人多次和食堂负责人进行沟通，提出很多建设性建议和意见（图6）。例如，食堂在为了避免人员聚集，加快就餐人员流通的情况下，取消点餐和现场就餐服务；食堂内所有工作人员必须保证好个人卫生安全，佩戴口罩，按时消毒。力求让院内的每一个医护和病患都能吃得放心、舒心。

请节约用水
禁止在此就餐
对违反安庆市
新型冠状病毒感染
的肺炎疫情防控应
急指挥部的通告，
不听劝阻者，上报公
安机关依法处理。

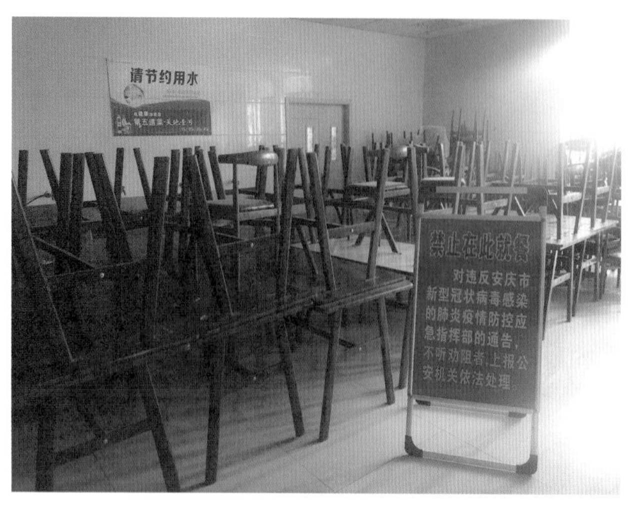

图6　确保食堂食物的安全卫生

2. 疫情期间市一院总务科与其他职能科室对接协调环节

1）与基建科和维修中心类别科室对接

接到开设新的发热病区命令后，总务科、护理部、医务科等相关科室立即会同基建科、维修中心对预定开设地点进行勘查工作，讨论预设地点的通水通电问题，以及一级污染区、二级污染区、清洁区、休息区的隔离门安装方位和该楼层的其他改建计划可行性。在初步讨论出结果后，总务科成员立即开始现场调度工作，安排物业外勤进驻开荒，避开基建维修的改建部分，对楼层开始初步卫生保洁工作，在改建环节及运送物资环节结束后，再深度细化保洁工作（对发热病房、医护通道及电梯进行全面喷洒消毒）。

2）与物流中心和器械科类别科室对接

在基建科和维修中心进行改建过程中，外勤组初步保洁告一段落，总务科成员在现场或通过其他联系方式与护理部、医务科、物流、器械科讨论新病区所需物资，开始组织物业外勤队对新病区内的抗疫物资进行清运工作。基础运送类别包含：病区内所缺的病床及床单元（床上用品：床垫、垫絮、盖絮、枕头、床单、被套、枕套）、办公用具及住宿用具、中小型医疗器械、特殊采购物件（例如穿防护服所需的穿衣等身镜）……同时接受捐助的物资越来越多，品种也越来越繁杂（图 7）。在接受捐赠的工作中，登记、入库、分类和标识流程明确，不能有丝毫差错，这不仅是责任心的体现，也是对捐赠人的尊重。

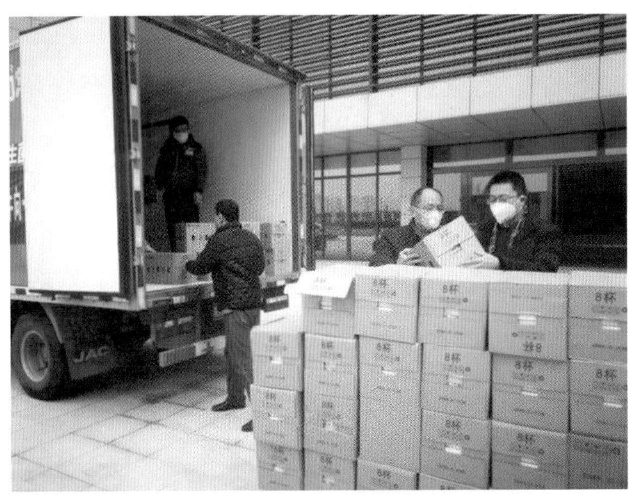

图 7　接受捐赠物资

3）与信息类别科室对接

基于一个感染病区新增 39 处医护信息工作站，信息科需安装调试约 94 台配套设备。总务科需事先和信息科沟通，对信息设备安装方位提前布置好配套家具等物资，最大限度地支持保证信息科的系统远近程端稳定顺畅地运行。

4）与感染管理和保健类别科室对接

疫情开始后,为提高疫情防控意识,总务科多次联合感染管理和保健类别科室,对物业成员进行培训学习,提高工作卫生安全及专业素养水平(图8)。根据抗疫指挥部对新病区的文件要求等指示,按照感染管理和保健类别科室的建议,去补全新发热病区内的安全防护用具,完善各项卫生工作的操作规范。

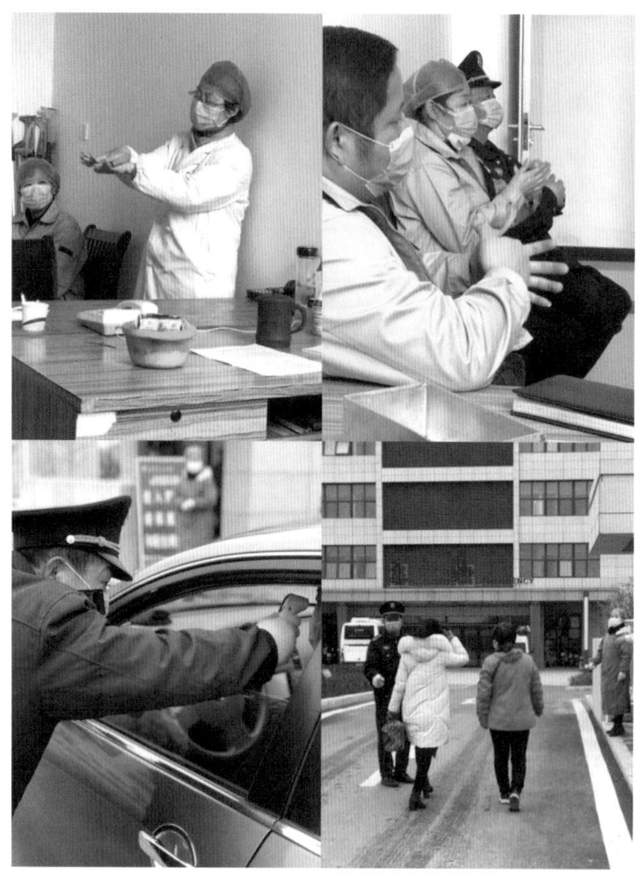

图8　对物业成员的培训学习

四、市一院总务类行政科室的抗疫经历

1）抗疫前期,市一院的总务科成功经验分析

直至今日虽然疫情尚未结束,但回首抗击疫情中最艰难的前中期,市一院总务科的工作无疑是成功的:总务科3人、物业外勤组50人,对开诊的病区及门诊医技科室约14万平方米的面积进行开荒保洁,成功为8个发热病区、1个感染病区和3个医护休息区的正常运

作提供无忧的后勤保障。市一院总务科的成功离不开职员干部坚守岗位和高度的责任心，人手不够的应对方法是采取加班常驻的措施，从年初一接到疫情指挥部要求开始，连续上班轮班至 4 月从不间断；物业外勤组留下的 50 人连夜加班完成既定工作目标，节省出更多的时间来弥补因为科室之间的磨合带来的返工现象。

2）抗疫中期，市一院的总务科成功经验分析

经过“疫考”准备不充分的第一阶段后，总务科及相关科室对于抗疫过程中会遇到及可能遇到的问题已有心理准备，针对自身工作需要提前做好准备：多方采购提前预留出至少一整套新发热病区所需的各类物资；提前对发热楼未启用楼层做好初步保洁工作节约时间等。

3）抗疫中，市一院的总务科对自身的思考

抗疫过程中，市一院总务科通过处理各类紧急事件，发现自身的薄弱环节。各科室在工作中的衔接配合亟须提高，例如房屋修整不停返工，造成保洁难度加大；特殊情况下，良好的物资储备及高效的指挥调配尤为重要。此次疫情中，我们能在有限条件下成功整备发热病区物资离不开其他临床一线病区的通力配合。在日后的工作中我们仍需加强与各临床科室之间的联系，提高默契度。相信经过疫情考验之后的我们会不断发现工作规律，会更加从容应对工作压力和各类突发状况。

随着疫情的发展以及人们对于疫情态势认识的深入，市一院后勤部门将在应对重大公共卫生事件方案上持续进行优化调整，为医院整体防控工作的落实和推进保驾护航。

（撰稿：王翔宇　王宜　孙小志）

新型冠状病毒肺炎疫情期间医院后勤管理风险的认识与思考

——合肥市第三人民医院

2020年新春佳节前夕，新型冠状病毒在全国迅速蔓延。根据党中央、国务院的统一部署，各省、自治区、直辖市纷纷派医疗队驰援武汉，加之社区隔离，举国上下全民抗疫，并取得显著成果。新增确诊数逐渐减少，直至为零。中国随之进入后疫情时代。新型冠状病毒肺炎具有发病迅速、传染性强、无症状感染者难以发现等特点，国家卫生健康委将其纳入乙类传染病并实行甲类管理。面对错综复杂的病情，在医院临床科室积极采取诊疗措施的同时，也对医院后勤提出严峻的挑战。医院后勤保障是医院正常运转的基础，也是此次疫情防控的重要组成部分。结合我院在疫情期间的防控情况，对疫情期间医院后勤存在的管理风险进行探索。

一、后勤设备

新型冠状病毒感染途径以呼吸道飞沫和接触传播为主，不排除气溶胶和粪口传播的可能，且有2020年6月12日于广州市发现粪水污染导致8人感染的案例，新冠病毒具有极强的传染性。因此在疫情期间后勤设备中央空调、层流净化、污水处理、电梯等设备如按以往正常条件运行、维护、保养会存在感染病毒的风险，易造成院内大面积交叉感染，对医护人员、病患及家属造成严重威胁，同时也难以达到院感要求。

1. 中央空调

医院作为一个人流量大、人员密集、空间相对密闭和病原体多的特殊场所，尤其在新型冠状病毒肺炎还没彻底清除的情况下，为防止院内交叉感染，加强中央空调通风系统管理是疫情防控的重要措施之一。由于吊顶内部空间狭小，各种水、电、气等管道错综复杂、互相交错，使得吊顶内的风机盘管、冷凝水管清洗难度大。若新风口、回风口被污染，新冠病毒可以以气溶胶的形式借助风道进入各个办公室、病房，假如消毒不按时、按质完成，新冠病毒极有可能造成院内交叉感染，危害极大。因此，要加强空调系统冷凝水和冷却水等易污染区域的卫生管理，定期对运行的空调系统的冷却塔、空气处理机组、送风口及冷凝水盘等设备和部件进行清洗、消毒或更换，要保证有足够的新风持续输送。加强运维体系及人才队伍建设，全面科学评估科室布局和交叉感染风险，按照污染区域、易感人群区域和普通区域科学布局风口位置并方便清洗消毒，参照《医院中央空调系统运行管理》(WS 488—2016)规范，结合自身实际，建立健全各项管理制度、安全操作规程、维护保养计划和应急预案，尽可能地细化措施、量化指标，明确各项工作标准，指导运维规范、有序(图 1)。医院后勤部门加大对人员的培训力度，提升工作能力，提高队伍素质，建立一支责任能力强、服务意识高，懂专业、能吃苦、有上进心的运维队伍。工作人员做好设备台账、运行维护保养记录、清洗消毒记录等相关资料。

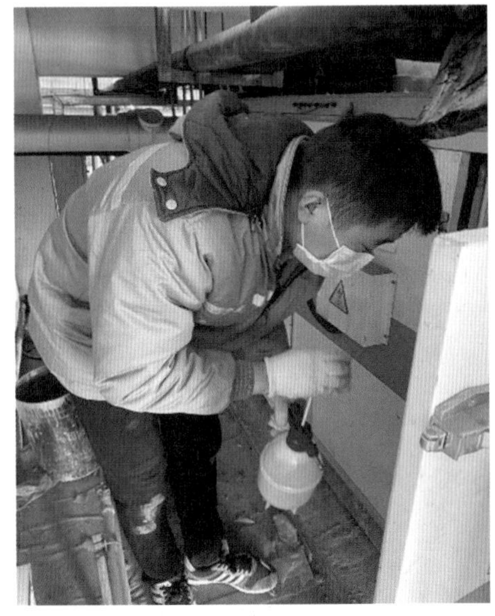

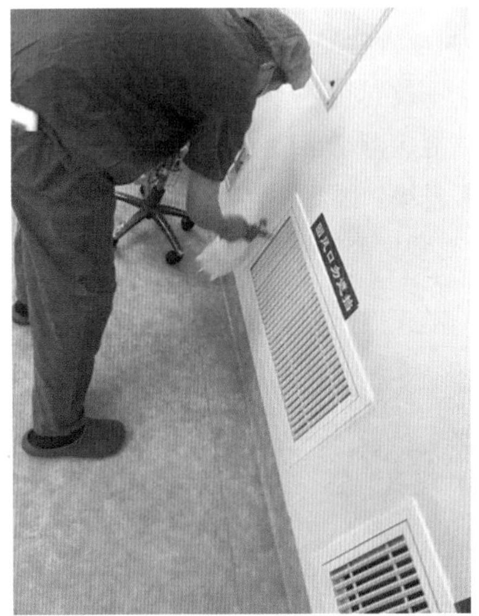

图 1 按相关要求进行消毒清洁

2. 污水处理

自"非典"发生以来，我国的污水处理法规编制建设，尤其是医用污水法规与标准体系、国家针对病毒疫情的控制体系得到了大力完善。构建了医院—医院污水处理—城市污水处理厂三道防线，对医院污水污染防治各个环节进行了系统的规定，对医院产生的污水、污物和废气等各类污染物进行全面控制。对比火神山、雷神山应急医院污水处理设施的配套建设，还有不小的差距。在火神山医院，污水处理产生的污泥经强化消毒、浓缩脱水后集中清运处理，污水处理站的臭气也经收集、消毒和除臭后排放。污水处理人员的个人安全防护严格落实到位，佩戴防护用品进行安全操作，严格执行消毒杀菌程序。按时上报污水处理量、投药量,按时巡查污水处理设备和消毒设施工作情况。严格执行雨污管网分离,实行雨污分流。发热门诊、感染科、呼吸科作为接触诊治新型冠状病毒肺炎的第一线,污水处理尤为重要,其污水管道不宜与其他临床科室共用。

3. 电梯、被服及食堂餐饮

电梯是医院不可或缺的通行设施,由于其空间小、空间密闭、无空气流通,并且人员高度集中,一旦成为传染源,很容易发生院内传播感染,一发不可收。实行一梯一消、专梯专运原则,必要时备用一台专用电梯用以转运疑似及确诊患者。对发热门诊、感染科、呼吸科等重点科室的被服实行专人、专运、专清洗消毒,其科室产生的固体废弃物也要由专人收集处理。工作人员严格做好个人安全防护工作,穿戴防护服等防护用品。

新冠肺炎疫情肺炎暴发之际,食堂防疫逐步展开,在采取消毒杀菌的同时,全面取消堂食用餐,采取食堂配送、限流取餐同时进行。随着进入后疫情时代,食堂用餐也逐渐恢复并采取一人一位、间隔一米的措施。但在 2020 年 6 月 12 日,北京新发地市场三文鱼切割案板检测出新冠病毒,随后关停新发地市场并对相关人员核酸检测,随着确诊人数的增多,相关地区防控升级。因此这也在提醒我们,食堂防疫工作时刻不能放松,在保持消杀工作的同时,加大对食材的管控,追本溯源、杜绝隐患。如图 2 所示。

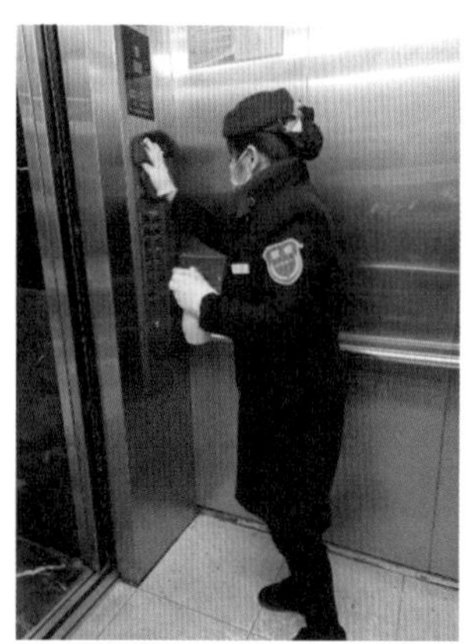

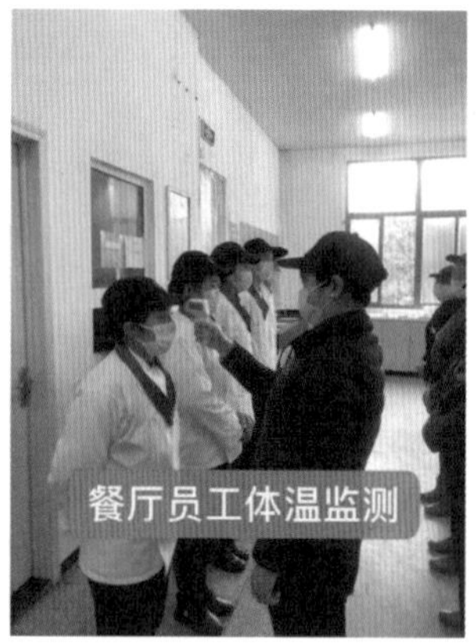

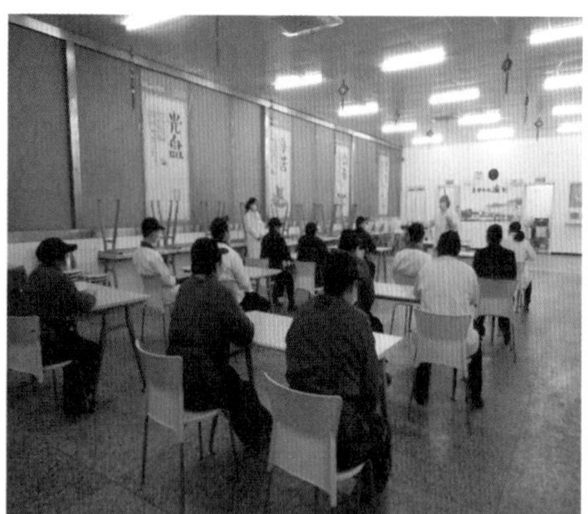

图 2 电梯、食堂安全措施

二、工程改造(图 3)

1. 三区两通道

合理布局可以有效切断新冠病毒在院内的传播途径,感染科等疫情防控重点科室区域布局应与有关要求保持一致。对重点区域改造中，成功建设为标准化的“三区两通道”，即清洁区、污染区、半污染区和医护通道、患者通道，并规范管理，满足区域内洁污分开、人员物品不交叉、不逆行的有关要求。

2. PCR 实验室

后疫情时代，为贯彻落实常态化疫情防控工作中“外防输入、内防反弹”的工作要求，增强新冠肺炎核酸检测能力。我院按照有关要求，新建了 PCR 实验室。为避免交叉感染，进入各工作区实行单一方向进行。为避免各个实验区域间的交叉感染，空调采用全送排的气流组织形式，同时严格控制送、排风的比例以保证个实验区的压力要求。

3. 卫生间

新型冠状病毒有气溶胶和粪口传播的可能性，因此在卫生间改造时要加强卫生间的空气流通。用水器具与排水系统的连接，必须通过水封阻断下水管道内的污染气体进入室内。保持地漏水封完好，保证地漏 U 形管内不干涸。物业保洁人员安排专人每日随时进行卫生清洁，保持地面、墙壁清洁，洗手池无污垢，便池无粪便污物积累。高频接触的物品表面消毒。

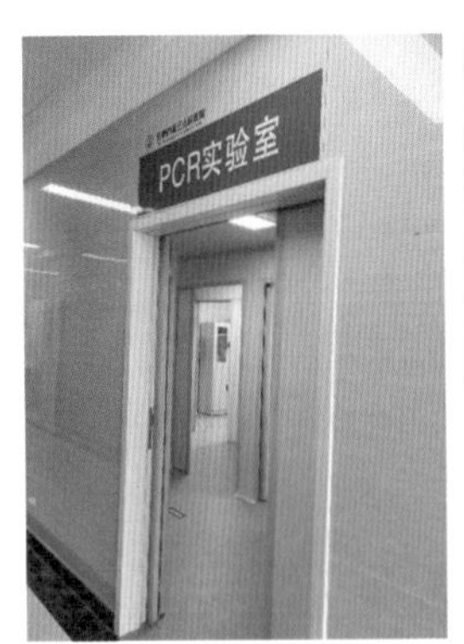

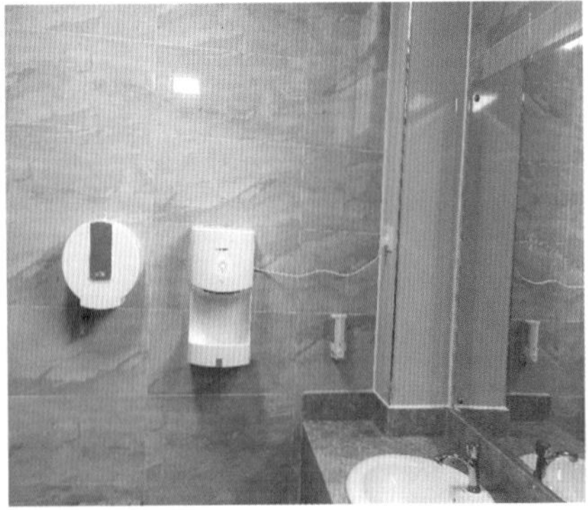

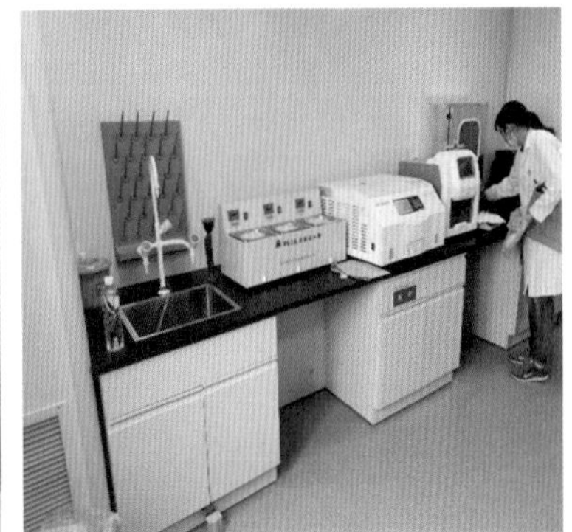

图 3　改造后的 PCR 实验室和卫生间

三、医院后勤应急物资管理

1. 疫情暴发时暴露的问题

随着疫情的大面积暴发，医院在应急物资管理中存在的问题充分暴露出来。一是应急物资采购筹集机制不健全,方式单一,疫情暴发下无法满足临床一线的需求。二是物资分配不合理。物资分配过程中缺乏严格的审核程序,没制定防疫物资发放标准。“先到先得”造成部分科室囤积物资,从而“有备无患”,进而造成其他科室防疫物资严重短缺,存在感染风险。三是防疫物资发放、请领不规范。由于疫情暴发,各科室请领物资较多且频繁,比较集中。没能做好领用时的及时登记及库存清点、盘查、更新。

2. 建立健全医院应急物资管控机制

根据国家卫生健康委颁布的《突发事件卫生管理办法》《卫生应急基本物资储备目录》等,各卫生行政部门对医用应急物资管理做出了相关要求,各级医疗机构医用应急物资管理都有章可循,有法可依。根据疫情发展态势,医院应急物资储备情况,找寻多种应急物资采购、筹措方式,启动应急物资管理联动机制。实施应急物资发放的全过程管理,合理分配个科室物资使用,对重点防疫科室(如感染科、发热门诊)优先发放,并实时跟踪统计使用情况。对医院应急物资全过程精细化管理,对各科室请领防疫物资的种类及数量进行科学审批、统计,防止多领。根据疫情发展形势,动态统计各种防疫物资储备数量及种类,如有不足及时补充。如图 4 所示。

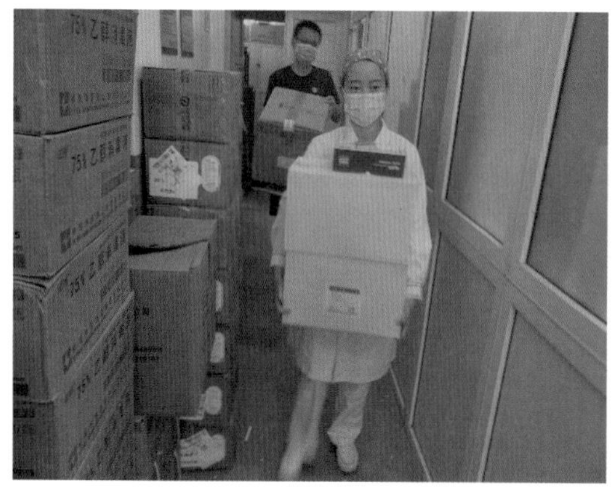

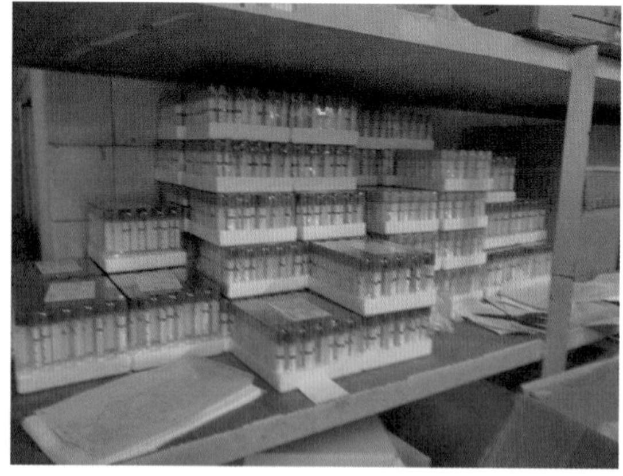

图 4　医用应急物资管理

四、结语

后疫情时代,确诊病例减少,但常态化疫情防控工作不能放松,“外防输入、内防反弹”的工作核心不能变,无症状感染者还存在,新型冠状病毒的感染风险还存在,在“复工复产”

的大形势下，我们要紧绷防疫这根弦不放松。做好医院后勤管理风险控制，统筹做好医院应急物资调配、后勤设备管控，为临床一线排忧解难，降低院内感染风险，让临床医护、病患满意。

（撰稿：焦道垒　江明）

硬核出征，打赢医院后勤服务防疫战

——合肥美而特物业服务有限公司

“兵马未动，粮草先行”，科学高效的后勤保障，是医院打赢新冠肺炎疫情阻击战的坚实基础和重要支撑。面对严峻的疫情防控形势，合肥美而特物业服务有限公司（以下简称“美而特”）为全国70多家医疗机构提供后勤保障，积极发挥物业服务企业的专业价值，在做好思想、人员、物资等精细化服务的基础上，运用科学方法、科技手段提升防控效果，既完成了多家省、市、县级新冠肺炎患者定点收治医院的救治任务，又确保了其他各类型医院的防控质量，为今后高效应对突发公共卫生事件锻炼了队伍、积累了经验。

一、员工赋能，逆行而上

无论形势环境如何变，人始终是抵御各种风险挑战的核心力量。新冠肺炎疫情发生后，由于缺乏对病毒的科学认识，特别是对其传染性、危害性知之甚少，难免有物业员工出现畏难情绪、恐惧心理，美而特结合自身长期专注于医院后勤一体化精确保障的实践，以及员工们长期协助医护人员做好辅助工作的实际，积极通过思想动员、物质激励等方式，把员工思想凝聚起来，形成上下一心、团结一致的抗疫力量（图1）。

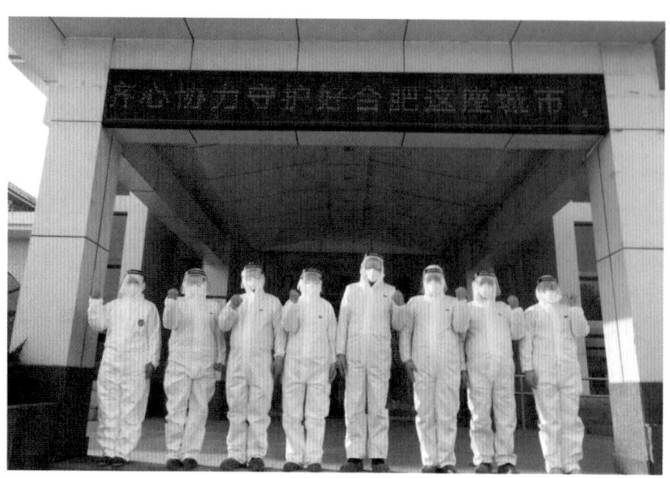

图1　合肥美而特物业服务有限公司的员工

在思想动员上，积极发挥党支部战斗堡垒作用和党员先锋模范作用，抓好示范引领，并做到三个“讲清”：讲清形势召唤，引导员工正确认识疫情发生发展与防控战疫的形势，在国家和人民危难之际，利用自身的专业素养挺身而出、贡献力量；讲清职业价值，引导员工回顾各自工作经历，以大局、危机、合作与服务四个指向，唤起他们的职业意识，以及与医护人员和就诊患者的“共情”；讲清责任担当，引导员工认清疫情防控任务的危险性、艰巨性，做好吃大苦、耐大劳的思想准备。与此同时，美而特邀请 2003 年抗击非典的员工，谈体会、话感想，开展针对性的心理疏导。在此基础上，美而特不计成本地积极搞好员工生活保障和物质激励，通过公司工会组织，开展形式多样的关爱员工活动；在保障防护用品充分供给、发放慰问品的基础上，给参与疫情防控的员工增发特殊津贴，为他们办理特殊保险等。疫情发生后，公司所服务的中国科大附一院（安徽省立医院）感染病院，被确定为新冠肺炎患者省级定点收治医院，疫情防控面临特别服务压力大、流程复杂难度大、人岗需求缺口大等诸多问题。美而特其他医院项目部员工知情后，纷纷报名请战，主动支援感染病院的工作，先后有 60 多人递交请战书，决心到“最需要的地方”（图 2）。

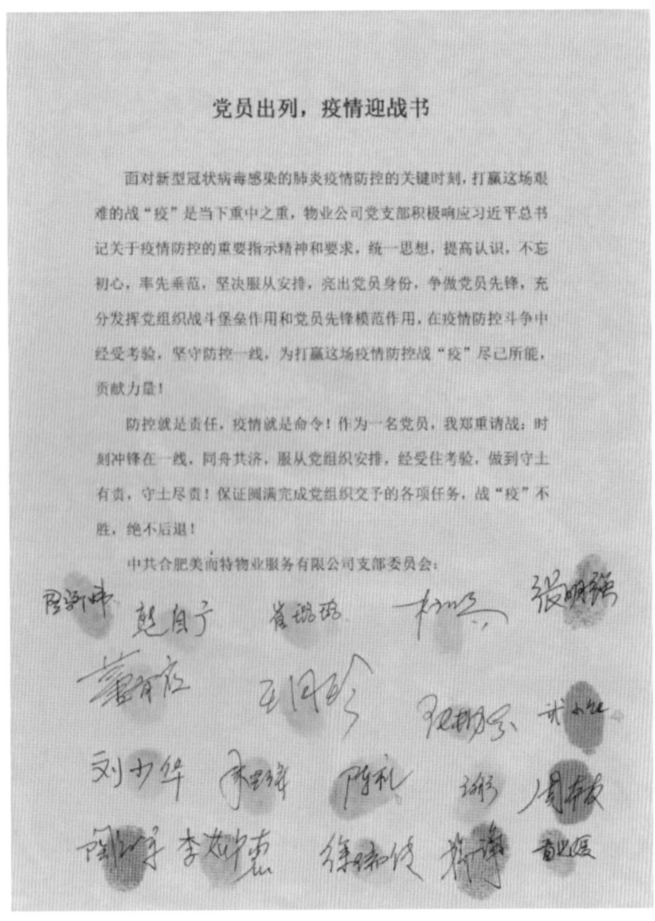

党员出列，疫情迎战书

面对新型冠状病毒感染的肺炎疫情防控的关键时刻，打赢这场艰难的战“疫”是当下重中之重，物业公司党支部积极响应习近平总书记关于疫情防控的重要指示精神和要求，统一思想，提高认识，不忘初心，率先垂范，坚决服从安排，亮出党员身份，争做党员先锋，充分发挥党组织战斗堡垒作用和党员先锋模范作用，在疫情防控斗争中经受考验，坚守防控一线，为打赢这场疫情防控战“疫”尽己所能，贡献力量！

防控就是责任，疫情就是命令！作为一名党员，我郑重请战：时刻冲锋在一线，同舟共济，服从党组织安排，经受住考验，做到守土有责，守土尽责！保证圆满完成党组织交予的各项任务，战“疫”不胜，绝不后退！

中共合肥美而特物业服务有限公司支部委员会：

图 2　请愿书

二、强化培训,聚焦细节

搞好疫情防控,关键是提升防护水平。为此,美而特采取多种方式开展防护知识培训,提升员工防护能力,促进医院防控效果。一是邀请专家授课。邀请医院感染控制科领导和专家授课,把保洁工作的重要性及消毒的意义、职业暴露、消毒液的配制、手卫生知识和个人防护等多个方面内容讲清楚,引导员工人人掌握七步洗手法及口罩佩戴、防护衣穿戴的方法步骤等疫情防控所必需防护知识。二是学习操作规范。新冠病毒疫情发生后,公司成立美而特疫情防控手册编制小组,及时把各项目部在实际工作中的实践经验予以提炼、总结,编制了“物业疫情防控手册”,并组织员工学习。为了方便学习和操作,将相关要求、规范制作成图,使员工照图可学、依图可做,努力推动医院疫情防控的标准化。三是参与业内交流。作为中国医院协会会员单位、安徽省医院协会后勤管理专业委员会常委单位、中国物业管理协会理事单位、安徽省物业管理协会副秘书长单位、合肥市物业管理协会副会长单位,疫情发生后,美而特积极与行业内专家学者保持沟通交流,总结一线防控工作经验,编制了“医院物业管理区域新冠病毒疫情防控操作指引”,并积极组织员工学习,确保人人知晓处置流程、个个学会操作方法。通过一系列的学习培训,员工们对医院感染预防与控制的重要性有了深刻认识,职业防护意识得到进一步强化(图3)。在各物业项目部,患者分诊本来不是物业的事,但考虑到疫情期间医护人员工作重、压力大,美而特各项目部专门组织力量对就诊患者实施初步筛查,尽最大努力避免普通患者与肺炎患者混淆。

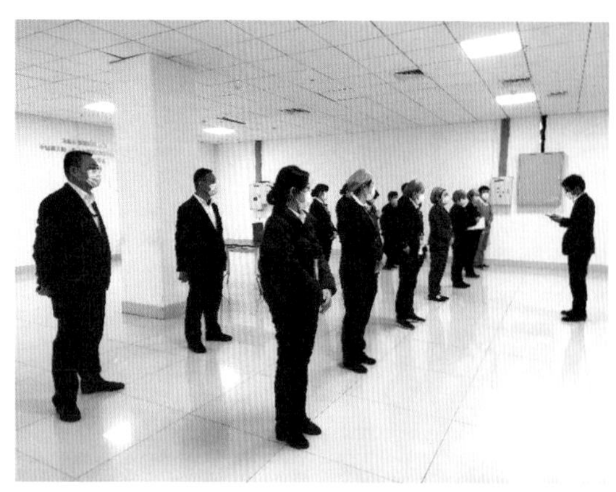

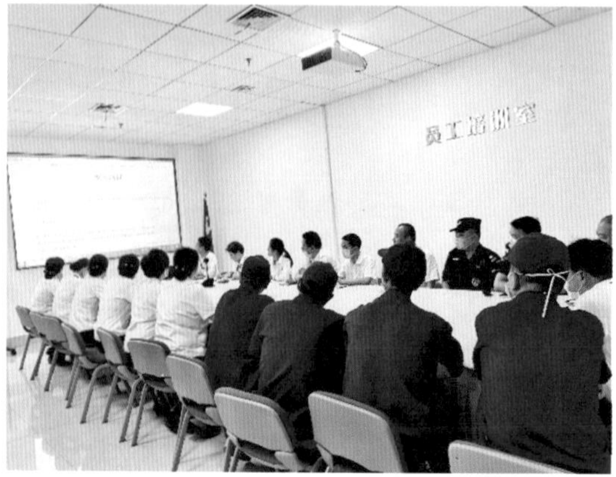

图3 员工培训

三、物资聚拢，守望相助

疫情期间，消毒液、酒精、口罩、额温枪和防护服这些防疫物资千金难求，而它们就像战场上的“弹药”一样，要是严重短缺，一线工作人员如同在“肉搏”。为解决防疫物资缺口，美而特进一步拓宽购置渠道。一是立足自身采购。成立了专门的抗疫物资采购小组，持续关注、寻找采购渠道，并在采购物资前，做到先审核货源商的工商营业执照、医疗器械注册证、医疗器械生产许可证和第三方检验报告，确保送上“前线”的物资都能保质保量。二是依托上级申请。主动向省、市行业主管部门及物业管理协会汇报困难、上报需求，借助行业力量先后向省市各级政府及疫情防控指挥部申请物资支持，并得到及时回应。三是发动群众征集。当口罩等防疫物资启动线上预约后，美而特全员参与预约、认购，大家充分利用各自的社会资源，多方联系，千方百计寻找紧缺的抗疫物资货源。通过努力，及时筹备了免洗抗菌消毒液、一次性医用手套、消毒液、一次性医用外科口罩及医用酒精等物资，有效缓解了防疫物资紧缺的压力。疫情最严重时，公司还向中国科大附一院感染病院、安徽省儿童医院、颍上县人民医院和霍山县医院等单位捐赠防疫物资，尽力支持他们救治新冠病毒肺炎患者。一位院领导感动地说：“你们几乎与医护人员做着同样的工作，这些物资留着自己用吧。”但公司领导说：“你们直接跟疫魔搏斗，比我们更需要防护。只有你们坚强挺立，我们的辅助工作才有价值和意义。”

四、战略部署，层层把关

疫情期间，医院不仅要严格抓疫情防控，还要保障各类患者的正常医疗救治工作，疫情防控的压力倍增。为此，美而特针对所服务的医院项目特点和自身服务保障实际，完善相关措施办法，确保疫情防控标准不降的前提下，医院医疗活动不断线。一是实施联防联控。积极与医院联动，加强各病区门禁管理，通过美而特后勤集团与院方共同研发的“智医通行”门禁管理系统，实行一患一陪，有效减少了院区楼层患者交叉感染风险。二是建立应急预案。对于在医院活动人员，如发现有感冒发烧症状或者情况异常人员，立即停止岗位工作，及时采取有效的防护和隔离措施，运送到指定医院就诊。三是严格隔离措施。对参与感染科室、发热诊室、标本运送和120车辆驾驶等可能与确诊患者、疑似病例接触较多的员工，积极协调单独居住，所有员工每天上午、下午报告体温测量情况，发现情况及时处置。四是优化岗位班次。采取联班、长班等班次安排，将8小时工作制调整为12小时，实行一人担多责等多种措施，减少员工交叉接触时间，降低交叉感染风险。五是落实电梯管控。在各医疗区域电梯内，张贴“电梯清洁消毒信息公示牌”，悬挂各种温馨提示，并依照要求，提高电梯消毒频次及消毒液浓度至 1 000 毫克/升，每部电梯每天消毒频次不低于 3 次。六是完善便民措施。为就诊患者提供全程预约、检查、指引，以及一床一陪服务，让初来就医的患者少走弯路；主动为就诊患者提供疫情防控宣传、咨询、轮椅、平床、雨伞租借、实物招领、爱心“义剪”等服务，既让所有患者都能得到精准、有效的诊治，又能减少感染风险，遏制疫情蔓延(图 4)。

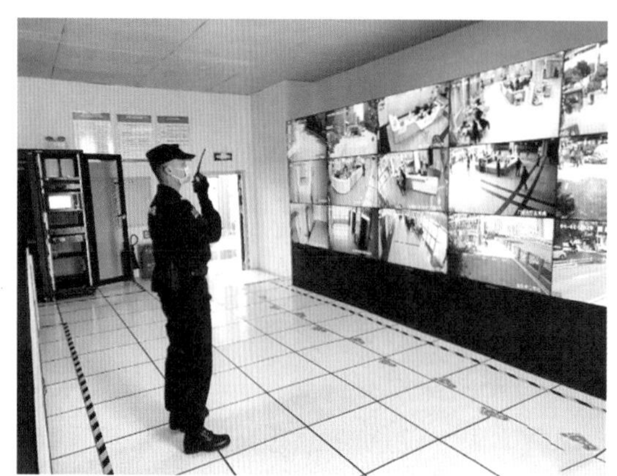
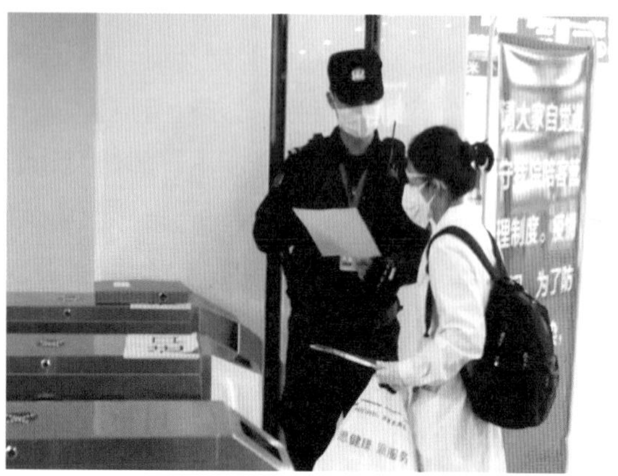

图 4　为就诊患者提供贴心服务

五、智慧防护，持续加码

院区消毒工作是疫情防控的重中之重。为推进医院规范化的消毒，美而特织技术骨干紧急攻关，研发并上线了消毒标准化管理系统——“美而特”疫情消毒版小程序。该程序可根据国家公布的消毒标准实时更新消毒标准数据库，对消毒区域、消毒标准以及消毒频次实施监控，甚至可细化到对电梯轿厢、门帘、门把手等区域的监控，有效指导一线物业服务人员的消毒工作，避免过渡消毒、有害消毒，最大限度保障医院环境达到防疫标准。与此同时，美而特进一步完善“美而特医疗固废全过程监督管理系统”，对疫情期间医用废弃物的收集、暂存、转运、入库、出库，实施全过程监控，实现封闭、无接触、可追溯管理。该系统的运用，既减少了现场督导检查频次，又利用信息化管理手段实现全过程监管，有效保障了医疗废弃物得到全面规范处置。在此基础上，美而特各项目部还安排消毒人员避开开诊时间、分时段对门急诊公共区域及诊室开窗通风，采取过氧乙酸空气消毒等措施，确保医护人员和就诊患者安全。一系列科技手段、智慧方法的运用，使美而特在医院后勤服务方面如同插上“隐形的翅膀”，实现了疫情防控和医疗救治的“双胜利”。如图 5 所示。

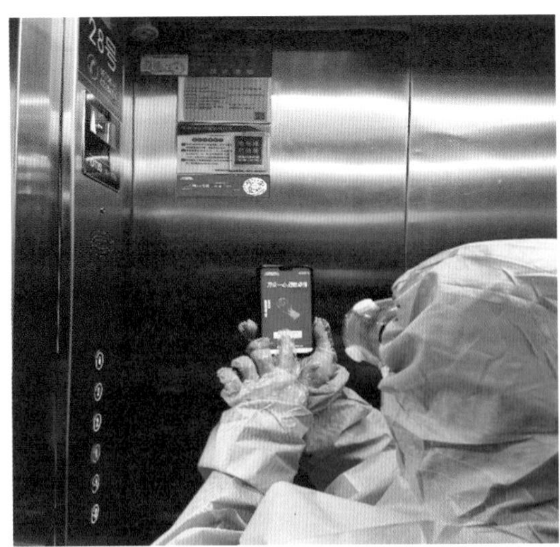

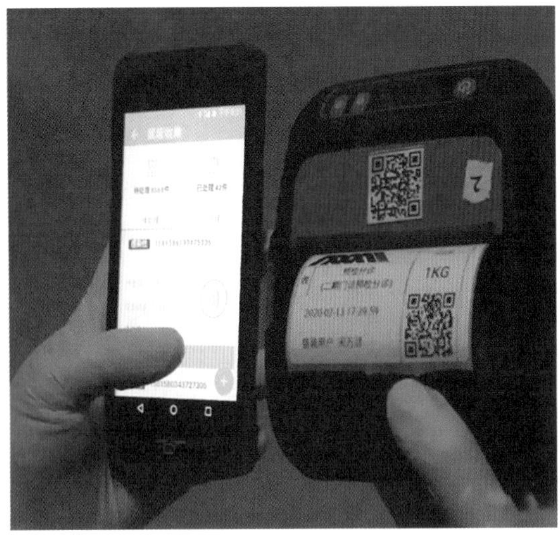

图5　智能化管理运用

六、安全就餐,共克时艰

疫情期间,美而特十分重视医院医护人员的饮食问题。针对美而特餐厅就餐人数迅速增多、防控要求更加严格等实际情况,美而特积极克服现实困难、建立健全应对措施,全力做好饮食保障工作。一是积极筹备各类食材。受疫情影响,就餐人数增加后,储备食材告急。为此,美而特积极借助物业协会的力量,向省、市物业协会对口帮扶的贫困村以及农村发展促进会等单位联系,让农产品直接从蔬菜大棚进入操作间。不仅有效保障了每日三餐供应,还为上夜班的医护人员提供夜宵、点心。考虑到医护人员工作忙,买菜不方便,也避免去菜市场引发交叉感染,餐厅积极为他们想办法,提供洗净后的新鲜优质蔬菜等食材,方便干部职工居家之需。二是强化餐厅疫情防控。对所有在岗员工每日测量2次体温,强化食材采购、食品加工、餐厨垃圾处理等流程监管。加强环境卫生消毒,每日通风不少于3次、消毒不少于2次。桌面、售卖台等与人体接触表面使用75%酒精擦拭消毒。按照疫情期间的操作流程,严格把控各操作流程规范。既让医护人员吃上热腾腾的饭菜,又保证大家的饮食安全和防疫安全。三是精心安排送餐服务。疫情最严重时,各餐厅积极响应号召,取消了堂食。然而,就诊患者加医护人员的订餐需求剧增,数量超过了原订餐量的三分之二,导致食堂人员都加入配送队伍,近乎无休。针对此问题,美而特给出解决办法:实行一部门负责一区的送餐方式,既解决打乱仗的问题,又高效实施了配送。四是主动回访持续改善。美而特餐厅每天完成疫区及科室餐饮配送后,项目经理都会在各个群内进行每日的菜品回访,及时收纳各种整改意见,确保每天都有新菜品,每天都是新花样。防疫、品质两手抓,既要粗中有细,做到一丝不苟,又要精益求精,做到密益加密。如图 6 所示。

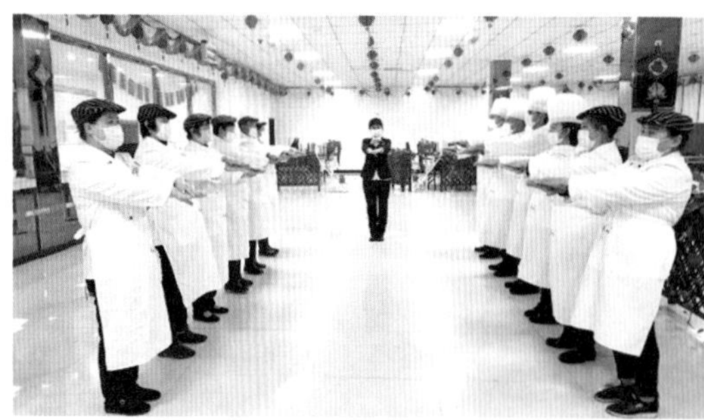
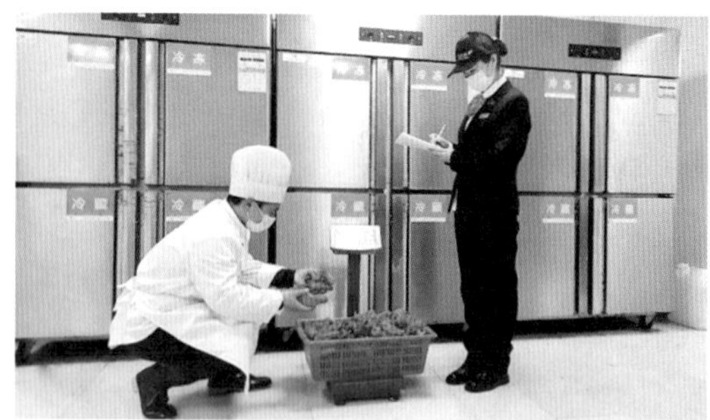

图 6　饮食保障

（撰稿:常征）

新冠肺炎疫情下医院后勤管理实践与思考

——阜阳市人民医院

自新型冠状病毒肺炎疫情暴发以来，肆虐全球，严重威胁着人类生命的健康安全，成为近代以来传播范围最广、感染速度最快、防控难度最大的重大公共卫生事件。医院作为收治患者的前沿场所，在本次疫情防控中面临着巨大的挑战，其既承担着患者的救治又要做好疫情的防控工作。

后勤管理作为医院工作的一部分，是医院正常运行的一道重要保障，是保证医疗业务顺利开展的基本前提，内容涉及医疗区域的空间布局、院内防控、后勤设施设备调配、防护物资调配和后勤人力调配等多个方面。现结合阜阳市人民医院疫情抗击实际，从基础保障工作、院内防控与消杀、入口人员管控与健康筛查等方面进行探讨和思考。

一、快速响应，启动应急管理机制

新冠肺炎疫情发生正值我国传统节日春节的到来，本是全国人民喜庆团圆的日子，但疫情就是命令，防控就是责任。疫情发生后，医院全面取消正常休假，号召全部职工放弃春节休假计划，积极投身到疫情防控阻击战中来。重点科室人员立即返岗应战，其他人员随时待命参战(图 1)。

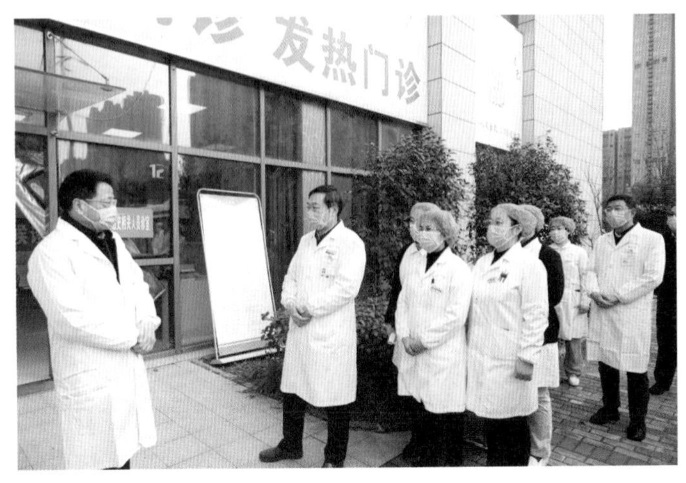

图 1　全院职工积极投身抗役

医院在中共阜阳市委、市政府和市卫健委的坚强领导下，十分重视新冠肺炎疫情防治工作，全力以赴构筑抗击新冠肺炎疫情坚固防线，积极承担起公立医院疫情防控的社会责任。医院领导班子主动当责，先后多次召开会议，认真学习传达党中央、省委市委关于新冠肺炎疫情防控工作的部署和要求，研究决定医院的防控方案(图 2)。快速响应，严格落实，在全体干部职工的共同努力下，坚定信心，团结一致，科学防治，有序开展疫情的防控工作。

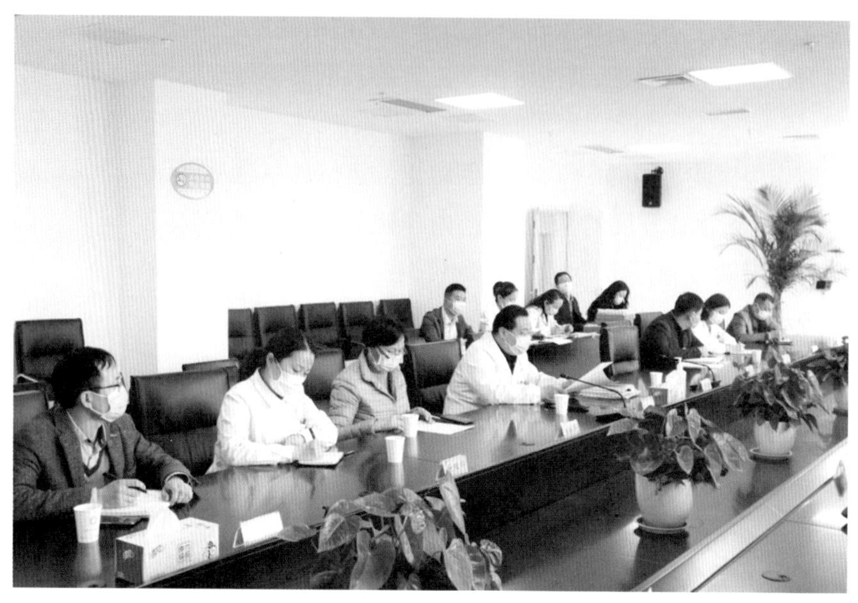

图 2　医院领导班子召开防控工作会议

二、周密部署，落实后勤保障工作

1. 基础保障工作

全面做好医院后勤保障工作，细化后勤管理。设立供水、供电、供气、供氧和空调通风等保障小组，将保障工作落实到责任人，压实各组的疫情防控责任，明确各岗位职责，充分发挥应急突击队的作用。同时，加大中央空调通风和清洗消毒工作，积极对供电系统进行监管，加强给排水水质监测，保障疫情期间医院水、电、气、氧等的安全供应。全体工作人员 24 小时随时待命，只要临床科室有需求，随叫随到，确保以最快速度完成科室维修和改建需求。

做好物理隔离和防护措施是保障疫情防控工作持续高效开展的前提，对于整个疫情防控起着至关重要的作用。后勤部门第一时间配合院部完成了留观病房、隔离病房等应急调整工作，协助腾空闲置病区，在春节期间工人人员紧缺的情况下，利用现有材料，积极协调施工人员在相关病区安装隔断、加装门禁、增加洗手池等。完成了门诊主入口隔断和院内各个大楼出入口的封闭工作，为医院病人单向流动创造了条件。后续配合全院防疫工作，紧急赶制入口标识、住院单向通行标识等标识牌，保障急诊和隔离病房标识到位，保障医患分流、避免交叉感染。如图 3 所示。

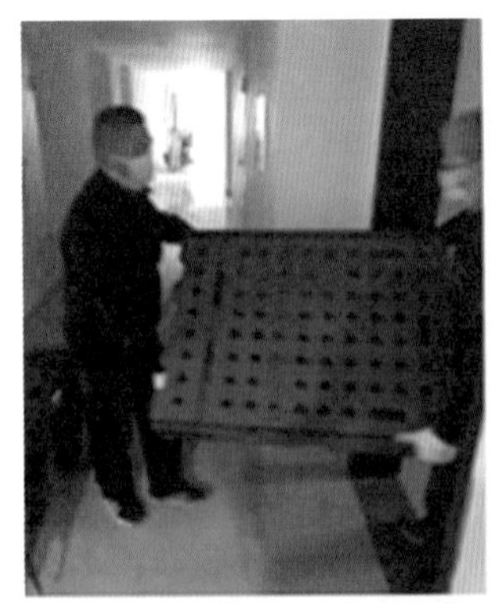
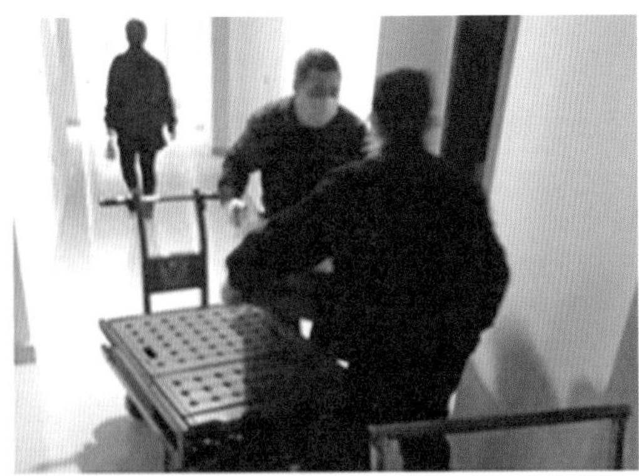
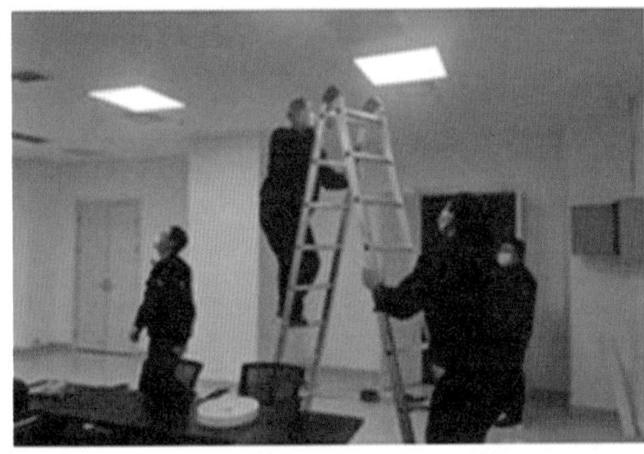
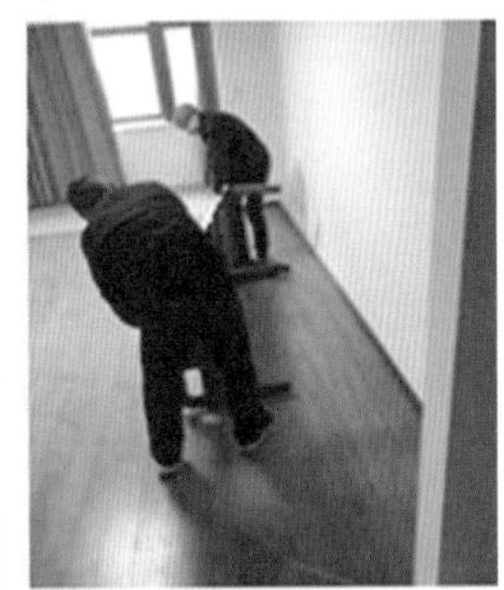
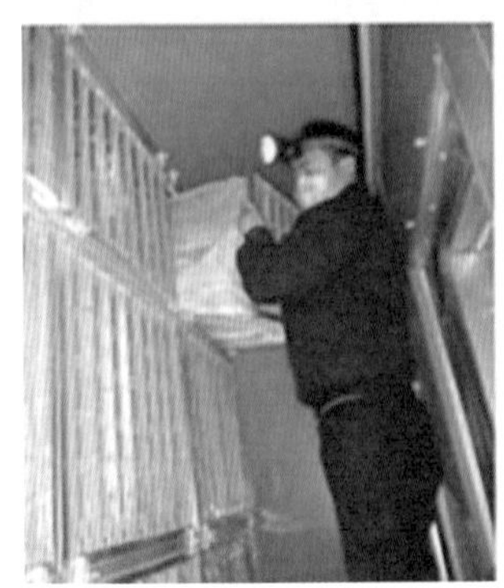
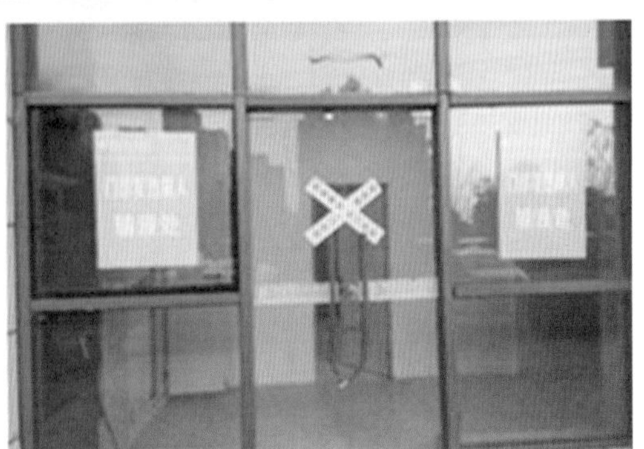

图 3　科室维修和改建

院后勤部门全力配合临床需求，加强物资供应，面对医用防护物资短缺的紧急情况，与医院其他部门紧密配合，协调社会各方力量，充分发挥合作企业和单位的作用，积极为医院筹备医用口罩、防护服、隔离衣等物资，完善了物资应急调拨程序，增加了医用织物储备，确保疫情期间依然能够满足临床需求。

保障用餐安全也是后勤的一大工作。医院南北区食堂各自承担起医院职工和住院患者及家属的三餐供应。为了减少陪护家属送餐或外出就餐带来的传染风险，疫情期间关闭了食堂就餐区，取消餐厅集中选餐、就餐，实行分餐打包外带。同时加强内部食堂的食品卫生管控，加强个人卫生的宣传教育力度，从内部阻击疫情的传播（图 4）。医务人员由以往的集中前往餐厅，改为在各自科室就餐，相互之间保持一米以上距离。各科室安排专人集中订餐、统一取餐，或由食堂安排专人前往配送。对于一般住院病人，送餐员会将餐饮送至病人房间；而对于发热预检门诊及隔离病房患者，送餐者则将餐饮送至清洁区窗口或传递窗口，由科室专人负责领取分发。

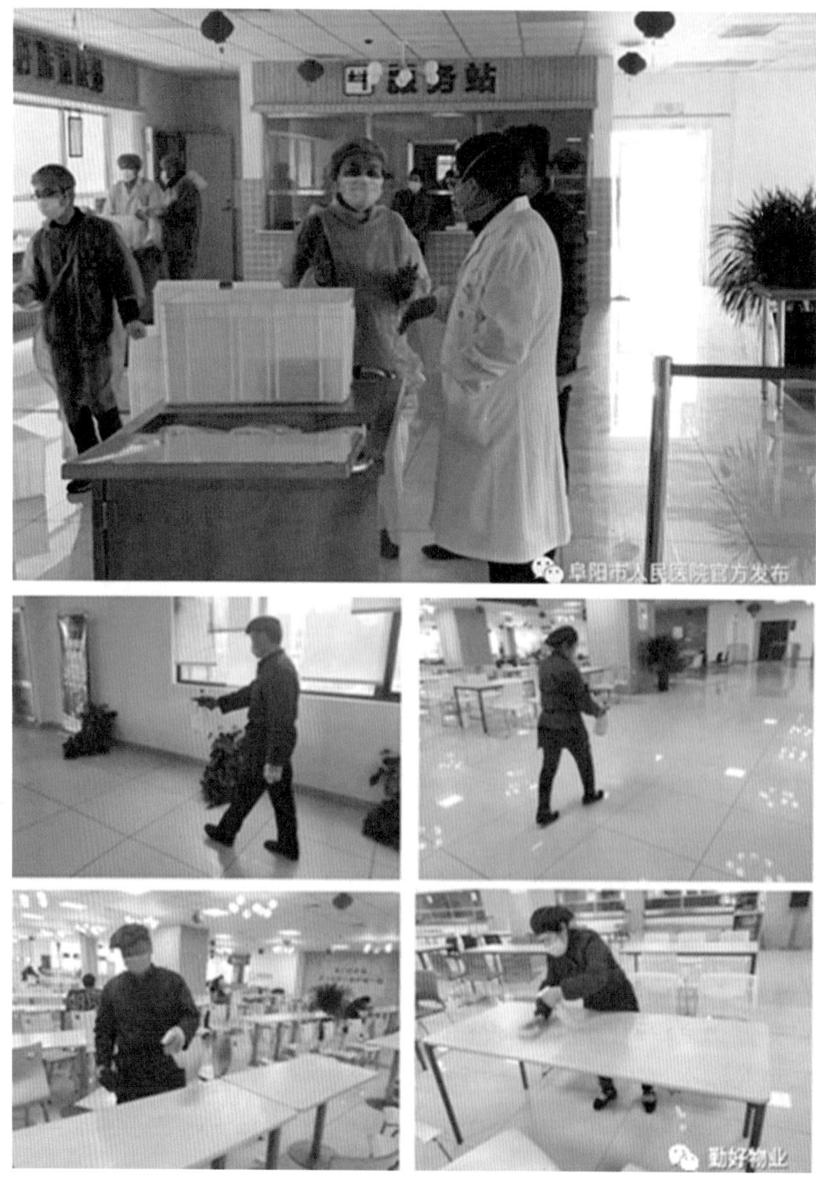

图 4　保障用餐安全

2. 院内消杀与防控

为严防病毒传播扩散，按照院感要求，总务科组织物业工作人员每日开展全面消杀处理工作，对全院公共区域、电梯、通道门把手、开关、水龙头、按键、地下室和下水道排水口，以及相关设施设备等进行定时消杀。对发热门诊、急诊等重点场所加大消杀力度，开展全方位消毒杀菌和清洗保洁作业，确保环境干净整洁，对垃圾容器、医疗垃圾站、生活垃圾站及卫生间等环卫设施喷洒消毒杀菌药物，并及时清理、清运，确保无污染残留。对临时消杀任务随叫随到，设置专用口罩回收垃圾桶，组织人员清理卫生死角，严防病毒滋生与扩散。

在医院南北区，每天早上保洁人员就全副武装，开始消毒工作。电梯间、扶梯等位置作为消毒重点，大幅增加消毒频次。为了让使用者安心，后勤部门想到了一些及时的公示方

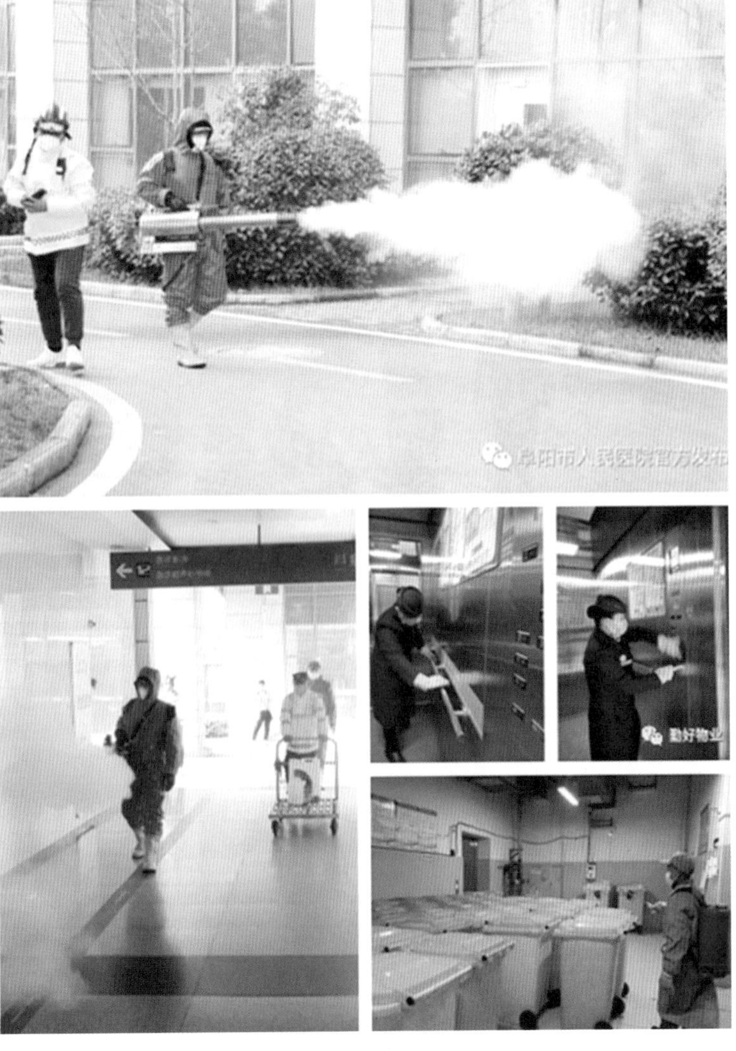

图5　全面消杀处理

法。在电梯轿厢内,插卡式的“卫生清洁消毒公示牌”注明了“已消毒”和本次消毒时间,保洁人员在完成工作后,只需翻一下卡片,就可以更新信息。由于电梯内环境封闭,病毒传播风险高,还贴有白字红底的提示语,提醒乘客不要拥挤,分散乘梯,并鼓励多走楼梯。

3. 入口人员管控与健康筛查

为有效阻断病毒传播,根据院领导指示,总务科和保卫科组织物业安保人员严格对医院进出人员进行体温检测,加强车辆管理,登记鄂籍车辆,严禁外卖和快递人员进入院区。发挥互联网、大数据、人工智能等信息技术优势,坚持适用性、便捷性、安全性和前瞻性相统一,依托各类现有信息平台对进出院人员进行登记管理。在醒目的位置张贴、摆放“安康码”图案,通过对工作人员的培训,指定专人负责,实行“绿码”、体温测量、戴口罩的通行模式,有序引导就诊人员的进出。同时,通过张贴海报、发放宣传单、微信平台公告等方式,多渠道、多途径开展抗击病毒、防范疫情的宣传教育。

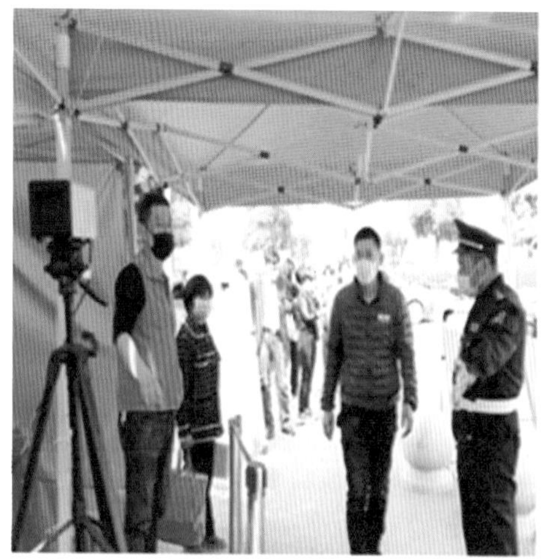

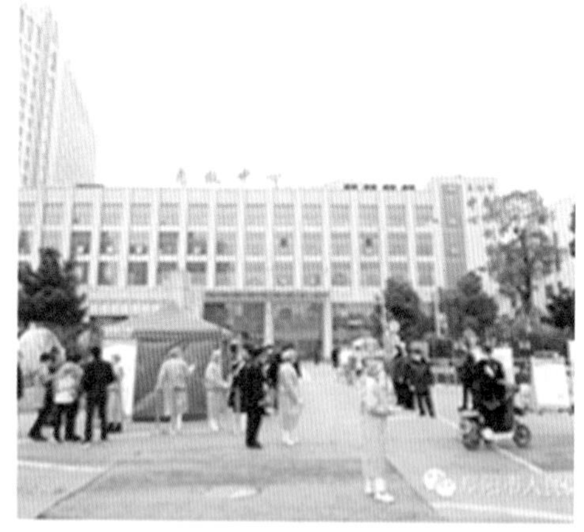

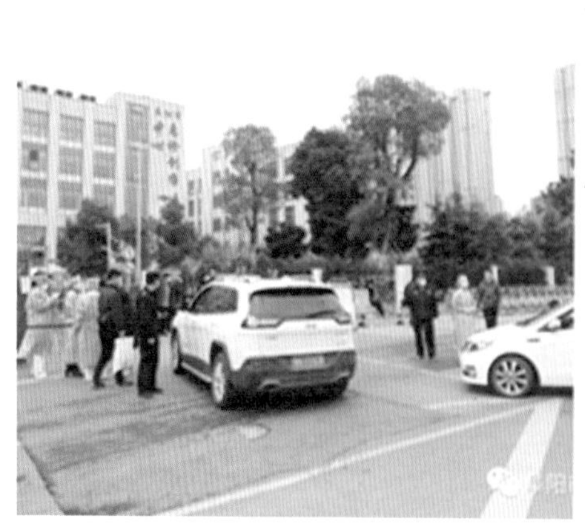

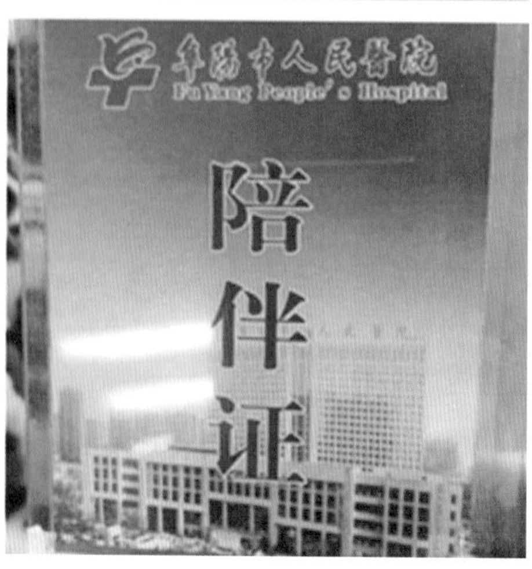

图6 入口人员管控与健康筛查

在门诊、急诊、住院处、行政楼及各病区配备安保人员，配合医护人员进行体温检测和安全检测，仔细询问就医患者是否去过疫区等信息。实行一患者一陪护，为陪护人员办理陪护证，凭证出入住院处，同时对部分出入口进行封闭管理，保证无一漏检。

三、对疫情期间工作的思考

1. 加强应急物资保障体系建设

应急物资在日常时应保存完好，有一定的储备存量，随时处于备战状态。日常物资要及时清查，若有损坏或影响到完全使用的，应及时修理、更换或报废。应急物资主管部门应建立应急物资储备台账，随时检查更换，保证应急物资的时效性达标。

此次疫情正值春节前后，节前放假、节后无法及时恢复生产，导致所需应急物资不能及时采购。作为后勤保障的采购部门，平时工作中采购信息渠道的建立，应急物资储备演练以及应急物资的储备量显得尤为重要，供应商资质和实力的储备也同等重要。在平时的工作中除自身物资的储备外，供应商的储备也是解决应急物资的一个重要方面。在整体应急物资紧缺的情况下，物资采购需多元化考虑，除了联系长期合作的供应商外，其他品牌的供应商也要加强联系，同时多渠道寻找供货渠道，也可在合作企业、慈善组织、基金会等社会团体的帮助下，为紧急情况下物资的采购提供资源(图 7)。

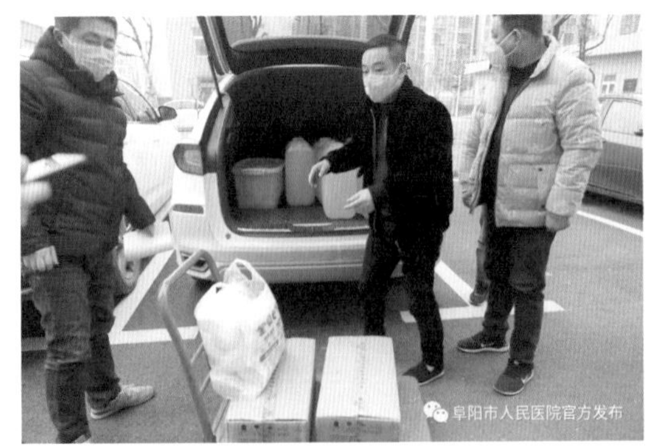

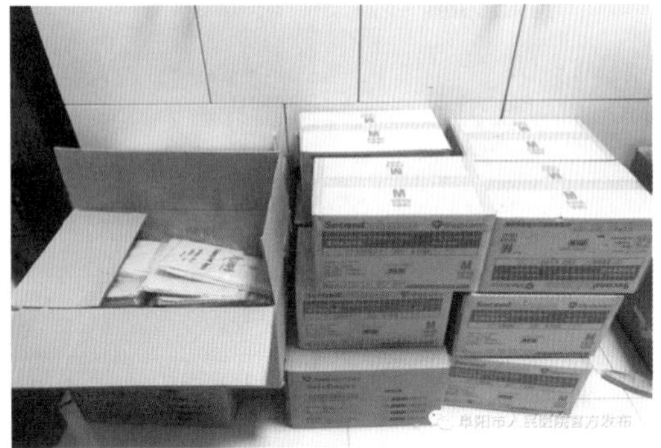

图 7　物资采购

2. 推进医院后勤智能化发展

在面对此次疫情防控的过程中，新冠病毒可通过飞沫传播和接触传播，且人群普遍易感，加之在医院后勤服务中工作范围广泛，大多数工作内容仍采取人工模式，因此传统人工保洁方式不仅耗时费力同时还要消耗大量的防护用品，也容易引起病毒的传播。通过此次疫情防控工作，反映出加强后勤保障工作的信息化、智能化建设尤为迫切，这将是非常时期减少交叉传染、减少人员接触的良好举措。

如我院引进的智能化物流小车传输系统,实现人流和物流分离,避免交叉感染,物流不和人流抢空间,创造了良好的就医环境。出入口人员健康筛查采用红外线体温检测成像系统,系统自动对出入人员进行体温检测并成像保存;如检测出发热人员自动报警,提高了时效性的同时也减少了人员之间的接触。基于信息化建设平台推出互联网医院微信公众号,通过微信即可线上预约就诊,既可提前了解医疗资源信息,也方便了医生和患者之间的联络,减少了接触,诊疗效率得到有效提高,减少患者的奔波(图 8)。对于疫情的特殊时期来说,这些举措都能够在满足基本诊疗的情况下减少患者的聚集,降低病毒的传播。

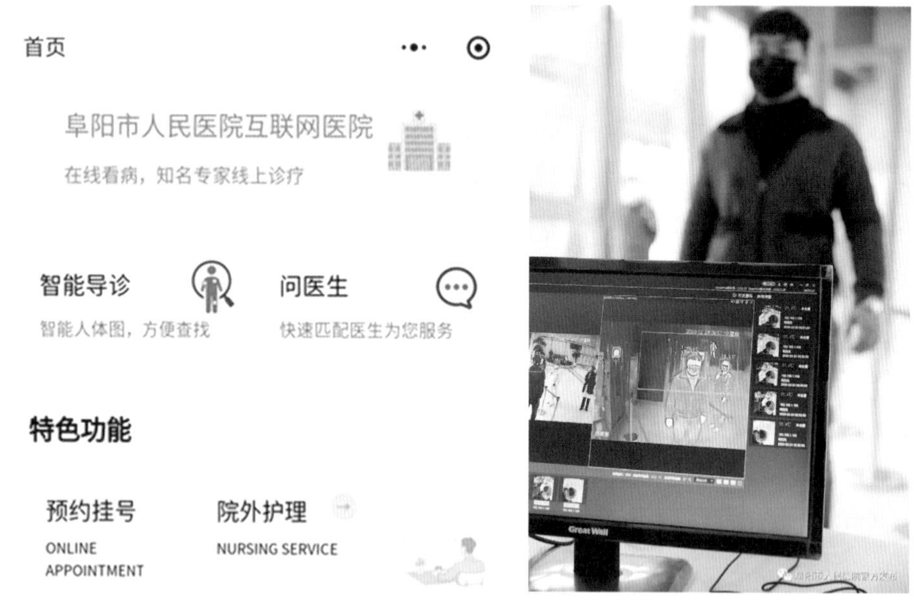

图 8　互联网医院公众平台

3. 提升后勤人员职业化水平

本次疫情发生以来,由于时间的特殊性,人力的缺乏及工勤岗位员工职业素养的不足成为对医疗后勤服务的一大挑战。新冠肺炎是首次发现,员工对于疾病的认知有限,其自身防护、疾病控制、消毒隔离知识不能满足疫情防控的需要。虽然医院开展了大量的培训,但实际培训的内容都是医院的常规制度,这暴露出后勤管理在对工勤服务人员的日常管理中尚存在不足,未能建立起工勤服务岗位员工的职业技能培训体系。做好后勤职工职业化培训,提升职业化服务水平,既能保证后勤管理工作在任何形势下不停顿、有秩序、快速响应,同时也有利于我们在未来能处理好各种突发公共卫生事件(图 9)。

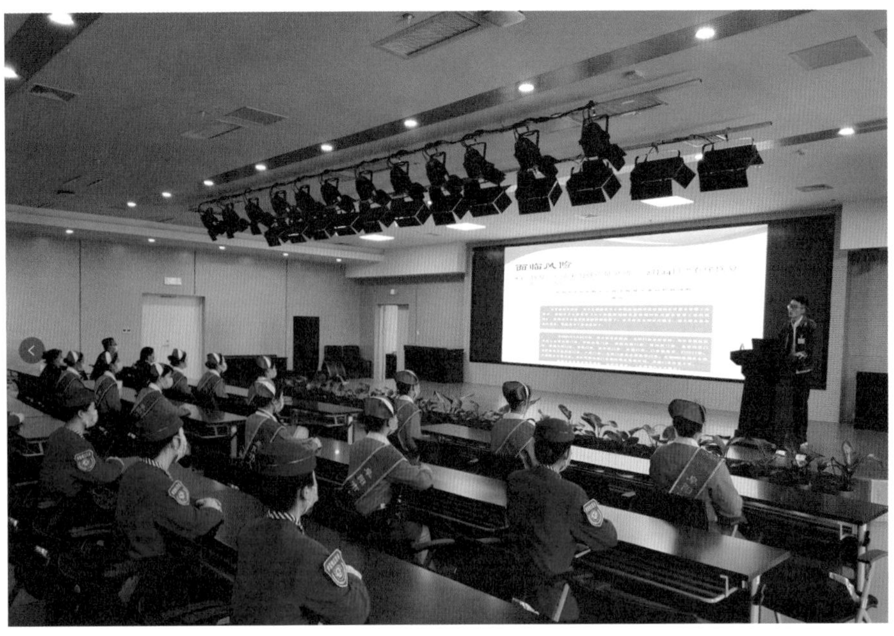

图 9 职业技能培训

四、结语

当前，医院后勤管理尚没有一个完善的理论及学科体系，无法做到快速适应现有医院管理、运行及安全需要的变化。该部分工作多数是依据各个医院的后勤部门或第三方外包服务公司自行制定的相关规范来进行操作的，在基础规范层面也存在一定程度的缺失。

综上所述，医院后勤保障系统是医院管理体系中重要的一环，如何确保后勤保障系统能及时响应，让后勤服务不停顿、有秩序，不仅对于抗击当前的新冠肺炎疫情有着非常重要的现实意义，更是我们未来医疗体制改革的目标之一。通过对本次疫情中后勤管理工作的探讨与思考，认识到建立适应当前医疗发展的先进后勤保障服务系统，科学合理的管理运行机制和监督机制，完善各种应急补救预案，不仅能为患者和工作人员提供良好的诊疗环境，也将有利于我们在未来能从容处理各种突发公共卫生事件，保障特殊时期医院在医疗、科研、预防等方面的工作的顺利开展。

（撰稿：时申振）

疫情下医院后勤保障管理实践探索
——马鞍山市中心医院

医院面对新型冠状病毒肺炎疫情，应以诊治患者为第一要务。为了保障诊治工作的顺利进行，防止医源性交叉感染的发生，马鞍山市中心医院采取了总体应对策略，即改造隔离病房、物理隔断等设施准备，统一管理和调配防护物资；优化后勤服务工作流程，严格医疗废弃物管理及环境消毒隔离，优化院内配餐服务，减少人员聚集和流动；加强人员培训，消除一线员工心理恐慌，稳定后勤保障队伍。同时，接管医院入口筛查工作，严格入口人员管理，最大程度实现医院内后勤保障工作的安全性与可靠性，保障防疫工作的顺利进行。

一、医院在新冠肺炎防控中面临的挑战

新冠肺炎疫情发生在春节期间，正是全国范围内人员密集流动的高峰时段。由于人群普遍易感，患病人数短时间内迅速增长，给医院日常的诊疗工作带来了很大的考验，后勤保障也面临巨大的挑战。①为了有效诊治患者，根据国家统一部署，新冠肺炎患者的诊治采取定点集中诊治机制，被划定的定点医院需要腾挪出大量的负压/隔离病房用于收治疑似和确诊患者；非定点医院需要设置负压诊间/病房、隔离诊间/病房等，用于对疑似或观察病例的暂时处置。同时，还要满足发热门诊的诊区设置与配置要求。因此，后勤保障队伍需要在短时间内完成院内改造与施工，这其中既有时效要求，也有医院感染防控要求。②春节前后，我国大部分地区处在寒冷的冬季和休假状态，医疗防护物资和设备供应链中断，医用防护物资的短缺也急需后勤保障队伍来给予解决。③由于疫情传播的特殊性，原有的后勤保障工作方式已经不能满足其需求，例如，对医疗废物的管理、医院环境的清洁与消毒等感染防控要求更严，现有的运送、安保、餐饮等工作方式具有交叉传染的风险而急需改变。④由于后勤保障岗位的特殊性，工作人员大多是外包员工。时值春节，大部分员工处在返乡状态，难以及时到岗，造成人力紧缺局面。

二、新冠肺炎疫情防控的后勤保障实践

医院后勤保障包含运送、保洁、安保、医疗废物管理、污水处置、动力与基建和餐饮等项目，是临床诊疗工作和医院正常运行的基本前提。对标新冠肺炎疫情防控的实际需要，现有的后勤保障系统还存在不少问题，如医院隔离病房与标识系统不能满足要求，防护物资供不应求调配不协调，医疗废物管理与清洁消毒措施须更加严格，传统的餐饮服务模式会增加人员流动与聚集的机会，增加病毒传播的风险。同时，由于新冠肺炎是人类首次感染的病毒造成，不可知因素众多，后勤保障队伍容易存在恐慌甚至不愿上岗，且由于疫情暴发时间的特殊性，后勤保障队伍人力短缺问题突出。为了配合医院完成对新冠肺炎患者的筛查与诊治，梳理现有后勤保障系统，从设施设备、工作流程和队伍稳定三个方面进行了流程再造，并结合国家和省市行政部门对隔离与筛查的要求，严格管理医院入口的人员筛查工作，保证医院后勤管理工作的展开。如图 1 所示。

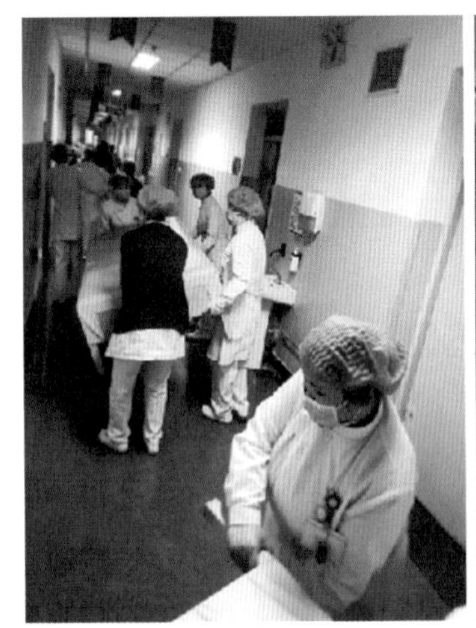
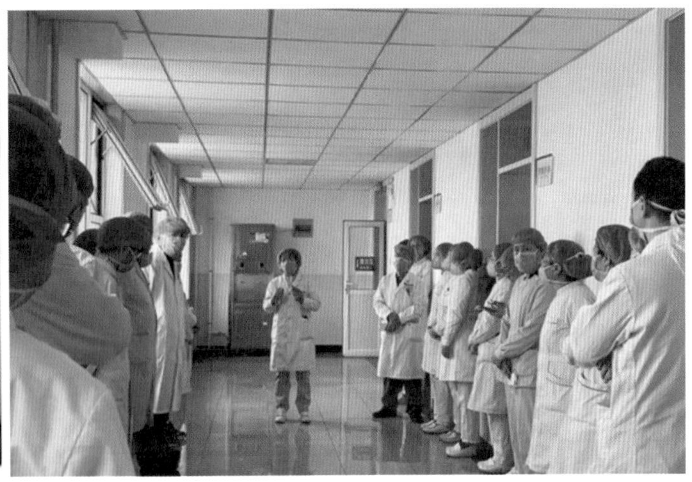

图 1　根据疫情开展后勤保障工作

（一）保障后勤设施设备运行

1. 完成隔离保障

本次疫情暴发以来，隔离是医院收治患者的第一要务。对于突发公共卫生事件的后勤保障，病房基础设施准备是临床诊疗工作的基本前提。结合以往历次突发公共卫生事件的经验，后勤管理部门需要在短时间内快速腾挪改造出符合要求的隔离病房、规划院内患者

转运路线等。隔离病房需要规划出患者入口与员工入口,采用物理隔断并及时完成施工。院内转运路线包括:预检分诊→发热门诊→隔离病房→检查科室(如放射科、B超室等区域)。转运车和转运电梯也是隔离保障的重要内容,必须做到专车专梯专用专管,防止院内交叉感染与病毒传播。

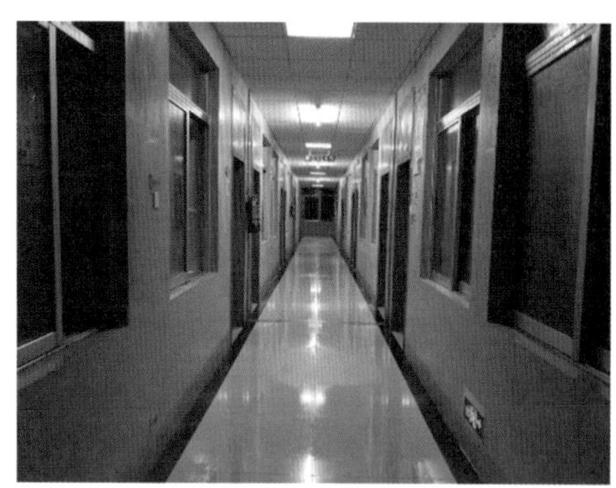

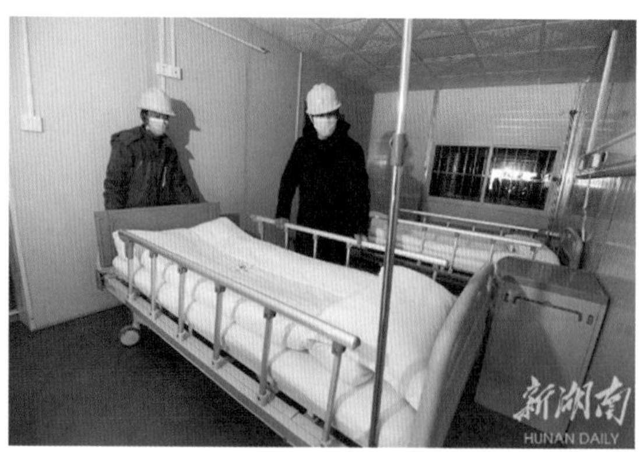

图2 隔离保障设置

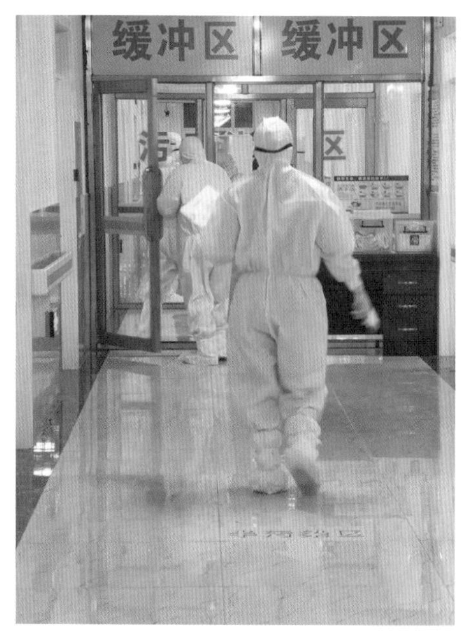

图3 制作标识标牌

2. 做好明确的标识标牌

正确的标识能够指引院内人员的正确流动,降低院内交叉感染风险。根据疫情防控需要的新规划和隔断,需要第一时间明确各类标识标牌。标识内容包括隔离病房双通道地标,污染区、半污染区、清洁区地标,转运路线路标与箭头指示地标,专用转运车与专用电梯隔离标识,发热门诊等区域患者候诊时的间隔地标,医疗废物处理专用标识等。并及时对院内员工尤其是后勤服务岗位人员宣教标识设置,积极遵从医院规划开展疑似患者和确诊患者的诊治与转运工作。

3. 合理配备与调用后勤物资

由于疫情暴发在春节这一特殊时期,全国范围内均面临医用防护物资匮乏的现实问题。医院后勤管理团队如何调动院内外资源,保障后勤物资供应是关键举措。疫情防控工作启动以来,医院便对后勤库存物资进行了补仓,启动院内物资申领应急流程,所有物资纳入医院统一协调,避免临床科室恐慌性物资申领;同时,第一时间与厂商协调,积极争取外部支援,与上级主管部门保持密切联系,及时上报物资储备及短缺情况以取得相应支持(图 4)。

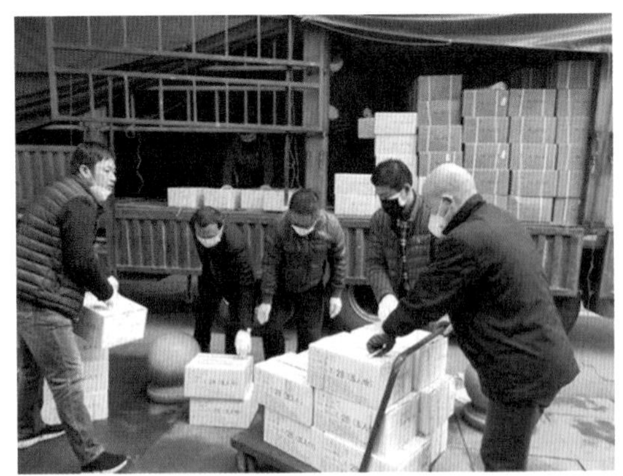
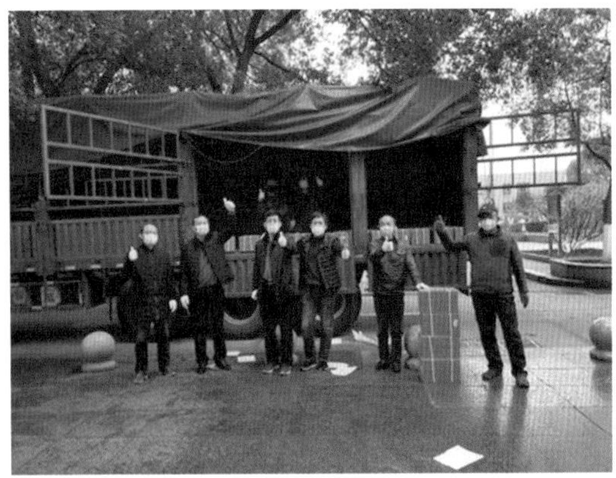

图 4　配备和调用物资

(二)优化后勤服务流程

1. 严格医疗废物管控

根据国家紧急下达的各类新冠肺炎的防控诊治文件及《医疗卫生机构医疗废物管理办法》(中华人民共和国卫生部令第 36 号)等法律法规要求,医院对医疗废物进行严格的分类管理与处置,包括感染性废物、损伤性废物、病理性废物、药物性废物和化学性废物 5 大类。在本次新冠肺炎疫情防控过程中,结合其飞沫传播和接触传播的特性,对相应患者接触或使用过的医疗废物及生活垃圾严格进行管控。对新冠肺炎患者诊治所产生的医疗废物集中存放在医院专门暂存点,由专人负责移交至有资质的合作单位进行专业处置,确保医疗废物处置安全(图 5)。

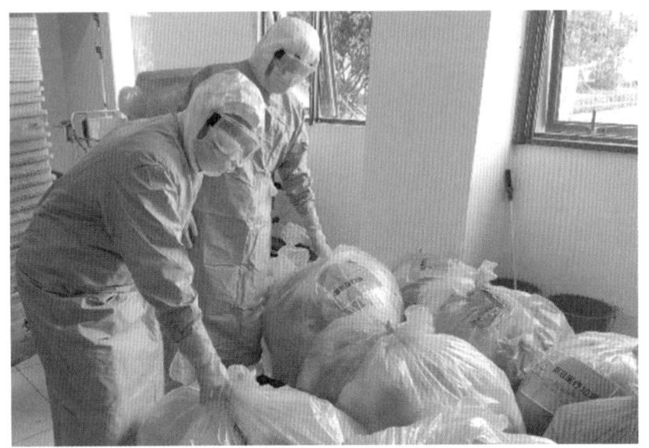

图 5　严格分类管理与处置

2. 严格医院环境清洁与消毒

本次新冠肺炎患者的收治,分疑似病例和确诊病例两类。疑似病例一律收治单间隔离；确诊病例根据病情轻重进行专项收治，轻症患者可以收治同一间病房，危重型患者及时送 ICU 隔离治疗。依据国家发布的防控消毒文件及疫源地消毒原则等文件，所有患者均定点收治。对收治患者的病区及病室，一律按照飞沫隔离和接触隔离要求进行环境的清洁与消毒。①物表、地面等用 500 毫克/升含氯消毒剂进行消毒，每天 2 次。②患者床单位清洁与消毒，在日常工作基础上，对每次更换下来的床单、被套和枕套放入双层黄色垃圾袋中，用 500 毫克/升的含氯消毒液喷洒后扎紧口袋，贴上"新冠肺炎"标签送指定公司清洗消毒。③对于棉胎、枕芯、床垫等床上用品，采用 3%过氧化氢溶液喷洒，静置 30 分钟；如有血液、体液污染时，密封后送专业消毒洗涤公司做消毒处理。如图 6 所示。

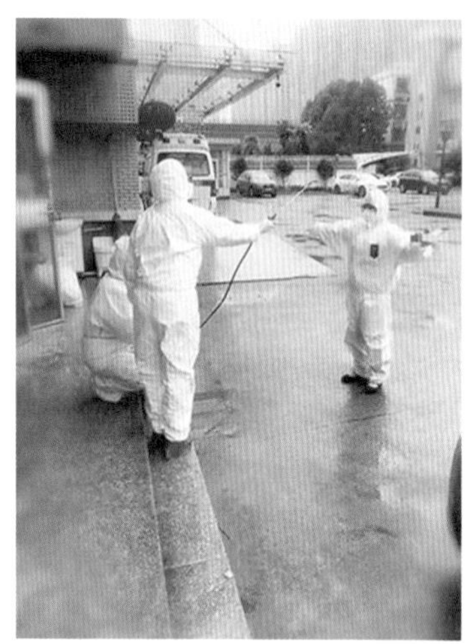
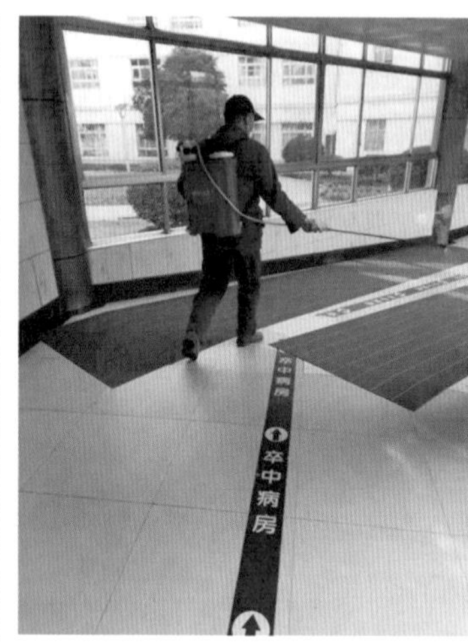

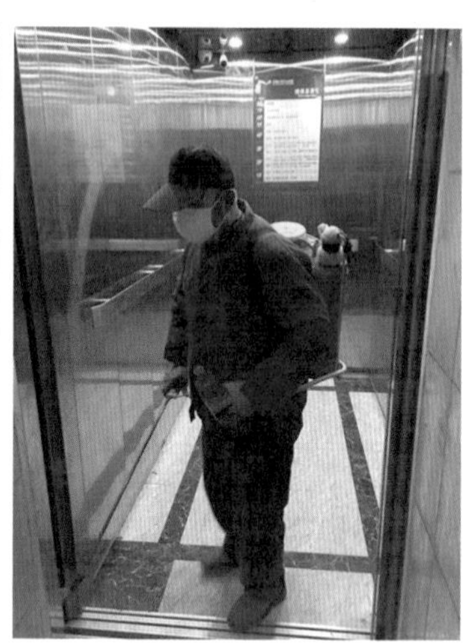

图 6　医院环境清洁与消毒

3. 优化患者和员工的餐饮管理

餐饮服务是后勤保障的又一重要工作。在本次疫情防控过程中，为最大限度减少人员流动与接触，医院重新规划餐饮服务模式。临床科室员工与患者一律网络线上点餐，采用盒饭送餐制，减少人员在食堂聚集的机会。由于企业大部分处在未复工状态，为了减轻餐盒采购压力，鼓励员工自带餐具，工会组织力量集中收集、集中配送，发动全员力量，保障员工餐饮安全。

（三）强化后勤人力资源管理以稳定后勤保障队伍

疫情暴发以来，在一定程度上引起了民众的担忧甚至恐慌。医院后勤保障人员，如保洁、安保、运送等队伍属于外包企业员工，其需要密切接触医疗区域，直接接触患者或其用物。然而，这些人员不同于医疗专业人员，对疾病的认知和信息的辨识度有一定的欠缺。

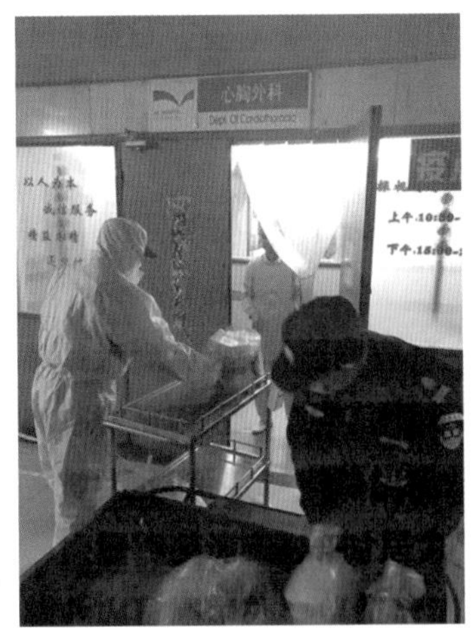

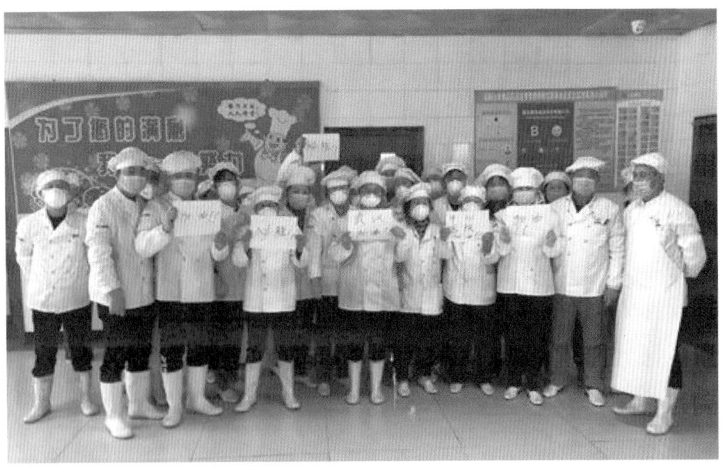

图 7 餐饮管理

因此，防控疫情的关键措施之一是积极稳定后勤服务队伍，以便能够应对高强度的工作。

1. 积极组织培训

结合后勤岗位工作人员特点，培训内容以预防、控制医院感染的基础卫生学和相关消毒药械的正确使用等基本知识为主。采用通俗易懂的方式，运用场景教学解释病毒的传播途径、个人防护重点等知识。后勤保障队伍多是外包单位员工，对医院的归属感不同于本院员工，因此，在防控疫情的后勤保障过程中，医院把本院后勤管理人员编入服务队伍中，参与安保、运送、保洁等具体工作，尤其是党员发挥示范引领作用，以消除后勤保障人员的心理顾虑。

2. 实施同质化员工保障管理

后勤保障人员接触医疗环境，自身防护工作非常关键，而当前医疗防护物资都异常紧缺。医院在物资配备时，对医疗团队、后勤保障人员均实施同质化管理，采用相同的标准进行防护，配置专门管理人员培训与监督后勤人员的防护措施是否到位，增加其参与防控战斗的安全感与责任感。

3. 加强员工健康监测

由于后勤员工多为外包，不少员工有返乡经历，加强对员工本身的健康监测异常关键。医院每天动态掌握返乡员工动向，及时宣导避免参加亲朋聚餐等人员聚集活动的重要性，复工后每日上下班测量体温；严格管理有重点区域如武汉、温州等接触史员工的工作范围，必要时给予居家隔离观察等，防止员工工作过程中的感染与传播。为此，医院启用“新型冠状病毒感染性肺炎的疫情期后勤人员信息登记表”进行专项登记与管理。

（四）规范出入口人员管理

医院作为疾病诊疗的专业场所，人流量密集且难以控制。因此，为了防止病毒传播，对医院出入口人员的管控变得异常关键，这也是此次疫情防控中医院后勤保障的重点工作之一。自疫情防控工作启动以来，医院积极规划出入口路线，开放部分出入口，配备医务人员和安保人员对每一位进入院区的人员进行体温测量，并询问其流行病学史。凡14天内去过重点区域或接触过该区域的有发热或呼吸道症状者，视为有流行病学史，筛查结果交由医院防控指导小组进行再次评估。对于没有相关流行病学史且体温正常者给予放行，并在其左侧上臂显眼位置贴上“无发热，无接触史”的专用人员标识，标识上注明日期，防止误用。全院保留一个汽车入口，对于进入医院停车场的所有随车人员进行体温和流行病学史的筛查，确保进入医院的每一个人都不遗漏，最大限度发现疑似病例。

三、后勤管理机制的思考

1. 需加强医院后勤系统管理服务意识

医院后勤管理工作具有一定的特殊性。服务内容广泛，服务事项琐碎，服务对象较多，但目前部分后勤服务单位的服务意识不强，其管理模式仍按照简单的物业管理模式，在其经营稳定性较差，面临较大管理风险时可能随时解除服务关系，尤其面对类似新冠肺炎这种重大疫情时，如果为医院提供服务的后勤公司没有良好的服务意识，将难以为处于紧急状态的医院提供后勤支撑服务。后勤管理要具有一定的公共卫生事业管理专业化水准，要遵循大健康的公益化，还要考虑人文关怀下的服务化。

2. 医院后勤管理缺乏责任追究制度及监管体系

医院的后勤社会化后，虽然医院对于后勤工作有监督、管理的职责，但是实际工作中，后勤工作主要依赖承包公司的自行管理。正因为如此，对后勤管理职责划分方面重视不够，责权划分不明确。日常管理比较松散、碎片化，监督考核走过场，责任追究制度运行不畅，未能有效发挥监督合力，责任追究制度形同虚设。另外，没有形成良好的监管体系，对于后勤提供的服务质量没有标准的评判，难以进行监管。这些都影响了后勤管理的效能发挥、质量提升和责任追究。后勤管理部门应根据人员和岗位实际情况，制定简便易行、责任分明的责任清单，将职责、权利和义务进行详细规定和说明，责任明确到人、落实到事。同时，医院应建立标准的监管体系，保证后勤工作服务质量，做到对后勤服务质量进行全程质量考评、指导、监督和协调。

3. 缺乏专业后勤队伍建设

目前医院后勤单位人员流动性大，后勤服务人员多为临时工，在社会上临时招聘而来，招收条件较低，进出手续不严，契约意识和责任意识较差，队伍松散，日常管理教育不到位，人员素质难于保证。同时，专业后勤技术人才缺乏，后勤培养教育体系不完善。后勤日常管理中应加强理想信念教育及专业知识教育。

以上是目前我国医院后勤社会化后面临的普遍问题。我们清晰地认识到，在非突发公共卫生事件时期，医院后勤社会化的改革，确实给医院带来诸如简化管理、节约运行成本等益处，但在应对突发公共卫生事件时，这些问题会导致医院后勤系统运行不畅。如何在医院后勤全面社会化的基础上解决上述的矛盾？我们建议，对于应对突发公共卫生事件密切相关科室，如感染性疾病科及急诊发热门诊的后勤保障系统与其他临床科室加以区别优化管理，应将感染性疾病科及急诊发热门诊的医药物资运输、病区保洁、标本运送等后勤人员纳入医院人事统一管理，增加为这些特殊科室后勤岗位提供服务的人员归属感。而其他的临床科室及全院后勤保障模块，如消防安全、停车管理、维修、餐饮服务等可以实行社会化管理。这样一来，医疗机构可以通过社会化的手段，对社会资源进行合理利用，既减轻医院的运营成本，又能够在出现突发公共卫生事件时，医院关键科室的后勤保障系统仍能正常运行。

四、疫情期间后勤保障系统应急补救方案

1. 鼓励后勤人员积极参与抗击疫情

积极完善建立财政支持或专项补贴，对于承担疫情防治工作任务的后勤服务一线人员，医院应给予享受一线医护人员同等补贴和待遇，应同样受到党和政府的表彰奖励，以增强后勤服务人员的荣誉感、归属感、责任感，激励他们积极工作，迎难而上，使后勤工作者成为素质高、易动员、防护意识强、能与医护并肩战斗的人员。

2. 招收临时后勤人员，建立突发卫生事件应急经费补偿机制

在重大疫情面前，应鼓励医院积极招收临时后勤人员，并建立突发卫生事件应急经费补偿机制。对担负重大疫情防治工作的后勤服务保障实体，要建立经费补偿机制，避免因疫情因素造成后勤服务保障实体经营亏损。另外，招聘过程应简化招聘手续，做到“特事特办”。

3. 建立专业后勤人员援助队

在驰援疫区的医疗援助队中，除专业的医护人员外，应增加后勤人员，包括院感防控人

员、物流运输人员、病区保洁人员,可将这部分人员快速组成应急分队,担负起隔离病区的后勤工作。

4. 建立社会志愿者动员机制

各级政府应担负起动员志愿者职能,在全社会广泛动员志愿者,根据需要编入疫情防治后勤服务预备队,建立临时突击队、战时志愿者、机关党员先锋队等组织,并对预备队员加强防护知识培训,确保人人考核过关。一旦出现紧急事件,根据"战场"需要统一指挥、统一调度。做到有专业、有能力、有意识、有担当,以备急需之用(图 8)。

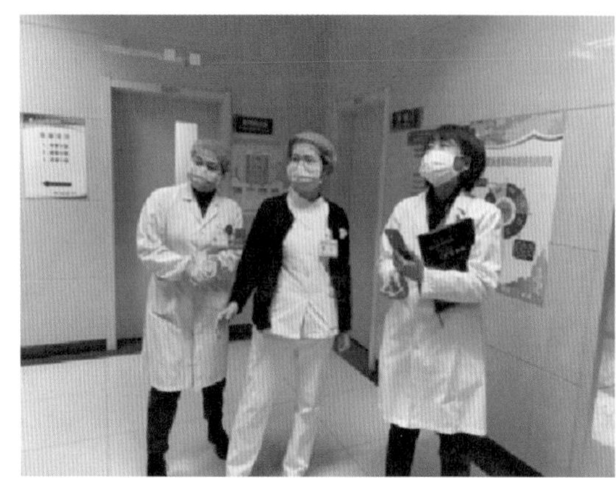

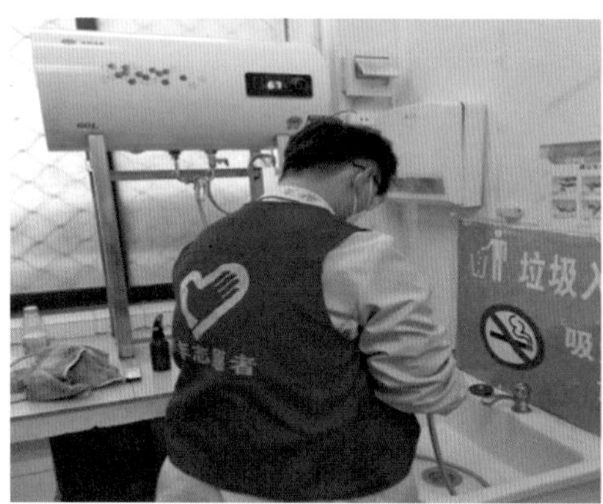

图 8　志愿者队伍建设

五、结语

综上所述,医院后勤保障系统是医院管理体系中重要的一环,临床一线有需求时,如何确保后勤保障系统能及时响应,让后勤服务不停顿、有秩序,不仅对于抗击当前的新冠肺炎疫情有着非常重要的现实意义,更是我们未来医疗体制改革目标之一。建立适应当前医疗发展的先进后勤保障服务系统,同时完善各种应急补救预案,将有利于我们未来能处理好各种突发公共卫生事件,甚至是比新冠肺炎更重大的传染病疫情。

(撰稿:邢益火　任俊申　吕诚)